CANCER ESSENTIAL POINTS

がん専門・認定薬剤師のための

がん必須ポイント

第4版

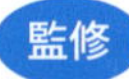
金岡 祐次 大垣市民病院 院長
吉村 知哲 大垣市民病院 薬剤部長

吉村 知哲 大垣市民病院 薬剤

じほう

序

第3版ではがん種を増やし内容の充実を図りましたが，この第4版ではさらに免疫チェックポイント阻害薬などの新規薬剤を取り上げています。抗 PD-1，PD-L1，CTLA-4 抗体の登場によりがん治療は新たな展開を迎えています。抗 PD-1 抗体（オプジーボ®）が 2015 年 12 月にわが国で認可されると，薬価があまりにも高額なためさまざまな論議を呼びました。医療経済の危機とまで騒がれました。しかし，現在は約 1/4 に薬価が抑えられ，対象疾患もその作用機序の特異性から幅広いがん種に用いられています。免疫力を高めてがんと対峙する本薬は適応が今後さらに拡大する見通しです。また，副作用もこれまでの抗がん薬とはまったく異質なものです。こういった新規の抗がん薬が，今後のがん遺伝子解析と相まって続々登場してくるのは必然と思われます。

令和元年の 2019 年度は『がん遺伝子パネル検査』（2 種類）が保険収載され，まさにがんゲノム医療の幕開けといえます。2018 年 3 月第 3 期がん対策推進基本計画の負託をうけて，がんゲノム医療はデータベース事業と相まって今最もエネルギッシュな分野といえます。本書でもがんゲノム医療をわかりやすく解説しています。今後，遺伝子解析ががん治療の中心軸となることは否めませんが，基本となる抗がん薬，分子標的薬が現状のがん治療の主役であることも事実です。今後，さらに高度化，複雑化するがん治療においては，『がん専門薬剤師』『がん薬物療法認定薬剤師』の果すべき使命は重いといえます。

がん専門薬剤師は日本病院薬剤師会によって 2005 年から認定が始まり，2009 年からは日本医療薬学会に移管されました。2019 年 7 月現在，日本全国で 619 名の登録があり，このうち大垣市民病院では 13 名が在籍しています。また，日本臨床腫瘍薬学会認定の外来がん治療認定薬剤師も誕生しています。がん治療は以前の医師主体からチーム医療へと変貌しています。本書が薬剤師のみならずがんに関わるすべての医療スタッフのバイブルとなることを願っています。

2019 年 8 月吉日

大垣市民病院
院長　金岡　祐次

著者一覧

監修

金岡　祐次　大垣市民病院　院長

吉村　知哲　大垣市民病院　薬剤部長

編著

吉村　知哲　大垣市民病院　薬剤部長

共著

吉村　知哲　大垣市民病院薬剤部　がん専門薬剤師・がん指導薬剤師

中尾　俊也　大垣市民病院薬剤部　がん専門薬剤師・がん指導薬剤師

木村　美智男　大垣市民病院薬剤部　がん専門薬剤師・がん指導薬剤師

宇佐美　英績　大垣市民病院薬剤部　がん専門薬剤師・がん指導薬剤師

安達　志乃　大垣市民病院薬剤部　がん専門薬剤師

松岡　知子　大垣市民病院薬剤部　がん専門薬剤師

岡田　和智　大垣市民病院薬剤部　がん専門薬剤師

鈴木　宣雄　大垣市民病院薬剤部　緩和薬物療法認定薬剤師

岩井　美奈　大垣市民病院薬剤部　がん専門薬剤師・がん指導薬剤師

郷　真貴子　大垣市民病院薬剤部　がん専門薬剤師

浅野　裕紀　大垣市民病院薬剤部　がん専門薬剤師

伊藤　大輔　大垣市民病院薬剤部　がん専門薬剤師

守屋　昭宏　大垣市民病院薬剤部　がん専門薬剤師

竹中　翔也　大垣市民病院薬剤部　がん専門薬剤師

竹中　智子　大垣市民病院薬剤部　緩和薬物療法認定薬剤師

川地　志緒里　大垣市民病院薬剤部　外来がん治療認定薬剤師

Contents

がん専門・認定薬剤師のための

がん必須ポイント 第4版

第1章 がんの基礎

第2章 がんの治療

第3章 抗がん薬の有害事象

主な抗がん薬略号一覧

略号	一般名	商品名
2-CdA	クラドリビン	ロイスタチン
5-FU	フルオロウラシル	5-FU
6-MP	メルカプトプリン	ロイケリン
ACNU	ニムスチン	ニドラン
ACR	アクラルビシン	アクラシノン
ACT-D	アクチノマイシンD	コスメゲン
ADM，DXR，ADR	ドキソルビシン	アドリアシン
Am-80	タミバロテン	アムノレイク
AMR	アムルビシン	カルセド
ANA	アナストロゾール	アリミデックス
Ara-C	シタラビン	キロサイド
ATO	三酸化ヒ素	トリセノックス
ATRA	トレチノイン	ベサノイド
AZA	アザシチジン	ビダーザ
BCNU	カルムスチン	ギリアデル
BCT	ビカルタミド	カソデックス
BH-AC	エノシタビン	サンラビン
BLM	ブレオマイシン	ブレオ
BOR	ボルテゾミブ	ベルケイド
Bmab，BV	ベバシズマブ	アバスチン
CAB，CAZ	カバジタキセル	ジェブタナ
CAP	カペシタビン	ゼローダ
CBDCA	カルボプラチン	パラプラチン
CDDP	シスプラチン	ブリプラチン，ランダ
CDGP，NDP	ネダプラチン	アクプラ
CMA	クロルマジノン	プロスタール
Cmab	セツキシマブ	アービタックス

略 号	一 般 名	商 品 名
CPA	シクロホスファミド	エンドキサン
CPT-11	イリノテカン	トポテシン，カンプト
DNR	ダウノルビシン	ダウノマイシン
DTIC	ダカルバジン	ダカルバジン
DTX，DOC，TXT	ドセタキセル	タキソテール，ワンタキソテール
DEX	デキサメタゾン	デカドロン
EPI	エピルビシン	ファルモルビシン
ETP，VP-16	エトポシド	ラステット
EXE	エキセメスタン	アロマシン
FLU	フルダラビン	フルダラ
FTD・TPI	トリフルリジン・チピラシル配合剤	ロンサーフ
GEM	ゲムシタビン	ジェムザール
GIO	アファチニブ	ジオトリフ
GLI	イマチニブ	グリベック
HAL	エリブリン	ハラヴェン
HU，HC	ヒドロキシカルバミド	ハイドレア
IDR	イダルビシン	イダマイシン
IFM	イホスファミド	イホマイド
L-ASP	L-アスパラギナーゼ	ロイナーゼ
Len，LEN，REV	レナリドミド	レブラミド
LET	レトロゾール	フェマーラ
L-OHP	オキサリプラチン	エルプラット
L-PAM	メルファラン	アルケラン
l-LV	レボホリナートカルシウム	アイソボリン
LV	ホリナートカルシウム	ロイコボリン
MCNU	ラニムスチン	サイメリン
MIT	ミトキサントロン	ノバントロン
MMC	マイトマイシン C	マイトマイシン

略 号	一 般 名	商 品 名
MPA	メドロキシプロゲステロン	ヒスロンH
MTX	メトトレキサート	メソトレキセート
nab-PTX	アルブミン懸濁型パクリタキセル	アブラキサン
NEL, Ara-G	ネララビン	アラノンジー
NGT	ノギテカン	ハイカムチン
PCZ	プロカルバジン	塩酸プロカルバジン
PEM	ペメトレキセド	アリムタ
PEP	ペプロマイシン	ペプレオ
PLD	リポソーム化ドキソルビシン	ドキシル
PSL	プレドニゾロン	プレドニン，プレドニゾロン
POM	ポマリドミド	ポマリスト
PTX, TXL	パクリタキセル	タキソール
RAM	ラムシルマブ	サイラムザ
RIT	リツキシマブ	リツキサン
S-1	テガフール・ギメラシル・オテラシルカリウム配合剤	ティーエスワン
TAM	タモキシフェン	ノルバデックス
T-DM1	トラスツズマブ　エムタンシン	カドサイラ
THAL	サリドマイド	サレド
THP-ADM	ピラルビシン	テラルビシン，ピノルビン
Tmab	トラスツズマブ	ハーセプチン
TMZ	テモゾロミド	テモダール
TOR	トレミフェン	フェアストン
UFT	テガフール・ウラシル配合剤	ユーエフティ
VBL	ビンブラスチン	エクザール
VCR	ビンクリスチン	オンコビン
VDS	ビンデシン	フィルデシン
VNR	ビノレルビン	ナベルビン

第 1 章　がんの基礎

1　がんの疫学

ポイント

- 2017年の部位別がん死亡数の順位は，男性は肺，胃，大腸，肝臓，膵臓，女性は，大腸，肺，膵臓，胃，乳房の順である。全体では肺，大腸，胃，膵臓，肝臓の順である。
- 2014年の部位別がん罹患数の順位は，男性が胃，肺，大腸，前立腺，肝臓，女性が乳房，大腸，胃，肺，子宮の順である。全体では大腸，胃，肺，乳房，前立腺の順である。
- 5年相対生存率の部位別では，男性の前立腺，女性の乳房が90%以上と高く，胃，大腸が約60～70%，肝臓は約30%，膵臓は約7%と最も低い。肺は男性が約25%，女性が約40%と差を認める。

1　がんに関する統計

1）　死亡率・死亡数

- 2017年のがんの死亡率（粗死亡率）は男性363.2，女性239.1（人口10万人あたり）で

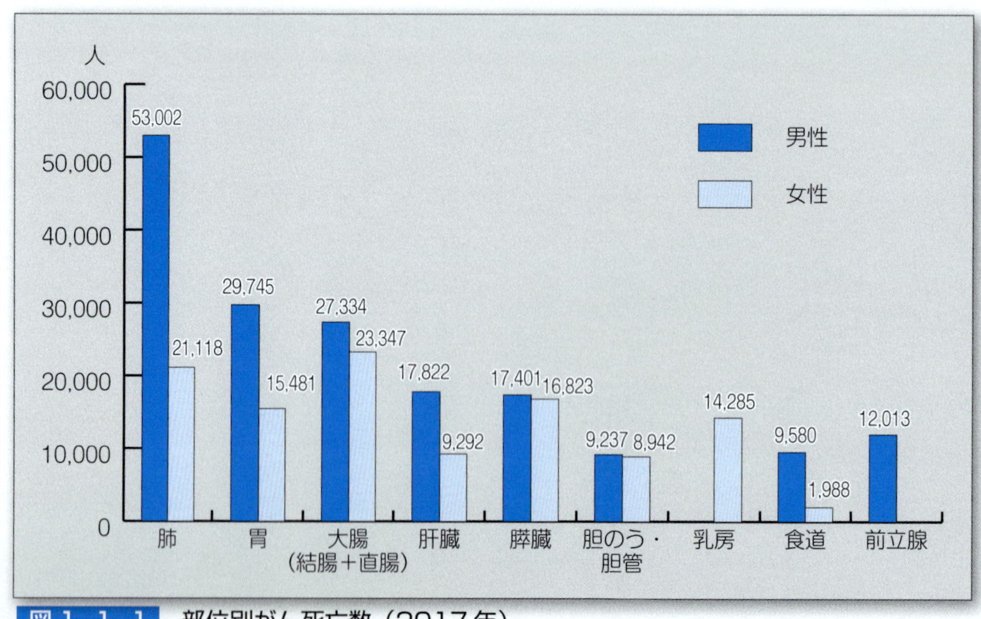

図1-1-1　部位別がん死亡数（2017年）

ある。
- 2017年のがん死亡数は373,334人（男性220,398人，女性152,936人）である。
- 2017年の部位別がん死亡数の順位は，結腸と直腸を合わせた大腸で見ると，男性は肺，胃，大腸，肝臓，膵臓，女性は，大腸，肺，膵臓，胃，乳房の順である。
- 男女合わせた全体では，肺，大腸，胃，膵臓，肝臓の順である。
- 男性では，40歳以上で消化器系のがん（胃，大腸，肝臓）の死亡が多くを占めるが，70歳代以上ではその割合はやや減少し，肺がんと前立腺がんの割合が増加する。
- 女性では，40歳代では乳がん，子宮がん，卵巣がんの死亡が多くを占めるが，高齢になるほどその割合は減少し，肺がんと消化器系のがん（胃，大腸，肝臓）の割合が増加する。
- 口腔・咽頭，食道，胃，肝臓，喉頭，肺，膀胱で男性が女性より粗死亡率が高い。
- 甲状腺では女性が男性より粗死亡率が高い。
- 生涯がんで死亡する確率は，男性25%（4人に1人），女性15%（7人に1人）である。

2）罹患率・罹患数

- 2014年のがん罹患率（粗罹患率）は男性810.6，女性558.0（人口10万人あたり，全国合計値）である。
- 2014年のがん罹患数は867,408人（男性501,527人，女性365,881人）である。
- 2014年の部位別のがん罹患数は，結腸と直腸を合わせた大腸で見ると，男性が胃，肺，大腸，前立腺，肝臓，女性が乳房，大腸，胃，肺，子宮の順である。全体では大腸，胃，肺，乳房，前立腺の順である。
- 男性では，40歳以上で消化器系のがん（胃，大腸，肝臓）の罹患が多くを占めるが，70歳以上ではその割合は減少し，肺がんと前立腺がんの割合が増加する。

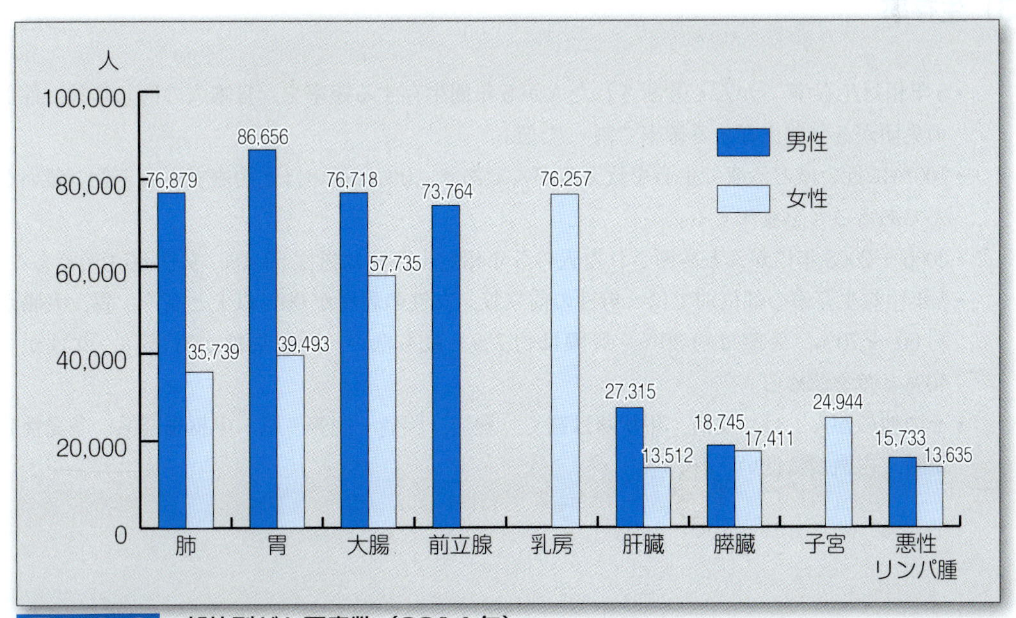

図1-1-2 部位別がん罹患数（2014年）

- 女性では，40 歳代では乳がん，子宮がん，卵巣がんの罹患が多くを占めるが，高齢になるほどその割合は減少し，肺がんと消化器系のがん（胃，大腸，肝臓）の割合が増加する。
- 口腔・咽頭，食道，胃，肝臓，喉頭，肺，膀胱，腎臓などで男性が女性より粗罹患率が高い。
- 甲状腺では女性が男性より粗罹患率が高い。
- 生涯でがんに罹患する確率は，男性 62%（3 人に 2 人），女性 47%（2 人に 1 人）である。

表 1-1-1　上位５がん種死亡数・罹患数（死亡：2017 年　罹患：2014 年）

			1 位	2 位	3 位	4 位	5 位
死亡数（人）	男性	全がん	肺	胃	大腸	肝臓	膵臓
		220,398	53,002	29,745	27,334	17,822	17,401
	女性	全がん	大腸	肺	膵臓	胃	乳房
		152,936	23,347	21,118	16,823	15,481	14,285
	男女計	全がん	肺	大腸	胃	膵臓	肝臓
		373,334	74,120	50,681	45,226	34,224	27,114
罹患数（人）	男性	全がん	胃	肺	大腸	前立腺	肝臓
		501,527	86,556	76,879	76,718	73,764	27,315
	女性	全がん	乳房	大腸	胃	肺	子宮
		365,881	76,257	57,735	39,493	35,739	24,944
	男女計	全がん	大腸	胃	肺	乳房	前立腺
		867,408	134,453	126,149	112,618	76,257	73,764

3）生存率

- ５年相対生存率：がんと診断された人が５年間生存する確率を，日本人の同じ年齢，性別の集団が５年間生存する確率で割った値。
- 100%に近いほど治療で生命を救えるがんであり，0%に近いほど治療で生命を救い難いがんであることを意味する。
- 2006～2008 年にがんと診断された人の５年相対生存率は男性 59.1%，女性 66.0%である。
- ５年相対生存率の部位別では，男性の前立腺，女性の乳房が 90%以上と高く，胃，大腸が約 60 ～ 70%，肝臓は約 30%，膵臓は約 7%と最も低い。肺は男性が約 25%，女性が約 40%と差を認める。
- その他のがんでは，皮膚，甲状腺は高く，食道，胆嚢・胆管，脳・中枢神経系，多発性骨髄腫，白血病は低い。

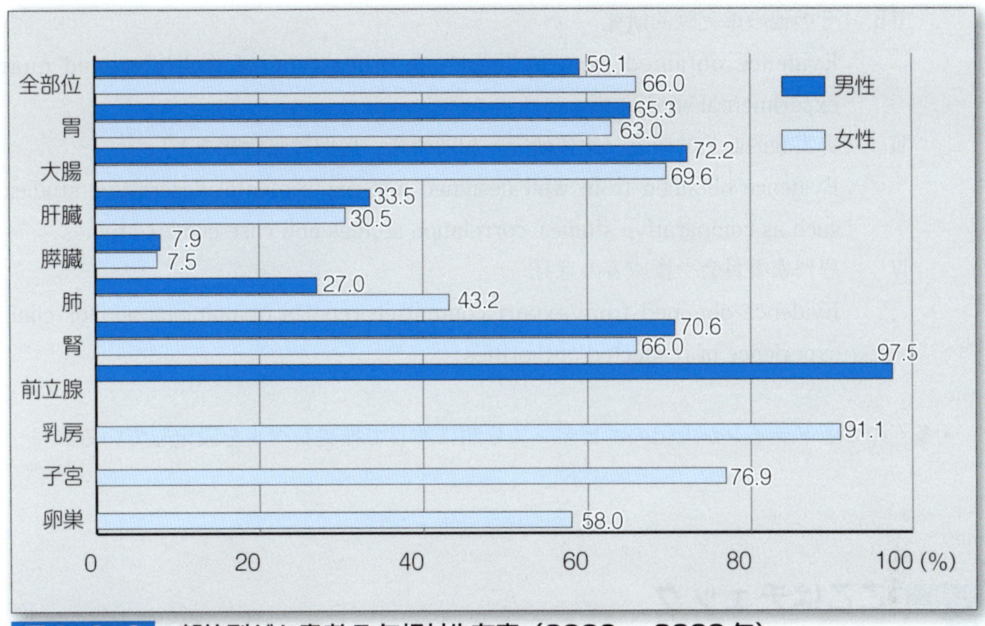

図 1-1-3　部位別がん患者５年相対生存率（2006〜2008年）

2　がんに関するEBM

1）EBMの考え方

- EBM（Evidence-Based Medicine）は「科学的根拠に基づいた医療」と訳され，科学的データに基づいて，患者に最適な治療方法を選択し，実践していくという考え方である。

(1)　エビデンスの分類

- 米国医療政策研究局（AHCPR：Agency for Health Care Policy and Research）（現AHRQ：Agency for Healthcare Research and Quality）は，EBMの推進という立場から，臨床研究のエビデンスとしての質を，その研究デザイン・方法・統計学的価値から判断できると提唱し，以下のような分類を提示している。

<AHCPRによるエビデンスの分類>

Ⅰa　システマティックレビュー／メタアナリシス
Evidence obtained from meta-analysis of randomized controlled trials

Ⅰb　ランダム化比較試験
Evidence obtained from at least one randomized controlled trials

Ⅱa　非ランダム化比較試験
Evidence obtained from at least one well controlled study without randomization

Ⅱb　その他の準実験的研究
Evidence obtained from at least one other type of well designed quasi-experimental study

Ⅲ　非実験的記述的研究（比較研究，相関研究，症例対照研究など）
Evidence obtained from well designed non-experimental descriptive studies ; such as comparative studies, correlation studies and case control studies

Ⅳ　専門家委員会や権威者の意見
Evidence obtained from expert committee reports or opinions and/or clinical experience of respected authorities

- 多くのガイドラインが上記のエビデンス分類に準じて推奨レベルを設定している。

ここはチェック

- □ 2017年における男性の部位別がん死亡数の順位は，肺，胃，大腸である。
- □ 2017年における女性の部位別がん死亡数の順位は，大腸，肺，膵臓である。
- □ 2014年における男性の部位別がん罹患数の順位は，胃，肺，大腸である。
- □ 2014年における女性の部位別がん罹患数の順位は，乳房，大腸，胃である。
- □ 5年相対生存率は前立腺，乳房が90％以上と高い。

2 がんの病因

ポイント

» がんの危険性と関連する生活習慣として，喫煙，飲酒，食事，運動，肥満などがある。
» ウイルス，細菌などの持続感染も要因としてあげられる。
» 職業および環境的要因としては，化学物質，電離放射線，有害紫外線などがある。
» 内分泌療法に用いられるホルモン剤もがんの発生に関与している。
» がん遺伝子による遺伝性のがんの発生もある。
» 腫瘍関連予後因子，宿主関連予後因子，環境予後因子などの予後因子を理解する。

1 生活習慣

1）喫煙

- 喫煙は，さまざまながんの原因となることが科学的に明らかにされており，男性の約30%，女性の約5%は喫煙が原因であるといわれている。
- 喫煙者本人だけでなく，受動喫煙が肺がんの原因となることも報告されている。
- 喫煙の影響を受けるのは喉，気管支，肺などの呼吸器系の臓器だけではなく，鼻腔，口腔・咽頭，喉頭，食道，肝臓，胃，膵臓，膀胱，子宮頸がんがある。
- 喫煙量の増加に伴い二次がんのリスクが高まること，がんの診断後に禁煙した患者は，喫煙を続けた患者と比較して二次がんが発生するリスクが下がることが報告されている。
- がん患者にとって，喫煙はがんの再発のリスクを高めるだけでなく，治療効果を下げる原因にもなると考えられている。

2）飲酒

- アルコールは，薬物代謝酵素への影響，エストロゲン代謝への影響，免疫抑制などさまざまな機序で影響を及ぼすと考えられている。
- 飲酒により体内に取り込まれたエタノールは，動物での発がん性が示されているアセトアルデヒドに代謝されることから，飲酒頻度や飲料の種類よりもエタノール摂取量が大きく関与している可能性が強いといわれている。
- 喫煙と相互作用をすることが知られており，がんの危険性に対するタバコとアルコールの併用効果はそれぞれの単独効果を加算したものより大きなものになる。
- 口腔，咽頭，食道，大腸など消化管，アルコールの分解を行う肝臓，ホルモン代謝と密接な関連のある乳房のがんのリスクを上昇させると報告されている。

3）食物

- 牛・羊・豚などの加工肉（サラミ・ハム・ベーコンなど）や赤肉は，大腸がんのリスクを上げ，食物繊維を含む食品は大腸がんのリスクを下げるとされている。
- 塩蔵食品は塩分だけでなく，亜硝酸やニトロソ化合物などの発がん物質を含むため，胃がんのリスクを上げる可能性が大きいと報告されている。
- 高濃度の塩分は胃粘膜を保護する粘液を破壊し，胃酸による胃粘膜の炎症や，ヘリコバクター・ピロリ菌の持続感染を引き起こすことにより胃がんのリスクを高めると考えられている。
- 野菜・果物には発がん物質を解毒する酵素の活性を高め，生体内で発生した活性酸素を消去すると考えられている。がんの予防効果は確立していないが，がんを含むあらゆる病気の予防の観点から野菜・果物を多く摂取することは推奨されている。

4）体格

- 脂肪組織中に多く含まれるアロマターゼが産生するエストロゲンが子宮体がんや閉経後乳がんのリスクを上げると考えられている。
- インスリン抵抗性による高インスリン血症，細胞の増殖・分化を促進するインスリン様増殖因子が持続的に増加したりすることで，結腸がんのリスクを上げると考えられている。

5）運動

- 運動は，結腸がんのリスクを確実に下げ，閉経後乳がんと子宮体がんのリスクを下げる可能性があることが報告されている。
- この理由として，肥満の解消，インスリン抵抗性の改善，免疫機能の増強，脂質の吸収などを調節する胆汁酸の代謝への影響などがあると考えられている。

2　感染

- 感染は，日本人のがんの原因の約 20% を占めると推計されている。
- 持続感染ががんの原因となるウイルスなどを表 1−2−1 に示した。
- 感染による発がんの機序は，感染体が作り出すがん原性タンパク質による直接的な作用や，慢性炎症に伴う細胞の壊死と再生による間接的な作用などが報告されている。
- 予防策としてはワクチン投与による感染予防，検診による早期病変の検出（子宮頸がん），感染者の治療（HCV，*H. pylori*），抗炎症薬による対症療法などがある。

表 1-2-1　がんの発生に関係するウイルス・細菌など

原因となるウイルス・細菌など	がんの種類
ヘリコバクター・ピロリ（*H.pylori*）	胃がん
B型・C型肝炎ウイルス（HBV，HCV）	肝臓がん
ヒトパピローマウイルス（HPV）	子宮頸がん，陰茎がん，外陰がん，膣がん，肛門がん，口腔がん，中咽頭がん
エプスタイン・バーウイルス（EBV）	上咽頭がん，バーキットリンパ腫，ホジキンリンパ腫
ヒトT細胞白血病ウイルスⅠ型（HTLV−1）	成人T細胞白血病／リンパ腫
ヒト・ヘルペス・ウイルスⅧ型（HHV−8）	カポジ肉腫
肝吸虫	胆管がん
ビルハイツ住血吸虫	膀胱がん

3　職業および環境的要因

1）職業

- 職業的に化学物質と多く接触する場合，発がんのリスクが高くなることが知られている。
- 職業に起因するがんと原因物質の一部を表 1-2-2 に示した。

表 1-2-2　職業に起因する発がん物質

物質	がんの部位	主に使用する産業など
アスベスト	肺，胸膜中皮腫	断熱材，フィルター材，繊維
4-アミノビフェニル	膀胱	ゴム製造
ヒ素	肺，皮膚	ガラス，金属，農薬
ベンゼン	白血病	溶剤，燃料
ベンジジン	膀胱	染料，顔料製造
カドミウム	肺	染料，色素製造
クロム	鼻腔，肺	染料，顔料製造
コールタール	皮膚，肺	燃料
ニッケル	鼻腔，肺	冶金，合金，触媒
タルク（アスベスト様繊維を含む）	肺	紙，塗料
ダイオキシン	複数の臓器	非意図的産生
塩化ビニル	肝臓	プラスチック
エチレンオキシド	白血病	化学工場中間産物，滅菌剤

2）電離放射線，有害紫外線

- 自然界や職場，医療などで人工的に発生する電離放射線は白血病，乳がん，甲状腺がんをはじめ，さまざまながんのリスクを高め，また有害紫外線により皮膚がんのリスクを高めることが知られている。

4　生殖要因とホルモン

- エストロゲン，プロゲステロン，アンドロゲンなどの性ステロイドホルモンが，乳房，子宮体部，卵巣，前立腺におけるがんの発症に関与していると考えられている。
- ホルモン剤や抗ホルモン剤は，一部のがんのリスクを上げる一方，他の部位のがんのリスクを下げることがわかっている。

1）　がんのリスクを上げるもの

- エストロゲン療法（閉経後の子宮体がん，卵巣がん，乳がん）
- エストロゲン・プロゲストーゲン合剤の経口避妊薬（肝がん，乳がん，子宮頸がん）
- エストロゲン・プロゲストーゲン合剤療法（閉経後の乳がん，子宮体がん）
- 抗エストロゲン薬として乳がんの治療に使用されているタモキシフェン（子宮体がん）

2）がんのリスクを下げるもの

- タモキシフェンの予防投与（乳がん）

5　年齢と発がんの関連

- 男性では，75歳未満で消化器系のがん（胃，大腸，肝臓）の罹患・死亡が約5割を占めるが，75歳以上ではその割合はやや減少し，肺がんと前立腺がんの割合が増加する（図1−2−1）。
- 女性では，40歳代では乳がん，子宮がん，卵巣がんの罹患が7割以上，死亡が約半数を占めるが，高齢になるほどその割合は減少し，消化器系（胃，大腸，肝臓）と肺がんの割合が増加する（図1−2−2）。

6　遺伝性がんの種類，発生機構

1）　がん遺伝子

- がん遺伝子とは，変異によってその機能が活性化させられることにより細胞をがん化させる遺伝子の総称である。
- がん遺伝子の活性化としては，ゲノムのコピー数が増加する遺伝子増幅，染色体転座・逆位による遺伝子再構成，点変異や遺伝子内微小欠失を含む遺伝子内変異などがある。こ

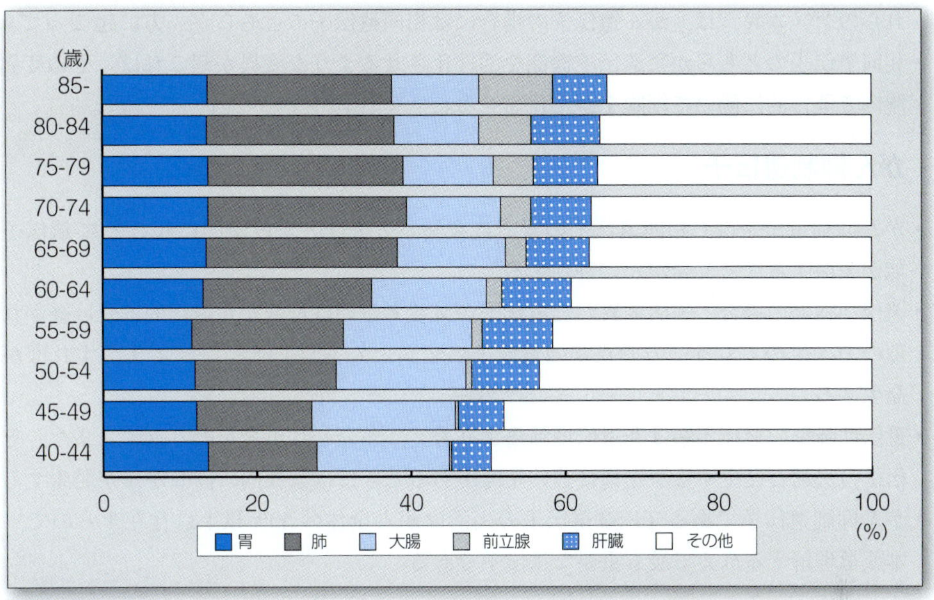

図 1-2-1　年齢・部位別のがん死亡数割合：40 歳以上の男性（2017 年）

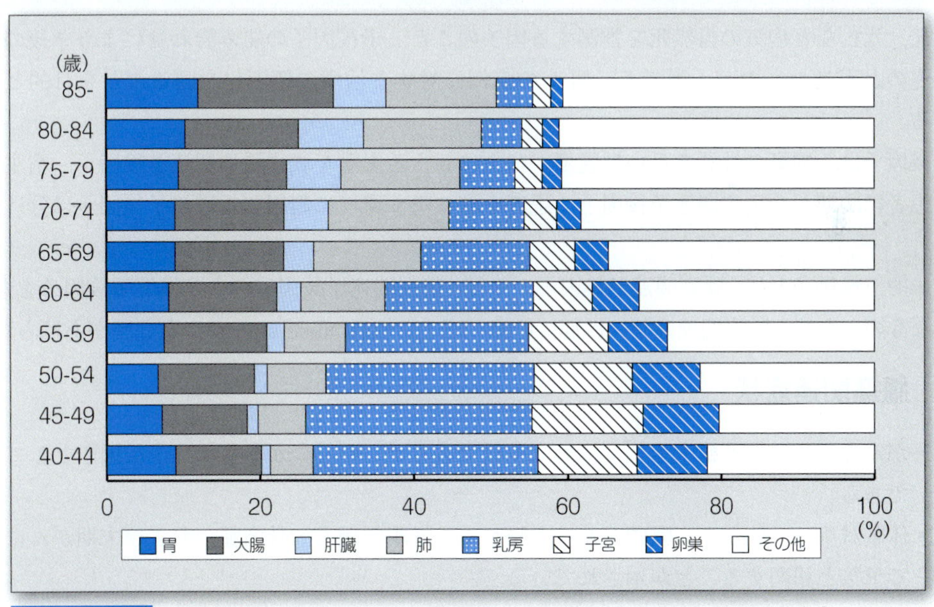

図 1-2-2　年齢・部位別のがん死亡数割合：40 歳以上の女性（2017 年）

れらのゲノム異常は，がん遺伝子の場合には相同遺伝子のどちらか一方に起こっている。
- 相同遺伝子のどちらかに遺伝子機能を活性化させるような変異が起これば，その変異が細胞内で優性的に働いて細胞をがん化させる。

2）　がん抑制遺伝子

- がん抑制遺伝子は，相同遺伝子の双方に変異，欠失などが段階的に起こって遺伝子の機能が失活することで発がんに寄与する。
- 遺伝性腫瘍の場合，失活変異した遺伝子が父親あるいは母親から遺伝的に受け継がれているので，生後，もう一方の正常の遺伝子に変異・欠失が1回起こって失活すればがんを発生する。
- 遺伝性腫瘍の発症年齢は非遺伝性腫瘍より若く，多発し，再発を繰り返す。また，その遺伝子の失活と発生するがん種に強い相関があるときには家族内に同じがんが発生する。
- がん抑制遺伝子であるTP53遺伝子の失活はがん全体の50%以上に存在するので，がん本態を理解するうえで最も重要な遺伝子である。

7　予後因子（prognostic factor）

- 再発，死亡など病気の自然死を推測する因子のこと。予後因子の組み合わせにより予後の良好なものと不良なものが予測でき，個々の症例に対する治療の個別化を図ることを目的としている。
- 予後因子は，腫瘍の性質あるいは腫瘍が宿主に与える影響を表す腫瘍関連予後因子，宿主である患者に関連した宿主関連予後因子，患者を取り巻く環境に起因した環境予後因子に分けられる。
- 臨床的予後因子とは，腫瘍関連予後因子の一部，宿主関連予後因子および環境予後因子を含む。主なものとして，腫瘍関連症状，性別，年齢，PS (performance status)，喫煙歴があげられる。

1）　腫瘍関連症状

- がんの進行に伴う臨床症状は極めて多様であるが，いくつかの症状は予後因子として重要である。
- 体重減少は，肺がん，喉頭がん，大腸がん，腎細胞がん，骨肉腫，および末期がんにおいて予後と相関することが示されている。

2）　性別

- 頭頸部がん，非小細胞肺がん，小細胞肺がん，食道がん，胃がん，大腸がん，肝細胞がん，膵臓がん，急性白血病，慢性リンパ性白血病，ホジキンリンパ腫，メラノーマにおいて，男性は予後不良因子として報告されている。
- 膀胱がんでは，女性のほうが予後が悪いと報告されている。

3）年齢

- 一般に固形がんでは高齢者の予後が悪いとされているが，一部の腫瘍では30～40歳未満の若年者も予後不良であると報告されている。
- 急性白血病，慢性リンパ性白血病，非ホジキンリンパ腫，ホジキンリンパ腫では，年齢が予後因子とされている。

4）PS

- PSはすべてのがん種において重要な予後因子となっている。

5）喫煙

- 喫煙も予後を増悪させることが，頭頸部がん，肺がん，乳がん，膵臓がん，前立腺がん，膀胱がんで示されている。

ここはチェック

- □ 加工肉（サラミ・ハム・ベーコンなど）や赤肉は，大腸がんのリスクを上げる。
- □ ウイルスや細菌による持続感染は，日本人のがんの原因の約20%を占める。
- □ ヘリコバクター・ピロリは胃がんの原因となる。
- □ 職業的に接触する化学物質や電離放射線などもがんの原因となる。
- □ がんの治療にも用いられるエストロゲン，プロゲステロン，アンドロゲンなどの性ステロイドホルモンが，乳房，子宮体部，卵巣，前立腺におけるがんの発症に影響する。
- □ 男性では75歳以上では，肺がんと前立腺がんの割合が増加する。

3 がんの診断

ポイント

» 臓器特異性の高い腫瘍マーカーにはAFP，PIVKA-II，CA15-3，PSA，NSEなどがある。
» CT検査は頭頸部，胸部，腹部実質臓器の診断に優れている。
» MRI検査は脳，肝臓，子宮，卵巣，前立腺，骨軟部などの腫瘍診断に有用性が高い。
» PET検査は腫瘍の代謝を画像化する診断法である。
» 消化器内視鏡は悪性診断，壁深達度診断，進展範囲の診断，治療効果の判定に用いる。
» HER2陽性率は，乳がんで15～20%，胃がんで20%，肺がんで2～3%である。
» T315I変異は最も高頻度に認められるイマチニブ耐性点突然変異である。
» がん遺伝子には，HER2，BCR/ABL，EGFR，KIT，ALK，RAS，BRAF，ROS1，RETなどがある。

1 がんの診断の基本

1） 問診

- 患者の既往歴，家族歴，生活歴，嗜好品，職業歴，出身地，キーパーソン，経済的状態，居住地の場所，家庭の存在の情報や家族からの情報などを収集する。

2） 診察

- バイタルサイン，身体所見，全身状態（PS）を評価する。
- リンパ節の触診から多くの情報が得られる。

3） 検査

- 貧血はがん患者の半数に認められる。
- 白血球数の増加とリンパ球数の相対的な減少は多くの進行がんで認められる。
- ALTの上昇を伴わないLDHの上昇は肝疾患以外を疑う。
- γ-GTPの上昇を伴わないALPの上昇は骨病変を疑う。
- LDH1,2の上昇は胚細胞腫瘍や胎児性腫瘍を疑う。
- LDH2,3の上昇は造血器腫瘍を疑う。
- ALP1の出現は悪性腫瘍による肝外性の閉塞性黄疸や転移性肝がんを疑う。

- 病期の進行に伴い腫瘍マーカーの陽性率が上昇する。

4） 画像診断

- 病変の存在診断，組織型の質的診断には，超音波検査，内視鏡検査，CT（computed tomography）検査，MRI（magnetic resonance imaging）検査，FDG-PET（fluorodeoxy-glucose-positron emission tomography）検査などが有用である。

5） 病理診断

- 一部のがん診断は，免疫組織染色によるタンパク質発現，FISH法による遺伝子転座，核酸を用いた遺伝子発現や遺伝子変異解析を用いる。

2 画像診断（CT，MRI，PET・核医学，超音波）

1） CT検査

- 頭頸部，胸部，腹部実質臓器の診断に優れている。
- 腫瘍と正常臓器との解剖学的位置関係や形態的情報に役立つ。
- 腫瘍診断時には通常造影剤を使用する必要があり撮影タイミングに注意する。
- 放射線被曝がある。

2） MRI検査

- 軟部組織のコントラスト分解能が高い。
- 脳，肝臓，子宮，卵巣，前立腺，骨軟部などの腫瘍診断に有用性が高い。
- 腫瘍内出血や血腫の診断に有用である。
- CT検査に比べて体動や金属などのアーチファクトに弱い。

3） FDG-PET・核医学検査

- 検査目的は原発不明がんの原発巣の検出，進行がんの遠隔転移の検出，放射線治療や薬物療法の効果判定，治療後の転移や再発の診断である。
- PET検査は腫瘍の代謝を画像化する診断法である。
- 悪性腫瘍では一般的に糖代謝が亢進しているため，FDGが病変に集積する。
- 特に有効な腫瘍には頭頸部がん，悪性リンパ腫，悪性黒色腫がある。
- 有効性の高い腫瘍には肺がん，乳がん，大腸がん，膵がんなどがある。

4） 超音波検査

- 実質臓器の診断に利用されるが，治療効果判定には不向きである。
- 造影剤を使用せずに血流情報を入手できる。
- 描画は術者の技量に左右され，客観性に劣る。

3　内視鏡検査

1）　消化器内視鏡

- 悪性診断，壁深達度診断，進展範囲の診断，治療効果の判定に用いる。
- 食道がんでは，常習飲酒者を対象としたヨード色素法やNBI（narrow band imaging）を用いたスクリーニング検査が重要である。
- 下血や便潜血陽性者では，大腸がんの疑いがあるため内視鏡検査を行う必要がある。
- 膵臓がん，胆管がん，胆嚢がんでは，組織診断のためのEUS-FNA（endoscopic ultrasonography-guided fine needle aspiration）や減黄のためのドレナージ処置に内視鏡検査が必要である。
- ERCP（endoscopic retrograde cholangiopancreatography）は，胆管や膵管の性状やがんの有無の確認のため，経乳頭的にカテーテルを挿入して直接造影を行うものである。
- IDUS（intraductal ultrasonography）は，がんの進展範囲の診断のため，胆管や膵管内にプローブを挿入して観察するものである。

2）　呼吸器内視鏡

- 呼吸器内視鏡の目的は，病変の観察と気管支狭窄，出血に対する処置や診断のための検体採取である。
- 中心型肺がんでは，粘膜の浮腫・発赤，隆起性病変，壊死性病変などが確認される。
- 末梢型肺がんでは，多くで病変が直視できない。
- 検体は，遺伝子検査（EGFR遺伝子変異，ALK融合遺伝子，ROS-1融合遺伝子）や免疫染色（ALK融合遺伝子，PD-L1）に用いられる。

4　病理診断

- 組織診断は，手術で切除された組織片を，顕微鏡を用いて診断・検証する。
- 細胞診断は，針を刺して採取した細胞などの検体を顕微鏡で観察し，異型細胞などを検出する。
- 免疫組織化学（IHC：immunohistochemistry）は，蛍光抗原や酵素（ペルオキシダーゼなど）で標識させた抗原抗体反応を利用して，組織中にある特定の分子（抗原）を可視化させる。
- 抗CD20抗体や抗HER2抗体を用いたIHCにより，リツキシマブやトラスツズマブの治療適応が決められる。
- 抗PD-1抗体薬や抗PD-L1抗体薬の使用に際しては抗PD-L1抗体を用いたIHCが必要である。
- FISH（fluorescence in situ hybridization）は，遺伝子異常の検出に用いられる分子遺伝学的手法であり，HER2，c-MYCなどの遺伝子増幅検索，EWSR1転座によるEwing肉腫や滑膜肉腫の確定診断に用いられる。
- RT-PCRは，FISHよりも高い感度にて転座を検出するため，大腸がんのRAS遺伝子変異で用いられる。

- 乳がん領域では，多遺伝子アッセイが実用化されており，MammaPrint（DNA マイクロアレイ）や OncotypeDX（定量的 RT−PCR）がある。

5　バイオマーカー

- バイオマーカーとは，正常な生物学的過程，発病の過程もしくは治療介入による薬理学的反応を反映する指標として客観的に測定かつ評価可能な物質である。

1）　がん遺伝子

(1)　HER2

- EGFR ファミリーの膜貫通型チロシンキナーゼレセプターをコードする。
- HER2 陽性率は，乳がんで 15 ～ 20%，胃がんで 20%，肺がんで 2 ～ 3%である。
- HER2 陽性診断は，免疫組織染色で（3 +）が陽性，（0），（1 +）は陰性，（2 +）は FISH 検査で遺伝子増幅があれば陽性となる。

(2)　BCR/ABL

- 慢性骨髄性白血病において，9 番染色体と 22 番染色体の染色体相互転座（Ph 染色体）により引き起こされる融合遺伝子である。
- 融合遺伝子産物 ABL キナーゼは，恒常的活性型シグナル異常を発現する。
- T315I 変異は最も高頻度に認められるイマチニブ耐性点突然変異である。

(3)　EGFR

- HER ファミリーに属する膜貫通型チロシンキナーゼレセプターをコードする。
- EGFR−TKI 耐性ではエクソン 20T790M 変異が認められる。
- T790M を標的としたオシメルチニブは，C797S 変異により耐性を獲得する。

(4)　KIT

- 消化管間質腫瘍（GIST）の原因遺伝子の一つは KIT の活性型遺伝子変異である。
- KIT の変異はエクソン 9,11,13,17 に 90%弱の頻度でみられる。
- PDGFRA 遺伝子変異が 10%弱の頻度でみられる。

(5)　ALK

- EML4/ALK 融合遺伝子は 2 番染色体短腕に位置し，EML4 遺伝子と ALK 遺伝子との融合遺伝子として一部の非小細胞肺がんでみられる。

(6)　RAS

- EGFR 下流の RAS/RAF（MAPK）上のシグナル伝達因子 RAS タンパク質をコードする。
- KRAS，NRAS，HRAS の 3 種類のアイソフォームが存在する。
- 発がんやがん増殖では RAS 遺伝子変異により恒常的な活性状態となっている。

(7)　BRAF

- MAPK 経路にあるセリン／スレオニンキナーゼ BRAF タンパク質をコードする。

- BRAFV600E遺伝子変異は皮膚悪性黒色腫の40～60%でみられる。

(8)　ROS1

- 非小細胞肺がんの1～2%に認められる融合遺伝子で，インスリンレセプターファミリーに属するレセプター型チロシンキナーゼをコードする。
- ROS1融合遺伝子陽性非小細胞肺がんに対しクリゾチニブが保険承認されている。

(9)　RET

- 細胞表面型のチロシンキナーゼレセプターをコードする。
- 肺がんのドライバー遺伝子。非小細胞肺がんの1～2%に認められる融合遺伝子である。

2)　腫瘍マーカー

- 腫瘍マーカーは体液内に検出される腫瘍産生物質や腫瘍関連物質である。
- 臓器特異性の高い腫瘍マーカーにはAFP（肝細胞がん，胚細胞腫瘍），PIVKA-II（肝細胞がん），CA15-3（乳がん），PSA（前立腺がん），NSE（小細胞肺がん，神経芽細胞腫）などがある。

表1-3-1　部位別腫瘍マーカー（特に有用性が高いもの）

がん種	腫瘍マーカー
乳がん	CA15-3　NCC-ST-439　HER2　CEA
肺がん	SLX　NCC-ST-439　SCC　NSE　CEA　TPA　CYFRA　ProGRP
胃がん	CA72-4　STN　CEA　CA19-9
肝がん	AFP　PIVKA-II　AFP-L3%
胆嚢・胆管がん	CA19-9　Span-1　SLX　NCC-ST-439　DUPAN-2
膵がん	CA19-9　Span-1　SLX　NCC-ST-439　DUPAN-2　エラスターゼ1　CEA
大腸がん	CEA　CA19-9　p53抗体
腎・膀胱がん	BFP
子宮がん	SCC　CEA
卵巣がん	CA125　CA72-4　STN　SLX　GAT　CA602　CA54/61
前立腺がん	PSA　PAP　γ-Sm　PSA F/T　PSA-ACT

6　ゲノム医療

2000年代に入って多数のDNA断片の塩基配列を同時並行的に決定が可能な次世代シークエンサーが登場したことで，従来よりも遺伝情報を高速かつ低コストで解析が可能となった。また，同じ臓器のがんの中でも遺伝子変異は多様化しており，がん腫ごとではなく遺伝子変異に基づいた治療へと変化しつつある。

1)　ゲノム医療とは

- がん遺伝子の変異情報を調べることで，それに基づいて患者一人ひとりにより最適な治療薬を選択することで個別化の治療をすることである。

2) コンパニオン診断とがん遺伝子パネル検査

- 生物学的製剤をはじめとする分子標的薬の効果や副作用を投与前に予測するために行われる検査をコンパニオン診断という。
- これまでは，EGFR や RAS，ALK 融合遺伝子といった一つのバイオマーカーの変異を調べるコンパニオン診断が行われてきた。
- がん遺伝子パネル検査では，一度の検査で多数のがんに関連する遺伝子の変異を網羅的に検出・解析することができ，数十～数百種類ものがんに関わる遺伝子をまとめて調べることができる。

3) がん遺伝子パネル検査

- 固形がんにおける標準治療終了後の患者や標準治療がない希少がん，原発不明がんの患者が対象となる。
- がん遺伝子パネル検査は「Onco Guid™ NCC オンコパネルシステム」と「FoundationOne® CDx がんゲノムプロファイル」がある（2019 年 7 月現在）。
- Onco Guid™ NCC オンコパネルシステムでは，114 個のがん関連遺伝子について一度で検査することができる。
- FoundationOne®CDx がんゲノムプロファイルでは，324 個のがん関連遺伝子について検査可能であり，同時に国内承認治療薬のコンパニオン診断，マイクロサテライト不安定性の判定，遺伝子変異量のスコアの算出も可能である。

4) がん遺伝子パネル検査のデメリット

- 検査しても遺伝子変異が見つからない場合がある。
- がん種によって異なるが，治療選択可能な遺伝子変異が見つかるのは約半数の患者である。
- 遺伝子変異が見つかっても使用できる薬がない場合があり，現時点では実際に治療をできるのは検査した患者の 10%程度といわれている。
- 多くの遺伝子を同時に検査するため，本来目的とする治療とは別に，がんになりやすい遺伝子が判明する場合がある。
- 検査をするために新たに生検を行う必要性がある場合は体への負担となる。

7 抗がん薬の有効性評価に汎用される指標

1) 全生存期間（OS：Overall survival）

- 全生存期間は最も信頼できるがんの評価指標である。
- 無作為化から全原因による死亡までの時間と定義される。
- intent-to-treat の原則に沿った患者すべてにおいて測定される。

• 期間について十分評価できる試験が実施される場合，望ましいエンドポイントである。

2）　腫瘍評価・病勢進行に基づいた評価指標

（1）　全奏効率（ORR：overall response rate）

• 奏効率は腫瘍縮小効果をダイレクトに評価するもので，一般に部分奏効と完全奏効に分けられ，その合計が全奏効率と定義される。

• RECIST などの基準が使用されている。

（2）　無病生存期間（DFS：Disease free survival）

• 一般的に，無作為化時点から腫瘍再発または全原因による死亡までの期間と定義される。

• 最も頻繁に使用するのは，根治手術後の補助療法においてである。

• 大半の患者が化学療法で完全奏効に達する場合の評価指標として重要である。

（3）　無増悪生存期間（PFS：Progression free survival）／無増悪期間（TTP：Time to progression）

• PFS は，無作為化から客観的な腫瘍増悪または死亡までの時間と定義される。

• TTP は，無作為化時点から客観的な腫瘍増悪までの時間と定義され，死亡を含まない。

• 進行がんの場合は生存期間を延長することと同時に，病状が安定し生活の質を保つことも重要であるため，この指標は進行期がんに対する治療効果を見るときによく使用される。

• PFS は腫瘍増殖を反映するため生存利益の判定前に評価できること，またその判定は後続治療によって交絡をきたすことがない点が利点である。

ここはチェック

- □ 白血球数の増加とリンパ球数の相対的な減少は多くの進行がんで認められる。
- □ 臓器特異性の高い腫瘍マーカーにはAFP（肝細胞がん，胚細胞腫瘍），PIVKA-II（肝細胞がん），CA15-3（乳がん），PSA（前立腺がん），NSE（小細胞肺がん，神経芽細胞腫）などがある。
- □ CT検査は頭頸部，胸部，腹部実質臓器の診断に優れているが，放射線被曝のリスクがある。
- □ MRI検査は，脳，肝臓，子宮，卵巣，前立腺，骨軟部などの腫瘍診断に有用性が高いが，体動や金属などのアーチファクトに弱い。
- □ PET検査は腫瘍の糖代謝を画像化する診断であり，ブドウ糖類似物質のFDGを使用する。
- □ 超音波検査では，リアルタイムで画像を見ることができ放射線被爆のリスクがない。
- □ 抗PD-1抗体薬や抗PD-L1抗体薬の使用に際しては抗PD-L1抗体を用いたIHCが必要である。
- □ BCR/ABLは慢性骨髄性白血病において，9番染色体と22番染色体の染色体相互転座（Ph染色体）により引き起こされる融合遺伝子である。
- □ EGFR-TKI耐性ではエクソン20T790M変異が認められる。
- □ 消化管間質腫瘍（GIST）の原因遺伝子の一つはKITの活性型遺伝子変異である。
- □ がん遺伝子パネル検査では，一度の検査で多数のがんに関連する遺伝子の変異を網羅的に検出・解析することができ，数十～数百種類ものがんに関わる遺伝子をまとめて調べることができる。
- □ 無増悪期間（TTP）は，無作為化時点から客観的な腫瘍増悪までの時間と定義され，死亡を含まない。

文献

1）国立がん研究センターがん対策情報センター：がん情報サービス：http://ganjoho.ncc.go.jp/public/index.html
2）国立がん研究センター　社会と健康研究センター：「科学的根拠に基づくがんリスク評価とがん予防ガイドライン提言に関する研究」
3）西條長宏，鶴尾隆・編：癌化学療法update，中外医学社，2005
4）日本臨床腫瘍学会・編：新臨床腫瘍学 改訂第5版；がん薬物療法専門医のために，南江堂，2018
5）国立がん研究センター内科レジデント・編：がん診療レジデントマニュアル第7版，医学書院，2016
6）木村聡・編：薬の影響を考える臨床検査値ハンドブック第2版，じほう，2014
7）FoundationOne® CDxがんゲノムファイル総合製品ガイド，中外製薬，2018
8）FDG PET, PET/CT診療ガイドライン2018，日本核医学会，2018

第2章　がんの治療

1 手術療法

ポイント

» 外科手術は局所治療であり，手術で根治できるのは腫瘍が原発臓器とその周囲（隣接臓器および所属リンパ節）にとどまる場合である。
» 臓器別のがん取り扱い規約やガイドラインにより，病期別の推奨されるリンパ節郭清範囲が示されている。
» 外科療法が局所治療として不十分な場合，放射線治療（＋化学療法）を組み合わせることにより局所制御率を向上することが可能である。
» 腫瘍の遠隔転移は，多くの場合多発し，複数臓器に及び手術による治癒は望めない。しかし，肝，肺，あるいは脳への単独転移は，根治を目指す手術を検討する価値がある。

1 がん治療における手術療法の基本概念と適応

1）手術リスクの評価

- 手術のリスクは，手術侵襲の大きさ（出血量，手術時間），外科医の手術経験，術後管理体制などとの兼ね合いで決まる。
- 年齢は大きな手術リスクの一つである。

2）治癒を目指した原発局所の外科治療

- 外科手術は局所治療であり，手術で根治できるのは腫瘍が原発臓器とその周囲（隣接臓器および所属リンパ節）にとどまる場合である。
- 化学療法に感受性をもつ腫瘍では，肉眼で確認できない遠隔転移に対して補助療法を加えることにより治癒することがあり，この場合も原発巣の十分な局所治療が前提となる。

(1) リンパ節郭清

- 所属リンパ節への転移は多くの腫瘍で比較的早期から生じ，重要な予後因子となる。
- リンパ節郭清の意義や治療としての効果は臓器により異なる。わが国では，臓器別のがん取り扱い規約やガイドラインにより，病期別の推奨されるリンパ節郭清範囲が示されている。

(2) 放射線治療の併用

- 外科療法が局所治療として不十分な場合，放射線治療（＋化学療法）を組み合わせることにより局所制御率を向上することが可能である。

(3) 縮小手術

- 早期に発見されたがんに対しては，手術侵襲を極力小さくし，切除範囲もなるべく減らして臓器機能を温存しようとする縮小手術が行われることがある。
- 内視鏡（小型カメラ）を使った腹腔鏡下手術，胸腔鏡下手術など，体への負担（侵襲）を少なくする手術の普及が進んでいる。手術支援ロボットダヴィンチは，前立腺がん，腎がんに加え，2018年4月より食道がん，胃がん，直腸がん，肺がん，縦隔腫瘍，膀胱がん，子宮体がんに保険適応された。ただし，がんの種類や部位により，全摘術や部分切除などの条件は異なる。

(4) センチネルリンパ節

- 原発腫瘍からはじめにリンパ流を受けるリンパ節をセンチネルリンパ節（SN）とし，これに転移がなければそれ以降のリンパ節には転移がないと考えて郭清を省略しようというものである。見張りリンパ節ともよばれる。
- 乳がんや悪性黒色腫などで広く臨床応用されている。

3）転移巣の外科治療

- 腫瘍の遠隔転移は，多くの場合多発し，複数臓器に及び手術による治癒は望めない。しかし，肝，肺，あるいは脳への単独転移は，根治を目指す手術を検討する価値がある。

4）姑息手術

- 治癒切除不能の状況で，腫瘍による症状を緩和する目的で行われる手術である。
- 腫瘍からの出血，消化管の閉塞などが対象となり，できるだけ低侵襲で，合併症を生じないように終了させる必要がある。延命効果は期待できないが，QOLを著しく改善できる場合も多い。

5）減量手術

- 腫瘍のすべてが切除不可能な場合でも，腫瘍量を減らす目的で手術を行うことが患者にとって有益な場合がある。

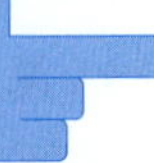

ここはチェック

- □ センチネルリンパ節とは，原発腫瘍からはじめにリンパ流を受けるリンパ節である。
- □ 手術支援ロボットダヴィンチは，2019年4月現在，前立腺がん，腎がん，食道がん，胃がん，直腸がん，肺がん，縦隔腫瘍，膀胱がん，子宮体がんに保険適応されている。
- □ 縮小手術は手術侵襲を極力小さくし，切除範囲もなるべく減らして臓器機能を温存しようとする手術である。
- □ 姑息手術は治癒切除不能の状況で，腫瘍による症状を緩和する目的で行われる手術である。

2 放射線療法

ポイント

» 一般に，分裂能の旺盛な核／細胞質比の大きな未分化な細胞ほど細胞死の効率が高くなり放射線感受性が高い。
» 通常の放射線治療は分割照射で行われ，1日1回照射1.8～2Gy週5回で総線量60～70Gy/6～7週の照射（標準分割照射法）が広く用いられている。
» 放射線治療に伴う有害事象には早期反応と数カ月以降に出現する遅発性反応，さらに数年後にみられる晩期反応がある。
» 早期反応は治療中あるいは終了直後にみられるもので，全身的なものと照射野に限局して生じる局所的なものがある。
» 全身的な症状には食欲不振，悪心，嘔吐，全身倦怠感などの宿酔症状があり，照射野が広い場合や腫瘍の放射線感受性が高い場合などにみられることが多い。
» 照射野内にみられる局所の早期反応は，皮膚，粘膜，腸上皮，骨髄など常に細胞分裂を繰り返している組織に起こるものであり，通常は治療終了2～3週で回復する。
» 臨床的に大きな問題となるのは遅発性・晩期反応で，皮膚潰瘍，骨壊死，肺線維症，脊髄症，脳壊死，白内障，浮腫など，照射される部位により種々のものが発症する。
» 放射線化学療法で併用される抗がん薬には白金製剤，タキサン系，マイトマイシンC，代謝拮抗薬，テモゾロミド，セツキシマブなどがある。

1 がん治療における放射線療法の基本概念と適応

1）放射線治療の特徴

- 放射線とは，空間や物質を透過してエネルギーを放射，伝播するものであり，質量をもつ粒子線と質量をもたない電磁波とに分類される。
- 根治的治療から緩和的治療まで幅広い応用範囲がある。
- 手術や化学療法との併用でよりよい治療効果が得られる。
- 副作用の少ないがん治療である。
- 粒子線には，電子線，β線，陽子線，α線，重粒子線，中性子線などがある。
- 電磁波には，X線，γ線がある。

2）放射線治療法

- 放射線治療で使用する単位はグレイ（Gy）を用いる。物質が放射線のエネルギーをどれくらい吸収したかの吸収線量で，1Gy は1J（ジュール）のエネルギーを吸収した時の線量である。
- 治療に使う放射線の量とは，総線量＝1回線量×回数で表し，治療期間が重要である。通常の放射線治療では正常組織の耐えられる線量の範囲内で治療が行われる。

3）放射線治療の生物学的基礎

(1) 放射線の殺細胞効果

- 放射線による細胞死には，増殖死（分裂死）と間期死がある。通常の治療線量で起きるのは主に増殖死で，これは分裂能をもった細胞のみに生じる。
- 線量が大きくなると分裂期とは関係なく，照射後ただちに細胞が死ぬことがある。これを間期死とよび，間期死の原因の一つとしてアポトーシスがあげられる。
- 放射線による細胞損傷の主たる標的は細胞核内の DNA である。

(2) 放射線感受性とそれを修飾する因子

- 一般に，分裂能の盛んな核／細胞質比の大きな未分化な細胞ほど細胞死の効率が高くなり放射線感受性が高い。
- 細胞周期の M（分裂），G2 期の細胞は放射線感受性が最も高く，S 期後半の細胞は感受性が低い。分裂しない G0 期の細胞は増殖期細胞に比べて放射線抵抗性である。

(3) 治療可能比

- 放射線治療には「正常組織の耐容線量」を「腫瘍組織の制御線量」で除した「治療可能比」という概念がある。
- 放射線治療により，正常組織に重篤な副作用をきたすことなしに，腫瘍組織の制御を達成するという考え方であり，治療可能比は「1」を超えなければならない。

  ＊治療可能比（TR）＝正常組織の耐容線量／腫瘍組織の制御線量

(4) 分割照射の理論

- 通常の放射線治療は分割照射で行われ，1日1回照射 1.8 ～ 2Gy 週5回で総線量 60 ～ 70Gy/6 ～ 7 週の照射（標準分割照射法）が広く用いられている。これは，正常組織と腫瘍組織との間で放射線感受性や照射後の回復に差がみられることを利用して確立された照射法である。
- 放射線によりダメージを受けた腫瘍細胞は正常細胞より分裂の再開が遅く，再増殖能が低いと考えられている。

(5) 分割照射の工夫

- 1回線量が少ない多分割照射では，正常組織の晩期反応組織の耐容線量を増やすことができる。耐容線量が増える分, 腫瘍への線量を増加できるのが多分割照射の利点である。
- 照射間隔は正常組織が照射後の亜致死障害から回復する時間間隔である4時間以上はあける必要があるが，最低6時間以上あけるほうがよい。そのため，日常臨床では時間的制約から1日2回が一般的である。

4）放射線治療法の種類

(1) 外部照射法

- 身体の外側から体内の病巣に対して放射線照射を行う方法である。1回の治療は通常10分程度であり，患者の安定が保たれれば部位を問わず適応がある。

(2) 小線源治療

- 小線源治療とは，主に密封された放射性同位元素（小線源）を体腔内に挿入または腫瘍内に刺入する治療法であり，密封小線源治療と非密封小線源治療に分けられる。
- 密封小線源療法とは，放射性同位元素の密封された線源を病巣の表面や内部に配置して放射線を照射する方法である。適応となるのは，舌がん，口腔底がん，前立腺がんなどであり，腔内照射は，子宮頸がん，食道がん，胆道がん，肺門部肺がんに行われている。
- 非密閉小線源治療は腫瘍あるいは病巣に親和性のある放射性同位元素を投与する方法で内照射療法とよばれている。甲状腺がんに対する ^{131}I 内服治療が代表的である。医薬品として悪性リンパ腫患者に投与される ^{90}Y，転移性骨腫瘍患者に ^{89}Sr などの線源が用いられる。

(3) 定位放射線照射（STI：Stereotactic irradiation）

- 比較的小さな腫瘍に対して，正確な位置精度を保ちながら多方向からピンポイントで大線量の照射を短期間で行う放射線治療技術のことで，線量の集中により腫瘍線量の増大と周辺正常組織の線量減少が可能となった。
- STI専用装置としてガンマナイフ，サイバーナイフ，Veroシステムなどがあり，頭蓋内疾患（転移性脳腫瘍，脳動静脈奇形，聴神経鞘腫などの良性腫瘍）のみならず肺がん，肝がんなど体幹部腫瘍の治療にも適応範囲が広がっている。

(4) 粒子線治療

- 放射線の一つである陽子線や炭素線といった粒子線を用いた治療法であり，X線や電子線とは異なり，一定の深さにおいて急激に高いエネルギーをその部位に与える性質をもつものである。
- 粒子線はX線に抵抗性の骨肉腫，悪性黒色腫，頭頸部腺がん系腫瘍などに対しても高い効果が示されている。

(5) 強度変調放射線療法（IMRT：intensity modulated radiation therapy）

- IMRTは直線加速器から発生する高エネルギーX線を利用し，通常照射では照射野内の放射線強度は均一であるが直線加速器の照射ヘッドに内蔵されている多段絞りを精密に操作することで放射線の強度の変化を作り出すことが可能となった革新的技術であり，従来達成困難であった線量分布も比較的容易に計画できるようになった。
- 現在，保険適応が「限局性固形悪性腫瘍」へ拡大され，前立腺がん以外にも，頭頸部がん，脳腫瘍に使用されている。

2　放射線療法における副作用の種類と発症時期，対策

- 放射線治療に伴う有害事象には早期反応と数カ月以降に出現する遅発性反応，さらに数年後にみられる晩期反応がある。
- 早期反応は治療中あるいは終了直後にみられるもので，全身的なものと照射野に限局して生じる局所的なものがある。
- 早期反応の全身的な症状には食欲不振，悪心，嘔吐，全身倦怠感などの宿酔症状があるが，照射野が広い場合や腫瘍の放射線感受性が高い場合などにみられることが多い。
- 照射野内にみられる局所の早期反応は，皮膚，粘膜，腸上皮，骨髄など常に細胞分裂を繰り返している組織に起こるものであるが，通常は治療終了2～3週で回復する。
- 臨床的に大きな問題となるのは遅発性・晩期反応で，皮膚潰瘍，骨壊死，肺線維症，脊髄症，脳壊死，白内障，浮腫など，照射される部位により種々のものが発症する。いったん発症すると回復は困難であるが，いずれも重篤なものは1%以下の頻度である。
- 脊髄，食道，直腸などの直列臓器では，その一部が損傷してしまうと器官としての機能が損なわれるので，狭い範囲でも耐容線量を超えないように配慮する必要がある。

3　放射線化学療法における薬剤の適応，効果，副作用，禁忌

1）放射線化学療法の目的

- 放射線化学療法の目的は，全身治療である化学療法と局所治療である放射線治療の異なった治療法の利点を活かし，治療効果を向上させることである。併用の仕方には以下のようなものがある。

(1) 連続併用（sequential chemotherapy）

- 化学療法を先行し，縮小した腫瘍に対して放射線治療を行う導入化学療法
- 放射線治療を先行し，根治後に再発予防目的に化学療法を追加する補助化学療法

(2) 同時併用（concurrent chemotherapy）

- 放射線治療増感作用を期待して照射の当日に薬剤を投与し，根治率の上昇を目指す治療方法

(3) 交互併用

- 放射線治療と化学療法を交互に行う治療方法

2）放射線化学療法で併用される抗がん薬

(1) 白金製剤

- CDDPは以前より放射線増感剤として知られているが，その機序は明確ではない。

- CDDPと放射線の同時投与により相加効果以上の効果が認められている。
- CBDCAも放射線増感剤として研究がなされ，いくつかの臨床試験において検証されている。

(2) タキサン系

- PTX，DTXは微小管を構成するチュブリン重合の促進により，微小管を安定化させ，その脱重合を抑制する。異常な微小管束の形成により，細胞周期G2/M期で細胞障害が起こり抗腫瘍効果を示す薬剤である。このときG2/M期に細胞が誘導され，放射線感受性が高まるとの報告がある。
- PTXなどによるアポトーシスの誘導や低酸素細胞の再酸素化が放射線感受性に関与すると考えられている。

(3) マイトマイシンC

- MMCは，相対的に放射線抵抗性を有する低酸素性細胞に対し抗腫瘍効果を示すことが併用化学療法で用いられる理由であるが，骨髄抑制増強のため併用注意である。

(4) 代謝拮抗薬

- 5-FUの放射線増感作用は以前より知られており，CDDPと並び放射線化学療法で最も併用されている抗がん薬である。
- GEMは放射線増感作用を有する代謝拮抗薬であるが，放射線増感作用を期待する胸部への放射線療法との同時併用は禁忌である。腹部放射線療法（体外照射）とは併用注意である。

(5) トポイソメラーゼI阻害薬

- CPT-11はDNAトポイソメラーゼIを阻害する植物アルカロイドであり，DNAの一本鎖切断により細胞死を導く。放射線によるDNAの一本鎖切断の修復阻害，細胞周期G2期への再分布などが示唆されている。

(6) テモゾロミド

- TMZは第2世代のアルキル化薬で，血液脳関門を通過しやすいという利点をもつ。
- 18歳以上70歳以下の成人初発膠芽腫患者に対して，手術後，TMZを放射線治療期間中，ならびに放射線終了後投与すること（Stuppプロトコール）が推奨されている（推奨グレードA）。

(7) セツキシマブ

- C-mabは，EGFRを標的とするモノクローナル抗体であるが，90％以上の頭頸部扁平上皮がんにおいてEGFRの高発現が認められる。
- StageⅢ以上の中咽頭・下咽頭・喉頭がんを原発とする局所進行頭頸部扁平上皮がんを対象とした海外第Ⅲ相試験（Bonner試験）では，RT単独と比較してCmab-RTによる局所病勢コントロール期間や全生存期間の有意な延長が示され，わが国でもその安全性が報告されており，非外科的根治治療を目的とした重要な治療オプションである。

(8) デュルバルマブ

- ヒト型抗ヒトPD-L1モノクローナル抗体であり，切除不能な局所進行の非小細胞肺がんにおける根治的化学放射線療法後の維持療法に用いる。

- デュルバルマブとして，1回10mg/kgを2週間間隔で60分間以上かけて点滴静注する。ただし，投与期間は12カ月間までとする。
- 国内外の臨床試験において，本剤に対する抗体の産生が報告されている。

(9) 分子標的療法・免疫チェックポイント阻害薬

- 血管新生阻害薬（ベバシズマブ）と放射線との併用で消化管穿孔・出血などの重篤な有害事象が報告されている。
- 高悪性度腫瘍を中心に免疫チェックポイント阻害薬の臨床応用が進んでいるが，放射線との併用データは少なく，慎重な対応が必要である。

4　外科療法との併用

(1) 術前照射

- 手術前に放射線治療を行う方法である。微視的病巣の制御，切除率の向上，臓器・機能温存の点で治療成績の向上が期待できる。

(2) 術後照射

- 病巣切除後に局所制御の改善を目的として行う。事前予定の場合と病理結果後に追加する場合がある。断端陽性例や非治癒切除例はリスク部位の追加照射を考慮する。

(3) 術中照射

- 治癒切除が困難な病巣に対し手術中に直視下に1回大線量の放射線治療を行う方法である。

ここはチェック

- □ 放射線によりダメージを受けた腫瘍細胞は正常細胞より分裂の再開が遅く，再増殖能が低いと考えられている。
- □ GEM は放射線増感作用を有する代謝拮抗薬であるが，胸部への放射線療法との同時併用は禁忌であり，腹部放射線療法（体外照射）とは併用注意である。
- □ 定位放射線照射とは比較的小さな腫瘍に対して，正確な位置精度を保ちながら，多方向からピンポイントで大線量の照射を短期間で行う放射線治療技術のことである。
- □ 前立腺がん治療で行われる密封小線源療法は，^{125}I 放射性同位元素を前立腺内に埋め込み内部から放射線を照射する治療方法である。
- □ 粒子線は X 線に抵抗性の骨肉腫や悪性黒色腫などに対しても高い効果が示されている。
- □ 早期反応の全身的な症状には食欲不振，悪心，嘔吐，全身倦怠感などの宿酔症状がある。
- □ TMZ は 18 歳以上 70 歳以下の成人初発膠芽腫患者に対して，手術後，TMZ を放射線治療期間中，ならびに放射線終了後投与すること（Stupp プロトコール）が推奨されている。
- □ Stage Ⅲ以上の中咽頭・下咽頭・喉頭がんを原発とする局所進行頭頸部扁平上皮がんに対して Cmab-RT 療法は，非外科的根治治療を目的とした重要な治療オプションである。
- □ デュルバルマブは，ヒト型抗ヒト PD-L1 モノクローナル抗体であり，切除不能な局所進行の非小細胞肺がんにおける根治的化学放射線療法後の維持療法として使用される。
- □ 血管新生阻害薬（ベバシズマブ）と放射線との併用で消化管穿孔・出血などの重篤な有害事象が報告されている。

文献

1）各社添付文書・インタビューフォーム
2）日本臨床腫瘍学会・編：新臨床腫瘍学 改訂第 5 版；がん薬物療法専門医のために，南江堂，2018
3）国立がんセンター内科レジデント・編：がん診療レジデントマニュアル　第 7 版，医学書院，2016
4）日本脳腫瘍学会・編 ： 脳腫瘍診療ガイドライン 1 成人膠芽腫・成人転移性脳腫瘍・中枢神経系原発悪性リンパ腫　2016 年版，金原出版，2016
5）日本臨床腫瘍学会・編：頭頸部がん薬物療法ガイダンス第 2 版，金原出版，2018

3 化学療法

3-1 各種抗がん薬の作用機序

ポイント

- 各種抗がん薬についての作用機序，薬物動態，副作用などを理解する。
- アルキル化薬は細胞周期非特異的であり，濃度依存性である。
- 代謝拮抗薬は核酸合成過程を阻害することによりDNAの合成を阻害し，S期に作用する。時間依存性である。
- 抗腫瘍性抗生物質の多くはDNA，RNA合成阻害により効果を発揮する細胞周期非特異的で，濃度依存性の薬剤である。
- 細胞周期非特異的薬剤のうち，ADM，IDRなどはトポイソメラーゼⅡ阻害作用，MMCはアルキル化作用によるDNA合成阻害作用も有する。
- ビンカアルカロイド系は微小管を形成するチュブリンに結合して，微小管の重合阻害によりM期で細胞分裂を阻止する。
- タキサン系は微小管を形成するチュブリンの重合を促進して，微小管を安定させて脱重合を阻害し，G2期からM期で細胞分裂を阻止する。
- トポイソメラーゼⅡ阻害薬にはVP-16，ADMなどがあり，S期からG2期に作用する。
- トポイソメラーゼⅠ阻害薬にはCPT-11，ノギテカンがありS期からG2期に作用する。
- 白金製剤にはCDDP，CBDCA，L-OHPなどがあり，アルキル化薬に類似した作用をもち，細胞周期非特異的で時間・濃度依存性である。

1 アルキル化薬

- DNA二本鎖の塩基（グアニン塩基のN^7やO^6，アデニン塩基のN^3など）へのアルキル化反応が起こり，鎖間クロスリンクを形成し，DNA合成を阻害する。
- 細胞周期非特異的である。
- 濃度依存性で，高用量化学療法に適する。
- ニトロソウレア（ACNU，MCNU，BCNU）は脂溶性であり，血液脳関門を通過しやすい。

1）ナイトロジェンマスタード類

シクロホスファミド（エンドキサン®）CPA	作用機序	DNA，RNA のクロスリンク，細胞周期非特異的
	排泄	肝代謝，腎排泄
	DLT	骨髄抑制，出血性膀胱炎
	副作用	骨髄抑制，嘔気，脱毛，出血性膀胱炎，肝障害
イホスファミド（イホマイド®）IFM	作用機序	CPA の類縁化合物，DNA クロスリンク，細胞周期非特異的
	排泄	肝代謝，腎排泄
	DLT	骨髄抑制，出血性膀胱炎
	副作用	骨髄抑制，嘔気，脱毛，出血性膀胱炎，排尿障害，中枢神経障害
メルファラン（アルケラン®）L-PAM	作用機序	DNA クロスリンク，細胞周期非特異的
	排泄	腎排泄，胆汁排泄
	DLT	消化器症状，骨髄抑制
	副作用	骨髄抑制，嘔気，下痢，肝障害
ブスルファン（マブリン®）（ブスルフェクス®）BUS	作用機序	グアニンの N^7 をアルキル化，細胞周期非特異的
	排泄	腎排泄
	DLT	—
	副作用	骨髄抑制，嘔気，肝障害，肺障害
ベンダムスチン塩酸塩（トレアキシン®）	作用機序	DNA クロスリンク，アポトーシス誘導，分裂期崩壊誘導
	排泄	胆汁排泄，腎排泄
	DLT	骨髄抑制
	副作用	骨髄抑制，血管痛

2）ニトロソウレア類

ニムスチン塩酸塩（ニドラン®）ACNU	作用機序	DNA クロスリンク
	排泄	腎排泄
	DLT	骨髄抑制
	副作用	骨髄抑制，間質性肺炎
ラニムスチン（サイメリン®）MCNU	作用機序	DNA クロスリンク
	排泄	腎排泄
	DLT	骨髄抑制
	副作用	骨髄抑制，間質性肺炎
カルムスチン（ギリアデル®）BCNU	作用機序	DNA をアルキル化，核酸合成阻害，アポトーシス誘導
	排泄	肝代謝，腎・呼気排泄
	DLT	—
	副作用	脳浮腫，発熱，リンパ球数減少，片麻痺
ストレプトゾシン（ザノサー®）	作用機序	DNA をアルキル化し鎖間架橋を形成し，DNA 合成を阻害
	排泄	腎排泄
	DLT	—
	副作用	血管痛，悪心，便秘，GTP 増加，倦怠感，味覚異常，尿中ブドウ糖陽性

3）その他

ダカルバジン（ダカルバジン®）DTIC	作用機序	カルボニウムイオン→DNA合成阻害，細胞周期非特異的
	排泄	肝代謝，腎排泄
	DLT	骨髄抑制
	副作用	骨髄抑制，嘔気
テモゾロミド（テモダール®）TMZ	作用機序	メチルジアゾニウムイオン→DNA合成阻害，細胞周期非特異的 血液脳関門を通過
	排泄	腎排泄
	DLT	骨髄抑制
	副作用	骨髄抑制，嘔気，ニューモシスチス肺炎
プロカルバジン塩酸塩（塩酸プロカルバジン）PCZ	作用機序	アルキル化類似作用，DNA，RNA，蛋白合成阻害
	排泄	腎排泄，呼気中排泄
	DLT	—
	副作用	骨髄抑制，嘔気，脱毛，皮疹，心毒性
トラベクテジン（ヨンデリス®）	作用機序	DNAの副溝部分に結合し，DNAの修復機構や細胞増殖に関わる遺伝子群の転写を制御
	排泄	肝代謝，糞中排泄
	DLT	CK（CPK）上昇，食欲不振，血小板減少
	副作用	嘔気，好中球減少，ALT上昇，肝不全，肝機能障害，骨髄抑制，横紋筋融解症，重篤な過敏症，感染症

2　代謝拮抗薬

- 核酸と競合して，核酸合成過程を阻害する。
- S期に作用する。
- 時間依存性である。
- フッ化ピリミジン薬は，RNA機能障害とthymidylate synthase（TS）阻害によるDNA合成阻害の作用がある。
- シタラビン類は，DNAポリメラーゼを正常基質である2-deoxycytidine triphosphate（dCTP）と競合阻害してDNA合成を抑制する。また，DNAに取り込まれてDNA鎖伸長停止・DNA断片化などによりDNA合成を阻害する。
- ヌクレオシド系薬は，DNA鎖に取り込まれることによって腫瘍増殖抑制効果が発揮されると考えられている。

1）フッ化ピリミジン系

フルオロウラシル（5-FU）5-FU	作用機序	ピリミジン拮抗薬，活性体 FdUMP がチミジル酸合成酵素を阻害（DNA 合成阻害），S 期特異的
	排泄	肝代謝，呼気中排泄，腎排泄
	DLT	精神神経症状
	副作用	骨髄抑制，下痢，口内炎
テガフール（フトラフール®）FT	作用機序	5-FU の masked compound，肝で活性化され 5-FU となる
	排泄	尿中排泄
	DLT	骨髄抑制
	副作用	骨髄抑制，下痢，口内炎
テガフール・ウラシル（ユーエフティ®）UFT	作用機序	ウラシルによってテガフールの抗腫瘍効果が増強される
	排泄	肝代謝，腎排泄
	DLT	骨髄抑制，消化器症状
	副作用	骨髄抑制，下痢，口内炎
ドキシフルリジン（フルツロン®）5′-DFUR	作用機序	5-FU のプロドラッグ
	排泄	肝代謝，腎排泄
	DLT	消化器症状
	副作用	骨髄抑制，腸炎，下痢
テガフール・ギメラシル・オテラシルカリウム（ティーエスワン®）TS-1，S-1	作用機序	ギメラシルによってテガフールの抗腫瘍効果が増強され，オテラシルによって消化器毒性が軽減される
	排泄	肝代謝，腎排泄
	DLT	骨髄抑制
	副作用	骨髄抑制，下痢，口内炎
カペシタビン（ゼローダ®）CAP	作用機序	5-FU の masked compound，肝で活性化され 5-FU となる
	排泄	肝代謝，腎排泄
	DLT	—
	副作用	骨髄抑制，下痢，心障害，手足症候群

2）シタラビン系

シタラビン（キロサイド®）Ara-C	作用機序	ピリミジン拮抗薬，活性化された cytarabine triphosphate → DNA ポリメラーゼに作用（DNA 合成阻害），S 期特異的
	排泄	肝代謝，腎排泄
	DLT	中枢神経障害
	副作用	骨髄抑制，消化管障害，結膜炎，角膜炎，高用量で肝障害
エノシタビン（サンラビン®）BH-AC	作用機序	Ara-C のプロドラッグ
	排泄	肝・脾臓で代謝，腎排泄
	DLT	—
	副作用	骨髄抑制，嘔気

（次頁に続く）

ゲムシタビン塩酸塩（ジェムザール®）GEM	作用機序	がん細胞内で三リン酸化物（dFdCTP）に代謝され，デオキシシチジン三リン酸（dCTP）と競合してDNA鎖に取り込まれ，DNA合成を阻害
	排泄	腎排泄
	DLT	骨髄抑制
	副作用	骨髄抑制，間質性肺炎
シタラビンオクホスファート水和物（スタラシド®）SPAC	作用機序	Ara-Cのプロドラッグ 体内でara-C，腫瘍細胞内でara-CTP → DNAポリメラーゼ阻害
	排泄	腎排泄
	DLT	—
	副作用	骨髄抑制，肝障害，嘔気，発熱

3）プリン拮抗薬

フルダラビンリン酸エステル（フルダラ®）FLU	作用機序	アデノシンデアミナーゼ（ADA）阻害
	排泄	腎排泄
	DLT	骨髄抑制
	副作用	骨髄抑制，間質性肺炎，腎障害，結膜炎，易感染性
クラドリビン（ロイスタチン®）2-CdA	作用機序	2-CdA → 2-CdAMP → 2-CdATPまで変換され，リンパ球や単球に対して選択的に殺細胞効果を有する
	排泄	腎排泄
	DLT	—
	副作用	骨髄抑制，易感染性
ペントスタチン（コホリン®）DCF	作用機序	アデノシンデアミナーゼ（ADA）阻害による抗腫瘍作用
	排泄	腎排泄
	DLT	—
	副作用	骨髄抑制，嘔気，腎障害
メルカプトプリン（ロイケリン®）6-MP	作用機序	細胞内でTIMPに変換され，核酸の生合成を阻害
	排泄	尿中排泄
	DLT	—
	副作用	骨髄抑制，高尿酸血症，神経毒性
ネララビン（アラノンジー®）NEL，Ara-G	作用機序	Ara-GTPに変換され，白血病芽球内でDNA合成阻害
	排泄	腎排泄
	DLT	神経毒性
	副作用	骨髄抑制，神経系障害
クロファビン（エボルトラ®）CLO，CFB	作用機序	DNAポリメラーゼα阻害，リボヌクレオチドレダクターゼ阻害により，DNA合成阻害。ミトコンドリアに作用しアポトーシスを誘導
	排泄	腎排泄
	DLT	ALT上昇，血中アミラーゼ増加
	副作用	骨髄抑制，肝障害，嘔吐，悪心，頭痛

4）葉酸拮抗薬

メトトレキサート（メソトレキセート®）MTX	作用機序	葉酸代謝拮抗薬，DHFR に結合（DNA 合成阻害），S 期特異的
	排泄	腎排泄
	DLT	骨髄抑制
	副作用	骨髄抑制，嘔気，肝障害，腎障害，易感染性，粘膜障害
ペメトレキセドナトリウム（アリムタ®）PEM	作用機序	ポリグルタミン酸化を受け，チミンおよびプリンヌクレオチド生合成経路に関わる複数の葉酸代謝酵素を阻害
	排泄	腎排泄
	DLT	骨髄抑制，下痢
	副作用	骨髄抑制，間質性肺炎，下痢，嘔気，口内炎・咽頭粘膜炎（重篤な副作用の発現を軽減するため，投与開始 7 日前から葉酸およびビタミン B_{12} を投与する）
プララトレキサート（ジフォルタ®）	作用機序	葉酸代謝拮抗薬の構造類似体，還元型葉酸キャリア−1（REC−1）を介して速やかに細胞内に取り込まれ，長く滞留するように改良
	排泄	尿中排泄
	DLT	消化管毒性および血液毒性
	副作用	口内炎，血小板減少症，ALT 増加，ヘモグロビン減少を含む貧血，骨髄抑制，感染症，重度の皮膚障害，腫瘍崩壊症候群，間質性肺疾患

5）ヌクレオシド系

トリフルリジン・チピラシル塩酸塩（ロンサーフ®）FTD・TPI	作用機序	トリフルリジン（FTD）が DNA に取り込まれて DNA 合成阻害。チピラシルによって FTD のバイオアベイラビリティが高められ，抗腫瘍効果が増強される
	排泄	腎排泄
	DLT	白血球減少，好中球減少，血小板減少
	副作用	骨髄抑制，下痢，口内炎，間質性肺炎

6）その他の代謝拮抗薬

ヒドロキシカルバミド（ハイドレア®）HU，HC	作用機序	リボヌクレオチドレダクターゼを阻害することにより DNA 合成を阻害
	排泄	腎排泄
	DLT	骨髄抑制
	副作用	骨髄抑制，皮膚潰瘍
アザシチジン（ビダーザ®）AZA	作用機序	DNA，RNA に取り込まれ，蛋白合成阻害
	排泄	腎排泄
	DLT	—
	副作用	骨髄抑制

3 抗腫瘍性抗生物質

- カビの一種を培養して得られた化合物で，作用機序は薬剤により異なる。
- 多くの薬剤はDNA，RNA合成阻害により効果を発揮する細胞周期非特異的で，濃度依存の薬剤である。
- アントラサイクリン系の薬剤は二本鎖DNAにインカレートして，DNA・RNAポリメラーゼを阻害する。
- アントラキノン系の薬剤であるMITはアントラサイクリン系と同様の作用機序を有し，不完全交差耐性を示す。
- 細胞周期非特異的薬剤のうち，ADM，IDRなどはトポイソメラーゼⅡ阻害作用，MMCはアルキル化作用によるDNA合成阻害作用も有する。

1）アントラサイクリン系

ドキソルビシン塩酸塩（アドリアシン®）（ドキシル®）ADM，DXR	作用機序	DNAインターカレーション，トポイソメラーゼⅡ阻害
	排泄	肝代謝，胆汁排泄，腎排泄
	DLT	心毒性，骨髄抑制
	副作用	骨髄抑制，嘔気，脱毛，心毒性（心筋障害によるうっ血性心不全：不可逆性蓄積毒性であり，総投与量400～500mg/m^2を超えると発生）
ダウノルビシン塩酸塩（ダウノマイシン®）DNR	作用機序	DNAインターカレーション，細胞周期非特異的
	排泄	肝代謝，腎排泄
	DLT	心毒性
	副作用	骨髄抑制，心障害，脱毛，嘔気
アクラルビシン塩酸塩（アクラシノン®）ACR	作用機序	DNA合成阻害
	排泄	肝代謝，腎排泄
	DLT	—
	副作用	骨髄抑制，嘔気，心障害
ピラルビシン塩酸塩（テラルビシン®）（ピノルビン®）THP-ADM	作用機序	ADMのアナログ，DNAインターカレーション
	排泄	胆汁排泄
	DLT	心毒性
	副作用	骨髄抑制，嘔気，心障害
エピルビシン塩酸塩（ファルモルビシン®）EPI	作用機序	ADMのアナログ，DNAインターカレーション
	排泄	肝代謝，腎排泄，胆汁排泄
	DLT	心毒性，骨髄抑制
	副作用	骨髄抑制，嘔気，脱毛，心障害
イダルビシン塩酸塩（イダマイシン®）IDR	作用機序	DNAインターカレーション，トポイソメラーゼⅡ阻害
	排泄	肝代謝，腎排泄
	DLT	消化器症状
	副作用	骨髄抑制，嘔気，脱毛，口内炎

アムルビシン塩酸塩（カルセド®）AMR	作用機序	DNA インターカレーション，トポイソメラーゼII阻害
	排泄	肝代謝，胆汁排泄
	DLT	骨髄抑制，消化器症状
	副作用	骨髄抑制，嘔気，脱毛，発熱

2）アントラキノン系

ミトキサントロン塩酸塩（ノバントロン®）MIT	作用機序	DNA インターカレーション，トポイソメラーゼII阻害
	排泄	肝代謝，腎排泄
	DLT	—
	副作用	骨髄抑制，嘔気，心障害（ADM に換算すると約 1/5 倍量で生ずる）

3）ブレオマイシン系

ブレオマイシン塩酸塩（ブレオ®）BLM	作用機序	DNA 合成阻害，G2 期特異的
	排泄	腎排泄
	DLT	肺毒性
	副作用	間質性肺炎，発熱，脱毛
ペプロマイシン硫酸塩（ペプレオ®）PEP	作用機序	DNA 合成阻害
	排泄	腎排泄
	DLT	肺毒性
	副作用	間質性肺炎

4）マイトマイシン系

マイトマイシン C（マイトマイシン®）MMC	作用機序	アルキル化薬として作用（DNA 合成阻害），細胞周期非特異的
	排泄	肝代謝，腎排泄
	DLT	骨髄抑制
	副作用	骨髄抑制（蓄積性），肺障害，腎障害，溶血性尿毒症症候群

5）その他

アクチノマイシン D（コスメゲン®）ACT-D	作用機序	DNA インターカレーション，細胞周期非特異的
	排泄	腎排泄，胆汁排泄
	DLT	—
	副作用	骨髄抑制，嘔気，脱毛，肝障害

4　植物アルカロイド

- ビンカアルカロイド系は微小管を形成するチュブリンに結合して，微小管の重合阻害によりM期で細胞分裂を阻止する。
- タキサン系は微小管を形成するチュブリンの重合を促進して，微小管を安定させて脱重合を阻害し，G2期からM期で細胞分裂を阻止する。
- トポイソメラーゼI阻害薬は，トポイソメラーゼIに結合してDNA一本鎖の再結合を阻害し，DNAの合成を阻害する。S期からG2期に効果を発揮する制限付時間依存性の薬剤である。
- トポイソメラーゼII阻害薬は，トポイソメラーゼIIに結合してDNA二本鎖の再結合を阻害し，DNAの合成を阻害する。S期からG2期に効果を発揮する時間・濃度依存性の薬剤である。

1）ビンカアルカロイド系

ビンクリスチン硫酸塩（オンコビン®）VCR	作用機序	チュブリン重合阻害，M期特異的
	排泄	肝代謝，胆汁排泄
	DLT	神経毒性
	副作用	骨髄抑制，脱毛，神経障害，麻痺性イレウス，SIADH，肺障害
ビンブラスチン硫酸塩（エクザール®）VBL	作用機序	チュブリン重合阻害，M期特異的
	排泄	肝代謝，腎排泄，胆汁排泄
	DLT	骨髄抑制
	副作用	骨髄抑制，神経障害（VCRより軽度）
ビンデシン硫酸塩（フィルデシン®）VDS	作用機序	VBLのアナログ
	排泄	肝代謝，胆汁排泄
	DLT	骨髄抑制，末梢神経障害
	副作用	骨髄抑制，神経障害（VCRより軽度），脱毛
ビノレルビン酒石酸塩（ナベルビン®）VNR	作用機序	ビンカアルカロイド誘導体，チュブリン重合阻害
	排泄	肝代謝，腎排泄，胆汁排泄
	DLT	骨髄抑制
	副作用	骨髄抑制，静脈炎，腸管麻痺，間質性肺炎，気管支痙攣

2）タキサン系

パクリタキセル（タキソール®）PTX（アブラキサン®）nab-PTX	作用機序	チュブリン重合促進により微小管の安定化・過剰形成を引き起こし，細胞分裂を阻害，細胞周期をG2＋M期でブロック
	排泄	肝代謝，胆汁排泄
	DLT	骨髄抑制，末梢神経障害
	副作用	骨髄抑制，嘔気，脱毛，アレルギー反応，末梢神経障害，心障害，関節痛・筋肉痛，発熱，肝障害

ドセタキセル水和物（タキソテール®）（ワンタキソテール®）DOC，DTX，TXT	作用機序	チュブリン重合促進・脱重合抑制，異常な微小管束を形成
	排泄	肝代謝，胆汁排泄
	DLT	骨髄抑制
	副作用	骨髄抑制，嘔気，脱毛，発熱，浮腫，体液貯留
カバジタキセル（ジェブタナ®）CAB	作用機序	チュブリン重合促進による微小管の安定化
	排泄	肝代謝，胆汁排泄
	DLT	骨髄抑制，末梢神経障害
	副作用	骨髄抑制，下痢，嘔気，味覚異常，末梢神経障害

3）微小管伸長阻害薬

エリブリンメシル酸塩（ハラヴェン®）HAL	作用機序	チュブリン重合部位に結合し，重合を阻害
	排泄	胆汁排泄
	DLT	骨髄抑制
	副作用	骨髄抑制，脱毛，味覚異常，末梢神経障害，肝機能障害，間質性肺炎

4）トポイソメラーゼⅠ阻害薬

イリノテカン塩酸塩水和物（カンプト®）（トポテシン®）CPT-11	作用機序	活性代謝物SN-38がトポイソメラーゼⅠの作用を阻害（DNA合成阻害）
	排泄	肝代謝，腎排泄，胆汁排泄
	DLT	骨髄抑制，下痢
	副作用	骨髄抑制，嘔気，脱毛，下痢
ノギテカン塩酸塩（ハイカムチン®）NGT	作用機序	トポイソメラーゼⅠ阻害（DNA合成阻害）
	排泄	腎排泄
	DLT	骨髄抑制
	副作用	骨髄抑制，嘔気，脱毛，口内炎，下痢

5）トポイソメラーゼⅡ阻害薬

エトポシド（ベプシド®）（ラステット®）ETP，VP-16	作用機序	トポイソメラーゼⅡ阻害（DNA合成阻害） 濃度・時間依存性
	排泄	肝代謝，腎排泄，胆汁排泄
	DLT	骨髄抑制
	副作用	骨髄抑制，嘔気，脱毛，アレルギー症状，肝障害
ソブゾキサン（ペラゾリン®）MST-16	作用機序	トポイソメラーゼⅡ阻害（DNA合成阻害） 濃度・時間依存性
	排泄	腎排泄
	DLT	—
	副作用	骨髄抑制

5 白金製剤

- 細胞周期非特異的で時間・濃度依存性の抗がん薬である。
- アルキル化薬に類似した作用をもつ。
- 担体配位子（carrier ligand）として，CDDP・CBDCA・CDGP は diammine をもち，L-OHP は diaminocyclohexane（DACH）をもつ。

シスプラチン（ランダ®）（ブリプラチン®）（動注用アイエーコール®）CDDP	作用機序	DNA クロスリンク，細胞周期非特異的
	排泄	腎排泄
	DLT	腎障害
	副作用	骨髄抑制，腎障害，聴力障害，アレルギー症状，溶血性貧血，心障害，脱毛
カルボプラチン（パラプラチン®）CBDCA	作用機序	CDDP のアナログ，DNA クロスリンク，細胞周期非特異的
	排泄	腎排泄
	DLT	骨髄抑制
	副作用	骨髄抑制，嘔気，腎障害，アレルギー症状，肝障害，口内炎，末梢神経障害
ネダプラチン（アクプラ®）CDGP，NDP	作用機序	CDDP のアナログ，DNA クロスリンク，細胞周期非特異的
	排泄	腎排泄
	DLT	骨髄抑制
	副作用	骨髄抑制，嘔気，腎障害，聴力障害，アレルギー症状，肝障害
オキサリプラチン（エルプラット®）L-OHP	作用機序	DNA 鎖内および鎖間の両者に白金-DNA クロスリンクを形成（DNA の複製および転写阻害）
	排泄	腎排泄
	DLT	骨髄抑制，末梢神経障害
	副作用	骨髄抑制，末梢神経障害，肝障害，アレルギー症状
ミリプラチン水和物（ミリプラ®）	作用機序	ジクロロ 1,2-ジアミノシクロヘキサン白金等に変換され，白金-DNA クロスリンク形成
	排泄	腎排泄
	DLT	—
	副作用	骨髄抑制，発熱，頭痛，CRP 上昇

6 その他

1）免疫調節薬

サリドマイド（サレド®）THAL	作用機序	血管新生抑制作用，サイトカイン分泌抑制，細胞傷害性T細胞の活性化
	排泄	腎排泄
	DLT	—
	副作用	骨髄抑制，傾眠，末梢神経障害，深部静脈血栓症，肺塞栓症
レナリドミド水和物（レブラミド®）LEN	作用機序	サリドマイド骨格 phthaloyl 環の4位にアミノ基を付加した誘導体 T細胞増殖刺激，IL-2やIFN-γ産生
	排泄	腎排泄
	DLT	白血球減少，血小板減少，疲労，QT延長
	副作用	骨髄抑制，深部静脈血栓症，肺塞栓症，不眠症
ポマリドミド（ポマリスト®）POM	作用機序	サイトカイン産生調節作用，造血器腫瘍細胞に対する増殖抑制作用，血管新生阻害作用等
	排泄	腎排泄
	DLT	—
	副作用	骨髄抑制，深部静脈血栓症，肺塞栓症，末梢神経障害

2）分化誘導薬

トレチノイン（ベサノイド®）ATRA	作用機序	キメラ遺伝子の抑制機構がくずれ，前骨髄球からの分化を促進
	排泄	腎排泄，胆汁排泄
	DLT	—
	副作用	レチノイン酸症候群，口唇乾燥，肺障害，発熱
タミバロテン（アムノレイク®）Am-80	作用機序	APL細胞の分化誘導活性はATRAの10倍以上 キメラ遺伝子の抑制機構を解離し，前骨髄球の分化誘導
	排泄	糞中排泄
	DLT	—
	副作用	レチノイン酸症候群，易感染性，唇・皮膚乾燥，白血球増多
三酸化ヒ素（トリセノックス®）ATO	作用機序	DNA断片化，融合蛋白PML-RARαの分解
	排泄	腎排泄
	DLT	—
	副作用	不整脈，肝障害，APL分化症候群

3）酵素製剤

L－アスパラギナーゼ（ロイナーゼ®）L-ASP	作用機序	アスパラギンの水酸化→アスパラギンの欠乏（蛋白・DNA・RNA 合成阻害），G1 期特異的
	排泄	—
	DLT	—
	副作用	嘔気，アレルギー症状，凝固障害，肝障害，膵炎，高血糖

7　細胞周期と抗がん薬の作用部位

1）細胞周期特異的（図 2-3-1）

① G1 期（DNA 合成準備期）に作用
- L-ASP

② S 期（DNA 合成期）に作用
- 代謝拮抗薬 ： MTX，PEM，プララトレキサート，5-FU，FT，S-1，Ara-C，GEM，BH-AC，6-MP，FTD

③ S 期から G2 期（分裂前静止期）に作用
- トポイソメラーゼⅠ阻害薬：CPT-11，NGT
- トポイソメラーゼⅡ阻害薬：ETP，MST-16，（ADM，IDR，AMR，MIT）

④ G2 期に作用
- ブレオマイシン系：BLM

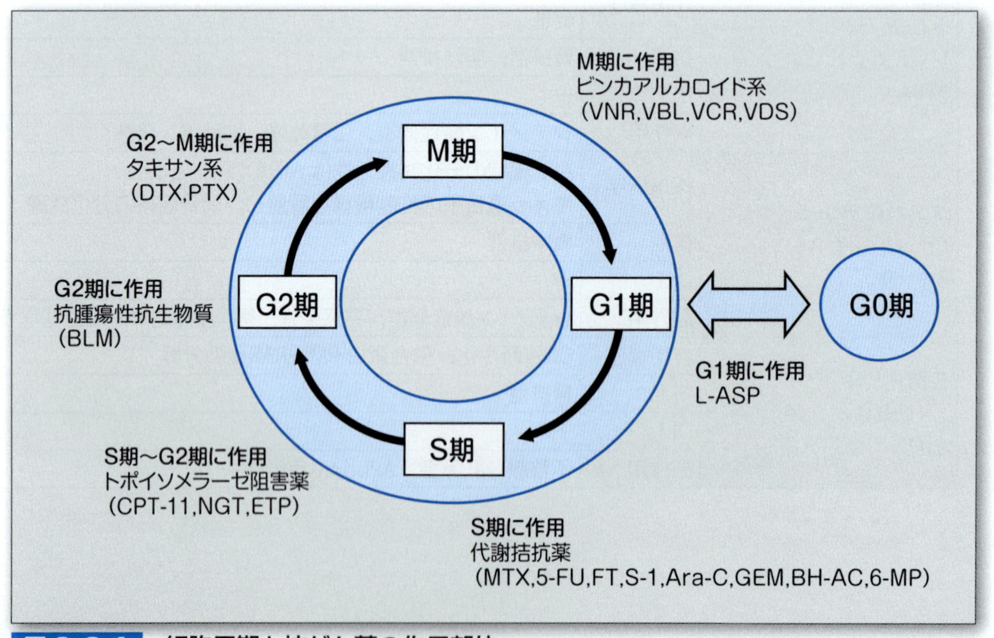

図 2-3-1　細胞周期と抗がん薬の作用部位

⑤　G2 期から M 期（細胞分裂期）に作用

- タキサン系：PTX，DTX，カバジタキセル

⑥　M 期に作用

- ビンカアルカイロド系：VCR，VBL，VDS，VNR

2）細胞周期非特異的

①　アルキル化薬

CPA，IFM，L-PAM，ACNU，MCNU，DTIC，BUS，TMZ など

②　抗腫瘍性抗生物質

ADM，DNR，IDR，EPI，MMC など

③　白金製剤

CDDP，CBDCA，L-OHP，CDGP

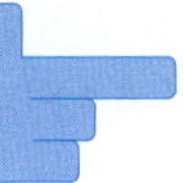

ここはチェック

- □ CPA はアルキル化薬で細胞周期非特異的である。
- □ トリフルリジン（FTD）のバイオアベイラビリティを高めるため，トリフルリジン・チピラシル塩酸塩には FTD の分解酵素であるチミジンホスホリラーゼを阻害するチピラシル塩酸塩（TPI）がモル比 2：1（FTD：TPI）で配合されている。
- □ ETP はトポイソメラーゼⅡを阻害し，主に S 期から G2 期に作用する。
- □ トレチノインは前骨髄球の分化促進作用をもち，血球の正常な分化を促す。
- □ ベンダムスチンはアルキル化薬様とプリンアナログ様の化学構造を併せもつ抗がん薬である。
- □ MTX は主に腎排泄であり，腎機能障害時には用量調節が必要である。
- □ タキサン系は主に胆汁排泄であり，一般に腎機能障害時の減量は必要ないと考えられている。
- □ エリブリンはチュブリンの重合を阻止することで，細胞分裂を停止させてアポトーシスによる細胞死を誘導し，がん細胞の増殖を抑制する。
- □ プララトレキサートは，葉酸代謝拮抗薬メトトレキサートの構造類似体であり，葉酸を活性型葉酸に変化させるジヒドロ葉酸還元酵素を競合的に阻害することで，腫瘍細胞の DNA 合成を阻害する。
- □ トラベクテジンはアルキル化薬であり，DNA の副溝部分に結合することで DNA 修復機構などに影響を及ぼし抗悪性腫瘍作用を発揮すると考えられている。

3-2 PK/PD（Pharmacokinetics/Pharmacodynamics）

ポイント

- » 抗がん薬は，治療域が非常に狭く，抗腫瘍効果と副作用がともに現れる。
- » PK/PD に影響を及ぼす因子には，肝機能，腎機能などの臓器障害，薬物相互作用，薬物反応性に対する遺伝子多型，薬物の血漿蛋白結合などがある。
- » 肝障害時に用量調節が必要な薬剤には，ADM，IDR，EPI，MIT，VCR，VNR，ETP，PTX，DTX，CPA，5-FU，MTX，CPT-11，エベロリムスなどがある。
- » 腎障害時に用量調節が必要な薬剤には，IFM，CPA，CDDP，CBDCA，ETP，DTIC，BLM，S-1，カペシタビン，MTX，DNR，レナリドミドなどがある。
- » 薬物反応性に対する遺伝子多型が知られている酵素には，dihydropyrimidine dehydrogenase（DPD），UDP-glucuronosyltransferase 1A1（UGT1A1），cytidine deaminase（CDA）などがある。
- » 併用化学療法において投与順序に注意が必要なのは，CDDP と PTX，DTX と ADM の組み合わせで，それぞれ PTX，ADM を先に投与する。
- » CYP3A4 で代謝される薬を理解する。

1 PK/PD（Pharmacokinetics/Pharmacodynamics）

- 一般薬の場合，効果と副作用の曲線は離れているため治療域の幅があるが，抗がん薬は，治療域が非常に狭く，抗腫瘍効果と副作用がともに現れる。
- 薬物治療を行う場合には，投与された薬物が生体内で時間とともにどのように変化するか（薬物動態学，PK：pharmacokinetics）および薬理作用の時間推移（薬力学，PD：pharmacodynamics）を念頭に置く必要がある。
- PK データは時間－濃度曲線で，PD データは濃度（AUC）－反応曲線で一般に表される。
- 抗がん薬の投与設計を行ううえで重要な薬物パラメーターは生体利用率，クリアランス（CL），分布容積，半減期の4つである。
- クリアランスは単位時間あたりに血漿から薬物が除去される程度を示す指標である。クリアランス＝投与量／AUC で表される。抗がん薬の効果，副作用の程度は AUC と相関することが多い。
- CBDCA の用量規定毒性は血小板減少であり，その程度は AUC と相関する。投与量は AUC とクリアランス（CL）によって決定される。

- 個別化投与量＝目標 AUC × CL
- Calvert 式：CL（mL/min）＝ GFR ＋ 25

1）PK/PD に影響を及ぼす因子

- 肝機能，腎機能などの臓器障害
- 薬物相互作用
- 薬物反応性に対する遺伝子多型（SNPs：single nucleotide polymorphisms）
- 薬物の血漿蛋白結合（薬理活性を示すのは遊離型薬物）
- 加齢
- 食事，喫煙

2）臓器障害のある場合の薬物療法

肝障害，腎障害のある場合には，それぞれ肝代謝型，腎排泄型の薬物の用量を臓器障害の程度に応じて減らす必要がある。

○肝障害時に用量調節が必要な薬剤

ADM，IDR，EPI，MIT，VCR，VNR，ETP，PTX，DTX，CPA，5-FU，MTX，CPT-11，エベロリムス

○腎障害時に用量調節が必要な薬剤

IFM，CPA，CDDP，CBDCA，ETP，DTIC，BLM，S-1，カペシタビン，MTX，DNR，レナリドミド

3）薬物相互作用

- 代謝酵素を誘導する抗痙攣薬のフェノバルビタール，フェニトイン，カルバマゼピンとの併用で PTX, ETP, VCR, CPT-11 投与時の SN-38 の血中濃度が低下し効果が減弱する。
- セント・ジョーンズワート（セイヨウオトギリソウ）は CYP3A4 を誘導し，CPT-11，イマチニブなどの効果を減弱させる。
- グレープフルーツジュースは CYP3A4 を阻害し CYP3A4 で代謝される経口投与薬の血中濃度を上昇させる。
- ソリブジンは 5-FU の代謝酵素 DPD を競合阻害する。
- MTX は腎排泄型で NSAIDs，ペニシリン系抗生物質，スルファメトキサゾール・トリメトプリル，プロトンポンプ阻害薬と併用することにより，MTX の血中濃度が上昇する。
- エルロチニブ（EGFR チロシンキナーゼ阻害薬）は，喫煙者では非喫煙者と比較して AUC が半減する。喫煙による CYP1A1 の誘導によるものと推定されている。
- ワルファリンとフルオロウラシル系（5-FU，カペシタビン，S-1 など），タモキシフェン，トレミフェン，ゲフィチニブ，エルロチニブ，イマチニブなどとの併用でワルファリンの作用が増強される。

4）薬物反応性に対する遺伝子多型（SNPs）

- DPD：dihydropyrimidine dehydrogenase
  5-FU の作用・代謝に関する酵素で，DPD をコードする遺伝子には 30 種類以上の多型が知られている。DPD 活性を欠損した患者では，5-FU の消失半減期は平均値の 10 倍以上延長することが報告されている。
- UGT1A1：UDP-glucuronosyltransferase 1A1
  CPT-11 の活性代謝物である SN-38 は UGT1A1 によりグルクロン酸抱合され胆汁中に排泄されるが，UGT1A1 多型（UGT1A1*6，UGT1A1*28）を有する患者は，SN-38 の血中濃度の上昇となり，副作用増強につながる。
- CDA：cytidine deaminase
  GEM は CDA により活性をもたないウラシル体に速やかに代謝され腎排泄される。この代謝酵素の遺伝子多型（CDA*3）が副作用の発現の程度に影響を及ぼす。

5）併用化学療法の原則

- 単剤で効果のある薬剤同士を併用する（例外：5-FU とロイコボリン）。
- 作用機序の異なる薬剤を併用する。
- 耐性機序の異なる薬剤を併用する（耐性因子：ABC トランスポーターである P 糖蛋白，多剤耐性蛋白 MRP，乳がん耐性蛋白 BCRP など）。
- 副作用・用量規制毒性の異なる薬剤を併用する。
- 薬物相互作用に注意する。
- 投与順序に注意する（CDDP と PTX との併用では，PTX を先に投与する。DTX と ADM との併用では ADM を先に投与する。いずれの場合も，逆の投与順序で骨髄抑制の副作用が増強する）。

6）チトクローム P450 による抗がん薬の代謝

チトクローム P450 により代謝される主な抗がん薬を表 2-3-1 にあげる。

7）DDS（drug delivery system）

- アルブミン懸濁型パクリタキセル（アブラキサン®）
  PTX を人血清アルブミンと結合させ水溶性とした製剤である。アルコール溶媒は含まないため，アルコール過敏症患者でも使用が可能である。血漿分画製剤としての取り扱いが必要となる。
- リポソーム型ドキソルビシン（ドキシル®）
  ADM をリポソームに封入した製剤である。腫瘍組織への選択的な滲出により効果を発揮する。現在の適応はがん化学療法後に増悪した卵巣がんとエイズ関連カポジ肉腫である。

表 2-3-1　チトクローム P450 による抗がん薬の代謝

CYP	抗がん薬
1A2	エルロチニブ，ボルテゾミブ，アナストロゾール，ベムラフェニブ，POM
2A6	FT，CPA，アナストロゾール，レトロゾール
2B6	CPA，IFM
2C8	PTX，CPA，ラパチニブ，DTX
2C9	CPA，ゲフィチニブ，アナストロゾール，ベムラフェニブ
2D6	TAM，GLI，パノビノスタット，ボリノスタット
3A4	CPA，IFM，ETP，TAM，DTX，PTX，ビンカアルカロイド系，CPT-11，GLI，ダサチニブ，ニロチニブ，パノビノスタット，ゲフィチニブ，エルロチニブ，クリゾチニブ，アレチニブ，BOR，ソラフェニブ，スニチニブ，ラパチニブ，テムシロリムス，レゴラフェニブ，レンバチニブ，ベムラフェニブ，アナストロゾール，トレミフェン，レトロゾール，CAB，POM，ルキソリチニブ，ボリノスタット

ここはチェック

- □ PK データは時間－濃度曲線で，PD データは濃度（AUC）－反応曲線で一般に表される。
- □ 抗がん薬の投与設計を行ううえで重要な薬物パラメーターは生体利用率，クリアランス（CL），分布容積，半減期の 4 つである。
- □ CBDCA の用量規定毒性は血小板減少であり，AUC とクリアランス（CL）で投与量を決定する。
- □ MTX は腎排泄型で NSAIDs，ペニシリン系抗生物質，スルファメトキサゾール・トリメトプリル，プロトンポンプ阻害薬と併用することにより，MTX の血中濃度が上昇する。
- □ ワルファリンとフルオロウラシル系（5-FU，カペシタビン，S-1 など）との併用でワルファリンの作用が増強される。
- □ エルロチニブは，喫煙者では非喫煙者と比較して AUC が半減する。
- □ UGT1A1*6 および UGT1A1*28 の遺伝子多型をもつ患者への CPT-11 投与は，活性代謝物である SN-38 の血中濃度の上昇で副作用増強のため投与注意である。
- □ GEM 投与において，CDA*3 の遺伝子多型を有する患者は副作用増強につながる。

3-3 抗がん薬の正しい取り扱い・混合調製法

ポイント

- 抗がん薬調製手技に必要な技術，混合調製法の留意点について理解する。
- 抗がん薬取り扱い基準を，危険度Ⅰ～Ⅳに分けて理解する。
- 閉鎖式薬物移送システム（CSTD）について理解する。
- PTX，ETP，BH-ACは，ポリ塩化ビニル製の輸液セットなどからDEHPを溶出させるため，非ポリ塩化ビニル製などのDEHPフリーの器具を使用する。
- CDDPはクロールイオン濃度が低い輸液を用いると活性が低下するので，必ず生理食塩液に混和する。
- L-OHPは5%ブドウ糖注射液で溶解する。塩化物含有溶液により分解するため，生理食塩液などの塩化物を含む輸液との配合を避ける。
- 溶解後，不安定または遮光が必要な抗がん薬にはL-PAM，DTIC，IFM，AZAなどがある。

1　抗がん薬の正しい取り扱い

抗がん薬は一般薬に比べ細胞毒性が強く，使い方を誤ると患者に重篤な影響を及ぼしかねないので特に注意が必要である。また，ほとんどの抗がん薬はHazardous Drugs（HD）に含まれ，抗がん薬を扱う医療スタッフも被曝や作業環境の汚染に注意が必要である。

1）抗がん薬を扱ううえでの留意点

- 薬剤名，用法，用量，投与時間，投与経路，配合変化などをチェックする。
- 抗がん薬を扱う医療スタッフも被曝や作業環境の汚染に注意が必要である。
- 被曝汚染経路には，皮膚，口腔，事故による侵入，気道などがある。
- 抗がん薬調製時および経口抗がん薬の粉砕，脱カプセル時の環境汚染および体内曝露が明らかであることから，抗がん薬調製時の個人防護具（PPE：Personal Protective Equipment）を使用する。
- 推奨されるPPEは，二重手袋，ガウン，保護メガネ（フェイスシールド，ゴーグル），N95マスク，靴カバーやフード，必要に応じて髭カバーである。
- 抗がん薬曝露により自然流産などの生殖異常のリスク上昇が認められており，妊娠中あるいは妊娠している可能性がある職員については，抗がん薬の取り扱いを避ける。ただし，曝露予防対策によりその影響は低減できる（弱い推奨）。
- 抗がん薬の調製者だけでなく，取り揃え者，運搬者，監査者および調製室の清掃者に対しても PPE の使用が推奨される（強い推奨）。

- 抗がん薬の漏出，飛散時の曝露汚染拡大防止処理用具（スピルキット：N95 マスク，フェイスシールドまたはゴーグル，手袋2組，ガウン，吸水性シートまたはパッド，ガラス破片清掃用のスコップなど，耐貫通性容器，廃棄物処理バッグ（警告ラベル付き）2枚，警告標識，除染用の洗剤・水・拭き取り用のタオルなど，次亜塩素酸ナトリウム溶液・水酸化ナトリウム溶液などの一部の抗がん薬を不活性化する薬液およびそれらを浸み込ませるワイプや布）を常備すること。
- 抗がん薬は一般に感染性廃棄物としてジッパー付きプラスチックバッグに入れてから，防水性・難貫通性容器に入れ，他の医療廃棄物と区別して廃棄する。
- 調製した抗がん薬の残液は，不要のバイアルなどに入れるかディスポーザブルのシリンジに残したままルアーロックチップキャップなどを取りつけ廃棄する。
- 毎日の生物学的安全キャビネット（BSC）内の清掃に分解薬（次亜塩素酸ナトリウム，水酸化ナトリウム，オゾン水，近紫外線反応型光触媒法）を使用することが推奨される（弱い推奨）。

2）抗がん薬取り扱い基準（表 2-3-2）

(1) 危険度Ⅰ

毒薬指定となっているもの

ヒトでの催奇形性，発がん性の報告があるもの

ヒトでの催奇形性，発がん性が疑われるもの

(2) 危険度Ⅱ

動物実験において催奇形性，胎児毒性または発がん性の報告があるもの

動物実験において変異原性の報告があるもの

(3) 危険度Ⅲ

変異原性，催奇形性，胎児毒性または発がん性の報告がないもの

(4) 危険度Ⅳ

変異原性試験，催奇形性試験または発がん性試験が実施されていないもの

表 2-3-2　抗がん薬取り扱い時の注意度分類

	危険度Ⅰ	危険度Ⅱ	危険度Ⅲ	危険度Ⅳ
アルキル化薬	IFM，ACNU，CPA，DTIC，TESPA，BUS，L-PAM，MCNU，TMZ，ベンダムスチン，ACNU，PCZ，トラベクテジン	カルボコン，エストラムスチン		
代謝拮抗薬	Ara-C，BH-AC，UFT，5-FU，MTX，6-MP，FLU，S-1，HU，2-CdA	GEM，AZA，CAP，FT，5'-DFUR，NEL（Ara-G），PEM，プララトレキサート		
抗腫瘍性抗生物質	ACT-D，IDR，EPI，DNR，ADM，THP-ADM，MMC，MIT	AMR，BLM，PEP	ACR	
抗腫瘍性植物成分製剤	VNR，DTX，PTX，VCR，VBL，VDS，HAL，nab-PTX，CAB			
DNAトポイソメラーゼ阻害薬		CPT-11，ETP，NGT		
白金系	CDDP，L-OHP，CBDCA，CDGP			
分子標的薬	ゲムツズマブオゾガマイシン，イマチニブ，ボルテゾミブ，ソラフェニブ，イットリウム（^{90}Y）イブリツモマブチウキセタン，インジウム（^{111}In）イブリツモマブチウキセタン，トラスツズマブエムタンシン，ラムシルマブ，イキサゾミブ，ボリノスタット，ダブラフェニブ	ベバシズマブ，アキシチニブ，アファチニブ，クリゾチニブ，スニチニブ，ブレンツキシマブベドチン，エベロリムス，テムシロリムス，アレムツズマブ，ニボルマブ，ラパチニブ，イマチニブ，ダサチニブ，ニロチニブ，ボスチニブ，パゾパニブ，レゴラフェニブ，ポナチニブ，ロルラチニブ，オシメルチニブ，イブルチニブ，エベロリムス，テムシロリムス，ルキソリチニブ，ギルテリチニブ，アフリベルセプト　ベータ，トラメチニブ，パルボシクリブ，アベマシクリブ，デュルバルマブ，イノツズマブ　オゾガマイシン，オラパリブ，ロミデプシン，ベキサロテン	セツキシマブ，パニツムマブ，エルロチニブ，ゲフィチニブ，トラスツズマブ，モダムリズマブ，ペルツズマブ，オファツムマブ	リツキシマブ，ペムブロリズマブ，セリチニブ，フエロデシン，ブリナツモマブ，オビヌツズマブ，ダラツムマブ，アテゾリズマブ，エロツズマブ
その他	レトロゾール，タモキシフェン，トレミフェン，エストラムスチン，メドロキシプロゲステロン，ボリノスタット，サリドマイド，レナリドミド，ポマリドミド，三酸化ヒ素	ビカルタミド，エンザルタミド，ゴセレリン，リュープロレリン，L-ASP，ソブゾキサン，トレチノイン，ペントスタチン，タミバロテン，デガレリクス，エキセメスタン，フルベストラント，クロルマジノン	アナストロゾール，アセグラトン，フルタミド，かわらたけ多糖体製剤末	エキセメスタン，アビラテロン

2 抗がん薬の混合調製法

1）抗がん薬の混合調製法の留意点

- 抗がん薬の調製においては，BSC もしくは無菌調製用密封アイソレーターを使用する（抗がん薬の混合にはクリーンベンチを使用してはならない）。
- BSC などの使用状況下において，すべての HD の調製に対して閉鎖式薬物移送システム（CSTD：closed system drug transfer device）の使用が推奨される（強い推奨）。
- アンプルの調製の場合，アンプル上部の薬剤をすべて落とし，アンプルカット時は事前に滅菌ガーゼでアンプルの頸部を包むことで指の怪我やエアロゾルの吸入による曝露を防ぐ。
- アンプル製剤では，調製時にフィルター針またはマイレクスフィルターを使用しガラス細片を除去する。

2）CSTD

- CSTD は薬剤を移し替える器具であり，外部の汚染物質をシステム内に混入させないと同時に，危険性薬物がシステム外に漏れ出すこと，あるいは濃縮蒸気が漏れ出すことを機械的に防ぐ器具である。
- CSTD は HD の調製において BSC の代用にはならないが，BSC 内で使用することにより HD の汚染を低減できる。
- わが国では，悪性腫瘍に対して用いる注射薬に閉鎖式接続器具を用いて無菌製剤処理を行った場合に，無菌製剤処理料として 180 点を算定することができる（2019 年 4 月現在）。

3）医療器具との相互作用

(1) インラインフィルター

- PTX（タキソール®）を希釈すると結晶が析出する可能性があるため，0.22 μm のインラインフィルターを通じて投与する。
- ETP（ラステット®，ベプシド®）の高濃度ではフィルターそのものを溶出する可能性がある。

(2) 輸液バッグ・輸液ルート

- PTX（タキソール®），ETP（ラステット®，ベプシド®），BH-AC（サンラビン®）は，ポリ塩化ビニル製の輸液セットなどから DEHP（フタル酸-2-エチルヘキシル）を溶出させるため，非ポリ塩化ビニル製などの DEHP フリーの器具を使用する。

(3) ポリカーボネート製三方活栓

- ポリカーボネート製三方活栓などは，油性成分，界面活性剤，溶解補助剤を含む ETP（ラステット®，ベプシド®）などにより破損する場合があり，高濃度で使用する場合にはポリプロピレンなどの非ポリカーボネート製を用いる。

4）調製上注意が必要な抗がん薬

(1) 溶解液に注意が必要な抗がん薬

- CDDP（ブリプラチン®，ランダ®）
  クロールイオン濃度が低い輸液を用いる場合には，活性が低下するので必ず生理食塩液に混和すること。アミノ酸輸液，乳酸ナトリウムを含有する輸液を用いると分解が起こるので避けること。
- CBDCA（パラプラチン®）
  イオウを含むアミノ酸（メチオニンおよびシスチン）輸液中で分解が起こるため，これらのアミノ酸輸液との配合を避けること。無機塩類（NaCl, KCl, $CaCl_2$ など）含有輸液に混和するときは，8時間以内に投与を終了すること。
- L-OHP（エルプラット®）
  5%ブドウ糖注射液で溶解する。塩化物含有溶液により分解するため，生理食塩液などの塩化物を含む輸液との配合を避けること。塩基性溶液により分解するため，塩基性溶液と混和しないこと。
- CDGP（アクプラ®）
  生理食塩液または5%キシリトール注射液に溶解する。アミノ酸輸液，pH5以下の酸性輸液（電解質補液，高カロリー輸液用基本液，5%果糖注射液など）を用いると分解が起こるので避けること。
- ADM（アドリアシン®）
  注射用水または生理食塩液に溶解すること。生理食塩液で溶解する場合は，1mL以上で速やかに行うこと（微量の生理食塩液で溶解を開始すると溶けにくくなることがある）。
- ETP（ラステット®，ベプシド®）
  100mgあたり250mL以上の生理食塩液などの輸液に混和すること（0.4mg/mL以下）。
- リツキシマブ（リツキサン®）
  生理食塩液または5%ブドウ糖注射液にて10倍に希釈調製し使用すること。
- アルブミン懸濁型PTX（アブラキサン®）
  1バイアルあたり生理食塩液20mLで懸濁し希釈せず使用する。インラインフィルターは使用しない。
- テムシロリムス（トーリセル®）
  添付希釈用液を加え，よく振り混和する。生理食塩液250mLに混和し6時間以内に使用する。
- エリブリン（ハラヴェン®）
  溶解液は生理食塩液を使用し，0.01mg/mL未満の濃度に希釈しない。6時間以内に使用する。
- BUS（ブスルファン®）
  生理食塩液または5%ブドウ糖注射液にて10倍に希釈調製し使用すること。8時間以内に使用する。

- パニツムマブ（ベクティビックス®）
  生理食塩液に希釈し最終濃度として10mg/mLを超えないように調製する。6時間以内に使用する。
- ボルテゾミブ（ベルケイド®）
  静脈内投与：生理食塩液3.0mLで溶解する。8時間以内に使用する。
  皮下投与：生理食塩液1.2mLで溶解する。8時間以内に使用する。

(2) 溶解後不安定な抗がん薬

- L-PAM（アルケラン®）
  溶解後は，安定性が低下するので速やかに使用し，室温においては少なくとも調製から1.5時間以内に投与を終了すること。
- IFM（イホマイド®）
  溶解後はなるべく速やかに使用し，保存する必要がある場合には，冷所保存では24時間以内，室温保存では6時間以内に使用すること。
- 動注用CDDP（アイエーコール®）
  50℃に加温した生理食塩液70mLに溶解する（80℃まで安定）。
- IDR（イダマイシン®）
  溶解には注射用水を使用する（5mg/mL）。調製には21Gまたはそれ以下の細い針を使用する。
- AMR（カルセド®）
  pH3を超えると力価低下，濁りが出現する。溶解後3時間を超えたものは使用不可。
- BH-AC（サンラビン®）
  BH-AC 10mgに対し，注射用水1mLの割合で加え，沸騰させた水浴中で10分間加熱，その間に3回強く振り混ぜ均一な乳白色の液が得られたことを確認する。氷水中（流水中でも可）で約3分間振り混ぜながら急冷すると無色澄明な液が得られる。この溶液1.1mLには約10mgのエノシタビンが含まれる。ポリオキシエチレン硬化ヒマシ油60を使用しているため泡立ちやすい。5℃で保存し，48時間以内に使用する。
- PTX（タキソール®）
  希釈・調製時には0.3～1.2mg/mLの濃度に調製する（150～600mg/500mL，75～300mg/250mL）。輸液ポンプを用いる場合は流量，輸液セットを使用する場合は滴数の設定を調整する必要がある。飽和状態の薬剤成分が結晶として析出する可能性があるため，0.22ミクロン以下のメンブランフィルターを用いたインラインフィルターを通して投与する。
- ベンダムスチン（トレアキシン®）
  溶解後，加水分解により安定性が低下するので3時間以内に投与を完了させる。
- アザシチジン（ビダーザ®）
  皮下投与：冷蔵条件下で8時間まで保存可能，冷蔵条件から取り出した場合は30分以内に使用する。

点滴静注：安定性が低下するので1時間以内に投与を完了させる。

• L-アスパラギナーゼ（ロイナーゼ®）

生理食塩液希釈時は3時間以内に使用，5%ブドウ糖液希釈時は1時間以内に使用する。

(3) 遮光が必要な抗がん薬

• DTIC（ダカルバジン®）

溶解後は遮光することが望ましい。溶解後は速やかに使用すること（ルート遮光）。

• CDDP（ブリプラチン®，ランダ®）

光に対して不安定なため，点滴時間が6時間を超える場合には遮光して投与する。

• ゲムツズマブオゾガマイシン（マイロターグ®）

遮光下で調製し，希釈後，速やかに点滴バッグを遮光すること。

• ACR（アクラシノン®）

光により分解促進するため遮光し，3時間以内に使用する。

• MCNU（サイメリン®）

光により分解促進するため遮光し，3時間以内に使用する。

5）抗がん薬の分解・処理方法

(1) アルカリ処理で分解するもの（焼却で分解するものも含む）

① アルカリで分解：ACR，DNR，フルダラビン，ノギテカン，ETP，L-ASP，MCNU（加熱処理），L-PAM，サリドマイド，DTX

② アルカリ・次亜塩素酸ナトリウムで分解：IDR，THP-ADM，EPI

(2) 5%$NaBH_4$還元処理・焼却で分解するもの

CDGP

(3) 過マンガン酸カリウム処理で分解するもの

PEP，BLM

(4) 還元剤（チオ硫酸ナトリム，アルミ箔，水酸化ホウ素ナトリウム）・焼却で分解するもの

CDDP

(5) 適用法令に従って廃棄するもの

三酸化ヒ素

(6) 消毒用・局方エタノール処理・次亜塩素酸ナトリウムで消毒するもの

BCG

(7) 焼却で分解するもの

CPA，Ara-C，AMR，GEM，PTX，CPT-11，VNR，5-FU，MTXなど，上記以外の多くの抗がん薬

ここはチェック

- □ 抗がん薬の調製者だけでなく，取り揃え者，運搬者，監査者および調製室の清掃者に対してもPPEの使用が推奨される。
- □ 抗がん薬の被曝汚染経路には，皮膚，口腔，事故による侵入，気道などがある。
- □ 分子標的治療薬の中にも，イマチニブ，ボルテゾミブ，ソラフェニブ，ラムシルマブのように抗がん薬取り扱い基準の危険度Ⅰに分類されるものがある。
- □ GEM，CPT-11，ETPは，抗がん薬取り扱い基準の危険度Ⅱに分類される。
- □ ベンダムスチンは，溶解後，加水分解により安定性が低下するので3時間以内に投与を完了させる。
- □ アザシチジンは皮下投与の場合調製後冷蔵条件下で8時間まで保存可能であり，冷蔵条件から取り出した場合は30分以内に使用する。点滴静注の場合は1時間以内に投与を完了させる。
- □ アルブミン懸濁型PTXは，1バイアルあたり生理食塩液20mLで懸濁し希釈せず使用する。
- □ ETPは，結晶の析出の危険性があるため100mgあたり250mL以上の生理食塩液などの輸液に混和する。
- □ ボルテゾミブやアザシチジンは皮下投与も可能である。
- □ CDDPは還元剤（チオ硫酸ナトリム，アルミ箔，水酸化ホウ素ナトリウム）・焼却で分解する。

3-4 抗がん薬の適応と患者の状態評価・RECIST ガイドライン

ポイント

- PS の ECOG 分類を理解する。
- 通常，PS 4 の患者には抗がん薬による化学療法は行わないことが多い。
- RECIST ガイドラインにおける標的病変と非標的病変を理解する。
- RECIST ガイドラインにおける標的病変および非標的病変の効果判定基準を理解する。
- RECIST ガイドラインにおける標的病変と非標的病変の効果判定基準から総合効果を理解する。

1　抗がん薬の適応と患者の状態評価

1）PS（Performance Status）

- PS は，患者の活動能力を客観的に評価するものである。
- 病態や治療が患者にどの程度影響を及ぼしているかの指標の一つで，どの程度よく治療に応答するかを示す予後指標の一つである。
- PS 評価には，ECOG 分類法（Eastern Cooperative Oncology Group ： 米国東部癌治療共同研究グループ）が主に用いられている。

(1) ECOG 分類

簡明に全身状態を分類しているため，記憶しやすく最も広く臨床で使用されている。通常，PS 4 の患者には抗がん薬による化学療法は行わないことが多い。

PS 0：社会活動ができ，制限を受けることなく発病前と同様にふるまえる。

PS 1：肉体労働は制限を受けるが，歩行，軽労働や作業はできる。例えば軽い家事，事務など

PS 2：歩行や身の回りのことはできるが，軽労働はできない。日中 50％以上起居できる。

PS 3：身の回りのある程度のことはできるが，日中 50％以上就床している。

PS 4：身の回りのことはできず，介助が必要。終日就床を必要とする。

2 RECIST（Response Evaluation Criteria in Solid Tumors）ガイドライン

1）標的病変と非標的病変

(1) 標的病変

- CT，X 線などの客観的画像診断で測定可能な病変
- 1 臓器につき最大 2 箇所，合計 5 病変までを選択し，ベースラインとする。
- 測定可能病変とは，少なくとも一方向で測定可能で，胸部 X 線写真で 20mm 以上，CT で 10mm 以上，臨床的測径器で 10mm 以上であること。リンパ節病変は CT で評価した短径が 15mm 以上と定義されている。

(2) 非標的病変

- 標的病変以外のすべての病変
- ベースライン評価時に記録する。測定の必要はなく，「あり」，「なし」の別，またまれには「明らかな増悪」の有無について評価する。
- 軟膜髄膜病変，胸水，腹水，心嚢水，炎症性乳がん，リンパ管炎（皮膚・肺），画像検査法では測定可能ではない腹部腫瘤や腫大など

2）標的病変の効果判定基準

- 完全奏効（CR：complete response）
  すべての標的病変の消失。標的病変として選択したすべてのリンパ節病変は，短径で 10mm 未満に縮小しなくてはならない。
- 部分奏効（PR：partial response）
  ベースライン径和に比して，標的病変の径和が 30％以上減少
- 進行（PD：progressive disease）
  経過中の最小の径和に比して，標的病変の径和が 20％以上増加，かつ，径和が絶対値でも 5mm 以上増加
- 安定（SD：stable disease）
  経過中の最小の径和に比して，PR に相当する縮小がなく PD に相当する増大がない。

3）非標的病変の効果判定基準

- 完全奏効（CR）
  すべての非標的病変の消失かつ腫瘍マーカー値が基準値上限以下。すべてのリンパ節は病的腫大とみなされないサイズ（短径が 10mm 未満）とならなければならない。
- 非 CR/ 非 PD（Non-CR/Non-PD）
  1 つ以上の残存かつ／または腫瘍マーカー値が基準値上限を超える。
- 進行（PD）
  明らかな増悪

表 2-3-3 各時点での効果：標的病変を有する場合

標的病変	非標的病変	新病変	総合効果
CR	CR	なし	CR
CR	Non-CR/Non-PD	なし	PR
CR	評価なし	なし	PR
PR	Non-PD or 評価の欠損あり	なし	PR
SD	Non-PD or 評価の欠損あり	なし	SD
評価の欠損あり	Non-PD	なし	評価不能
PD	問わない	あり or なし	PD
問わない	PD	あり or なし	PD
問わない	問わない	あり	PD

CR：完全奏効，PR：部分奏効，SD：安定，PD：進行，NE：評価不能

（固形がんの治療効果判定のための新ガイドライン（RECIST ガイドライン）－改訂版 ver.1.1
－日本語訳 JCOG 版 ver.1.0 より引用）

ここはチェック

- □ PS 3は身の回りのある程度のことはできるが，日中50％以上就床している。
- □ RECISTの標的病変は1臓器につき最大2箇所，合計5病変までを選択する。
- □ 測定可能な標的病変とは，胸部X線写真で20mm以上，CTで10mm以上，臨床的測径器で10mm以上であることと定義される。
- □ 標的病変の効果判定でPRとは，ベースライン径和に比して，標的病変の径和が30％以上減少をいう。
- □ 標的病変の効果判定でPDとは，経過中の最小の径和に比して標的病変の径和が20％以上増加，かつ5mm以上増加をいう。
- □ 標的病変がCR，非標的病変がNon-CR/Non-PDであれば総合効果はPRである。

文献

1) 各社添付文書・インタビューフォーム
2) 日本臨床腫瘍学会・編：新臨床腫瘍学 改訂第5版；がん薬物療法専門医のために，南江堂，2018
3) 国立がんセンター内科レジデント編：がん診療レジデントマニュアル 第7版，医学書院，2016
4) 相羽恵介・編：抗がん薬の臨床薬理，南山堂，2013
5) 谷川原祐介・監修，今村知世・著：スペシャル・ポピュレーションへの抗がん薬用量調節ハンドブック，南山堂，2010
6) 高野利実，尾崎由記範・編:改訂第2版 ハイリスクがん患者の化学療法ナビゲーター，メジカルビュー社，2017
7) 日本病院薬剤師会学術第3小委員会・編：注射剤・抗がん薬無菌調製ガイドライン，薬事日報社，2008
8) 遠藤一司，他・編：抗がん薬調製マニュアル第3版，じほう，2014

9) 日本がん看護学会，日本臨床腫瘍学会，日本臨床腫瘍薬学会・編：がん薬物療法における職業性曝露対策ガイドライン 2019 年版，金原出版，2019
10) 国立がんセンター薬剤部・編：抗がん剤業務ハンドブック，じほう，2006
11) 阿南節子・編：外来がん化学療法 Q & A 第 2 版，じほう，2010
12) 日本臨床腫瘍研究グループ：固形がんの治療効果判定のための新ガイドライン（RECIST ガイドライン）—改訂版 version1.1—日本語訳 JCOG 版 ver.1.0

4　分子標的治療薬

ポイント

- 分子標的治療薬の主な標的にはEGFRファミリー，JAK/STATシグナル，融合型ALK，VEGF，ABL融合遺伝子，c-kit，FLT3，mTOR，CDK，細胞表面抗原（CD20，CD33など），PD-1，プロテアソーム，ケモカイン系，エピジェネティクス（HDAC，DNMTなど），RANKLなどがある。
- がん細胞における重要な細胞内シグナル伝達経路としてMAPKシグナルとPI3K/AKTシグナルがある。MAPKシグナルの下流にRasやRafが，PI3K/AKTシグナルの下流にmTORが存在する。
- EGFRチロシンキナーゼ阻害薬は標的とするチロシンキナーゼのATP結合部位にATPと競合的に結合することでチロシンキナーゼ活性を阻害する。ゲフィチニブ，エルロチニブ，アファチニブ，オシメルチニブ，ラパチニブ，ダコミチニブがある。
- B-raf阻害薬としてベムラフェニブ，ダブラフェニブ，エンコラフェニブがある。適応患者を特定するためのV600E遺伝子変異を検出するコンパニオン診断薬も保険収載されている。
- MEK阻害薬としてトラメチニブ，ビニメチニブがある。
- JAKファミリーはサイトカインのシグナル伝達において重要な役割を果たしている。JAK阻害薬としてルキソリチニブがある。
- ALK阻害薬にはクリゾチニブ，アレクチニブ，セリチニブ，ロルラチニブがあり，ALK融合蛋白のチロシンキナーゼ活性を阻害する。クリゾチニブはROS1阻害作用を有し，ROS1融合蛋白質のチロシンキナーゼ活性を阻害する。
- BCR-ABL阻害薬にはイマチニブ，ニロチニブ，ダサチニブ，ボスチニブがあり，特徴的な有害事象に体液貯留がある。
- c-kit阻害作用をもつイマチニブ，スニチニブ，レゴラフェニブには消化管間質腫瘍の適応がある。
- BTK阻害作用をもつイブルチニブは，慢性リンパ性白血病，再発または難治性のマントル細胞リンパ腫の適応がある。
- FLT3阻害作用をもつギルテリチニブは，急性骨髄性白血病の適応がある。
- 血管新生阻害薬・多標的阻害薬はVEGFをはじめ，複数のキナーゼを標的としている薬剤である。ソラフェニブ，スニチニブ，アキシチニブ，パゾパニブ，レゴラフェニブ，レンバチニブ，バンデタニブがある。VEGFが関与することから共通して高血圧などの有害事象が認められる。

» mTOR阻害薬にはラパマイシン誘導体であるテムシロリムス，エベロリムスがある。間質性肺疾患の発現頻度は高いが，無症候性で画像所見の異常のみであれば投与を継続できる。
» CDK4/CDK6阻害薬にはパルボシクリブ，アベマシクリブがある。ホルモン受容体陽性かつHER2陰性の手術不能または再発乳がんの適応がある。
» PARP阻害薬にはオラパリブがあり，HBOC患者への有効性が期待できる薬剤である。
» PNP阻害薬にはフォロデシンがある。
» プロテアソーム阻害薬にはボルテゾミブ，カルフィルゾミブ，イキサゾミブがある。
» エピジェネティクス標的薬としてHDAC阻害薬であるボリノスタット，パノビノスタット，ロミデプシン，DNMT阻害薬であるアザシチジンがある。
» 抗体薬の作用機序としてはシグナル伝達の直接的阻害，ADCC，CDC，ADCPがある。
» EGFRに対する抗体薬としてはトラスツズマブ，ペルツズマブ，トラスツズマブ エムタンシン，セツキシマブ，パニツムマブがある。セツキシマブ，パニツムマブはRAS遺伝子野生型の患者に対し投与される。
» ベバシズマブはVEGFに特異的に結合することでVEGFRへの結合を阻害する。ラムシルマブはVEGFR-2に対する抗体である。アフリベルセプト　ベータは，VEGF（-A，-B），胎盤増殖因子（PIGF）に結合する。
» 細胞表面抗原に対する抗体薬には，CD20に対するリツキシマブ，オビヌツズマブ，イットリウム（^{90}Y）イブリツモマブ　チウキセタン，オファツムマブ，CD22に対するイノツズマブ　オゾガマイシン，CD30に対するブレンツキシマブ　ベドチン，CD33に対するゲムツズマブオゾガマイシン，CD38に対するダラツムマブ，CD52に対するアレムツズマブ，SLAMF7に対するエロツズマブ，CD152（CTLA-4）に対するイピリムマブがある。CD3およびCD19に対する二重特異性抗体としてブリナツモマブがある。
» PD-1に対する抗体薬としてニボルマブ，ペムブロリズマブがある。PD-L1に対する抗体薬として，デュルバルマブ，アベルマブ，アテゾリズマブがある。
» ケモカイン受容体に対する抗体薬としてモガムリズマブがある。ポテリジェント とよばれる技術により，抗体のADCC活性が大幅に高められた薬剤である。
» RANKLに対する抗体薬としてデノスマブがある。重篤な低カルシウム血症の発現を軽減するため，カルシウムおよび天然型ビタミンDの補充を行う。
» 免疫調節薬であるサリドマイド，レナリドミド，ポマリドミドは，血管新生因子の阻害やサイトカイン分泌抑制などさまざまな作用機序を併せもつ。
» CAR-T細胞療法には，チサゲンレクルユーセルがある。

1　分子標的治療薬

分子標的治療薬とは，がん細胞のもつ特異的な性質を分子生物学的に捉え，それを選択的に修飾することで抗腫瘍効果を得ようとした薬剤である。すなわち，従来の細胞傷害性抗がん薬はがん細胞への殺細胞性効果が指標であったのに対し，分子標的治療薬は「がん特異的な標的分子に対する特異的な作用」を指標に開発されており，薬剤のコンセプトが大きく異なっていることが特徴である。主な標的分子を以下に示す。

1）ERB B（HER）ファミリー

- 上皮成長因子受容体（EGFR ： epidermal growth factor receptor）は ERB B1 もしくは HER1 とよばれ，リガンドが結合する細胞外ドメイン，受容体を膜に固定する膜貫通部ドメイン，チロシンキナーゼの存在する細胞内ドメインの３つの部分から成る膜貫通型チロシンキナーゼ受容体である。EGFR は構造上の類似性から ERB B2（HER2），ERB B3（HER3），ERB B4（HER4）を加えた４受容体からなる EGFR ファミリーを構成している。
- リガンドが細胞外ドメインに結合すると二量体を形成し，細胞内チロシンキナーゼ部位において ATP の結合が促進される。ATP の結合によってチロシンキナーゼ活性が亢進すると自己リン酸化が引き起こされ，リン酸化されたチロシン残基に種々のアダプター蛋白が特異的に結合し，下流シグナル伝達系が活性化される。下流シグナルのうち，がん細胞において最も重要なのは MAPK シグナルと PI3K/AKT シグナルである（図 2-4-1）。

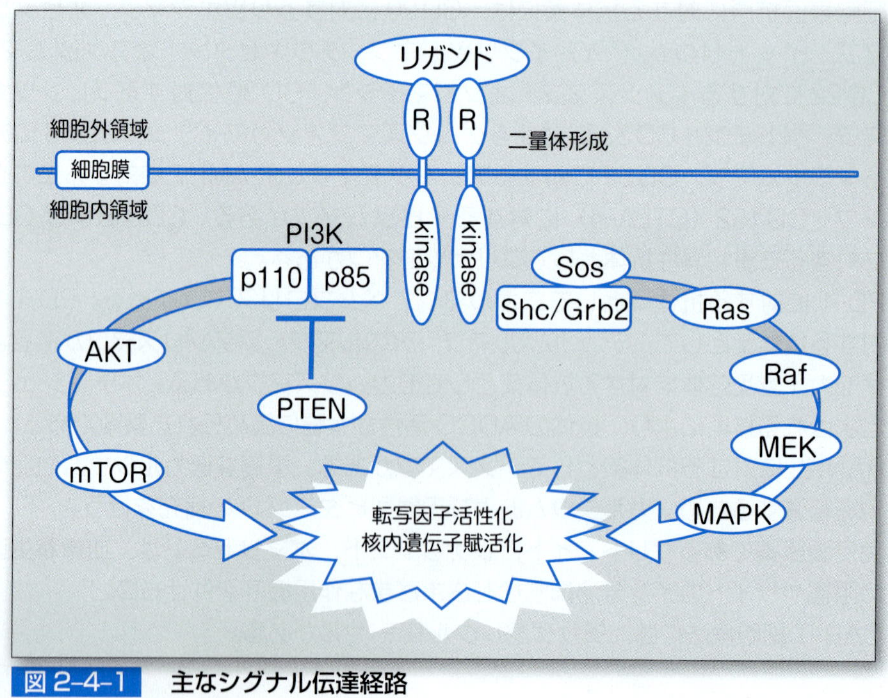

図 2-4-1　主なシグナル伝達経路

(1) MAPK シグナル

- セリン-スレオニンキナーゼで構成されるリン酸化カスケードであり，Shc，Geb2，Sos などの一連の結合蛋白の活性化により RAS-RAF-MEK-MAPK カスケードが活性化され，各種転写因子の活性化により細胞増殖，細胞分化，細胞生存などに関与する。がん細胞においては Ras や Raf キナーゼの変異による異常活性化が認められており，その結果，MAPK シグナルが恒常的に活性化し，細胞増殖の亢進が引き起こされていると考えられる。
- Ras は MAPK シグナルの上流に存在する GTP 結合蛋白質に属する分子であるが，変異が生じると GTPase 活性が低下し，GTP が結合した活性型にとどまり下流へのシグナルが持続すると考えられている。したがって，Ras に遺伝子変異がある場合，EGFR を標的としてもシグナル伝達が阻止できない可能性が示唆される。K-Ras，N-Ras，H-Ras の 3 種類のアイソフォームが存在する。
- Raf（rapidly accelerated fibrosarcoma）は Ras のアダプター分子であり，B-Raf，Raf-1，A-Raf などのファミリーが存在している。Raf-1 は Ras によって活性化され，MAPK カスケードを稼働する。
- MEK（Mitogen-activated extracellular signal-regulated kinase）の機能獲得型の変異は，がんでは認められていない。これらの恒常的な活性化は，基本的には上流因子の機能亢進の結果であると考えられている。

(2) PI3K/AKT シグナル

- PI3K は細胞膜リン脂質である PIP2 をリン酸化して PIP3 を産生するリン脂質キナーゼであり，この PIP3 によって AKT をはじめとするさまざまなシグナル分子が活性化される。細胞生存，抗アポトーシス，細胞周期の亢進，mTOR（mammalian target of rapamycin）を介する蛋白合成などに関与する。
- 脂質ホスファターゼである PTEN（phosphatase and tensin homolog deleted from chromosome 10）は PI3K によるリン酸化反応の逆反応を触媒することで，PI3K/AKT シグナルを負に制御している。

2) JAK/STAT シグナル

- チロシンキナーゼであるヤヌスキナーゼ（JAK：janus kinase）ファミリーは，サイトカインのシグナル伝達において重要な役割を果たしている。サイトカインが受容体に結合すると，受容体は二量体を形成し，細胞質側に結合している JAK が受容体をリン酸化する。これによってシグナル伝達性転写因子（STAT：signal transducers and activators of transcription）は二量体を形成し，PI3K や MAPK を活性化するとともに，核内に移行してさまざまな遺伝子を発現する。
- JAK ファミリーには JAK1，JAK2，JAK3，TYK2 の 4 種類のサブタイプが存在し，特に JAK1 と JAK2 は広範な組織で発現している。JAK1 は IL-6 などのシグナル伝達に関与し，JAK2 は血液系細胞の分化・増殖に関与する。
- 一系統以上の血球が増加するクローン性疾患である骨髄増殖性腫瘍の患者の大部分で

JAK2の活性化が認められている。また発熱，寝汗，疲労および疼痛といった臨床症状にもJAKを介してシグナル伝達を行うサイトカインの異常産生が関与していると考えられている。

3）融合型ALK

- ALK（anaplastic lymphoma kinase）は膜貫通ドメインを有する細胞膜蛋白であり，細胞内領域にチロシンキナーゼドメインを有していることから，細胞外刺激に応じて活性化される受容体型チロシンキナーゼファミリーに属すると考えられている。
- EML4（echinoderm microtubule-associated protein-like 4）とALKの両遺伝子はヒト2番染色体短腕内に存在しているが，同領域内に微小な逆位が生じた結果，EML4とALK遺伝子の融合が生じる。EML4-ALKは恒常的に二量体化・活性化され，発がんの直接的な原因となる。
- 肺腺がんの検体からEML4-ALK融合型遺伝子が発見され，EML4-ALK陽性肺がんにおいてはEML4-ALK融合型遺伝子が主な発がん原因と考えられている。ALK阻害薬はALK融合蛋白のチロシンキナーゼ活性を阻害する薬剤であり，肺がんでの臨床的有効性が確認されている。

4）ROS1融合遺伝子

- ROS1（c-ROS oncogene 1）融合遺伝子は，染色体の再構成によりヒト6番染色体長腕（染色体6q）上のROS1遺伝子がパートナー遺伝子の一部と融合したものである。ROS1遺伝子のパートナー遺伝子は複数存在し，ROS1融合遺伝子から産生されるROS1融合蛋白は，内在するチロシンキナーゼが恒常的に活性化することによりがん化能を有する。

5）VEGF

- 腫瘍は大きさが数mmまでの間は周囲からの拡散によって必要な酸素と栄養分を獲得しているが，ある程度の大きさになると酸素と栄養分を供給する腫瘍血管を必要とする。多くの腫瘍が腫瘍血管を形成すべく血管新生因子を分泌することが知られているが，その中で最も研究が進んでいるのが血管内皮増殖因子（VEGF：vascular endothelial growth factor）ファミリーである。リガンドとしてVEGF-A，-B，-C，-D，胎盤増殖因子（PGF：placental growth factor）の5種が存在しており，一般に単にVEGFという時はVEGF-Aを指す。
- VEGF受容体（R：receptor）はVEGFR-1（FLT-1），VEGFR-2（ヒトKDR，マウスFlk1），VEGFR-3（FLT-4）でチロシンキナーゼ型受容体ファミリーを構成している。
- 血管・リンパ管内皮細胞の増殖，遊走，細胞間接着制御などにおいて中心的な役割を果たしており，チロシンキナーゼを介したシグナルを伝達するのみでなく，VEGFファミリーリガンドの局所濃度調節因子として他のVEGF受容体シグナルも制御している。
- VEGF（R）を標的とした薬剤では腫瘍新生血管の抑制，つまり腫瘍を「兵糧攻め」にする作用や透過性が過剰に亢進した粗雑な腫瘍周囲血管を正常化することで局所の組織間圧を下げ，同時に投与される抗がん薬の腫瘍への到達を助けるといった作用が想定される。

6）ABL 融合遺伝子

- ABL（abelson）遺伝子は，Abelson マウス白血病ウイルスで見出され，がん遺伝子 v-Abl と相同性を有する遺伝子として同定された遺伝子である。ヒトの第 1 番・第 9 番染色体上に相同遺伝子配列が見つかっており，第 9 番染色体上の相同遺伝子は慢性骨髄性白血病と関連して同定された ABL1 である。遺伝子産物 ABL チロシンキナーゼは細胞回転，アポトーシス，DNA 修復，中枢神経の発育などさまざまな細胞の働きに関与していると考えられている。
- 慢性骨髄性白血病において第 9 番・第 22 番染色体の相互転座により生じたフィラデルフィア染色体において，BCR（breakpoint cluster region）遺伝子と形成された融合遺伝子（BCR-ABL 遺伝子）は，疾患発症の責任遺伝子となっている。
- BCR-ABL チロシンキナーゼには二つの特異的結合部位が存在する。一つはリン酸化されるチロシン残基をもったシグナル分子が結合する基質結合部位，もう一つはそのチロシン残基にリン酸を供給するための ATP 結合部位である。BCR-ABL チロシンキナーゼに基質と ATP が結合すると，ATP からリン酸基を切り離し基質のチロシンをリン酸化し活性化させる。リン酸化された基質はシグナルを下流に順次伝達していく。

7）c-kit

- c-kit は受容体型チロシンキナーゼである血小板由来増殖因子（PDGF：platelet-derived growth factor）受容体ファミリーの一つである。リガンドである幹細胞因子（SCF：stem cell factor）の結合によりホモ二量体を形成し，細胞内のチロシンキナーゼドメインが相互にリン酸化されて活性化する。c-kit が活性化されると MAPK や PI3K/AKT などの経路にシグナル伝達され，細胞増殖，アポトーシスの阻害，生存，細胞周期の活性化などが促進される。
- c-kit 変異が関連する腫瘍として肥満細胞症，急性骨髄性白血病，消化管間質腫瘍（GIST：gastrointestinal stromal tumors）などが報告されている。

8）BTK

- ブルトン型チロシンキナーゼ（BTK：Bruton's tyrosine kinase）は，B 細胞性腫瘍の発症，増殖などに関与する B 細胞受容体（BCR），および B 細胞の遊走，接着などに関与するケモカイン受容体の下流に位置するシグナル分子である。

9）FLT3

- FMS 様チロシンキナーゼ 3（FLT3：FMS-like tyrosine kinase 3）遺伝子は，c-kit などと同様の PDGF 受容体ファミリーの一つである。造血幹細胞のほか，肝臓，脳などの正常細胞に存在し，細胞増殖などの恒常性を保つ役割をもつ。
- FLT3 の遺伝子変異は，予後不良の白血病のサブタイプとして知られている。遺伝子変異には，重複（ITD：Internal Tandem Duplication）変異，チロシンキナーゼドメイン（TKD：Tyrosine Kinase Domain）変異の報告が多い。

10）mTOR

- PI3K/AKT 活性に影響を受けるシグナルとして mTOR がある。mTOR は PI3K/AKT シグナルの下流に存在するセリン-スレオニンキナーゼであり，多くのがん組織で活性化が確認されている。栄養，エネルギー環境の変動を介して活性調節を受け，蛋白翻訳，細胞成長，リボソーム生合成，代謝，増殖など多岐にわたる生命現象に関与している。
- 天然のマクロライド系薬であるラパマイシンは，FK506 binding protein 12（FKBP12）と複合体を形成し，mTOR と結合することでその機能を阻害する。ラパマイシン誘導体として mTOR 阻害薬が開発された。

11）CDK4/CDK6

- サイクリン依存性キナーゼ（CDK）4 および 6 はいずれも細胞周期における G1 期の制限点での重要なレギュレーターであり，G1 期から S 期への移行を制御する。CDK4 および 6 は，サイクリン D と複合体を形成し，腫瘍増殖抑制因子である retinoblastoma（Rb）蛋白をリン酸化することで不活化し，G1 期から S 期へ細胞周期を進行させる。
- 乳がん患者の 50％以上はサイクリン D を過剰に発現することが知られており，エストロゲン受容体陽性（ER +）細胞でもサイクリン D の過剰発現が報告されている。

12）PARP

- ポリアデノシン 5′二リン酸リボースポリメラーゼ（PARP）は，ニコチンアミドアデニンジヌクレオチド（NAD）を基質として，ADP リボースを標的蛋白質に付加重合させることで，DNA 損傷修復，転写制御，クロマチン修復，エネルギー代謝などの役割を果たし，多くのがん種で過剰発現している。
- PARP による一本鎖 DNA 切断の修復経路と，HR（Homologous recombination）による二本鎖 DNA 切断の修復経路がともに阻害され，細胞死に至る現象を合成致死とよぶ。
- 遺伝性乳がん卵巣がん（HBOC：Hereditary Breast and Ovarian Cancer）は，トリプルネガティブ乳がんなどに多いとされ，HR 機構がすでに破綻しているため，PARP 阻害薬による合成致死が期待できる。

13）PNP

- プリンヌクレオシドホスホリラーゼ（PNP）は，ヒト T 細胞の増殖に関与すると考えられている酵素である。

14）プロテアソーム

- 細胞内の蛋白質恒常性は，合成，フォールディング，翻訳後修飾，分解の過程により維持されており，特に増殖やアポトーシスなどの重要な生物学的過程を制御する蛋白質はその機能の ON/OFF と蛋白質発現レベルが密接に関わっている。蛋白質量は合成量と分解量の双方で調節できるが，分解の方面から主に蛋白恒常性を担っているのがユビキチン・プロテアソーム系（UPS：ubiquitin-proteasome system）である。

- UPS は基質蛋白質を修飾するユビキチン化と，ポリユビキチン化された基質を分解するプロテアソームからなる。ユビキチン系は種々の酵素が連続的に作用することで ATP を消費して基質にユビキチンを付加するが，ユビキチン化が分解シグナルとして認識されると，基質蛋白質は 26S プロテアソームによって分解される。
- プロテアソームはユビキチン化蛋白質の補足，脱ユビキチン化，標的蛋白質の解きほぐし，加水分解といった多段階の反応から構成されるが，これら多段階の反応を実行するのは 33 種類のサブユニットからなる複合体の 26S プロテアソームである。26S プロテアソームはプロテアソーム活性を有する複合体である 20S プロテアソームと，その両側もしくは片側に会合する 19S 複合体で構成されている。
- プロテアソーム阻害薬の作用機序としては諸説があるが，その一部を以下に示す。

(1) 小胞体ストレス増強

- 多発性骨髄腫の細胞はモノクローナルな免疫グロブリンを異常産生・分泌しており，もともと小胞体に負荷がかかった状態である。プロテアソーム阻害薬の投与により異常蛋白質を分解処理できなくなることで小胞体ストレスが増強され，結果アポトーシスを引き起こす。

(2) NF-κB 阻害

- NF-κB は転写因子複合体であり，サイトカイン，細胞接着分子，血管新生因子，抗アポトーシス因子などの転写を促進し，がん細胞増殖に有利に働くことが知られている。NF-κB の活性化に UPS が必要であるとの報告があり，プロテアソーム阻害薬により，NF-κB の活性化が抑制される。

15) エピジェネティクス

- エピジェネティクスとは DNA 塩基配列の違いによらない遺伝子発現の多様性を生み出すしくみである。体細胞一つに含まれる遺伝子配列は基本的にまったく同じであるが，個々の細胞内でそれぞれの遺伝子発現パターンが正しく調節されることで，異なった細胞，組織そして臓器に分化を遂げる。細胞が正常に分化し機能するために，遺伝子発現のエピジェネティックな調節機構は極めて重要な役割を果たしている。
- エピジェネティックな調節において，ヒストン修飾（アセチル化など）と DNA メチル化が特に重要である。
- ヒストンのアセチル化は可逆的であり，そのレベルはヒストンアセチル化転移酵素（HAT：histone acetyltransferase）とヒストン脱アセチル化転移酵素（HDAC：histone deacetylase）によって調節されている。HDAC 阻害薬はがん細胞で起きている異常なエピジェネティック変化を正常に戻すことで抗がん活性を発揮し，その分子機構として，アポトーシス促進遺伝子の発現および亢進，アポトーシス抑制遺伝子の発現を抑制することで，がん細胞選択的にアポトーシスを誘導すると考えられている。HDAC には 18 種類のアイソフォームが知られている。

- 正常細胞と比べてがん細胞では，グローバルなDNAの低メチル化，特定遺伝子プロモーターにおける高メチル化が認められる。低メチル化は染色体の不安定性を誘導していると考えられ，高メチル化は主にがん抑制遺伝子の不活性化機構の一つとして関与している。これらDNAメチル化異常は多種多様のがん細胞に認められ，発がんの早期イベントとして考えられており，DNAメチル化酵素（DNMT：DNA methyltransferase）阻害薬はDNAメチル化異常によって抑えられたがん抑制遺伝子をはじめとする遺伝子機能を正常に回復させることを目的としている。

16）細胞表面抗原

- リンパ造血細胞表面には接着分子・サイトカイン受容体・分化抗原をはじめとするさまざまな膜蛋白が存在しており，分化段階においてその発現が変化する。これら膜蛋白はモノクローナル抗体が結合する抗原として識別することができ，表面抗原もしくは表面マーカーなどとよばれる。
- 膜蛋白に対するモノクローナル抗体の樹立は，リンパ造血細胞の帰属・分化段階の決定をはじめ造血器腫瘍の診断に大いに貢献しており，国際ワークショップ（International Workshop on Human Leukocyte Differentiation Antigen）はこれらモノクローナル抗体（対応する抗原分子についても）を整理統合することでCD（cluster of differentiation）番号を付与している。
- B細胞リンパ腫や急性骨髄性白血病，急性リンパ性白血病などの造血器腫瘍では，ある分化段階の細胞だけが異常に増殖しており，その分化段階に特異的な表面抗原を標的とした抗体療法がある。
- SLAMF7（ヒト signaling lymphocyte activation molecule family member 7）は多発性骨髄腫細胞に高発現する細胞表面糖蛋白質である。その発現量は，細胞遺伝学的な異常とは関連性がないため，抗SLAMF7抗体薬は染色体異常の有無によらず効果が認められる。
- CD3は，細胞傷害性T細胞に発現した抗原である。CD3抗原とCD19抗原の架橋を形成する二重特異性抗体では，CD3抗原への結合による細胞傷害性T細胞の活性化によりCD19抗原をもつALL細胞の細胞障害を引き起こす。
- 細胞傷害性Tリンパ球抗原-4（CTLA-4：cytotoxic T lymphocyte antigen 4）はT細胞表面の分子で，活性化T細胞あるいは抑制性T細胞に多く発現している。細胞外ドメインは副刺激分子CD28と近似しており，樹状細胞上のCD28リガンド（CD80やCD86）と競合する。CD28はT細胞の増殖や活性化に必要なシグナルを発生するがCD152（CTLA-4）はこれを抑制する。すなわち，免疫応答においてCD152（CTLA-4）は，T細胞の活性化を抑制する負のシグナルを伝達する分子である。CD152（CTLA-4）を阻害し，T細胞活性化を増強する薬剤が悪性黒色腫において効果を認めている。

17）PD-1，PD-L1

- PD-1（Programmed cell death-1）は活性化したリンパ球および骨髄系細胞に発現する

CD28ファミリーに属する受容体である。リガンドであるPD-L1（programmed cell death ligand 1）およびPD-L2と結合し，リンパ球の活性化状態を負に調節する。

- がん細胞はPD-L1およびPD-L2を発現し，活性化されたT細胞に発現するPD-1と結合して，T細胞に抑制性シグナルを伝達する（がんの免疫回避，図2-4-2）。
- PD-1とPD-1リガンドの結合を阻害することで，がん抗原特異的なT細胞の活性化およびがん細胞に対する細胞傷害性の増強が期待できる。

18）ケモカイン系

- ケモカインは細胞遊走を誘導するサイトカインの一種で，生体の恒常性維持や炎症反応，免疫応答などで重要な役割を果たしている。ヒトでは50種近くのリガンドと18種のシグナル伝達型受容体が知られている。
- ケモカイン系は各種の慢性疾患やがん転移などに密接に関与しており，ケモカイン系を標的とする薬剤開発が注目されている。特にケモカイン受容体はすべて細胞膜を7回貫通する3量体G蛋白質共役型受容体であり，ケモカイン受容体もまた有望な標的分子として認識されている。
- CCケモカイン受容体4（CCR4：CC chemokine receptor 4）は$CD4^{+}CD25^{+}$制御性T細胞やTh2メモリー細胞に発現するケモカイン受容体で，成人T細胞白血病リンパ腫などのT細胞リンパ腫細胞にも発現している。CCR4を標的とした抗体薬が臨床応用されている。

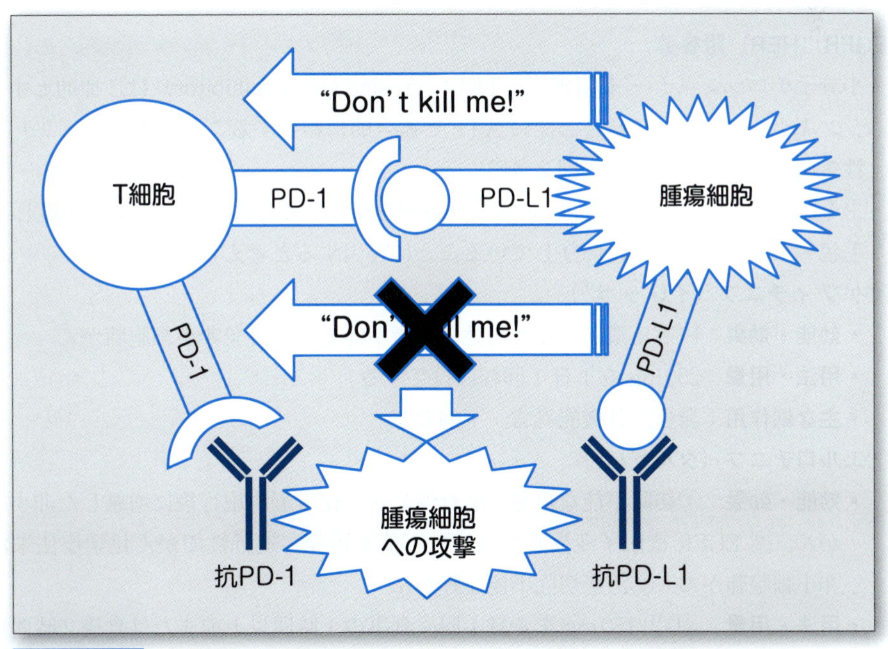

図2-4-2　抗PD-1/PD-L1モノクローナル抗体の作用機序

19）RANKL

- NF-κB活性化受容体リガンド（RANKL：receptor activator of NF-κB ligand）はTNFファミリー蛋白であり細胞表面に発現する分子である。
- 破骨細胞の分化や活性化には破骨細胞や破骨細胞前駆細胞の細胞表面に発現するRANK（receptor activator of NF-κB）と，骨形成に寄与する骨芽細胞などの細胞表面に発現するRANKLの結合により誘導されるシグナルが必須である（RANK/RANKL系）。
- 造骨性骨転移において破骨細胞が病態形成に寄与しており，破骨細胞の機能を制御することはがんの骨転移抑制につながると考えられている。

20）CAR-T

- CAR-T細胞は，人工T細胞受容体であるCD19キメラ抗原受容体（CAR：chimeric antigen receptor）を遺伝子導入したT細胞である。
- CAR-T細胞が，CD19を発現した細胞を認識すると，主要組織適合遺伝子複合体とは非依存的にT細胞の増殖，活性化，標的細胞に対する攻撃，導入T細胞を持続させるシグナルが伝達される。CAR-T細胞は患者体内で増殖しながらCD19を特異的に認識し，T細胞の細胞傷害活性によってB細胞性の腫瘍細胞を死滅させる。

2　分子標的治療薬の臨床応用

1）小分子化合物

(1) EGFR（HER）阻害薬

- 小分子チロシンキナーゼ阻害薬（TKI：tyrosine kinase inhibitor）は，標的とするチロシンキナーゼのATP結合部位にATPと競合的に結合することでチロシンキナーゼ活性を阻害する薬剤である（図2-4-3）。
- 主な副作用である皮膚障害は，EGFRが皮膚を構成するさまざまな細胞で発現し，皮膚・毛包・爪の増殖や分化に関与していることに起因すると考えられている。

①ゲフィチニブ（イレッサ®）

- **効能・効果**：EGFR遺伝子変異陽性の手術不能または再発非小細胞肺がん
- **用法・用量**：250mgを1日1回経口投与する。
- **主な副作用**：発疹，肝機能異常，下痢など

②エルロチニブ（タルセバ®）

- **効能・効果**：①切除不能な再発・進行性でがん化学療法施行後に増悪した非小細胞肺がん，②EGFR遺伝子変異陽性の切除不能な再発・進行性でがん化学療法未治療の非小細胞肺がん，③治癒切除不能な膵がん
- **用法・用量**：①②150mgを1日1回，食事の1時間以上前または食後2時間以降に経口投与する。

③（GEM との併用において）100mg を1日1回，食事の1時間以上前または食後2時間以降に経口投与する。

- 非小細胞肺がんでは，EGFR 遺伝子変異陰性例にも有効性が示されており，二次治療以降であれば EGFR 遺伝子変異を問わない適応となっている点に注意する。
- **主な副作用**：発疹，皮膚乾燥，そう痒症，下痢など

③アファチニブ（ジオトリフ®）

- **効能・効果**：EGFR 遺伝子変異陽性の手術不能または再発非小細胞肺がん
- **用法・用量**：1日1回 40mg を空腹時（食事の1時間前から食後3時間までの間は避けて）に経口投与する。1日1回 50mg まで増量できる。
- **主な副作用**：下痢，発疹，爪囲炎，口内炎など

④オシメルチニブ（タグリッソ®）

- **効能・効果**：EGFR 遺伝子変異陽性の手術不能または再発非小細胞肺がん
- **用法・用量**：1日1回 80mg を経口投与する。
- 従来の TKI で抵抗性となった T790M 変異を有する EGFR 遺伝子変異にも有効である。
- **主な副作用**：発疹・ざ瘡，下痢，爪囲炎，皮膚乾燥など

⑤ラパチニブ（タイケルブ®）

- **効能・効果**：HER2 過剰発現が確認された手術不能または再発乳がん
- **用法・用量**：（カペシタビンとの併用において）1,250mg，または（アロマターゼ阻害薬との併用において）1,500mg を1日1回，食事の1時間以上前または食後1時間以降に経口投与する。1日2回に分割投与すると AUC が上昇するとの報告があるため，分割投与は行わない。

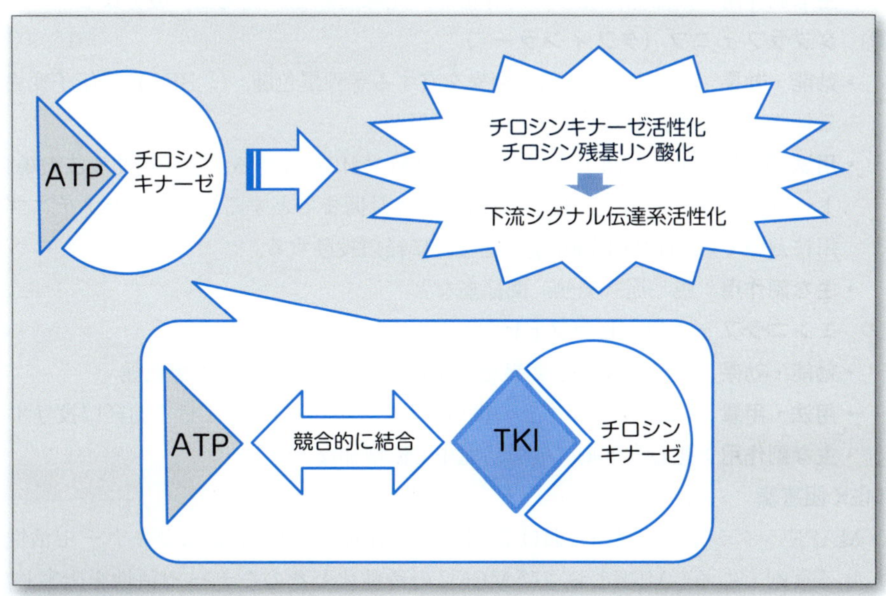

図 2-4-3　小分子チロシンキナーゼ阻害薬（TKI）の作用機序

- EGFR（ERB B1/HER1）とERB B2（HER2）の両方に対して阻害活性をもつ，dual tyrosine kinase inhibitorである。
- **主な副作用**：下痢，発疹，口内炎など

⑥**ダコミチニブ（ビジンプロ®）**

- **効能・効果**：EGFR遺伝子変異陽性の手術不能または再発非小細胞肺がん
- **用法・用量**：1日1回45mgを経口投与する。
- **主な副作用**：下痢，爪囲炎，口内炎，ざ瘡様皮膚炎など

(2) B-raf阻害薬

- メラノーマの90%にMAPKシグナルの活性化が起きているとされ，そのうちの40～60%はB-raf変異，15～30%がN-Ras変異によるとされている。B-raf変異の90%はコドン600のバリン（V）がグルタミン酸（E）に変わる点突然変異（V600E）である。また，V600遺伝子変異は，非小細胞肺がん患者でも報告されており，ALK融合遺伝子変異と同等のドライバー遺伝子変異であることが示唆されている。
- BRAF阻害薬は，BRAF活性化によるMEKおよびERKのリン酸化を阻害し，BRAF変異を有する腫瘍の増殖を抑制する。
- 適応患者を特定するための，V600E遺伝子変異を検出するコンパニオン診断薬も保険収載されている。

①　**ベムラフェニブ（ゼルボラフ®）**

- **効能・効果**：BRAF遺伝子変異を有する根治切除不能な悪性黒色腫
- **用法・用量**：1回960mgを1日2回経口投与する。
- 食事の影響を避けるため，食事の1時間前から食後2時間までの間は避けることが望ましい。
- **主な副作用**：関節痛，発疹，筋骨格痛，光線過敏症，脱毛症，疲労など

②　**ダブラフェニブ（タフィンラー®）**

- **効能・効果**：①BRAF遺伝子変異を有する悪性黒色腫，②BRAF遺伝子変異を有する切除不能な進行・再発の非小細胞肺がん
- **用法・用量**：①1日2回150mgを，空腹時に経口投与する。術後補助療法の場合には，トラメチニブと併用し，投与期間は12カ月間までとする。②（トラメチニブとの併用において）1日2回150mg，空腹時に経口投与する。
- **主な副作用**：脱毛症，発熱，関節痛など

③　**エンコラフェニブ（ビラフトビ®）**

- **効能・効果**：BRAF遺伝子変異を有する根治切除不能な悪性黒色腫
- **用法・用量**：（ビニメチニブとの併用において）450mgを1日1回経口投与する。
- **主な副作用**：悪心，下痢，疲労，血中CK増加など

(3) MEK阻害薬

- MAPKシグナル伝達経路におけるMEK1/MEK2の活性化およびキナーゼ活性を阻害する薬剤である。MEK1およびMEK2の活性化とそのキナーゼ活性を阻害し，MEKの基質であるERKのリン酸化を阻害することで，BRAF V600遺伝子変異陽性の腫瘍

細胞の増殖を抑制する。

① **トラメチニブ（メキニスト®）**

- **効能・効果**：BRAF 遺伝子変異を有する悪性黒色腫，BRAF 遺伝子変異を有する切除不能な進行・再発の非小細胞肺がん
- **用法・用量**：（ダブラフェニブとの併用において）1 日 1 回 2mg を空腹時に経口投与する。術後補助療法の場合には，投与期間は 12 カ月間までとする。
- **主な副作用**：発熱，疲労，悪寒

② **ビニメチニブ（メクトビ®）**

- **効能・効果**：BRAF 遺伝子変異を有する根治切除不能な悪性黒色腫
- **用法・用量**：（エンコラフェニブとの併用において）1 回 45mg を 1 日 2 回経口投与する。
- **主な副作用**：悪心，下痢，疲労，血中 CK 増加など

(4) JAK 阻害薬

① **ルキソリチニブ（ジャカビ®）**

- **効能・効果**：①骨髄線維症，②真性多血症
- **用法・用量**：①1 日 2 回，12 時間ごとを目安に経口投与する。1 回 5mg ～ 25mg の範囲とする。②1 回 10mg を開始用量とし，1 日 2 回，12 時間ごとを目安に経口投与する。1 回 25mg1 日 2 回を超えない。
- JAK ファミリーに対して酵素阻害活性を示し，特に JAK1 および JAK2 に対し高い選択性を有する。
- **主な副作用**：骨髄抑制，下痢，疲労，体重増加，肝機能障害など

(5) ALK 阻害薬，ROS1 阻害薬

- ALK 発がん性変異体である ALK 融合蛋白質のチロシンキナーゼ活性を阻害することにより，腫瘍の増殖を抑制すると考えられている。
- クリゾチニブは，ALK 陽性例に加え ROS1 融合遺伝子陽性の非小細胞肺がんに適応を有する。ROS1 発がん性変異体である ROS1 融合蛋白質のキナーゼ活性を阻害する。

① **クリゾチニブ（ザーコリ®）**

- **効能・効果**：ALK 融合遺伝子陽性の切除不能な進行・再発の非小細胞肺がん，ROS1 融合遺伝子陽性の切除不能な進行・再発の非小細胞肺がん
- **用法・用量**：1 回 250mg を 1 日 2 回経口投与する。
- **主な副作用**：視覚障害，悪心・嘔吐，下痢，浮腫など

② **アレクチニブ（アレセンサ®）**

- **効能・効果**：ALK 融合遺伝子陽性の切除不能な進行・再発の非小細胞肺がん
- **用法・用量**：1 回 300mg を 1 日 2 回経口投与する。
- 食事の影響を受けるため，臨床試験の設定に準じて空腹時（食事の 1 時間以上前または食後 2 時間以降を目安）に投与することが望ましい。
- **主な副作用**：肝機能障害，便秘，味覚異常，発疹，血中クレアチニン値増加など

③　**セリチニブ（ジカディア®）**

- **効能・効果**：ALK融合遺伝子陽性の切除不能な進行・再発の非小細胞肺がん
- **用法・用量**：1日1回450mgを食後に経口投与する。
- **主な副作用**：悪心，下痢，嘔吐，ALT増加，AST増加，食欲減退など

④　**ロルラチニブ（ローブレナ®）**

- **効能・効果**：ALKチロシンキナーゼ阻害剤に抵抗性または不耐容のALK融合遺伝子陽性の切除不能な進行・再発の非小細胞肺がん
- **用法・用量**：1日1回100mgを経口投与する。
- 既存のALKチロシンキナーゼ阻害剤に対して耐性となる変異株に対しても腫瘍増殖抑制作用を示す。
- AST/ALTの上昇のリスクからリファンピシンは併用禁忌である。
- **主な副作用**：高コレステロール血症，高トリグリセリド血症，浮腫，末梢性ニューロパチー，体重増加，疲労，下痢，関節痛など

(6) BCR-ABL阻害薬，c-kit阻害薬

エネルギーであるATPがBCR-ABLチロシンキナーゼの結合部位に入らないよう競合的に阻害する。またc-kitでも同じく下流にある蛋白のATP結合部位に結合することで競合的に阻害する。

①　**イマチニブ（グリベック®）**

- **効能・効果**：①慢性骨髄性白血病，②KIT（CD117）陽性消化管間質腫瘍，③フィラデルフィア染色体陽性急性リンパ性白血病，④FIP1L1-PDGFRα陽性の好酸球増多症候群・慢性好酸球性白血病
- **用法・用量**：①慢性期⇒1日1回400mgを食後に経口投与する。1日1回600mgまで増量できる。移行期または急性期⇒1日1回600mgを食後に経口投与する。1日800mg（400mgを1日2回）まで増量できる。②1日1回400mgを食後に経口投与する。③1日1回600mgを食後に経口投与する。④1日1回100mgを食後に経口投与する。1日1回400mgまで増量できる。
- **主な副作用**：悪心・嘔吐，下痢，発疹，骨髄抑制，浮腫，筋痙攣，肝機能障害，血清リン低下，血清カリウム低下など

②　**ニロチニブ（タシグナ®）**

- **効能・効果**：慢性期または移行期の慢性骨髄性白血病
- **用法・用量**：1回400mgを食事の1時間以上前または食後2時間以降に1日2回（12時間ごとを目安に）経口投与する。ただし初発の慢性期の慢性骨髄性白血病の場合には，1回投与量は300mgとなる。
- 小児には体表面積に合わせてニロチニブとして添付文書記載の投与量（1回約230mg/m^2）を食事の1時間以上前または食後2時間以降に1日2回，12時間ごとを目安に経口投与する。
- イマチニブ類縁化合物であり，ABLキナーゼのATP結合部位への親和性が20倍以上強いとされる。また疎水性相互作用によってイマチニブ抵抗性BCR-ABL変異体

にも結合することが可能である。
- **主な副作用**：発疹，そう痒症，頭痛，悪心，骨髄抑制，脱毛症，肝機能障害など

③　**ダサチニブ（スプリセル®）**
- **効能・効果**：①慢性骨髄性白血病，②再発または難治性のフィラデルフィア染色体陽性急性リンパ性白血病
- **用法・用量**：①慢性期⇒1日1回100mgを経口投与する。1日1回140mgまで増量できる。移行期または急性期⇒1回70mgを1日2回経口投与する。1回90mgを1日2回まで増量できる。②1回70mgを1日2回経口投与する。1回90mgを1日2回まで増量できる。
- イマチニブとは構造が異なるSRC/ABL阻害薬であり，SRCファミリーやその他のチロシンキナーゼに対しても阻害活性をもつ。ABLに対する作用はイマチニブの300倍以上とされる。
- **主な副作用**：頭痛，胸水，骨髄抑制，肝機能障害，発疹，悪心など
- 体液貯留の中でも特に胸水はダサチニブに特徴的な有害事象であり，イマチニブやニロチニブなどと比較して発現頻度が高い（ダサチニブ：17.3%，イマチニブ：5%未満，ニロチニブ：0.5%，ボスチニブ：7.9%）。

④　**ボスチニブ（ボシュリフ®）**
- **効能・効果**：前治療薬に抵抗性または不耐容の慢性骨髄性白血病
- **用法・用量**：1日1回500mgを食後経口投与する。1日1回600mgまで増量できる。
- **主な副作用**：下痢，発疹，悪心・嘔吐，肝機能障害など

⑤　**ポナチニブ（アイクルシグ®）**
- **効能・効果**：前治療薬に抵抗性または不耐容の慢性骨髄性白血病，再発または難治性のフィラデルフィア染色体陽性急性リンパ性白血病
- **用法・用量**：1日1回45mgを経口投与する。
- 既存のBCR-ABLキナーゼ阻害薬では効果がなかったT315I変異を有する場合にも効果が期待できる。
- **主な副作用**：発熱，骨髄抑制，リパーゼ増加，便秘，薬疹など

(7) BTK阻害薬

- BTKの活性部位にあるシステイン残基（Cys-481）と共有結合し，BTKのキナーゼ活性を阻害する。

①　**イブルチニブ（イムブルビカ®）**
- **効能・効果**：①慢性リンパ性白血病（小リンパ球性リンパ腫を含む），②再発または難治性のマントル細胞リンパ腫
- **用法・用量**：①1日1回420mgを経口投与する。②1日1回560mgを経口投与する。
- **主な副作用**：好中球減少症，貧血，発疹・血中ビリルビン増加など

(8) FLT3阻害薬

- 活性化遺伝子変異を起こしたFLT3などのチロシンキナーゼに対する阻害作用を示す。

①　**ギルテリチニブ（ゾスパタ®）**

- **効能・効果**：再発または難治性のFLT3遺伝子変異陽性の急性骨髄性白血病
- **用法・用量**：1日1回120mgを経口投与する。1回200mgまで増量できる。
- **主な副作用**：貧血，発熱性好中球減少症など

(9) 血管新生阻害薬・多標的阻害薬（マルチキナーゼ阻害薬）

- 腫瘍血管新生（VEGFR1～3，TIE2），腫瘍微小環境（PDGFR，FGFR）および腫瘍形成（KIT，RET，RAF-1，BRAF）に関わるキナーゼを阻害し，抗腫瘍効果を発揮する。

①　**ソラフェニブ（ネクサバール®）**

- **効能・効果**：根治切除不能または転移性の腎細胞がん，切除不能な肝細胞がん，根治切除不能な甲状腺がん
- 甲状腺未分化がん患者に対する有効性，安全性は確立していない。
- **用法・用量**：1回400mgを1日2回経口投与する。
- 高脂肪食の食後では血漿中濃度が低下するとの報告があるため，高脂肪食摂取時には食事の1時間前から食後2時間までの間を避けて服用する。
- C-Raf，B-Raf，FLT-3，c-kitなどの受容体チロシンキナーゼ活性を阻害し，更には腫瘍血管新生に関与するVEGFRやPDGFRなどのチロシンキナーゼ活性も阻害する。
- **主な副作用**：手足症候群，脱毛，下痢，発疹，そう痒，疼痛，高血圧，疲労，体重減少，口内炎，嗄声など

②　**スニチニブ（スーテント®）**

- **効能・効果**：①イマチニブ抵抗性の消化管間質腫瘍，②根治切除不能または転移性の腎細胞がん，③膵神経内分泌腫瘍
- **用法・用量**：①②1日1回50mgを4週間連日経口投与し，その後2週間休薬する。これを1コースとして投与を繰り返す。③1日1回37.5mgを（連日）経口投与する。1日1回50mgまで増量できる。
- VEGFR，PDGFR，KIT，FLT-3，GSF-1R，RETなどの受容体チロシンキナーゼ活性を阻害する。
- **主な副作用**：骨髄抑制，皮膚変色，手足症候群，食欲不振，疲労，下痢，高血圧，肝機能障害など

③　**アキシチニブ（インライタ®）**

- **効能・効果**：根治切除不能または転移性の腎細胞がん
- **用法・用量**：1回5mgを1日2回経口投与する。1回10mgを1日2回まで増量できる。
- VEGFR（-1，-2，-3）などの受容体チロシンキナーゼ活性を阻害する。
- **主な副作用**：高血圧，手足症候群，下痢，蛋白尿，発声障害，疲労，甲状腺機能低下症，体重減少，肝機能障害，口内炎，鼻出血など

④ **パゾパニブ（ヴォトリエント®）**

- **効能・効果**：悪性軟部腫瘍，根治切除不能または転移性の腎細胞がん
- **用法・用量**：1日1回800mgを食事の1時間以上はまたは食後2時間以降に経口投与する。
- VEGFR（-1，-2，-3），PDGFR（-α，-β），c-kitなどの受容体チロシンキナーゼ活性を阻害する。
- **主な副作用**：下痢，疲労，悪心・嘔吐，高血圧，毛髪変色，食欲減退，体重減少，味覚異常，手足症候群など

⑤ **レゴラフェニブ（スチバーガ®）**

- **効能・効果**：治癒切除不能な進行・再発の結腸・直腸がん，がん化学療法後に増悪した消化管間質腫瘍，がん化学療法後に増悪した切除不能な肝細胞がん
- **用法・用量**：1日1回160mgを食後に3週間連日経口投与し，その後1週間休薬する。これを1サイクルとして投与を繰り返す。1日1回80mgを下限とする。
- VEGFR-1～3，TIE2，PDGFR，FGFR，KIT，RET，Raf-1，B-Rafなどの受容体チロシンキナーゼ活性を阻害する。
- **主な副作用**：手足症候群，下痢，食欲減退，疲労，発声障害，高血圧，発疹，脱毛，口内炎，疼痛など

⑥ **レンバチニブ（レンビマ®）**

- **効能・効果**：①根治切除不能な甲状腺がん，②切除不能な肝細胞がん
- **用法・用量**：①1日1回24mgを経口投与する。②体重60kg以上の場合は12mg，体重60kg未満の場合は8mgを1日1回経口投与する。
- VEGFR（-1，-2，-3），FGFR，PDGFR-α，KIT，RETなどの受容体チロシンキナーゼ活性を阻害する。またVEGFによって誘導される血管内皮細胞のVEGFR-2自己リン酸化，増殖および血管様管腔構造の形成を阻害する。
- **主な副作用**：高血圧，下痢，食欲減退，体重減少，悪心，疲労，口内炎，蛋白尿，手足症候群など

⑦ **バンデタニブ（カプレルサ®）**

- **効能・効果**：根治切除不能な甲状腺髄様がん
- **用法・用量**：1日1回300mgを経口投与する。
- 先天性QT延長症候群のある患者は，QT間隔延長の増悪の可能性があり禁忌である。
- VEGFR-2，EGFR，RETなどの受容体チロシンキナーゼ活性を阻害する。
- **主な副作用**：皮膚障害，下痢，高血圧，角膜混濁，疲労など

(10) mTOR阻害薬

- mTORは細胞質内に存在するセリン-スレオニンキナーゼであり，PI3K/AKTシグナルの下流に存在する。mTOR経路は細胞増殖，細胞周期（主にG1～S期），アポトーシス，がん血管新生に関与するがん遺伝子と考えられ，有望な標的分子の一つとして認識されている。

① **テムシロリムス（トーリセル®）**

- **効能・効果**：根治切除不能または転移性の腎細胞がん
- **用法・用量**：25mgを1週間に1回，30～60分かけて点滴静注する。
- **主な副作用**：間質性肺疾患，発疹，口内炎，高血糖，脂質代謝異常，食欲不振，無力症，貧血など
- 間質性肺疾患の発現頻度は17.1%と高く，発現時には症状や重症度に応じて休薬・中止を要する。無症候性で画像所見の異常のみであれば投与継続可能である。

② **エベロリムス（アフィニトール®）**

- **効能・効果**：①根治切除不能または転移性の腎細胞がん，②神経内分泌腫瘍，③手術不能または再発乳がん，④結節性硬化症に伴う腎血管筋脂肪腫，⑤結節性硬化症に伴う上衣下巨細胞性星細胞腫
- **用法・用量**：①②④1日1回10mgを経口投与する。③（内分泌療法剤との併用において）1日1回10mgを経口投与する。⑤ $3.0mg/m^2$ を1日1回，分散錠の場合は用時，水に分散して経口投与する。
- 臨床試験の設定に準じて，食後または空腹時のいずれか一定条件で投与する。しかし食後投与では C_{max} またはAUCが低下するとの報告がある。
- 適応⑤は乳幼児から症状が現れるケースもあり，用量調節と嚥下困難な患者を想定した分散錠が存在する。分散錠の使用は，原則として錠剤の内服ができない場合であり，適応も⑤のみである。エベロリムス錠との生物学的同等性は示されていないため，切り替え時には，2週間後を目安にTDMを行う必要がある。（トラフ濃度が5～15ng/mL）
- **主な副作用**：間質性肺疾患，口内炎，発疹，そう痒症，貧血，疲労，無力症，下痢，脂質代謝異常，悪心・嘔吐，末梢性浮腫，感染症，鼻出血など
- テムシロリムスと同じく間質性肺疾患の発現頻度は15.0%と高く，発現時には症状や重症度に応じて減量・休薬・中止を要する。無症候性で画像所見の異常のみであれば投与継続可能である。

（11）CDK4/CDK6阻害薬

- CDK4および6に対する阻害作用を有する低分子化合物であり，CDK4/6とサイクリンDの複合体の活性を阻害し，retinoblastoma（Rb）タンパクのリン酸化を阻害することにより，細胞周期の進行を停止し，腫瘍の増殖を抑制する。

① **パルボシクリブ（イブランス®）**

- **効能・効果**：手術不能または再発乳がん
- ホルモン受容体陽性，HER2陰性の患者を対象とする。
- **用法・用量**：（内分泌療法薬との併用において）1日1回125mgを3週間連続して食後に経口投与し，その後1週間休薬する。これを1サイクルとして投与を繰り返す。
- 内分泌療法薬と併用する。臨床試験では，フルベストラントまたは非ステロイド性アロマターゼ阻害薬（レトロゾール）との併用における有効性および安全性が確認されている。

- **主な副作用**：好中球減少症，脱毛症，疲労，口内炎，悪心，関節痛，貧血，ほてり，下痢，無力症，発疹など

② **アベマシクリブ（ベージニオ®）**

- **効能・効果**：ホルモン受容体陽性かつHER2陰性の手術不能または再発乳がん
- **用法・用量**：（内分泌療法薬との併用において）1日2回150mgを経口投与する。
- パルボシクリブとは異なり，休薬期間がない点に注意する。
- 内分泌療法薬と併用する。臨床試験では，フルベストラントまたは非ステロイド性アロマターゼ阻害薬（レトロゾールまたはアナストロゾール）との併用における有効性および安全性が確認されている。
- **主な副作用**：下痢，好中球減少，悪心，感染症，疲労など

(12) PARP阻害薬

- DNA一本鎖切断修復の主要酵素であるPARPを選択的に阻害する経口の分子標的薬である。
- 従来，HBOC症候群であっても，発症後はBRCA遺伝子変異のない場合と同様の治療法が選択されており，腫瘍の特性に応じた治療が求められていた。PARP阻害薬による細胞死誘導は，BRCA遺伝子変異陽性乳がんにおいて，既存の乳がん治療とはまったく異なる作用メカニズムである。

① **オラパリブ（リムパーザ®）**

- **効能・効果**：白金系抗悪性腫瘍薬感受性の再発卵巣がんにおける維持療法，がん化学療法歴のあるBRCA遺伝子変異陽性かつHER2陰性の手術不能または再発乳がん
- **用法・用量**：1日2回300mgを経口投与する。
- 100mg錠と150mg錠の生物学的同等性は示されていないため，300mgを投与する際には150mg錠を使用する。
- 承認された体外診断薬などを用いた検査により，生殖細胞系列のBRCA遺伝子変異（病的変異または病的変異疑い）を有することが確認された患者に投与すること。
- **主な副作用**：悪心，貧血，疲労，嘔吐，無力症，味覚異常など

(13) PNP阻害薬

- PNPを阻害し，細胞内に蓄積された2'-デオキシグアノシン（dGuo）がリン酸化され，2-デオキシグアノシン三リン酸（dGTP）が蓄積されることにより，アポトーシスを誘導し，腫瘍の増殖を抑制すると考えられている。

① **フォロデシン（ムンデシン®）**

- **効能・効果**：再発または難治性の末梢性T細胞リンパ腫
- **用法・用量**：1日2回300mgを経口投与する。
- **主な副作用**：リンパ球減少，貧血，好中球減少，鼻咽頭炎，頭痛，帯状疱疹，低アルブミン血症，発疹，血小板減少，ALT増加，AST増加，尿中蛋白陽性，便秘，サイトメガロウイルス感染，不眠症

(14) プロテアソーム阻害薬

①　ボルテゾミブ（ベルケイド®）

- **効能・効果**：①多発性骨髄腫，②マントル細胞リンパ腫，③原発性マクログロブリン血症およびリンパ形質細胞リンパ腫
- **用法・用量**：①未治療⇒（他の抗悪性腫瘍薬との併用において）1日1回1.3mg/m^{2}を1，4，8，11，22，25，29，32日目に静脈内投与または皮下投与し，10日間休薬（33～42日目）する。この6週間を1サイクルとして，4サイクルまで投与を繰り返す。5サイクル以降は1，8，22，29日目に静脈内投与または皮下投与し，13日間休薬（30～42日目）する。この6週間を1サイクルとして，9サイクルまで投与を繰り返す。再発または難治性⇒1日1回1.3mg/m^{2}を週2回，2週間（1，4，8，11日目）静脈内投与または皮下投与した後，10日間休薬（12～21日目）する。この3週間を1サイクルとして投与を繰り返す。8サイクルを超えて継続する場合には，維持療法として週1回，4週間（1，8，15，22日目）静脈内投与および皮下投与した後，13日間休薬（23～35日目）する。この5週間を1サイクルとして投与を繰り返すこともできる。②（他の抗悪性腫瘍薬との併用において）1日1回1.3mg/m^{2}を1，4，8，11日目に静脈内投与または皮下投与し，10日間休薬（12～21日目）する。この3週間を1サイクルとして，6サイクルまで（6サイクル目にはじめて奏効が認められた場合は8サイクルまで）投与を繰り返す。③1日1回，1.3mg/m^{2}を1，4，8，11日目に静脈内投与または皮下投与した後，10日間休薬（12～21日目）する。この3週間を1サイクルとし，投与を繰り返す。
- 26Sプロテアソームの20Sプロテアソーム複合体部分に結合することで，その活性を阻害する。プロテアソームの阻害により，NF-κBの活性化が抑制され，腫瘍細胞にアポトーシスを誘導する。
- **主な副作用**：骨髄抑制，悪心，食欲不振，下痢，便秘，発疹，末梢神経障害，発熱，倦怠感，低ナトリウム血症，肝機能障害，高血糖など
- 末梢神経障害は静脈内投与より皮下投与で発現頻度や重症度が低い。

②　カルフィルゾミブ（カイプロリス®）

- **効能・効果**：再発または難治性の多発性骨髄腫
- **用法・用量**：レナリドミドおよびデキサメタゾン併用⇒1日1回，1，2，8，9，15，16日目に点滴静注し，12日間休薬する。この28日間を1サイクルとし，12サイクルまで投与を繰り返す。13サイクル以降は，1日1回，1，2，15，16日目に点滴静注し，12日間休薬する。1サイクル目の1および2日目のみ20mg/m^2，それ以降は27mg/m^{2}とし，10分かけて点滴静注する。
  デキサメタゾン併用⇒1日1回，本剤を1，2，8，9，15，16日目に点滴静注し，12日間休薬する。この28日間を1サイクルとし，投与を繰り返す。1サイクル目の1および2日目のみ20mg/m^2，それ以降は56mg/m^{2}とし，30分かけて点滴静注する。
- **主な副作用**：血小板減少，貧血，疲労，不眠症，呼吸困難，下痢，高血圧，悪心，無力症，発熱など

- 臨床試験における末梢性ニューロパチーの発現頻度は，ボルテゾミブ（35.0～39.1%），と比較しカルフィルゾミブ（10.6～15.4%）では低い。
- 高血圧症が10.3%と高い頻度であるほか，心不全などの心障害が出現する可能性があるため，注意深い観察が必要である。

③　イキサゾミブ（ニンラーロ®）

- **効能・効果**：再発または難治性の多発性骨髄腫
- **用法・用量**：（レナリドミドおよびデキサメタゾンとの併用において）1日1回4mgを空腹時に週1回，3週間（1，8，15日目）経口投与した後，13日間休薬（16～28日目）する。この4週間を1サイクルとし，投与を繰り返す。
- **主な副作用**：下痢，好中球減少症，末梢神経障害，疲労など

<ボルテゾミブ，カルフィルゾミブ，イキサゾミブ>

- プロテアソームへの作用は，ボルテゾミブ，イキサゾミブは可逆的阻害，カルフィルゾミブは不可逆的阻害である。

(15) エピジェネティクス標的薬

①　ボリノスタット（ゾリンザ®）

- **効能・効果**：皮膚T細胞性リンパ腫
- **用法・用量**：1日1回400mgを食後経口投与する。
- エピジェネティックな変化を引き起こし，腫瘍細胞の細胞周期停止・アポトーシスを誘導するHDAC阻害薬である。
- **主な副作用**：下痢，疲労，悪心，食欲不振，血小板減少，味覚異常など

②　パノビノスタット（ファリーダック®）

- **効能・効果**：再発または難治性の多発性骨髄腫
- **用法・用量**：（ボルテゾミブおよびデキサメタゾンとの併用において）1回20mgを週3回，2週間（1，3，5，8，10および12日目）経口投与した後に，9日間休薬（13～21日目）する。この3週間を1サイクルとし，投与を繰り返す。
- HDACを阻害することでヒストンおよび非ヒストン蛋白のアセチル化が促進され，細胞周期停止およびアポトーシス誘導が生じることにより，腫瘍増殖が抑制される。
- **主な副作用**：骨髄抑制，下痢，疲労など

③　ロミデプシン（イストダックス®）

- **効能・効果**：再発または難治性の末梢性T細胞リンパ腫
- **用法・用量**：14mg/m^{2}を1，8，15日目に4時間かけて点滴静注した後，休薬（16～28日目）する。この28日間を1サイクルとして投与を繰り返す。
- HDACの活性を阻害することにより，ヒストンなどの脱アセチル化が阻害され，細胞周期停止およびアポトーシス誘導が生じ，腫瘍増殖が抑制される。
- **主な副作用**：血小板減少症，リンパ球減少症，好中球減少症，味覚異常，悪心，食欲減退，発熱，嘔吐，貧血，疲労など

④　アザシチジン（ビダーザ®）

- **効能・効果**：骨髄異形成症候群

- **用法・用量**：75 mg/m^2 を1日1回7日間皮下投与または10分かけて点滴静注し，3週間休薬する。これを1サイクルとして投与を繰り返す。
- 骨髄異形成症候群の細胞では多くのがん抑制遺伝子がメチル化やヒストンの脱アセチル化によって不活化さているが，アザシチジンはDNMTを阻害することでがん抑制遺伝子の発現を回復させることを目的とした薬剤である。
- アザシチジンは5-アザシチジン-3リン酸になり，主にRNAに取り込まれるが，更に修飾されるとDNAにも取り込まれる。高用量においては代謝拮抗薬として作用しDNA合成を阻害するが，低用量ではDNA合成を阻害することなくDNMT阻害薬として作用する。
- **主な副作用**：骨髄抑制，便秘，発熱，肝機能障害，食欲不振など

2）抗体薬

- 抗体薬の作用機序としては，リガンドや受容体と結合して，リガンドと受容体との相互作用や受容体の二量体化を阻害することによるシグナル伝達の直接的阻害や，抗体依存性細胞傷害活性（ADCC：antibody-dependent cell-mediated cytotoxicity），抗体依存性細胞貪食活性（ADCP：antibody-dependent cellular phagocytosis），補体依存性細胞傷害活性（CDC：complement-dependent cytotoxicity）があげられる。
- ADCC, ADCPでは抗体のFc領域に対しNK細胞やマクロファージなどのエフェクター細胞が結合することで，エフェクター細胞が標的分子を認識して貪食する。またCDCでは標的細胞に抗体が結合することで補体系が活性化し，最終的には膜侵襲複合体が形成されて腫瘍細胞を傷害する。
- 抗体薬は小分子阻害薬と異なり標的分子への特異性が高いため，どの分子を標的にするかがその薬剤の特徴を決定することになる。
- 悪性腫瘍に対する抗体薬は非抱合型抗体，chemoimmunoconjugate（抗がん薬を抱合したモノクローナル抗体），radioimmunoconjugate（放射性同位元素を抱合したモノクローナル抗体）の3種に大別される。
- 抗体薬に特徴的な有害事象として，infusion reactionがある。薬剤投与中および投与終了後24時間以内に現れる症状の総称である。発症機序は明確ではないが，サイトカインの放出によるものではないかと考えられている。

（1）EGFRに対する抗体薬

①　トラスツズマブ（ハーセプチン®）

- **効能・効果**：①HER2過剰発現が確認された乳がん，②HER2過剰発現が確認された治癒切除不能な進行・再発胃がん
- **用法・用量**：1日1回，初回投与時4mg/kgを，2回目以降2mg/kgを90分以上かけて1週間間隔で点滴静注するA法と，1日1回，初回投与時8mg/kgを，2回目以降6mg/kgを90分以上かけて3週間間隔で点滴静注するB法とが存在する。初回投与の忍容性が良好であれば，2回目以降の投与時間は30分まで短縮できる。
  ①A法・B法，②（他の抗悪性腫瘍薬と併用で）B法

- 重篤な心障害のある患者へは原則投与禁忌である。
- 細胞表面に存在するHER2（ERB B2）細胞外ドメインに特異的に結合し，細胞シグナルを低減させ細胞増殖を抑制する作用機序とADCCによる抗腫瘍効果がある。
- infusion reactionの発現頻度は約40%であるが，発現回避を目的とした前投薬（抗ヒスタミン薬，副腎皮質ホルモン薬など）の有効性は確認されていない。
- 重篤な副作用に心不全などの心障害があるが，これはHER2が心筋障害修復に関与し，トラスツズマブによってその機能が障害されることによると推測されている。また心障害は蓄積毒性として出現する訳ではなく可逆的であると考えられているが，約20%は不可逆といわれている。
- **主な副作用**：発熱，悪寒，疲労，頭痛，爪の障害など

② **ペルツズマブ（パージェタ®）**

- **効能・効果**：HER2陽性の手術不能または再発乳がん
- **用法・用量**：（トラスツズマブと他の抗悪性腫瘍薬と併用において）1日1回，初回投与時840mgを，2回目以降は420mgを60分かけて3週間間隔で点滴静注する。初回投与時の忍容性が良好であれば，2回目以降の投与時間は30分まで短縮できる。術前・術後薬物療法の場合には，投与期間は12カ月間までとする。
- ペルツズマブ単独投与の有効性および安全性は確立されていない。トラスツズマブ以外の抗悪性腫瘍薬の中止後にペルツズマブを継続投与する場合にはトラスツズマブと併用する必要がある。
- HER2の二量体形成に必須な領域である細胞外領域のドメインⅡに特異的に結合し，リガンド刺激によるHER2/HER3の二量体形成を阻害する。結果，その下流に位置するPI3K/AKTおよびMAPKの両キナーゼの活性化を阻害することで細胞増殖を抑制する。ADCCも認められている。
- **主な副作用**：下痢，脱毛，倦怠感，好中球減少症，悪心，爪の異常，末梢神経障害，発疹など

③ **トラスツズマブ　エムタンシン（カドサイラ®）**

- **効能・効果**：HER2陽性の手術不能または再発乳がん
- **用法・用量**：1回3.6mg/kgを3週間間隔で点滴静注する。初回投与時は90分かけて投与し，初回投与の忍容性が良好であれば，2回目以降は30分まで短縮できる。
- トラスツズマブと細胞傷害性を有するチューブリン重合阻害薬DM1が安定したリンカーで結合したchemoimmunoconjugateである。
- トラスツズマブと同様にHER2受容体と結合し，シグナル伝達阻害およびADCCを示す。また，細胞内に取り込まれた後に，DM1含有代謝物を遊離し，G2/M期での細胞周期停止およびアポトーシスを誘導する。
- **主な副作用**：倦怠感，鼻出血，悪心，発熱，食欲減退，血小板減少，肝機能障害など

④ **セツキシマブ（アービタックス®）**

- **効能・効果**：EGFR陽性の治癒切除不能な進行・再発の結腸・直腸がん，頭頸部がん
- **用法・用量**：週1回，初回は400mg/m^{2}を2時間かけて，2回目以降は250mg/m^2

を1時間かけて点滴静注する。
- KRASおよびNRAS野生型の患者に対し投与する。
- EGFR発現細胞のEGFRに対して特異的に結合することによるシグナル伝達の直接的阻害やADCCによる抗腫瘍効果がある。
- **主な副作用**：ざ瘡，発疹，皮膚乾燥，爪囲炎，下痢，口内炎，低マグネシウム血症など

⑤　**パニツムマブ（ベクティビックス®）**
- **効能・効果**：KRAS遺伝子野生型の治癒切除不能な進行・再発の結腸・直腸がん
- **用法・用量**：2週間に1回，6mg/kgを60分以上かけて点滴静注する。ただし，1回投与量として1,000mgを超える場合は，90分以上かけて点滴静注する。
- KRASおよびNRAS野生型の患者に対し投与する。
- EGFRに対して特異的に結合することでシグナル伝達を阻害する。セツキシマブと比較してEGFRへの結合能が高いことが示されているが，ADCCによる抗腫瘍効果はない。
- **主な副作用**：ざ瘡様皮膚炎，爪囲炎，皮膚乾燥，低マグネシウム血症，口内炎など

(2) VEGF（R）に対する抗体薬

①　**ベバシズマブ（アバスチン®）**
- **効能・効果**：①治癒切除不能な進行・再発の結腸・直腸がん，②扁平上皮がんを除く切除不能な進行・再発の非小細胞肺がん，③卵巣がん，④進行または再発の子宮頸がん，⑤手術不能または再発乳がん，⑥悪性神経膠腫
- **用法・用量**：①（他の抗悪性腫瘍薬との併用において）1回5mg/kgまたは10mg/kgを2週間以上の間隔をあけて点滴静注する。もしくは1回7.5mg/kgを3週間以上の間隔をあけて点滴静注する。②③④（他の抗悪性腫瘍薬との併用において）1回15mg/kgを3週間以上の間隔をあけて点滴静注する。⑤（PTXとの併用において）1回10mg/kgを2週間以上の間隔をあけて点滴静注する。⑥1回10mg/kgを2週間間隔または1回15mg/kgを3週間間隔で点滴静注する。投与間隔は適宜延長する。
- 喀血（2.5mL以上の鮮血の喀出）の既往のある患者は投与禁忌である。
- **主な副作用**：出血，高血圧，尿蛋白陽性，骨髄抑制，神経毒性，疲労・倦怠感など

②　**ラムシルマブ（サイラムザ®）**
- **効能・効果**：①治癒切除不能な進行・再発の胃がん，②治癒切除不能な進行・再発の結腸・直腸がん，③切除不能な進行・再発の非小細胞肺がん
- **用法・用量**：①2週間に1回，1回8mg/kgをおよそ60分かけて点滴静注する。②（CPT-11，l-LVおよび5-FUとの併用において）2週間に1回，1回8mg/kgをおよそ60分かけて点滴静注する。③（DTXとの併用において）3週間に1回，1回10mg/kgをおよそ60分かけて点滴静注する。
- **主な副作用**：腹痛，高血圧，下痢など

③　**アフリベルセプト　ベータ（ザルトラップ®）**
- **効能・効果**：治癒切除不能な進行・再発の結腸・直腸がん

- **用法・用量**：（CPT-11，l-LV および 5-FU との併用において）2 週間に 1 回，1 回 4mg/kg を 60 分かけて点滴静注する。
- **主な副作用**：好中球減少症，食欲減退，下痢，疲労，悪心など

(3) 細胞表面抗原に対する抗体薬

① リツキシマブ（リツキサン®）

- **効能・効果**：①CD20 陽性の B 細胞性非ホジキンリンパ腫，②免疫抑制状態下の CD20 陽性の B 細胞性リンパ増殖性疾患，③ヴェゲナ肉芽腫症，④顕微鏡的多発血管炎，⑤難治性のネフローゼ症候群（頻回再発型あるいはステロイド依存性を示す場合），⑥慢性特発性血小板減少性紫斑病，⑦腎移植・肝移植の ABO 血液型不適合移植における抗体関連型拒絶反応の抑制，⑧インジウム（^{111}In）イブリツモマブ　チウキセタン注射液およびイットリウム（^{90}Y）イブリツモマブ　チウキセタン注射液投与の前投与
- **用法・用量**：①1 回 375mg/m^2 を 1 週間間隔で点滴静注する。最大投与回数は 8 回である。他の抗悪性腫瘍薬と併用する場合は，併用する抗悪性腫瘍薬の投与間隔に合わせて，1 サイクルあたり 1 回投与する。維持療法に用いる場合は，1 回 375mg/m^2 を点滴静注する。投与間隔は 8 週間を目安とし，最大投与回数は 12 回とする。②1 回 375mg/m^2 を 1 週間間隔で点滴静注する。最大投与回数は 8 回である。③1 回 375mg/m^2 を 1 週間間隔で 4 回点滴静注する。⑧250mg/m^2 を 1 回，点滴静注する。
- infusion reaction は初回投与時の発現頻度が高い。血液中の腫瘍量の多い患者，脾腫を伴う患者，心機能・肺機能障害を有する患者では発現頻度が高く重症化しやすい。
- マウス－ヒトキメラ型抗 CD20 モノクローナル抗体である。
- **主な副作用**：発熱，そう痒，頭痛，ほてり，血圧上昇，頻脈，多汗，発疹，呼吸困難感，口腔咽頭不快感，骨髄抑制など

② オビヌツズマブ（ガザイバ®）

- **効能・効果**：CD20 陽性の濾胞性リンパ腫
- **用法・用量**：1 日 1 回 1,000mg を点滴静注する。導入療法は，以下のサイクル期間および投与サイクル数とし，1 サイクル目は 1，8，15 日目，2 サイクル目以降は 1 日目に投与する。維持療法では，単独投与により 2 カ月に 1 回，最長 2 年間投与を繰り返す。
- CPA，ADM，VCR およびプレドニゾロンまたはメチルプレドニゾロン併用⇒3 週間を 1 サイクルとし，8 サイクル
- CPA，VCR およびプレドニゾロンまたはメチルプレドニゾロン併用⇒3 週間を 1 サイクルとし，8 サイクル
- ベンダムスチン併用⇒4 週間を 1 サイクルとし，6 サイクル
- ヒト化抗 CD20 モノクローナル抗体である。
- **主な副作用**：infusion reaction，好中球減少，悪心，感染症，発熱など

③ イットリウム（^{90}Y）イブリツモマブ　チウキセタン（ゼヴァリン®）

- **効能・効果**：CD20 陽性の再発または難治性の低悪性度 B 細胞性非ホジキンリンパ腫，

マントル細胞リンパ腫

- **用法・用量**：1日目：リツキシマブ250mg/m^{2}を点滴静注し，終了後4時間以内にインジウム（^{111}In）イブリツモマブ　チウキセタン130MBqを静脈内に10分間かけて投与する。3～4日目：インジウム（^{111}In）イブリツモマブ　チウキセタン投与後の48～72時間後に，ガンマカメラによる適切性（異常な生体内分布がないか）を確認する。7～9日目：リツキシマブ250mg/m^{2}を点滴静注し，終了後4時間以内にイットリウム（^{90}Y）イブリツモマブ　チウキセタン14.8MBq/kg（最大1,184MBq）を静脈内に10分間かけて投与する。
- 放射性同位元素標識抗CD20モノクローナル抗体である（radioimmunoconjugate）。
- イットリウム（^{90}Y）イブリツモマブ　チウキセタンの投与に先立ち，診断用のγ線を放射するインジウム（^{111}In）イブリツモマブ　チウキセタンによるシンチグラフィーで骨髄や網内系への異常集積が認められないことを確認する必要がある。
- **主な副作用**：倦怠感，頭痛，便秘，下痢，口内炎，発熱，悪心，皮下出血，鼻咽頭炎，骨髄抑制など

④　オファツムマブ（アーゼラ®）

- **効能・効果**：再発または難治性のCD20陽性の慢性リンパ性白血病
- **用法・用量**：週1回，初回は300mg，2回目以降は2,000mgを点滴静注し，8回目まで投与を繰り返す。8回目の投与4～5週後から，4週間に1回2,000mgを点滴静注し，12回目まで投与を繰り返す。
- ヒト型抗CD20モノクローナル抗体である。
- **主な副作用**：infusion reaction，感染症，好中球減少症など

⑤　イノツズマブ　オゾガマイシン（ベスポンサ®）

- **効能・効果**：再発または難治性のCD22陽性の急性リンパ性白血病
- **用法・用量**：1日目は0.8mg/m^2，8，15日目は0.5mg/m^{2}を1日1回，1時間以上かけて点滴静注する。1サイクル目は21～28日間，2サイクル目以降は28日間を1サイクルとし，投与を繰り返す。
- 投与サイクル数の増加に応じて造血幹細胞移植施行後の静脈閉塞性肝疾患（VOD）／類洞閉塞症候群（SOS）の発現リスクが高まるおそれがあるため，投与サイクル数は移植の施行予定を考慮して決定する。
- 施行予定のある場合：原則，3サイクル終了までに投与を中止する。
- 施行予定のない場合：6サイクルまで投与可能。ただし，3サイクル終了までに効果が得られない場合は中止する。
- CD22抗原に対するヒト化モノクローナル抗体に強力な殺細胞活性を有するカリケアマイシン誘導体を結合させた薬剤である。
- **主な副作用**：骨髄抑制，悪心，疲労など

⑥　ブレンツキシマブ　ベドチン（アドセトリス®）

- **効能・効果**：①未治療のCD30陽性のホジキンリンパ腫，②再発または難治性のCD30陽性のホジキンリンパ腫および未分化大細胞リンパ腫

- **用法・用量**：①（ADM，VBL および DTIC との併用において）2 週間に 1 回 1.2mg/kgを最大 12 回点滴静注する。② 3 週間に 1 回 1.8mg/kgを点滴静注する。
- 肺毒性が発現する恐れがあるため，ブレオマイシン投与中の患者は禁忌である。
- CD30 抗原に対するキメラ抗体に細胞傷害性を有する MMAE をリンカーで結合させた chemoimmunoconjugate である。CD30 抗原に結合し，細胞内に取り込まれた後に，MMAE が遊離する。遊離した MMAE がチューブリンに結合することで微小管形成が阻害され，細胞周期の停止とアポトーシスが誘導される。
- **主な副作用**：骨髄抑制，末梢神経障害，疲労，鼻咽頭炎，発疹，悪心，食欲減退，下痢，肝機能障害，上気道感染など

⑦　ゲムツズマブオゾガマイシン（マイロターグ®）

- **効能・効果**：再発または難治性の CD33 陽性の急性骨髄性白血病
- **用法・用量**：1 回量 9mg/m^2 を 2 時間かけて点滴静注する。投与回数は少なくとも 14 日間の投与間隔をおいて 2 回とする。
- CD33 抗原に対するヒト化モノクローナル抗体に強力な殺細胞活性を有するカリケアマイシン誘導体を結合させた薬剤である（chemoimmunoconjugate）。CD33 抗原を発現した白血病細胞に特異的に結合し，細胞内に取り込まれた後に，遊離したカリケアマイシン誘導体が DNA を切断，アポトーシスを誘導する。
- 高尿酸血症を予防するため必ず適切な処置（水分補給やアロプリノール投与など）を行う。
- **主な副作用**：発熱，骨髄抑制，敗血症など

⑧　ダラツムマブ（ダラザレックス®）

- **効能・効果**：再発または難治性の多発性骨髄腫
- **用法・用量**：1 回 16mg/kg を以下の投与間隔で点滴静注する。
  レナリドミドおよびデキサメタゾン併用⇒ 1 週間間隔（1 ～ 8 週目），2 週間間隔（9 ～ 24 週目）および 4 週間間隔（25 週目以降）
  ボルテゾミブおよびデキサメタゾン併用⇒ 1 週間間隔（1 ～ 9 週目），3 週間間隔（10 ～ 24 週目）および 4 週間間隔（25 週目以降）
- ヒト型抗 CD38 モノクローナル抗体である。
- **主な副作用**：infusion reaction，好中球減少，上気道感染，疲労，咳嗽
- 赤血球上の CD38 と結合し，抗体スクリーニングや交差試験などの適合性試験に干渉する点に注意が必要である。

⑨　アレムツズマブ（マブキャンパス®）

- **効能・効果**：再発または難治性の慢性リンパ性白血病
- **用法・用量**：1 日 1 回 3mg の連日点滴静注から開始し，1 日 1 回 10mg を連日点滴静注した後，1 日 1 回 30mg を週 3 回隔日に点滴静注する。投与開始から 12 週間までの投与とする。2 時間以上かけて点滴静注する。
- 1 日 1 回 3mg および 1 日 1 回 10mg の連日投与において，Grade 3 以上の infusion reaction が認められない場合に，それぞれ 1 日 1 回 10mg の連日投与および 1 日 1 回

30mg の週３回隔日投与に増量する。

- CD52 抗原に結合するヒト化モノクローナル抗体である。
- **主な副作用**：骨髄抑制，悪心，嘔吐，発熱，サイトメガロウイルス検査陽性など

⑩　**エロツズマブ（エムプリシティ®）**

- **効能・効果**：再発または難治性の多発性骨髄腫
- **用法・用量**：（レナリドミドおよびデキサメタゾンとの併用において）１回 10mg/kg を点滴静注する。28 日間を１サイクルとし，最初の２サイクルは１週間間隔で４回（1，8，15，22 日目），３サイクル以降は２週間間隔で２回（1，15 日目）点滴静注する。
- ヒト化抗ヒト SLAMF7 モノクローナル抗体である。
- **主な副作用**：疲労，好中球減少，下痢，血小板減少，筋痙縮，不眠症，貧血，便秘，末梢性浮腫，高血糖，発熱，悪心，無力症

⑪　**イピリムマブ（ヤーボイ®）**

- **効能・効果**：①根治切除不能な悪性黒色腫，②根治切除不能または転移性の腎細胞がん
- **用法・用量**：①１回 3mg/kg を３週間間隔で 90 分かけて４回点滴静注する。なお，他の抗悪性腫瘍薬と併用する場合は，ニボルマブと併用すること。②（ニボルマブとの併用において）１回 1mg/kg を３週間間隔で 30 分かけて４回点滴静注する。
- 細胞傷害性Ｔリンパ球抗原-4（CTLA-4）に対するヒト型モノクローナル抗体である。
- **主な副作用**：発疹，発熱，肝機能障害，そう痒症，食欲減退，下痢など

⑫　**ブリナツモマブ（ビーリンサイト®）**

- **効能・効果**：再発または難治性のＢ細胞性急性リンパ性白血病
- **用法・用量**：以下の投与量を 28 日間持続点滴静注した後，14 日間休薬する。これを１サイクルとし，最大５サイクル繰り返す。その後，以下の投与量を 28 日間持続点滴静注した後，56 日間休薬する。これを１サイクルとし，最大４サイクル繰り返す。
  体重が 45kg 以上⇒１サイクル目の１～７日目は１日 9μg，それ以降は１日 28μg とする。
  体重が 45kg 未満⇒１サイクル目の１～７日目は１日 5μg/m^2，それ以降は１日 15μg/m^2 とする。ただし，体重が 45kg 以上の場合の投与量を超えない。
- サイトカイン放出症候群が発現する可能性があるため，投与前および増量前はデキサメタゾンを投与する。
- 細胞傷害性Ｔ細胞表面に発現する CD3 抗原を標的とした可変領域と，ALL のＢ細胞表面に発現している CD19 抗原を標的とした可変領域を結合させた小分子組み換え抗体である。
- **主な副作用**：サイトカイン放出症候群，発熱，好中球減少，血小板減少，肝酵素上昇，腰痛，頭痛など

(4) PD-1，PD-L1 に対する抗体薬

①　**ニボルマブ（オプジーボ®）**

- **効能・効果**：①悪性黒色腫，②根治切除不能または転移性の腎細胞がん，③切除不能

な進行・再発の非小細胞肺がん，④再発または難治性の古典的ホジキンリンパ腫，⑤再発または遠隔転移を有する頭頸部がん，⑥がん化学療法後に増悪した治癒切除不能な進行・再発の胃がん，⑦がん化学療法後に増悪した切除不能な進行・再発の悪性胸膜中皮腫

- **用法・用量**：①1回240mgを2週間間隔で点滴静注する。術後補助療法の場合は，投与期間は12カ月間までとする。根治切除不能⇒（イピリムマブと併用する場合）1回80mgを3週間間隔で4回点滴静注する。その後，1回240mgを2週間間隔で点滴静注する。②1回240mgを2週間間隔で点滴静注する。化学療法未治療⇒（イピリムマブと併用する場合）1回240mgを3週間間隔で4回点滴静注する。1回240mgを2週間間隔で点滴静注する。③～⑦1回240mgを2週間間隔で点滴静注する。
- ヒトPD-1に対する抗体である。
- **主な副作用**：そう痒症，甲状腺機能障害，疲労，肝機能障害，下痢など
- 免疫関連有害事象（irAE）に注意が必要である。

② **ペムブロリズマブ（キイトルーダ®）**

- **効能・効果**：①悪性黒色腫，②切除不能な進行・再発の非小細胞肺がん，③再発または難治性の古典的ホジキンリンパ腫，④がん化学療法後に増悪した根治切除不能な尿路上皮がん，⑤がん化学療法後に増悪した進行・再発の高頻度マイクロサテライト不安定性（MSI-High）を有する固形がん（標準的な治療が困難な場合に限る）
- **用法・用量**：①1回200mgを3週間間隔で30分間かけて点滴静注する。ただし，術後補助療法の場合は，投与期間は12カ月間までとする。②～⑤1回200mgを3週間間隔で30分間かけて点滴静注する。②単独投与の場合は，PD-L1検査を実施する。陰性（TPS：Tumor Proportion Score＜1%）の場合，化学療法との併用療法は可能であるが，単独投与はできない。⑤承認された体外診断薬を用いて，MSI検査を実施する。
- DNAには，1～数塩基の塩基配列の繰り返し（マイクロサテライト）が散在している。DNA複製時のエラー時に働くミスマッチ修復（MMR）機能の欠損により，DNAのエラーが修復されずに蓄積され，がん化する場合がある。このようながん細胞では，マイクロサテライトが通常と異なる反復回数を示しているため，「MSI-High固形がん」とよばれる。
- ヒトPD-1に対する抗体である。
- **主な副作用**：疲労，下痢，そう痒症，甲状腺機能低下症，悪心など
- 免疫関連有害事象（irAE）に注意が必要である。

③ **デュルバルマブ（イミフィンジ®）**

- **効能・効果**：切除不能な局所進行の非小細胞肺がんにおける根治的化学放射線療法後の維持療法
- **用法・用量**：1回10mg/kgを2週間間隔で60分間以上かけて点滴静注する。ただし，投与期間は12カ月間までとする。

- ヒト型抗ヒトPD-L1モノクローナル抗体である。
- **主な副作用**：発疹，甲状腺機能低下症，下痢，間質性肺疾患など
- 免疫関連有害事象（irAE）に注意が必要である。

④　**アベルマブ（バベンチオ®）**

- **効能・効果**：根治切除不能なメルケル細胞がん
- **用法・用量**：1回10mg/kgを2週間間隔で1時間以上かけて点滴静注する。
- PD-L1に対する抗体薬である。
- **主な副作用**：疲労，infusion reaction，下痢，悪心，発疹，無力症，そう痒症など
- 免疫関連有害事象（irAE）に注意が必要である。

⑤　**アテゾリズマブ（テセントリク®）**

- **効能・効果**：切除不能な進行・再発の非小細胞肺がん
- **用法・用量**：化学療法未治療の扁平上皮がんを除く切除不能な進行・再発の非小細胞肺がん⇒（CBDCA，PTXおよびBmabとの併用において）1回1,200mgを3週間間隔で点滴静注する。
  化学療法既治療の切除不能な進行・再発の非小細胞肺がん⇒1回1,200mgを3週間間隔で点滴静注する。
- PD-L1に対する抗体薬である。
- **主な副作用**：疲労，悪心，食欲減退など
- 免疫関連有害事象（irAE）に注意が必要である。

(5) ケモカイン受容体に対する抗体薬

①　**モガムリズマブ（ポテリジオ®）**

- **効能・効果**：①CCR4陽性の成人T細胞白血病リンパ腫，②再発または難治性のCCR4陽性の末梢性T細胞リンパ腫，③再発または難治性のCCR4陽性の皮膚T細胞性リンパ腫
- **用法・用量**：①1回量1mg/kgを1週間間隔で8回点滴静注する。他の悪性腫瘍薬と併用する場合は，1回量1mg/kgを2週間間隔で8回点滴静注する。化学療法未治療例に対しては他の抗悪性腫瘍薬と併用すること。②1回量1mg/kgを1週間間隔で8回点滴静注する。③1回量1mg/kgを1週間間隔で5回点滴静注し，その後は2週間間隔で点滴静注する。
- CCR4に特異的に結合することで，主にADCC活性を介した抗腫瘍効果を発揮する。抗体の糖鎖修飾でアセチルグルコサミン／フコース比を増加させるとFc受容体親和性が増加することから，フコース（糖）を除去することで抗体のADCC活性を大幅に高めた，ポテリジェントとよばれる抗体作成技術が用いられている。
- **主な副作用**：infusion reaction，骨髄抑制，発熱，悪寒，肝機能障害，発疹，血圧上昇，そう痒症，鼻咽頭炎など

(6) RANKLに対する抗体薬

①　**デノスマブ（ランマーク®）**

- **効能・効果**：①多発性骨髄腫による骨病変および固形がん骨転移による骨病変，②骨

巨細胞腫

- **用法・用量**：① 120mg を 4 週間に 1 回，皮下投与する。② 120mg を 1，8，15，29 日目，その後は 4 週間に 1 回，皮下投与する。
- 高い親和性でヒト RANKL に結合する抗 RANKL 中和抗体であり，RANK/RANKL シグナルを遮断することで破骨細胞の分化や活性化を抑制する。
- 重篤な低カルシウム血症の発現を軽減するため，（血清補正カルシウム値が高値でないかぎり）毎日少なくともカルシウムとして 500mg（骨巨細胞腫では 600mg）および天然型ビタミン D として 400 IU の投与を行う。ただし，腎機能障害患者では，ビタミン D の活性化が障害されているため，腎機能障害の程度に応じ，ビタミン D については活性化ビタミン D を使用するとともに，カルシウムについては投与の必要性を判断し，投与量を適宜調整する。
- **主な副作用**：低カルシウム血症，疲労，悪心，関節痛，下痢など
- 重大な副作用に顎骨壊死，顎骨骨髄炎がある。投与開始前に口腔内の管理状態を確認し，必要に応じて適切な歯科検査を受け，侵襲的な歯科処置をできるかぎり済ませておく。また投与継続中も定期的な歯科検査などで口腔内の管理状態をフォローする。

3）その他

(1) 免疫調節薬（IMiDs：immunomodulatory drugs）

- 催奇形性の報告されているサリドマイドまたはその誘導体である。妊婦または妊娠している可能性のある女性患者，また誤薬の防止のため策定されている適正管理手順を遵守できない患者への投与は禁忌となっている。また妊娠する可能性がある女性患者に投与する際には投与開始前と投与継続中に定期的な妊娠検査を実施する。

①　サリドマイド（サレド®）

- **効能・効果**：①再発または難治性の多発性骨髄腫，②らい性結節性紅斑
- **用法・用量**：① 1 日 1 回 100mg を就寝前に経口投与する。1 日 400mg まで増量できる。
- 脳を含めて生体内に幅広く分布し，精液，乳汁中，胎児への移行も認められる。
- VEGF や塩基性線維芽細胞増殖因子（bFGF：basic-fibroblast growth factor）といった血管新生因子の分泌抑制，IL-6 などのサイトカイン分泌抑制，IL-2 や IFN-γ の産生を介した細胞傷害性 T 細胞や NK 細胞の活性化，骨髄腫細胞に対するアポトーシス誘導などがあげられる。
- **主な副作用**：眠気，便秘，口腔内乾燥，末梢神経障害など
- 末梢神経障害は投与期間が長くなるほど高頻度に認められる。

②　レナリドミド（レブラミド®）

- **効能・効果**：①多発性骨髄腫，② 5 番染色体長腕部欠失を伴う骨髄異形成症候群，③再発または難治性の成人 T 細胞白血病リンパ腫
- **用法・用量**：①（デキサメタゾンとの併用において）1 日 1 回 25mg を 21 日間連日経口投与した後，7 日間休薬する。これを 1 サイクルとして投与を繰り返す。② 1 日

1回10mgを21日間連日経口投与した後，7日間休薬する。これを1サイクルとして投与を繰り返す。③1日1回25mgを連日経口投与する。

- サリドマイドと同様に血管新生因子の阻害やサイトカイン分泌抑制などさまざまな作用機序をもつが，サリドマイドに比べて抗腫瘍効果や免疫調節作用が強い。T細胞受容体を介したT細胞増殖刺激作用は50～2,000倍，IL-2やIFN-γの産生作用は50～100倍強力とされる。
- **主な副作用**：骨髄抑制，発疹，便秘，末梢神経障害，肺炎，倦怠感など
- サリドマイドに比べて傾眠，便秘，末梢神経障害などの有害事象は少ないが，骨髄抑制をきたしやすい。血栓塞栓症の発現頻度は同程度である。

③ ポマリドミド（ポマリスト®）

- **効能・効果**：再発または難治性の多発性骨髄腫
- **用法・用量**：（デキサメタゾンとの併用において）1日1回4mgを21日間連日経口投与した後，7日間休薬する。これを1サイクルとして投与を繰り返す。
- 作用機序としては，がん抑制遺伝子の発現，サイトカインの産生制御，血管新生の阻害作用などがあげられる。
- **主な副作用**：骨髄抑制，発疹，発熱，疲労など

(2) CAR-T細胞療法

- CD19キメラ抗原受容体（CAR）をコードする遺伝子を患者自身のT細胞に導入したCAR発現生T細胞による治療法である。

① チサゲンレクルユーセル（キムリア®）

- **効能・効果**：

①再発または難治性のCD19陽性のB細胞性急性リンパ芽球性白血病

以下のいずれかの場合に限る。

- 初発の患者では標準的な化学療法を2回以上施行したが寛解が得られない場合
- 再発の患者では化学療法を1回以上施行したが寛解が得られない場合
- 同種造血幹細胞移植の適応とならない，または同種造血幹細胞移植後に再発した場合

②再発または難治性のCD19陽性のびまん性大細胞型B細胞リンパ腫

以下のいずれかの場合であって，自家造血幹細胞移植の適応とならない，または自家造血幹細胞移植後に再発した患者に限る。

- 初発の患者では化学療法を2回以上，再発の患者では再発後に化学療法を1回以上施行し，化学療法により完全奏効が得られなかった，または得られたが再発した場合
- 濾胞性リンパ腫が形質転換した患者では通算2回以上の化学療法を施行し，形質転換後には化学療法を1回以上施行したが，形質転換後の化学療法により完全奏効が得られなかった，または得られたが再発した場合

- **用法・用量**：①25歳以下の患者には，体重に応じた投与量を静脈内投与する。

体重50kg以下の場合⇒$0.2 \times 10^6 \sim 5.0 \times 10^6$個／kg

体重 50kg超の場合⇒ $0.1 \times 10^8 \sim 2.5 \times 10^8$ 個（体重問わず）

②$0.6 \times 10^8 \sim 6.0 \times 10^8$ 個を静脈内投与する。

- 白血球アフェレーシスにより患者から採取したT細胞は採取施設で凍結され細胞処理施設に送られ，レンチウイルスベクターを用いた遺伝子導入が行われる。次いでCAR-T細胞を培養増殖させ，リンパ球除去化学療法を行った後に投与を行う。
- **主な副作用**：サイトカイン放出症候群，低γグロブリン血症，発熱性好中球減少症，発熱，低血圧，頻脈，脳症，食欲減退など

表 2-4-1　分子標的治療薬一覧表（小分子化合物）

分類	標的分子（作用機序）	一般名	商品名	適応疾患
EGFR（HER）阻害薬	EGFR（チロシンキナーゼ阻害）	ゲフィチニブ	イレッサ®	EGFR 遺伝子変異陽性の手術不能又は再発非小細胞肺がん
		エルロチニブ	タルセバ®	切除不能な再発・進行性でがん化学療法施行後に増悪した非小細胞肺がん，EGFR 遺伝子変異陽性の切除不能な再発・進行性でがん化学療法未治療の非小細胞肺がん，治癒切除不能な膵がん
		オシメルチニブ	タグリッソ®	EGFR 遺伝子変異陽性の手術不能又は再発非小細胞肺がん
	EGFR/HER2（チロシンキナーゼ阻害）	ラパチニブ	タイケルブ®	HER2 過剰発現が確認された手術不能又は再発乳がん
	EGFR/HER2/HER4（チロシンキナーゼ阻害）	アファチニブ	ジオトリフ®	EGFR 遺伝子変異陽性の手術不能又は再発非小細胞肺がん
		ダコミチニブ	ビジンプロ®	EGFR 遺伝子変異陽性の手術不能又は再発非小細胞肺がん
B-raf 阻害薬	B-raf（セリン・スレオニン蛋白キナーゼ阻害）	ベムラフェニブ	ゼルボラフ®	BRAF 遺伝子変異を有する根治切除不能な悪性黒色腫
		ダブラフェニブ	タフィンラー®	BRAF 遺伝子変異を有する悪性黒色腫，BRAF 遺伝子変異を有する切除不能な進行・再発の非小細胞肺がん
		エンコラフェニブ	ビラフトビ®	BRAF 遺伝子変異を有する根治切除不能な悪性黒色腫
MEK 阻害薬	MEK（MEK 阻害）	トラメチニブ	メキニスト®	BRAF 遺伝子変異を有する悪性黒色腫，BRAF 遺伝子変異を有する切除不能な進行・再発の非小細胞肺がん
		ビニメチニブ	メクトビ®	BRAF 遺伝子変異を有する根治切除不能な悪性黒色腫
JAK 阻害薬	JAK（JAK キナーゼ阻害）	ルキソリチニブ	ジャカビ®	骨髄線維症，真性多血症

（次頁に続く）

（表 2-4-1 続き）

分類	標的分子（作用機序）	一般名	商品名	適応疾患
ALK阻害薬	ALK 融合蛋白／ROS1 融合蛋白（チロシンキナーゼ阻害）	クリゾチニブ	ザーコリ®	ALK 融合遺伝子陽性の切除不能な進行・再発の非小細胞肺がん ROS1 融合遺伝子陽性の切除不能な進行・再発の非小細胞肺がん
	ALK 融合蛋白（チロシンキナーゼ阻害）	アレクチニブ	アレセンサ®	ALK 融合遺伝子陽性の切除不能な進行・再発の非小細胞肺がん
		セリチニブ	ジカディア®	ALK 融合遺伝子陽性の切除不能な進行・再発の非小細胞肺がん
		ロルラチニブ	ローブレナ®	ALK チロシンキナーゼ阻害剤に抵抗性又は不耐容の ALK 融合遺伝子陽性の切除不能な進行・再発の非小細胞肺がん
BCR-ABL阻害薬	BCR-ABL/c-kit（チロシンキナーゼ阻害）	イマチニブ	グリベック®	慢性骨髄性白血病，KIT（CD117）陽性消化管間質腫瘍，フィラデルフィア染色体陽性急性リンパ性白血病，FIP1L1-PDGFRα陽性の好酸球増多症候群・慢性好酸球性白血病
	BCR-ABL（チロシンキナーゼ阻害）	ニロチニブ	タシグナ®	慢性期又は移行期の慢性骨髄性白血病
		ダサチニブ	スプリセル®	慢性骨髄性白血病，再発又は難治性のフィラデルフィア染色体陽性急性リンパ性白血病
		ボスチニブ	ボシュリフ®	前治療薬に抵抗性又は不耐容の慢性骨髄性白血病
		ポナチニブ	アイクルシグ®	前治療薬に抵抗性又は不耐容の慢性骨髄性白血病，再発又は難治性のフィラデルフィア染色体陽性急性リンパ性白血病
BTK阻害薬	BTK（ブルトン型チロシンキナーゼ阻害）	イブルチニブ	イムブルビカ®	慢性リンパ性白血病（小リンパ球性リンパ腫を含む），再発又は難治性のマントル細胞リンパ腫
FLT3阻害薬	FLT-3 など（チロシンキナーゼ阻害）	ギルテリチニブ	ゾスパタ®	再発又は難治性の FLT3 遺伝子変異陽性の急性骨髄性白血病
マルチキナーゼ阻害薬	raf/c-kit/VEGFR/PDGFR など（チロシンキナーゼ阻害）	ソラフェニブ	ネクサバール®	根治切除不能又は転移性の腎細胞がん，切除不能な肝細胞がん，根治切除不能な甲状腺がん
	kit/VEGFR/PDGFR/FLT-3 など（チロシンキナーゼ阻害）	スニチニブ	スーテント®	イマチニブ抵抗性の消化管間質腫瘍，根治切除不能又は転移性の腎細胞がん，膵神経内分泌腫瘍
	VEGFR（チロシンキナーゼ阻害）	アキシチニブ	インライタ®	根治切除不能又は転移性の腎細胞がん
	c-kit/VEGFR/PDGFR（チロシンキナーゼ阻害）	パゾパニブ	ヴォトリエント®	悪性軟部腫瘍，根治切除不能又は転移性の腎細胞がん

分類	標的分子（作用機序）	一般名	商品名	適応疾患
マルチキナーゼ阻害薬	kit/VEGFR/PDGFR/FGFRなど（チロシンキナーゼ阻害）	レゴラフェニブ	スチバーガ®	治癒切除不能な進行・再発の結腸・直腸がん，がん化学療法後に増悪した消化管間質腫瘍，がん化学療法後に増悪した切除不能な肝細胞がん
	kit/VEGFR/PDGFR/FGFRなど（チロシンキナーゼ阻害）	レンバチニブ	レンビマ®	根治切除不能な甲状腺がん，切除不能な肝細胞がん
	VEGFR/EGFR/RETなど（チロシンキナーゼ阻害）	バンデタニブ	カプレルサ®	根治切除不能な甲状腺髄様がん
mTOR阻害薬	mTOR（セリン・スレオニン蛋白キナーゼ阻害）	テムシロリムス	トーリセル®	根治切除不能又は転移性の腎細胞がん
		エベロリムス	アフィニトール®	根治切除不能又は転移性の腎細胞がん，神経内分泌腫瘍，手術不能又は再発乳がん，結節性硬化症に伴う腎血管筋脂肪腫，結節性硬化症に伴う上衣下巨細胞性星細胞腫
CDK4/CDK6阻害薬	CDK4/CDK6（サイクリン依存性キナーゼ阻害）	パルボシクリブ	イブランス®	手術不能又は再発乳がん
		アベマシクリブ	ベージニオ®	ホルモン受容体陽性かつHER2陰性の手術不能又は再発乳がん
PARP阻害薬	PARP（PARP阻害）	オラパリブ	リムパーザ®	白金系抗悪性腫瘍剤感受性の再発卵巣がんにおける維持療法，がん化学療法歴のあるBRCA遺伝子変異陽性かつHER2陰性の手術不能又は再発乳がん
PNP阻害薬	PNP（PNP阻害）	フォロデシン	ムンデシン®	再発又は難治性の末梢性T細胞リンパ腫
プロテアソーム阻害薬	プロテアソーム（プロテアソーム阻害）	ボルテゾミブ	ベルケイド®	多発性骨髄腫，マントル細胞リンパ腫，原発性マクログロブリン血症及びリンパ形質細胞リンパ腫
		カルフィルゾミブ	カイプロリス®	再発又は難治性の多発性骨髄腫
		イキサゾミブ	ニンラーロ®	再発又は難治性の多発性骨髄腫
エピジェネティクス標的薬	HDAC（HDAC阻害）	ボリノスタット	ゾリンザ®	皮膚T細胞性リンパ腫
		パノビノスタット	ファリーダック®	再発又は難治性の多発性骨髄腫
		ロミデプシン	イストダックス®	再発又は難治性の末梢性T細胞リンパ腫
	DNMT（DNMT阻害）	アザシチジン	ビダーザ®	骨髄異形成症候群
免疫調節薬	VEGF/サイトカインなど	サリドマイド	サレド®	再発又は難治性の多発性骨髄腫，らい性結節性紅斑
		レナリドミド	レブラミド®	多発性骨髄腫，5番染色体長腕部欠失を伴う骨髄異形成症候群，再発又は難治性の成人T細胞白血病リンパ腫
		ポマリドミド	ポマリスト®	再発又は難治性の多発性骨髄腫

表 2-4-2　分子標的治療薬一覧表（抗体薬・その他）

<table>
<tr><th>分類</th><th>標的分子
（作用機序）</th><th>一般名</th><th>商品名</th><th>適応疾患</th></tr>
<tr><td rowspan="5">抗 EGFR 抗体薬</td><td>HER2（HER2 に対する抗体）</td><td>トラスツズマブ</td><td>ハーセプチン®</td><td>HER2 過剰発現が確認された乳がん，HER2 過剰発現が確認された治癒切除不能な進行・再発胃がん</td></tr>
<tr><td>HER2（HER2 に対する抗体／二量体形成阻害）</td><td>ペルツズマブ</td><td>パージェタ®</td><td>HER2 陽性の手術不能又は再発乳がん</td></tr>
<tr><td>HER2（HER2 に対する抗体／ DM1 によるチューブリン阻害）</td><td>トラスズマブ
エムタンシン</td><td>カドサイラ®</td><td>HER2 陽性の手術不能又は再発乳がん</td></tr>
<tr><td rowspan="2">EGFR（EGFR に対する抗体）</td><td>セツキシマブ</td><td>アービタックス®</td><td>EGFR 陽性の治癒切除不能な進行・再発の結腸・直腸がん，頭頸部がん</td></tr>
<tr><td>パニツムマブ</td><td>ベクティビックス®</td><td>KRAS 遺伝子野生型の治癒切除不能な進行・再発の結腸・直腸がん</td></tr>
<tr><td rowspan="3">抗 VEGF（R）抗体薬</td><td>VEGF（VEGF に対する抗体）</td><td>ベバシズマブ</td><td>アバスチン®</td><td>治癒切除不能な進行・再発の結腸・直腸がん，扁平上皮がんを除く切除不能な進行・再発の非小細胞肺がん，卵巣がん，進行又は再発の子宮頸がん，手術不能又は再発乳がん，悪性神経膠腫</td></tr>
<tr><td>VEGFR-2（VEGFR-2 に対する抗体）</td><td>ラムシルマブ</td><td>サイラムザ®</td><td>治癒切除不能な進行・再発の胃がん，治癒切除不能な進行・再発の結腸・直腸がん，切除不能な進行・再発の非小細胞肺がん</td></tr>
<tr><td>VEGF-A/VEGF-B/PlGF（VEGF に対する抗体）</td><td>アフリベルセプト
ベータ</td><td>ザルトラップ®</td><td>治癒切除不能な進行・再発の結腸・直腸がん</td></tr>
<tr><td rowspan="4">細胞表面抗原に対する抗体薬</td><td rowspan="3">CD20（CD20 に対する抗体）</td><td>リツキシマブ</td><td>リツキサン®</td><td>CD20 陽性の B 細胞性非ホジキンリンパ腫，免疫抑制状態下の CD20 陽性の B 細胞性リンパ増殖性疾患，ヴェゲナ肉芽腫症，顕微鏡的多発血管炎，難治性のネフローゼ症候群（頻回再発型あるいはステロイド依存性を示す場合），慢性特発性血小板減少性紫斑病，腎移植・肝移植の ABO 血液型不適合移植における抗体関連型拒絶反応の抑制，インジウム（^{111}In）イブリツモマブ　チウキセタン注射液及びイットリウム（^{90}Y）イブリツモマブ　チウキセタン注射液投与の前投与</td></tr>
<tr><td>オビヌツズマブ</td><td>ガザイバ®</td><td>CD20 陽性の濾胞性リンパ腫</td></tr>
<tr><td>オファツムマブ</td><td>アーゼラ®</td><td>再発又は難治性の CD20 陽性の慢性リンパ性白血病</td></tr>
<tr><td>CD20（CD20 に対する抗体／β線照射）</td><td>イットリウム（^{90}Y）
イブリツモマブ
チウキセタン</td><td>ゼヴァリン®</td><td>CD20 陽性の再発又は難治性の低悪性度 B 細胞性非ホジキンリンパ腫，マントル細胞リンパ腫</td></tr>
</table>

分類	標的分子（作用機序）	一般名	商品名	適応疾患
細胞表面抗原に対する抗体薬	CD22（CD22に対する抗体／カリケアマイシンによるDNA切断）	イノツズマブ オゾガマイシン	ベスポンサ®	再発又は難治性のCD22陽性の急性リンパ性白血病
	CD30（CD30に対する抗体／MMAEによるチューブリン阻害）	ブレンツキシマブ ベドチン	アドセトリス®	未治療のCD30陽性のホジキンリンパ腫，再発又は難治性のCD30陽性のホジキンリンパ腫及び未分化大細胞リンパ腫
	CD33（CD33に対する抗体／カリケアマイシンによるDNA切断）	ゲムツズマブ オゾガマイシン	マイロターグ®	再発又は難治性のCD33陽性の急性骨髄性白血病
	CD38（CD38に対する抗体）	ダラツムマブ	ダラザレックス®	再発又は難治性の多発性骨髄腫
	CD52（CD52に対する抗体）	アレムツズマブ	マブキャンパス®	再発又は難治性の慢性リンパ性白血病
	SLAMF7（SLAMF7に対する抗体）	エロツズマブ	エムプリシティ®	再発又は難治性の多発性骨髄腫
	CD152（CTLA-4）（CTLA-4に対する抗体）	イピリムマブ	ヤーボイ®	根治切除不能な悪性黒色腫，根治切除不能又は転移性の腎細胞がん
	CD3/CD19（CD3＋CD19に対する二重特異性抗体）	ブリナツモマブ	ビーリンサイト®	再発又は難治性のB細胞性急性リンパ性白血病
抗PD-1/PD-L1抗体薬	PD-1（PD-L1に対する抗体）	ニボルマブ	オプジーボ®	悪性黒色腫，根治切除不能又は転移性の腎細胞がん，切除不能な進行・再発の非小細胞肺がん，再発又は難治性の古典的ホジキンリンパ腫，再発又は遠隔転移を有する頭頸部がん，がん化学療法後に増悪した治癒切除不能な進行・再発の胃がん，がん化学療法後に増悪した切除不能な進行・再発の悪性胸膜中皮腫
		ペムブロリズマブ	キイトルーダ®	悪性黒色腫，切除不能な進行・再発の非小細胞肺がん，再発又は難治性の古典的ホジキンリンパ腫，がん化学療法後に増悪した根治切除不能な尿路上皮がん，がん化学療法後に増悪した進行・再発の高頻度マイクロサテライト不安定性（MSI-High）を有する固形がん（標準的な治療が困難な場合に限る）

（次頁に続く）

（表 2-4-2 続き）

分類	標的分子（作用機序）	一般名	商品名	適応疾患
抗 PD-1/PD-L1 抗体薬	PD-L1（PD-L1 に対する抗体）	デュルバルマブ	イミフィンジ®	切除不能な局所進行の非小細胞肺がんにおける根治的化学放射線療法後の維持療法
		アベルマブ	バベンチオ®	根治切除不能なメルケル細胞がん
		アテゾリズマブ	テセントリク®	化学療法未治療の扁平上皮癌を除く切除不能な進行・再発の非小細胞肺がん 化学療法既治療の切除不能な進行・再発の非小細胞肺がん
ケモカインに対する抗体薬	CCR4（CCR4 に対する抗体）	モガムリズマブ	ポテリジオ®	CCR4 陽性の成人 T 細胞白血病リンパ腫，再発又は難治性の CCR4 陽性の末梢性 T 細胞リンパ腫，再発又は難治性の CCR4 陽性の皮膚 T 細胞性リンパ腫
RANKL に対する抗体薬	RANKL（RANKL に対する抗体）	デノスマブ	ランマーク®	多発性骨髄腫による骨病変及び固形がん骨転移による骨病変，骨巨細胞腫
CAR-T 細胞療法	CD19	チサゲンレクルユーセル	キムリア®	再発又は難治性の CD19 陽性の B 細胞性急性リンパ芽球性白血病，再発又は難治性の CD19 陽性のびまん性大細胞型 B 細胞リンパ腫

4）分子標的治療薬の適正使用

- 経口分子標的治療薬は，食事に影響されるものも多く，服用時間に留意する必要がある（表 2-4-3）。
- 分子標的治療薬の注射薬には infusion reaction に対し，予防薬が必要となる薬剤がある（第 3 章 5　表 3-5-1 インフュージョンリアクションに対する前投薬を必要とする分子標的治療薬（164 頁）参照）。また投与時にフィルターを要する薬剤がある（表 2-4-4）。

表 2-4-3　分子標的治療薬（経口薬）の服用時間

一般名	用法	備考
エルロチニブ	食事の 1 時間以上前又は食後 2 時間以降	高脂肪，高カロリーの食後では AUC が増加する
アファチニブ	食事の 1 時間前から食後 3 時間までは避ける	食後では C_{max} 及び AUC が低下する
ラパチニブ	食事の 1 時間以上前又は食後 1 時間以降	食後投与では C_{max} 及び AUC が上昇する
ベムラフェニブ	空腹時（食事の 1 時間前から食後 2 時間までの間は避けること）が望ましい	食後投与では C_{max} 及び AUC が上昇する
ダブラフェニブ	食事の 1 時間前から食後 2 時間までは避ける	食後投与では C_{max} 及び AUC が低下する
トラメチニブ	食事の 1 時間前から食後 2 時間までは避ける	食後投与では C_{max} 及び AUC が低下する

一般名	用法	備考
アレクチニブ	空腹時（食事の 1 時間以上前又は食後 2 時間以降）が望ましい	食後投与では C_{max} 及び AUC が上昇，T_{max} が延長する
ニロチニブ	食事の 1 時間以上前又は食後 2 時間以降	食後投与では血中濃度が上昇する
ソラフェニブ	食事の 1 時間前から食後 2 時間までの間は避ける（高脂肪食摂取時）	高脂肪食の食後では血漿中濃度が低下する
パゾパニブ	食事の 1 時間以上又は食後 2 時間以降	食後投与では C_{max} 及び AUC が上昇する
イキサゾミブ	食事の 1 時間前から食後 2 時間までの間は避ける	食後投与では C_{max} 及び AUC が低下する
ゲフィチニブ	指定なし（日本人高齢者において無酸症が多いため食後投与が望ましい）	
オシメルチニブ	指定なし	食事の影響なし
ダコミチニブ	指定なし	
エンコラフェニブ	指定なし	
ビニメチニブ	指定なし	
ルキソリチニブ	指定なし	
クリゾチニブ	指定なし	
ロルラチニブ	指定なし	
ダサチニブ	指定なし	
ポナチニブ	指定なし	食事の影響なし
イブルチニブ	指定なし	絶食時には C_{max} 及び AUC が低下する
ギルテリチニブ	指定なし	
スニチニブ	指定なし	食事の影響なし
アキシチニブ	指定なし	
レンバチニブ	指定なし	空腹時と食後で C_{max} 及び AUC の臨床的に意味のある差なし
バンデタニブ	指定なし	
エベロリムス	指定なし（食後又は空腹時のいずれか一定条件で）	食後投与では C_{max} 又は AUC が低下するとの報告がある
アベマシクリブ	指定なし	
オラパリブ	指定なし	
フォロデシン	指定なし	
パノビノスタット	指定なし	
レナリドミド	指定なし（高脂肪食摂取前後は避けることが望ましい）	高脂肪食の食後では AUC 及び C_{max} が低下する
ポマリドミド	指定なし	
セリチニブ	食後	食後投与で C_{max} 及び AUC が上昇する
イマチニブ	食後	消化管刺激作用を最低限に抑えるため
ボスチニブ	食後	
レゴラフェニブ	食後	空腹時投与では未変化体の C_{max} 及び AUC が低下する

（次頁に続く）

（表 2-4-3 続き）

一般名	用法	備考
パルボシクリブ	食後	空腹時投与で一部の健康被験者の曝露量が著しく低下した
ボリノスタット	食後	
サリドマイド	就寝前	

表 2-4-4 投与時にフィルターを要する分子標的治療薬（注射薬）

一般名	フィルターに関する記載
テムシロリムス	孔径 5μm 以下のインラインフィルター
トラスツズマブ　エムタンシン	0.2 又は 0.22μm のインラインフィルター
パニツムマブ	0.2 又は 0.22μm のインラインフィルター
ラムシルマブ	0.2 又は 0.22μm のフィルター（蛋白質透過型）
アフリベルセプト　ベータ	0.2μm のポリエーテルスルホン製フィルター ポリフッ化ビニリデン（PVDF）製又はナイロン製のフィルターは使用しない
オビヌツズマブ	0.2 又は 0.22μm のインラインフィルター
イットリウム（^{90}Y）イブリツモマブ チウキセタン	0.22μm 径の静注フィルター（蛋白低吸着性）
オファツムマブ	0.2μm のインラインフィルター
ゲムツズマブ　オゾガマイシン	孔径 1.2μm 以下のインラインフィルター（蛋白低結合性）
ダラツムマブ	蛋白結合性の低いポリエーテルスルホン，ポリスルホン製の 0.22μm 又は 0.2μm インラインフィルター（蛋白低結合性）
エロツズマブ	0.22μm 以下のメンブランフィルターを用いたインラインフィルター
イピリムマブ	0.2 ～ 1.2μm のインラインフィルター
ブリナツモマブ	0.2μm のインラインフィルター
ニボルマブ	0.2 又は 0.22μm のインラインフィルター
ペムブロリズマブ	0.2 ～ 5μm のインラインフィルター
デュルバルマブ	0.2 又は 0.22μm のインラインフィルター（蛋白低結合性）
アベルマブ	0.2μm のインラインフィルター
アテゾリズマブ	0.2 又は 0.22μm のインラインフィルター

5）分子標的治療薬のネーミング

- 分子標的治療薬の一般名は独特であるが，世界保健機関（WHO）が設定する国際的一般名称（INN：international nonproprietary name）に沿って命名されている（表 2-4-5）。
- 名称の最後に「mab」とつくのはモノクローナル抗体，「ib」とつくのは阻害薬・小分子薬である。接頭語の部分には特に決まりはない。

- 「mab」の前につく文字は抗体の種類を表し,「mo」はマウス抗体,「xi」は異なった遺伝子型が混在するキメラ抗体,「zu」はヒト化抗体,「u」は完全ヒト化抗体を意味する。
- 抗体の種類を表す文字の前に「tu（m)」が入るものがあるが，これは腫瘍を標的にしている薬につけられている。ベバシズマブは血管新生阻害薬であり腫瘍自体ではなくVEGFを標的としているため「tu（m)」はつかない。

表 2-4-5 分子標的治療薬の一般名の命名法

名称の最後に付く文字	「mab」モノクローナル抗体	トラスツズマブ
		ベバシズマブ
	「ib」阻害薬・小分子薬	ゲフィチニブ
		イマチニブ
		ソラフェニブ
		レゴラフェニブ
「mab」の前に付く文字	「mo」マウス抗体	イブリツモマブ
	「xi」キメラ抗体	セツキシマブ
		リツキシマブ
	「zu」ヒト化抗体	ゲムツズマブ
		モガムリズマブ
	「u」完全ヒト化抗体	パニツムマブ
		オファツムマブ
	「tu（m)」腫瘍を標的にしている薬に付く	トラスツズマブ

ここはチェック

≪標的分子・作用機序など≫

- □ MAPKシグナルでは増殖因子受容体からRasへと伝達されたシグナルがRaf, MEK, MAPKを介して核へと伝えられる。
- □ mTORはPI3K/AKTシグナルの下流に存在するキナーゼである。
- □ ADCCでは，抗体のFc領域に対しNK細胞などのエフェクター細胞が結合することで，エフェクター細胞が標的分子を認識して貪食する。
- □ オシメルチニブは，従来のTKIで抵抗性となったT790M変異を有するEGFR遺伝子変異にも有効である。
- □ ニロチニブはBCR-ABLに対する阻害活性を示すTKIである。
- □ パルボシクリブは，CDK4および6に対する阻害作用を有し，Rbタンパクのリン酸化を阻害することにより，腫瘍の増殖を抑制する。
- □ オラパリブは，DNA一本鎖切断修復の主要酵素であるPARPを選択的に阻害する。
- □ ダラツムマブは，抗CD38モノクローナル抗体である。
- □ アフリベルセプト　ベータは，VEGF-A，VEGF-B，胎盤増殖因子（PlGF）に結合し，VEGF受容体との結合を阻害する。
- □ デュルバルマブは，抗PD-L1モノクローナル抗体である。
- □ チサゲンレクルユーセルは，CD19キメラ抗原受容体（CAR）をコードする遺伝子を患者自身のT細胞に導入したCAR発現生T細胞による治療薬である。
- □ 「mab」とつくのはモノクローナル抗体，「ib」とつくのは阻害薬・小分子薬である。また「mab」の前につく文字は抗体の種類を表している。

≪小分子薬≫

- □ アファチニブは，1日1回40mg空腹時（食事の1時間前から食後3時間までの間は避けて）に経口投与する。
- □ トラメチニブは，BRAF遺伝子変異を有する悪性黒色腫／切除不能な進行・再発の非小細胞肺がんに適応があり，ダブラフェニブとの併用において投与する。
- □ クリゾチニブは，ALK融合遺伝子陽性の切除不能な進行･再発の非小細胞肺がん，ROS1融合遺伝子陽性の切除不能な進行・再発の非小細胞肺がんに適応がある。
- □ ロルラチニブは，AST/ALTの上昇のリスクからリファンピシンは併用禁忌である。
- □ スニチニブは，膵神経内分泌腫瘍に使用する場合，連日経口投与する。
- □ ニロチニブは，初発慢性期の慢性骨髄性白血病に使用する場合の1回量は300mgである。
- □ イブルチニブは，慢性リンパ性白血病，再発または難治性のマントル細胞リンパ腫に適応がある。

- □ パルボシクリブは内分泌療法薬との併用において投与する。
- □ オラパリブは，BRCA 遺伝子変異が確認された患者に投与可能である。
- □ カルフィルゾミブは，1サイクル目の1および2日目は20mg/m^{2}で投与する。

≪抗体薬≫

- □ ペルツズマブは，単独投与の有効性および安全性は確立されておらず，トラスツズマブと併用して使用する。
- □ セツキシマブは週1回，初回は400mg/m^{2}を2時間かけて，2回目以降は250mg/m^{2}を1時間かけて点滴静注する。
- □ ベバシズマブは，扁平上皮がんを除く切除不能な進行・再発の非小細胞肺がんに適応がある。
- □ ラムシルマブの投与時には，0.2または0.22μmのフィルター（蛋白質透過型）を使用する。
- □ オビヌツズマブは，infusion reaction 予防のための前投薬を必要とする。
- □ イットリウム（^{90}Y）イブリツモマブ　チウキセタンは，インジウム（^{111}In）イブリツモマブ　チウキセタンによる生体内分布を確認したうえで投与する。
- □ エロツズマブは，レナリドミドおよびデキサメタゾンとの併用において投与する。
- □ ブリナツモマブは，重大な副作用にサイトカイン放出症候群がある。
- □ アテゾリズマブは，化学療法既治療の場合，1回1,200mgを60分かけて3週間間隔で点滴静注する。
- □ デノスマブは，血清補正カルシウム値が高値でないかぎり，重篤な低カルシウム血症の予防のためにカルシウムおよびビタミンDの経口補充のもとに投与する。

文献

1）日本臨床腫瘍学会・編：新臨床腫瘍学 改訂第4版；がん薬物療法専門医のために，南江堂，2015
2）日本臨床腫瘍学会・編：新臨床腫瘍学 改訂第5版；がん薬物療法専門医のために，南江堂，2018
3）日本臨牀社：分子標的薬；がんから他疾患までの治癒をめざして，日本臨牀，第70巻増刊号8，2012
4）湯沢聡，他：受容体型チロシンキナーゼ Kit の構造生物学，生化学，80（2）：94-104，2008
5）川平正博，他：MSI-H cancer と免疫チェックポイント阻害剤，腫瘍内科，20（4）：325-330，2017
6）各薬剤のインタビューフォーム・添付文書・適正使用ガイド

5　内分泌療法

ポイント

- 乳がんのエストロゲン依存性は，ホルモン受容体（エストロゲン受容体：ER，プロゲステロン受容体：PgR）の少なくともいずれかが発現していることが前提である。
- 前立腺がんの内分泌療法は，前立腺がんがアンドロゲン依存性という特徴を利用している。
- LH-RHアゴニストは，閉経前乳がん，前立腺がんに使用され，LH-RHを高濃度持続的に供給し，下垂体細胞受容体のdown regulationを起こさせ脱感作を誘導する薬剤である。
- アロマターゼ阻害薬は，閉経後乳がんに使用され，非ステロイド型のアナストロゾール，レトロゾール，ステロイド型のエキセメスタンがある。
- 抗エストロゲン薬は，ERに結合しエストロゲン作用に拮抗するタモキシフェン，トレミフェン，フルベストラントが乳がんに使用される。
- 抗アンドロゲン薬は，アンドロゲン受容体への結合を阻害し，前立腺がんに使用される。
- プロゲステロン製剤は，乳がんと子宮体がん（内膜がん）に使用される。

1　ホルモン受容体とその意義

- 内分泌療法の対象となるのは性ホルモン（エストロゲン，プロゲステロン，アンドロゲン）である。これらステロイドホルモンは，主に卵巣，副腎，精巣の各臓器で作られた後に血中を運搬され標的臓器でその効果を発現する。
- 乳がんのエストロゲン依存性は，ホルモン受容体（エストロゲン受容体：ER，プロゲステロン受容体：PgR）の少なくともいずれかが発現していることが前提である。
- 閉経前乳がんでは，エストロゲンを分泌する卵巣の機能を抑制するために，LH-RHアゴニストおよびエストロゲン受容体拮抗薬のタモキシフェンが使用される。
- 閉経後乳がんでは，閉経後の女性では卵巣からのエストロゲンの分泌はなくなり，副腎皮質ホルモンによって副腎から男性ホルモンのアンドロゲンが分泌され，各組織に存在するアロマターゼによりエストロゲンに変換されるため，タモキシフェンの他にアロマターゼ阻害薬が使用される。
- 前立腺がんに対する内分泌療法は，前立腺がんがアンドロゲン依存性という特徴を利用している。LH-RHアゴニストは，下垂体でのLH-RH受容体の感受性を低下させることによりアンドロゲンを抑制する。また，抗アンドロゲン薬やエストロゲン製剤が使用される。

- アンドロゲン合成酵素であるCYP17を，精巣のみならず副腎や前立腺がん組織内でも選択的に阻害することで抗腫瘍効果を示すCYP17阻害薬にアビラテロンがある。

2 ホルモン療法の機序・効果・副作用

1）ホルモン生産阻害

(1) LH-RHアゴニスト

- 閉経前乳がん，前立腺がんに使用される。
- 本来律動的に視床下部より分泌されているLH-RHを高濃度持続的に供給し，下垂体細胞LH-RH受容体のdown regulationを起こさせ脱感作を誘導する薬剤である。これによりFSH，LHの分泌が抑制され，卵巣摘出，精巣摘出時と同等レベルまで血中エストロゲン，アンドロゲン濃度を低下させ，臨床的にもほぼ同等の抗腫瘍効果を得ることができる。単独投与初期には一過性にテストステロン濃度が上昇することがあるため（フレアアップ現象），治療開始の数週間は抗アンドロゲン薬の併用が勧められる。
- ゴセレリン，リュープロレリンがある。4週1回投与であるが，12週1回や24週1回投与の製剤もある。

(2) Gn-RHアンタゴニスト

- 前立腺がんに使用される。
- 下垂体前葉のGn-RH受容体に結合し，LHの分泌を抑制することにより，精巣からのテストステロン分泌を低下させる。

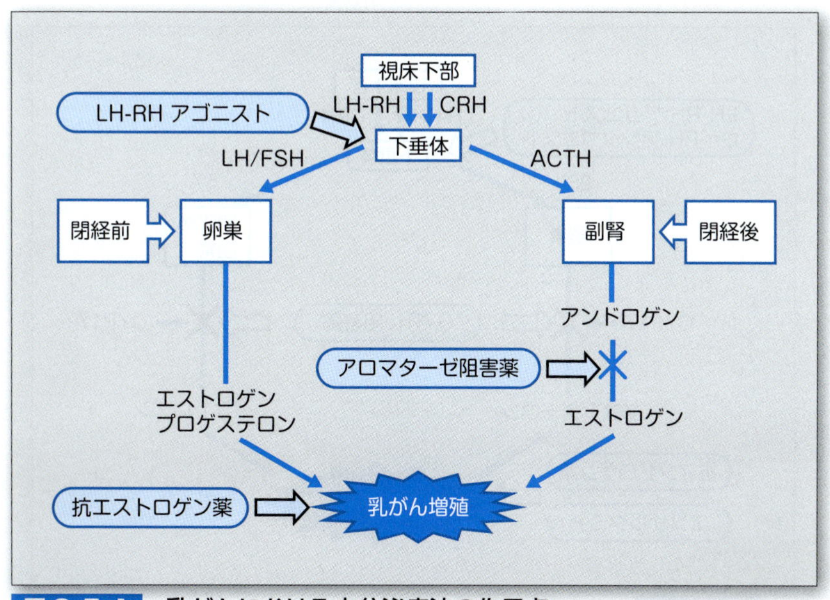

図2-5-1　乳がんにおける内分泌療法の作用点

・デガレリクスがある。

(3) アロマターゼ阻害薬

・閉経後乳がんに使用される。
・卵巣機能の廃絶した閉経後の女性でも，乳がん組織内では正常乳腺組織や正常脂肪組織に高濃度のエストロゲンが存在する。
・アロマターゼ阻害薬は，アンドロゲン類似のステロイド骨格を有し，酵素の基質として作用し酵素（アロマターゼ）を不可逆的に阻害するステロイド型と，活性部位のヘムリングに結合し酵素の機能を可逆的に阻害する非ステロイド型がある。
・非ステロイド型にはアナストロゾール，レトロゾール，ステロイド型にはエキセメスタンがある。
・副作用として，骨密度低下，関節痛，脂質代謝異常などがある。

(4) CYP17 阻害薬

・前立腺がんに使用される。
・CYP17 はアンドロゲン合成酵素であり，アビラテロンは精巣のみならず副腎や前立腺がん組織内で CYP17 を選択的かつ非可逆的に阻害し抗腫瘍効果を示す。
・アビラテロンは，副腎でのコルチゾールの合成を抑制するため，ステロイド（プレドニゾロン）を併用する必要がある。副作用として，肝機能障害，低カリウム血症などがある。

2）ホルモン受容体機能阻害

(1) 抗エストロゲン薬

・乳がんに使用される。
・腫瘍細胞の ER に結合し，エストロゲンに拮抗する非ステロイド型のタモキシフェン，

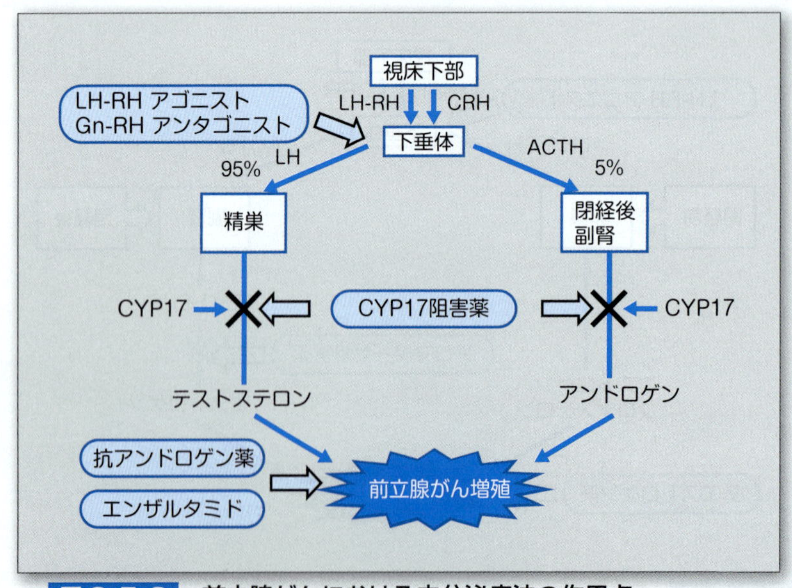

図 2-5-2 前立腺がんにおける内分泌療法の作用点

トレミフェンおよびステロイド型のフルベストラントがある。

- SERMs（selective estrogen receptor modulators）は，組織によってはエストロゲン様に働く（アゴニスト作用）。タモキシフェンは子宮内膜増殖刺激作用を有するため，子宮内膜がんの発生に注意する（罹患率2.4倍増加）。
- SERDs（selective estrogen receptor down-regulators）であるフルベストラントは，ERの分解を著しく促進し，アゴニスト作用を示さない。

(2) 抗アンドロゲン薬

- 前立腺がんに使用される。
- アンドロゲン受容体への結合阻害により作用を発揮する。
- 非ステロイド性のフルタミド，ビカルタミド，ステロイド性のクロルマジノンがあり，副作用として，女性化乳房や肝機能障害などがある。
- LH-RHアゴニストやGn-RHアンタゴニストと抗アンドロゲン薬の併用療法をCAB（combined androgen blockade）またはMAB（maximum androgen blockade）とよび，CABまたはMAB中に再燃した前立腺がんを去勢抵抗性前立腺がん（CRPC：castration resistant prostate cancer）とよぶ。
- CAB中にPSAが再上昇したときに抗アンドロゲン薬を中止することでPASが低下することがあるが（AW effect），多くの場合再度CRPCとなる。
- 新規ホルモン療法として，シグナル伝達阻害によりアンドロゲン受容体への競合的阻害作用を有するエンザルタミドやアパルタミド，アンドロゲン合成酵素であるCYP17活性を阻害しアンドロゲンの合成を阻害するアビラテロンがあり，CRPCに対しても有効である。
- エンザルタミドは，ビカルタミドよりアンドロゲン受容体に対する親和性が約8倍高いが，副作用として，痙攣発作，易疲労感，食欲減退などがある。
- アパルタミドは遠隔転移を有しないCRPCに用いられるが，副作用として痙攣発作，皮膚障害，心臓障害，骨折，疲労などがある。

3）その他

(1) エストロゲン製剤

- 前立腺がんや閉経後の末期乳がん（男性ホルモン療法抵抗性）に使用される。
- エチニルエストラジオールとエストラムスチンがあり，乳がんに対する作用機序は不明な点が多いが，エストロゲン濃度上昇による下垂体を介したネガティブフィードバックにより精巣由来のアンドロゲン産生の抑制などが考えられている。
- エチニルエストラジオールは，前立腺がんでは前立腺および精嚢質量を減少させ，血中テストステロン値を低下させる。
- エストラムスチンは，前立腺がんのみに使用され，エストロゲンとナイトロジェンマスタードを結合させた薬剤である。
- 副作用として，血栓（塞栓）症，狭心症，浮腫，肝機能障害などがある。

(2) プロゲステロン製剤

- 乳がんと子宮体がん（内膜がん）に使用される。
- 酢酸メドロキシプロゲステロンは，乳がんには600～1,200mg/日，子宮内膜がんには400～600mg/日の用量で用いられる。
- 下垂体への作用によるエストロゲン産生低下，副腎皮質ホルモンの低下，ER発現量の低下，PgRを介した作用などが想定されている。
- 副作用として，体重増加，浮腫，満月様顔貌，血栓症などがある。

表2-5-1　内分泌療法の分類

分類		一般名	商品名	適応	
LH-RHアゴニスト		ゴセレリン	ゾラデックス	閉経前乳がん	前立腺がん
		リュープロレリン	リュープリン		
Gn-RHアンタゴニスト		デガレリクス	ゴナックス		前立腺がん
抗エストロゲン薬		タモキシフェン	ノルバデックス	乳がん	
		トレミフェン	フェアストン	閉経後乳がん	
		フルベストラント	フェソロデックス		
アロマターゼ阻害薬	ステロイド型	エキセメスタン	アロマシン	閉経後乳がん	
	非ステロイド型	アナストロゾール	アリミデックス		
		レトロゾール	フェマーラ		
プロゲステロン製剤		メドロキシプロゲステロン	ヒスロンH	乳がん	子宮内膜がん
エストロゲン製剤		エチニルエストラジオール	プロセキソール	閉経後末期乳がん	前立腺がん
		エストラムスチン	エストラサイト		
抗アンドロゲン薬		クロルマジノン	プロスタール		前立腺がん
		ビカルタミド	カソデックス		
		フルタミド	オダイン		
		エンザルタミド	イクスタンジ		
		アビラテロン	ザイティガ		
		アパルタミド	アーリーダ		

ここはチェック

- □ 閉経前乳がんでは，エストロゲンを分泌する卵巣の機能を抑制するためにLH-RH アゴニストおよびエストロゲンの受容体拮抗薬（タモキシフェン）が使用される。
- □ 閉経後乳がんでは，副腎からアンドロゲンが分泌されアロマターゼによりエストロゲンに変換されるため，タモキシフェンの他にアロマターゼ阻害薬が使用される。
- □ 抗エストロゲン薬であるタモキシフェンは，子宮内膜増殖刺激作用を有するため，子宮内膜がんの発生に注意する。
- □ 前立腺がんに対し，LH-RH アゴニストの単独投与初期には一過性にテストステロン濃度が上昇することがあるため（フレアアップ現象），治療開始の数週間は抗アンドロゲン薬の併用が勧められる。
- □ デガレリクスは，下垂体前葉の Gn-RH 受容体に結合し，LH の分泌を抑制することにより，精巣からのテストステロン分泌を低下させる。
- □ アビラテロンは，副腎でのコルチゾールの合成を抑制するため，ステロイド（プレドニゾロン）を併用する。
- □ アパルタミドは遠隔転移を有しない CRPC に用いられる。

6　がん治療における集学的治療

ポイント

» 術後補助化学療法の評価は無病生存期間や全生存期間をエンドポイントとして有効性が証明される。
» 術後補助化学療法が有効と考えられているがんには，乳がん，大腸がん，卵巣がん，非小細胞肺がん，膵がん，子宮体がん，横紋筋肉腫，Ewing 肉腫などがある。
» 術前化学療法のメリット，デメリットを理解する。
» 術前補助化学療法が有効と考えられているがんには，膀胱がん，乳がん，食道がん，喉頭がん，骨肉腫，胚細胞腫，小児固形腫瘍などがある。
» 化学放射線療法が用いられるがんには，肺がん，食道がん，子宮頸がん，頭頸部がん，肛門管がんなどがある。

1　補助化学療法の適応について

- がん治療には，局所療法と全身療法があり，局所療法には手術療法と放射線療法がある。全身療法には化学療法，ホルモン療法などの抗がん薬による薬物療法がある。
- 集学的治療とはこのような治療をいくつか併用した治療をいう。

1）術後補助化学療法（adjuvant chemotherapy）

- 原発病巣が手術により切除された後に，依然残ると予想される全身の微小転移を根絶してその後の再発を防ぐことを目的に実施させる化学療法である。
- 原発巣がないため，進行がんのように奏効率での評価はできず，一般的には手術後無治療群との比較試験による無病生存期間や全生存期間をエンドポイントとして有効性が証明される。

＜術後補助化学療法が有効と考えられているがん＞

乳がん，大腸がん，卵巣がん，非小細胞肺がん，膵がん，子宮体がん，横紋筋肉腫，Ewing 肉腫など

2）術前補助化学療法（neoadjuvant chemotherapy）

(1) 理論的なメリット

- 少しでも早く全身治療を行うことで，微小転移を根絶させ，予後の改善を目指す。

- 切除不能な局所進行がんに対して化学療法によりダウンステージングを図り手術可能とする。
- 化学療法により腫瘍縮小を図り縮小手術が可能となる。
- 化学療法による腫瘍の反応で薬剤の効果が評価できる。

(2) デメリット

- 化学療法が効かなかった場合，手術の時期が遅れる。
- 先行する化学療法の影響で手術の合併症が増加する。
- 腫瘍組織に化学療法の影響による修飾が加わる。
- 治療前の正確な病理学的病期診断の評価ができない。

＜術前化学療法が有効と考えられているがん＞

膀胱がん，乳がん，食道がん，喉頭がん，骨肉腫，胚細胞腫，小児固形腫瘍など

2　化学放射線療法の適応について

1）化学放射線療法（chemoradiotherapy）の目的

- 化学放射線療法の目的は，放射線単独と同等の効果を得るために照射量を減らすことではなく，治療効果を向上させることである。
- 化学放射線療法は，放射線に対する細胞の生物学的反応を高め，放射線や抗がん薬抵抗性を克服するさまざまな手法により，効果的に治療反応性を高める治療法である。

＜化学放射線療法が用いられるがん＞

肺がん，食道がん，子宮頸がん，頭頸部がん，肛門管がんなど

ここはチェック

- □ 術後補助化学療法の有効性は，無病生存期間もしくは全生存期間をエンドポイントとして評価される。
- □ 乳がん，大腸がんなどでは術後補助化学療法が有効とされている。
- □ 乳がんに対するアントラサイクリンを含む術前補助化学療法と術後補助化学療法とで，無病生存率，全生存率に有意差はない。
- □ 肺がん，子宮頸がんには化学放射線療法が用いられることがある。
- □ 頭頸部がんにおいて，セツキシマブが放射線療法と併用して用いられる。

■ 文献

1） 日本臨床腫瘍学会・編：新臨床腫瘍学 改訂第5版；がん薬物療法専門医のために，南江堂，2018
2） 国立がんセンター内科レジデント・編：がん診療レジデントマニュアル 第7版，医学書院，2016
3） 各社添付文書・インタビューフォーム
4） 国立がんセンターがん対策情報センター：がん情報サービス：http://ganjoho.ncc.go.jp/public/index.html

第 3 章　抗がん薬の有害事象

1　骨髄抑制

抗がん薬の有害事象

- 有害事象：患者や被験者に生じた好ましくない医療上すべての出来事
  - ○有害反応：医薬品，放射線，手術などすべての治療法との因果関係が否定できないもの
  - ○薬物有害反応（副作用）：医薬品による有害で意図しないもの
- 抗がん薬による薬物有害反応の分類：米国 National Cancer Institute（NCI：国立がん研究所）による Common Terminology Criteria for Adverse Events（CTCAE：有害事象共通用語基準）version 5.0 が世界共通の指標として用いられている。日本臨床腫瘍研究グループ（JCOG：Japan Clinical Oncology Group）および日本癌治療学会（JSCO）より日本語訳（JCOG/JSCO 版）が提供されている。

ポイント

- » 抗がん薬による薬物有害反応の分類は，CTCAE ver.5.0 の毒性評価規準に基づいて行われ，Grade 1～5 の 5 段階に分類される。
- » CTCAE ver.5.0 に基づいた白血球減少，好中球数減少，血小板数減少，貧血（ヘモグロビン減少）の Grade 別分類を理解する。
- » 白血球減少を起こす多くの抗がん薬の Nadir（最低値）は投与後 7～14 日前後であるが，3 週間以上してから Nadir となる薬剤もある。
- » 発熱性好中球減少症（FN）の定義を理解する。
- » G-CSF の適正使用について理解する。
- » 一般的な血小板輸血の適応は 20,000/mm^3 以下である。
- » 一般的な赤血球輸血の適応はヘモグロビン値 7.0g/dL 以下を目安に臨床症状を考慮して行う。

1　骨髄抑制

- 抗がん薬の多くは細胞分裂の盛んながん細胞を攻撃するが，同様に正常細胞のうち細胞分裂の盛んな骨髄も抗がん薬の攻撃を受ける。その結果，骨髄抑制が起こり，白血球（好中球），赤血球，および血小板が減少する。
- すべての血球（白血球，赤血球，血小板）が低下した状態を汎血球減少症という。
- 骨髄抑制は，血液毒性の総称または別称であり，ほとんどの抗がん薬の DLT（用量規制毒性）になっている。
- 骨髄抑制の程度は，NCI-CTCAE v. 5.0 の規準に従って評価する（表 3-1-1）。

• 化学療法の次のサイクルの遅延や用量制限毒性となることがあるため，適切なマネジメントが求められる。

表 3-1-1　CTCAE ver.5.0 の毒性評価基準に基づいた白血球減少，好中球数減少，血小板数減少，貧血の Grade 別分類

	Grade 1	Grade 2	Grade 3	Grade 4	Grade 5
白血球減少	＜ LLN ～ 3,000/mm^3	＜ 3,000 ～ 2,000/mm^3	＜ 2,000 ～ 1,000/mm^3	＜ 1,000/mm^3	―
好中球数減少	＜ LLN ～ 1,500/mm^3	＜ 1,500 ～ 1,000/mm^3	＜ 1,000 ～ 500/mm^3	＜ 500/mm^3	―
血小板数減少	＜ LLN ～ 75,000/mm^3	＜ 75,000 ～ 50,000/mm^3	＜ 50,000 ～ 25,000/mm^3	＜ 25,000/mm^3	―
貧血（ヘモグロビン減少）	＜ LLN ～ 10.0g/dL	＜ 10.0 ～ 8.0g/dL	＜ 8.0g/dL	生命を脅かす；緊急処置を要する	死亡

LLN：施設基準値下限　（有害事象共通用語基準 V5.0 日本語訳 JCOG 版を参考に作成）

2　白血球減少（好中球減少）

1）減少のメカニズムと経過

• 白血球には顆粒球（60 ～ 70％），単球（5％），リンパ球（20 ～ 30％）があり，顆粒球には好中球，好酸球および好塩基球が含まれる。これらの前駆細胞は骨髄中で活発に分裂しており，抗がん薬によって強く障害を受ける。

• 好中球の寿命は組織中で 4 ～ 5 日といわれ，骨髄抑制の影響が現れやすい。骨髄は新しい細胞を作り続けるが，好中球の供給が壊れていくのに追いつかない場合に減少する。

• 多くの抗がん薬の Nadir（最低値）は投与後 7 ～ 14 日前後であるが，3 週間以上経過してから Nadir になる薬剤もある。Nadir から 7 ～ 10 日間ぐらいでほぼもとの状態に回復する。

• 好中球減少は，FN などの致死的な合併症を起こす。

• 好中球減少の程度は，抗がん薬治療による骨髄予備能低下や投与量，投与間隔によって異なる。

2）発熱性好中球減少症（FN：febrile neutropenia）

• 化学療法に起因して生じる好中球減少時の発熱は，その大半が感染症でありときに重篤で致死的な合併症であり，広域スペクトラムの抗菌薬を用いた治療が施行される。この病態を FN とよび，発熱の程度と末梢血液中の好中球絶対数（ANC：absolute neutrophil count）の程度で定義される。

(1) FN の定義

• 日本臨床腫瘍学会（JSMO）：FN 診療ガイドライン（改訂第 2 版）では，「ANC が 500/μL 未満，あるいは 1,000/μL 未満で 48 時間以内に 500/μL 未満に減少すると予測される状態」かつ「腋窩温 37.5℃以上（口腔内温 38℃以上）の発熱を生じた場合」

表3-1-2　主なガイドラインにおける発熱性好中球減少症（FN）の定義

	ESMO	IDSA	NCCN	CTCAEv5.0	JSMO
発熱の程度	口腔内体温＞38.3℃ or ＞38.0℃が2時間以上持続	口腔内体温≧38.3℃ or ≧38.0℃が1時間以上持続	口腔内体温≧38.3℃ or ≧38.0℃が1時間以上持続	1回でも体温＞38.3℃ or ≧38.0℃が1時間以上持続	腋窩体温≧37.5℃ or 口腔内体温≧38℃
好中球数の程度	ANC＜500/μL or＜500/μLを予測できる	ANC＜500/μL or 48時間以内に＜500/μLを予測できる	ANC＜500/μL or ANC＜1,000/μLで48時間以内に≦500/μLを予測できる	ANC＜1,000/μL	ANC＜500/μL or ANC＜1,000/μLで48時間以内に＜500/μLを予測できる

・ESMO：European Society for Medical Oncology
・JSMO：Japanese Society of Medical Oncology
・IDSA　：Infectious Diseases Society of America

（日本癌治療学会・編：G-CSF適正使用ガイドライン2013年版Ver.2，金原出版，2015，p.10より）

としているが，各種ガイドラインにより若干異なる（表3-1-2）。

(2) FN発症に関するリスク因子（NCCN ver 2. 2016 Myeloid Growth Factors）

- full doseのがん薬物療法を受ける高齢者（65歳以上）
- 前治療として化学療法や放射線療法を有する
- 直近の手術療法歴や開放創がある
- 持続する好中球減少症や腫瘍による骨髄浸潤を有する
- Performance Status不良
- 腎機能の低下（クレアチニン・クリアランス＜50mL/min）
- 肝機能障害（ビリルビン値＞2.0mg/dL）

3）顆粒球コロニー形成刺激因子（G-CSF：granulocyte-colony stimulating factor）

- 好中球減少に対する薬剤として，ヒト顆粒球コロニー形成刺激因子（G-CSF）がある。
- G-CSFは，顆粒球系前駆細胞のG-CSF受容体に作用し，好中球前駆細胞から好中球への分化・増殖を促進する。また，血管内皮に接着している顆粒球を放出させる作用もある。これらにより末梢血中の顆粒球が増加する。また，成熟顆粒球に対して殺菌能，遊走能などの機能を高める作用もあるとされている。

4）G-CSF適正使用ガイドライン

- 国内では2013年に日本癌治療学会（JSCO）からG-CSF適正使用ガイドラインVer. 5が作成されている。海外のガイドラインで代表的なものを以下に示す。G-CSFの効能・効果，用法・用量は，日本国内の承認内容と異なる場合もあるので注意する。
  ・ASCO（American Society of Clinical Oncology）：2015年
  ・EORTC（European Organization of Research and Treatment of Cancer）：2010年

・NCCN（National Comprehensive Cancer Network）：2017 年

■ **G-CSF の投与法には，予防的投与と治療的投与がある。予防的投与には，一次予防的投与と二次予防的投与がある。**

(1) 一次予防的投与

- 抗がん薬治療の 1 コース目から，FN を予防する目的で，好中球減少や発熱を確認することなく G-CSF を投与することである。
- G-CSF の併用を前提に治療強度を増強したレジメンで，生存期間の延長が示されている場合は，一次予防的投与が推奨される。（推奨グレード A）
- FN 発症率が 20％以上のレジメンを使用するとき，G-CSF の一次予防的投与が推奨される。（推奨グレード A）
- FN 発症率が 10 ～ 20％のレジメンを使用するとき，FN 発症または重症化のリスクが高いと考えられる因子をもつ患者では G-CSF の一次予防的投与を考慮する。（推奨グレード B）
- ※ G-CSF の一次予防的投与の適応を判断するためには，使用するレジメンの FN 発症リスクを知る必要がある。日本癌治療学会がん診療ガイドラインでは，代表的なレジメンの FN 発症率が示されている（表 3-1-3）。

(2) 二次予防的投与

- 抗がん薬治療において前コースで FN を生じたり，遷延性の好中球減少症で投与スケジュールの延期が必要となったりした場合に次コースで予防的に G-CSF を投与する場合を指す。
- 抗がん薬の減量やスケジュール変更を行うことが望ましくない患者において，G-CSF の二次予防的投与を行うことで治療強度を維持し，その結果，生存期間延長に寄与する可能性がある。（推奨グレード B）

(3) 治療的投与

- 無熱性好中球減少症患者に対し，ルーチンに治療的投与はすべきではない。（推奨グレード C2）
- FN 患者に対し，ルーチンに G-CSF の治療的投与をすべきでない。ただし，G-CSF の予防投与を受けていた FN 患者では，継続投与が勧められる。（推奨グレード C1）

(4) 高齢者への投与

- 65 歳以上の患者に対しては，リンパ腫に対する CHOP などの寛解導入化学療法の際には予防投与を行う。（推奨グレード A）
- リンパ腫以外の高齢患者に対して，65 歳以上であるという理由だけで，G-CSF の予防投与を行うのは避けるべきである。（推奨グレード C2）

(5) 放射線併用時

- 放射線同時併用化学療法施行時，縦隔領域が照射内に含まれる場合は，G-CSF 使用は推奨されない。（推奨グレード D）
- 放射線療法施行時，好中球減少症により，放射線照射の遅延が長引くと予測される場合に G-CSF の治療的投与を考慮してもよい。（推奨グレード C1）

表3-1-3 FN発症率20%以上の主なレジメン

がん腫	レジメン	FN発症率（%）	薬剤
急性骨髄性白血病	IDR＋Ara-C	78.2	IDR，Ara-C
	多剤併用療法（MIT＋Ara-C，DNR＋Ara-C，ACR＋Ara-C，ETP＋Ara-C＋VCR＋VDS）	66.4	MIT，Ara-C，DNR，ACR，ETP，VCR，VDSなど
悪性リンパ腫	CHOP	17～50	CPA，ADM，VCR，PSL
	DHAP，ESHAP	30～64	DEX，Ara-C，CDDP，ETP
	CHASE	25	CPA，Ara-C，DEX，ETP
	SMILE	39	DEX，MTX，IFM，L-asp，ETP
	Hyper CVAD	86	CPA，ADM，VCR，DEX
乳がん	TAC	25.2	DTX，ADM，CPA
	FEC（術前）	20	5-FU，EPI，CPA
	TC	68.8	DTX，CPA
膀胱がん	MVAC	24	MTX，VBL，ADM，CDDP
前立腺がん	Cabazitaxel（25mg/m^2）	8～54.5	Cabazitaxel
骨肉腫	AC	21（infection）	ADM，CDDP
卵巣がん	PTX 175 mg/m^2，q3w	22（G-CSF－）	PTX
肺小細胞がん	CDDP＋ETP＋CPT-11	31	CDDP，ETP，CPT-11
肺非小細胞がん	DTX＋Ram	34	DTX，Ram
胃がん	DTX＋CDDP	21	DTX，CDDP
	DTX＋CDDP＋5-FU	41	DTX，CDDP，5-FU
食道がん	DTX	32	DTX
膵がん	FOLFIRINOX	22.2	5-FU，LV，L-OHP，CPT-11

（日本癌治療学会・編：G-CSF適正使用ガイドライン2013年版Ver.2，金原出版，2015，pp.16-22を参考に作成）

5）がん化学療法におけるG-CSF製剤の用法・用量と使用上の注意事項

- 表3-1-4に各G-CSF製剤の日本国内の用法・用量を示す。
- 好中球数が最低値を示す時期を経過後，5,000/mm^{3}に達した場合は投与を中止するが，2,000/mm^{3}以上に回復し，感染症が疑われるような症状がない場合は減量・中止を検討する。
- 皮下投与を原則とするが，出血傾向などにより皮下投与が困難な場合は静脈内投与（点滴静注も含む）する。皮下投与のほうが静脈内投与よりも半減期が長く，投与量は静脈内投与のほうが皮下投与よりも多くなっている。
- がん化学療法薬の投与前24時間以内および投与終了後24時間以内のG-CSFの投与は避ける。G-CSFの投与によって骨髄細胞が急速に分裂するため，かえって重篤な骨髄抑制

表 3-1-4 悪性腫瘍疾患における G-CSF 製剤の用法・用量

<table>
<tr><th colspan="2">適応とがん腫</th><th>ペグフィルグラスチム（ジーラスタ®）</th><th>フィルグラスチム（バイオシミラー，グラン®）</th><th>レノグラスチム（ノイトロジン®）</th><th>ナルトグラスチム（ノイアップ®）</th></tr>
<tr><td colspan="2" rowspan="2">造血幹細胞移植時の好中球数増加促進</td><td rowspan="2">適応なし</td><td colspan="3">移植施行翌日ないし5日後から</td></tr>
<tr><td>300 μg/m^2 点滴静注</td><td>5 μg/kg 点滴静注</td><td>8 μg/kg 静注</td></tr>
<tr><td rowspan="6">がん化学療法による好中球減少症</td><td rowspan="2">急性白血病</td><td rowspan="6">適応なし</td><td colspan="3">骨髄中の芽球が十分減少し末梢血液中に芽球が認められない時点から</td></tr>
<tr><td>翌日以降，100 μg/m^2 皮下注，もしくは 200 μg/m^2 静注</td><td>翌日以降，2 μg/kg 皮下注，もしくは 5 μg/kg 静注</td><td>翌日以降，1 μg/kg 皮下注，もしくは 2 μg/kg 静注</td></tr>
<tr><td rowspan="2">悪性リンパ腫
小細胞肺癌
胚細胞腫瘍
神経芽細胞腫
小児がん</td><td colspan="3">がん化学療法剤投与終了後（翌日以降）から</td></tr>
<tr><td>翌日以降，50 μg/m^2 皮下注，もしくは 100 μg/m^2 静注</td><td>翌日以降，2 μg/kg 皮下注，もしくは 5 μg/kg 静注</td><td>翌日以降，1 μg/kg 皮下注，もしくは 2 μg/kg 静注</td></tr>
<tr><td rowspan="2">その他のがん腫</td><td colspan="3">1 コース目では好中球数が 1,000/mm^3 未満で発熱（原則 38℃以上）あるいは 500/mm^3 未満の時点，また，1 コース目に G-CSF 製剤の投与を必要とし，かつ同一の化学療法を施行する場合に，好中球数 1,000/mm^3 未満が観察された時点から</td></tr>
<tr><td>50 μg/m^2 皮下注，もしくは 100 μg/m^2 静注</td><td>2 μg/kg 皮下注，もしくは 5 μg/kg 静注</td><td>1 μg/kg 皮下注，もしくは 2 μg/kg 静注</td></tr>
<tr><td colspan="2">がん化学療法による発熱性好中球減少症の発症抑制</td><td>がん化学療法剤投与終了後（翌日以降）に 3.6mg を化学療法 1 サイクルあたり 1 回皮下注</td><td colspan="2">適応なし</td><td>適応なし</td></tr>
<tr><td colspan="2" rowspan="2">骨髄異形成症候群に伴う好中球減少症</td><td rowspan="2">適応なし</td><td colspan="2">好中球数 1,000/mm^3 未満が観察された時点から</td><td rowspan="2">適応なし</td></tr>
<tr><td>100 μg/m^2 点滴静注</td><td>5 μg/kg 静注</td></tr>
</table>

を招く危険性がある。

- 骨髄性白血病では，がん細胞の増殖を逆に促進してしまう可能性があるため骨髄中の芽球が十分に減少し，末梢血液中に芽球が認められないことを確認し，慎重に G-CSF を使用する。
- G-CSF にポリエチレングリコール（PEG：polyethylene glycol）を結合させ，血中半減期を延長させた製剤であるペグフィルグラスチム（ジーラスタ®）は，1 サイクルあたり 1 回皮下投与である。
- ペグフィルグラスチムは，がん化学療法剤の投与開始 14 日前から投与終了 24 時間以内に投与しない。

- FN 発症率が 20%以上の2週ごとまたは3週ごと投与レジメンを使用するとき，また治療強度を増強したレジメンでの有効性が示されている場合は，ペグフィルグラスチムを一次予防的に用いることは，FN 予防に有用である。（推奨グレード A）
- G-CSF バイオシミラーは先行バイオ医薬品 G-CSF と同等である。（推奨グレード A）
- G-CSF の投与により骨痛，腰痛が起こることがあり NSAIDs を投与する。（推奨グレード C1）

3　血小板減少

1）減少のメカニズムと経過

- 化学療法に由来する血小板減少は，血小板産生の低下によるものである。大半の抗がん薬は白血球減少をきたすが，同時に血小板減少も発現する可能性がある。
- 血小板減少が DLT（用量規制毒性）となる薬剤としては，IDR，ETP，MMC，CBDCA，ACNU，MCNU，GEM，ボルテゾミブなどがあげられる。
- 化学療法中に出現してくる血小板減少は，原疾患に由来するもの，副作用の合併症による間接的な発症もあるため，上記の抗がん薬以外でもきたすことを念頭におかなければならない。
- 血小板の寿命は 8 ～ 10 日で，白血球と同様に抗がん薬投与後 10 ～ 14 日くらいで最低値になるが，その後 1 ～ 2 週間でほぼもとの状態に戻る。

2）血小板製剤の使用基準と効果

- 血小板減少に対する有効な手段は，血小板輸血を行うことである。
- 血小板数が 20,000/mm^3 未満が輸血を行う一つの目安となる。
- 網膜，中枢神経系，肺，消化管などの出血には，血小板数を 50,000/mm^3 以上に維持するように行う。
- 造血器腫瘍など血小板減少が高頻度な治療においては，濃厚血小板（PC-LR：Platelet Concentrate, Leukocytes Reduced）輸血の予防投与を行う。
- 体重 50kg の成人に PC-LR「日赤」10 単位を輸血すると血小板数は約 38,000/mm^3 上昇する。

3）トロンボポエチン受容体作動薬（TPO-RAs：thrombopoietin-receptor agonists）

- TPO-RAs 投与下でがん薬物療法を施行した難治性特発性血小板減少性紫斑病患者の報告はわずかにあるが，がん薬物療法による血小板減少に対して日本での保険適応はない。

4　赤血球減少（貧血）

1）貧血のメカニズムと経過

- 赤血球減少（貧血）は化学療法のみならず，さまざまな要因（出血，鉄欠乏，放射線療法，脾腫，骨髄浸潤など）によって発現する。
- 赤血球には酸素を運ぶヘモグロビンが多く含まれており，赤血球減少（貧血）に伴い，倦怠感，めまい，呼吸困難などの症状が発現する。
- 化学療法を受けた患者の約 30％で Hb 濃度が 10g/dL 以下になる。
- 大半の抗がん薬はある程度の赤血球減少作用を有するが，特に CDDP，CPA，MTX などが代表的である。
- 赤血球の寿命は 120 日と長いため，白血球減少や血小板減少に比べ緩やかに発現する傾向にあるが，多剤併用や治療の継続に伴い著明な貧血をきたすこともあり，注意が必要である。

2）赤血球製剤の使用基準と効果

- ヘモグロビン（Hb：Hemoglobin）値 7g/dL が赤血球（RBC-LR：Red Blood Cells, Leukocytes Reduced）輸血を行う一つの目安であり，10g/dL 以上にする必要はない。
- 体重 50kg の成人に赤血球液-LR「日赤」2 単位を輸血すると Hb 値は約 1.6 ～ 1.7g/dL 上昇する。
- 輸血後鉄過剰症は，がん薬物療法に対応する期間（通常 1 年未満）に限って輸血を受けている患者では起こりにくい。

3）赤血球造血刺激因子製剤（ESA：erythropoiesis-stimulating agents）

- 海外では輸血を避けるため，がん薬物療法による貧血に対して，投与される場合がある。しかし，予後の短縮，無増悪生存期間の短縮，血栓症のリスク増加の報告があり，日本での保険適応はない。

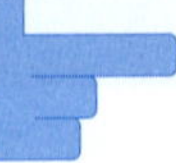

ここはチェック

- □ G-CSF の併用を前提に治療強度を増強したレジメンで，生存期間の延長が示されている場合は，一次予防的投与が推奨される。
- □ FN 発症率が 20％以上のレジメンを使用するとき，G-CSF の一次予防的投与が推奨される。
- □ 無熱性好中球減少症患者に対し，ルーチンに G-CSF の治療的投与はすべきではない。
- □ G-CSF の静脈内投与は皮下投与と比べたとき，半減期が短くなる。
- □ G-CSF は，がん化学療法薬の投与前 24 時間以内および投与終了 24 時間以内の投与は避ける。
- □ ペグフィルグラスチムは，がん化学療法剤の投与開始 14 日前から投与終了 24 時間以内の投与は避ける。
- □ ペグフィルグラスチムは，3.6mg/body を化学療法 1 サイクルあたり 1 回皮下投与する。
- □ 体重 50kg の成人に PC-LR「日赤」10 単位を輸血すると血小板数は約 38,000/mm^3 上昇する。
- □ 体重 50kg の成人に赤血球液-LR「日赤」2 単位を輸血すると Hb 値は約 1.6～1.7g/dL 上昇する。

文献

1） 各社添付文書・インタビューフォーム・適正使用ガイド
2） Smith TJ, et al ： Recommendations for the Use of WBC Growth Factors ： American Society of Clinical Oncology Clinical Practice Guideline Update. J Clin Oncol, 33：3199-3212, 2015
3） 日本臨床腫瘍学会・編：新臨床腫瘍学 改訂第 5 版；がん薬物療法専門医のために，南江堂，2018
4） 国立がん研究センター内科レジデント・編：がん診療レジデントマニュアル 第 7 版，医学書院，2016
5） 大津敦・編：エビデンスに基づいた癌化学療法ハンドブック，メディカルレビュー社，2018
6） 阿南節子・編：外来がん化学療法 Q & A 第 2 版；抗がん薬の適正・安全使用と副作用対策，じほう，2010
7） Common Terminology Criteria for Adverse Events v5.0 日本語訳　JCOG/JSCO 版 2017
8） 厚生労働省医薬・生活衛生局：血液製剤の使用指針，平成 31 年 3 月
9） 日本臨床腫瘍学会：発熱性好中球減少症（FN）診療ガイドライン　改訂第 2 版，南江堂，2017
10） 日本癌治療学会：G-CSF 適正使用診療ガイドライン Version 5.2013
11） 国立がん研究センターがん対策情報センター：がん情報サービス：http://ganjoho.ncc.go.jp/public/index.html
12） 安藤雄一，寺田智祐・編：ハイリスク患者のがん薬物療法ハンドブック，羊土社，2017

2 感染症対策

ポイント

- 発熱性好中球減少症の定義を理解する。
- 好中球減少時の感染症の原因菌として，近年はコアグラーゼ陰性ブドウ球菌，連鎖球菌および黄色ブドウ球菌などのグラム陽性菌が高い頻度を占める。
- FN 患者を高リスクと低リスクに分類し，患者のリスクに応じて治療を選択する指針が示されている。重症化リスクを評価するためのスコアリングシステム MASCC スコアについて理解する。
- FN の治療方針として，FN 患者に対する初期治療（経験的治療）および経験的治療開始 3 ～ 4 日後の再評価のアルゴリズムについて理解する。
- 高リスクの FN 患者の初期治療は抗緑膿菌作用を有する β-ラクタム系薬の経静脈的な単剤療法が推奨される。
- 同種造血幹細胞移植を受ける患者，急性リンパ性白血病の患者などでは，ニューモシスチス肺炎を予防する目的で ST 合剤の予防投与が推奨される。
- 化学療法施行患者における B 型肝炎対策ガイドラインに基づいたスクリーニングの流れを理解する。

1 発熱性好中球減少症（FN：febrile neutropenia）の定義

- がん化学療法や放射線療法により好中球減少症をきたし発熱している状態である。その多くは感染症が原因であると考えられている。
- 感染巣や原因微生物を特定できる確率は 20 ～ 30％であり，多くの発熱の原因は不明である。
- FN の予防および治療に関しては，米国感染症学会（IDSA：Infectious Disease Society of America）のガイドライン（2016 年改訂）や IDSA のガイドラインに基づき日本の実地診療に則して作成された日本臨床腫瘍学会の「発熱性好中球減少症（FN）診療ガイドライン（改訂第 2 版）」（2017 年改訂）がある。各種学会の FN の定義については本章「1 骨髄抑制」の項（118 頁）を参照。

2 発熱性好中球減少症の原因微生物

- 以前は，緑膿菌，大腸菌などのグラム陰性菌（GNB）の検出割合が高かったが，近年は長期血管内カテーテルの留置やキノロン系抗菌薬の予防投与の増加，粘膜障害の強い抗がん薬レジメンの増加により，コアグラーゼ陰性ブドウ球菌，連鎖球菌および黄色ブドウ球菌などのグラム陽性菌（GPB）の割合が高い。

- 基質特異性拡張型β-ラクタマーゼ（ESBL）産生腸内細菌，多剤耐性緑膿菌（MDRP），多剤耐性アシネトバクター（MDRA），カルバペネム耐性腸内細菌科細菌（CRE）などは予後不良である。
- メチシリン耐性黄色ブドウ球菌（MRSA）やバンコマイシン耐性腸球菌（VRE）など，耐性グラム陽性菌の分離頻度が高くなっている。
- 好中球減少持続期間が長期にわたる患者では，*Candida* 属，*Aspergillus* 属などの真菌感染症のリスクが高い。
- 抗菌薬および抗真菌薬の予防投与時は，耐性菌などのブレイクスルー感染症の可能性を考慮する。

■ FN を起こす頻度は高くないが，死亡率が高い原因微生物

- GPB血流感染症では*Bacillus*属あるいは*Corynebacterium jeikeium*などが予後不良であり，GNB 血流感染症では *Stenotrophomonas maltophilia* の死亡率が高い。
- 真菌ではトリコスポロン，ムーコルあるいはフサリウムなどがある。
- MDRP，MDRA，CRE などは経験的治療がしばしば無効のため，有効な抗菌薬の投与開始が遅れ，予後不良となりやすい。

3　発熱性好中球減少症患者のリスク評価

- FN 患者の最初の対応として重症化のリスクの評価を行うことが推奨されている。
- リスクを評価するためのスコアリングシステムに Multinational Association for Supportive Care in Cancer（MASCC）がある。（推奨の強さ：2，エビデンスレベル：B）（表 3-2-1）
- IDSA ガイドラインでは高リスクの因子として，7日以上持続する高度な好中球減少症（100/μL 以下），嚥下障害や高度な下痢を伴う消化管粘膜障害，消化器症状，精神症状または神経学的異常，肺浸潤の出現または慢性肺疾患の存在などがある。
- EORTC ガイドラインでは高いリスクの因子として，FN の既往，治療強度（dose-intensity）が強く，治療間隔（dose-density）が短いがん薬物療法レジメン，貧血，心疾患・腎疾患の合併，肝トランスアミナーゼ上昇などがある。

4　発熱性好中球減少症の診断・治療

1）初期検査（検査と培養）

(1) 白血球分画および血小板を含む血算（CBC）
(2) 腎機能（血中尿素窒素，血清クレアチニン），電解質，肝機能（トランスアミナーゼ，

表 3-2-1　**MASCC スコア**

臨床症状 （1 つを選択）	無症状	5
	軽度の症状	5
	中等度の症状	3
血圧低下なし		5
慢性閉塞性肺疾患なし		4
真菌感染症既往のない造血器腫瘍，または固形腫瘍		4
脱水症状なし		3
発熱時に外来治療中		3
60 歳未満（16 歳未満には適用なし）		2
（合計点数 21 点以上を低リスク患者，20 点以下が高リスク患者とする）		

（Klastersky J, et al：The Multinational Association for Supportive Care in Cancer risk index；A multinational scoring system for identifying low-risk febrile neutropenic cancer patients. J Clin Oncol, 18（16）：3038-3051, 2000 より）

総ビリルビン，アルカリフォスファターゼ）を含む生化学検査

(3) 抗菌薬開始前の 2 セット以上の静脈血液培養
- 中心静脈カテーテルが留置されている場合は，カテーテルの内腔から 1 セットと末梢静脈から 1 セットを（推奨の強さ 2，エビデンスレベル C），中心静脈カテーテルが留置されていない場合は，異なる部位の末梢静脈から 2 セット（推奨の強さ 1，エビデンスレベル B）を採取

(4) 感染が疑われる症状・徴候を示す部位での培養検査

(5) 呼吸器症状・徴候を伴い感染が疑われる場合は，胸部 X 線検査

2）初期治療（経験的治療）

- まずは致死的な敗血症の原因となるグラム陰性菌（特に緑膿菌）に対し経験的，迅速かつ広域の抗菌薬治療を開始することが必要である（表 3-2-2）。

表 3-2-2　**経験的治療に用いられる抗菌薬**

日本で FN に対する保険適応がある薬剤
・セフェピム　1 回 2g　12 時間毎　静注 ・メロペネム　1 回 1g　8 時間毎　静注 ・タゾバクタム・ピペラシリン　1 回 4.5g　6 時間毎　静注
日本で FN に対する保険適応はないが，十分なエビデンスが集積されている薬剤
・イミペネム・シラスタチン　1 回 0.5g　6 時間毎　静注 ・セフタジジム　1 回 1g　6 時間毎　静注
日本で FN に対する保険適応はなく，エビデンスも集積途上であるが，日常臨床で使用されている薬剤
・セフピロム　1 回 2g　12 時間毎　静注 ・セフォゾプラン　1 回 1g　6 時間毎　静注　もしくは 1 回 2g　12 時間毎　静注 ・ビアペネム　1 回 0.6g　12 時間毎　静注　もしくは 1 回 0.3g　6～8 時間毎　静注 ・パニペネム・ベタミプロン　1 回 0.5g　6 時間毎　静注 ・ドリペネム　1 回 1g　8 時間毎　静注

(1) 高リスク患者：入院管理下で静注による経験的抗菌薬治療が必要である（図3-2-1）。

- 抗緑膿菌作用を有するβ-ラクタム系薬の単剤療法（セフェピム，メロペネム，タゾバクタム・ピペラシリンなど）を選択する。
- FNに対するβ-ラクタム薬とアミノグリコシドの併用療法の治療効果が，β-ラクタム薬単剤療法と同等で，有害事象，特に腎毒性は併用療法に多くみられることから，単剤治療が推奨されている。（推奨の強さ1，エビデンスレベルA）
- 敗血症や肺炎などの重症感染症，緑膿菌感染症の既往がある場合は，β-ラクタム系薬にアミノグリコシド系薬またはフルオロキノロン系薬の併用療法が推奨される。
- 初期治療に抗MRSA薬をルーチンに併用することは，特定の状況を除き推奨されない。

＜抗MRSA薬の使用を検討する特定の状況＞

① 血行動態が不安定な重症感染症
② 血液培養でグラム陽性球菌を認め，その感受性が判明するまで
③ 重症のカテーテル感染症が疑われる場合
④ 皮膚・軟部組織感染症

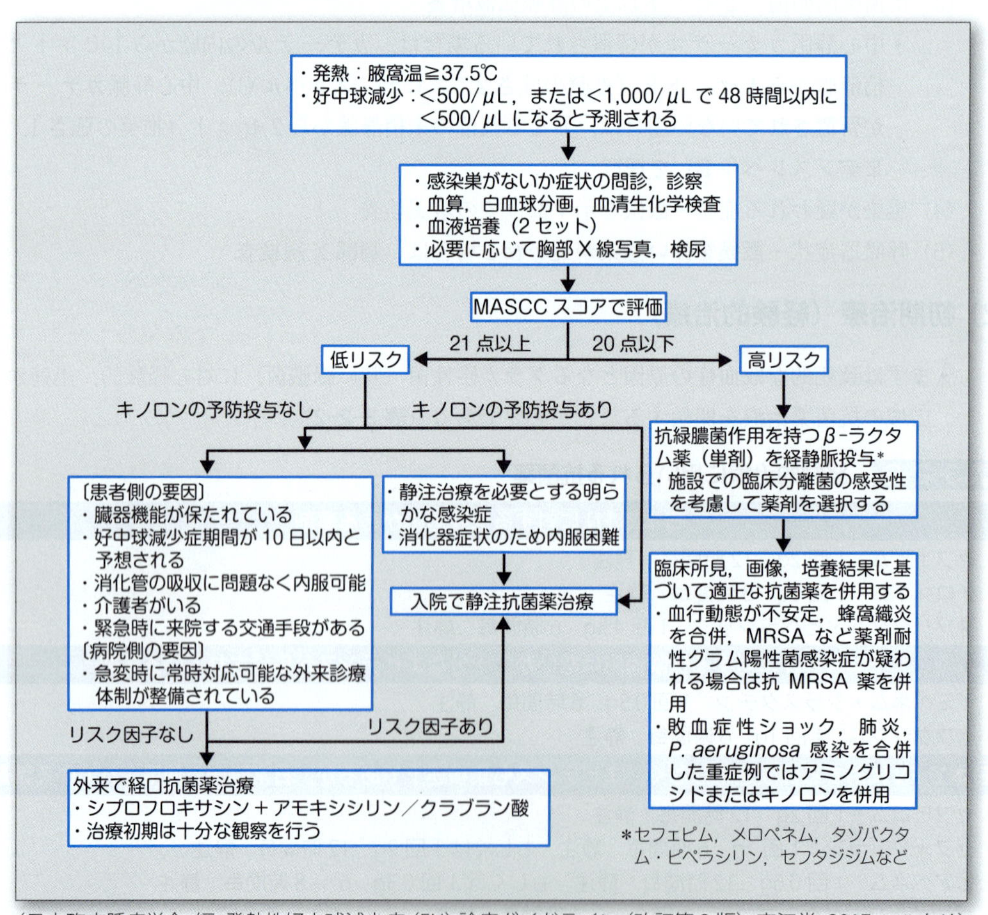

（日本臨床腫瘍学会・編：発熱性好中球減少症（FN）診療ガイドライン（改訂第2版），南江堂，2017，pxiiより）

図3-2-1　FN患者に対する初期治療（経験的治療）

⑤　MRSA，ペニシリン耐性肺炎球菌を保有している場合

⑥　フルオロキノロンを予防内服していた患者で重症の粘膜炎を伴う場合

(2) 低リスク患者：経口抗菌薬による外来治療が可能である（図 3-2-1）。(推奨の強さ 2，エビデンスレベル B)

- 経口による経験的治療としては，フルオロキノロン（最もエビデンスがあるのはシプロフロキサシンである）とクラブラン酸・アモキシシリンの併用が推奨される。
- フルオロキノロン系薬の予防投与を受けている患者には，経口によるフルオロキノロン系薬で経験的治療を行わず，経静脈的抗菌薬での治療を行う。

3）抗菌薬治療の再評価とその後の対応（図 3-2-2）

- 治療開始 3 ～ 4 日後に評価を行う。

(1) 初期治療で解熱した場合

- 好中球数≧ 500/μL となるまでは，初期治療の抗菌薬を継続する。
- 臨床的に安定しており腸管からの吸収が十分なようであれば，好中球回復前でも抗菌薬レジメンを静注から経口に変更も可能である。
- バンコマイシンまたは他のグラム陽性菌に有効な薬剤が初期投与されていた場合，グラム陽性菌感染の所見がなければ中止する。

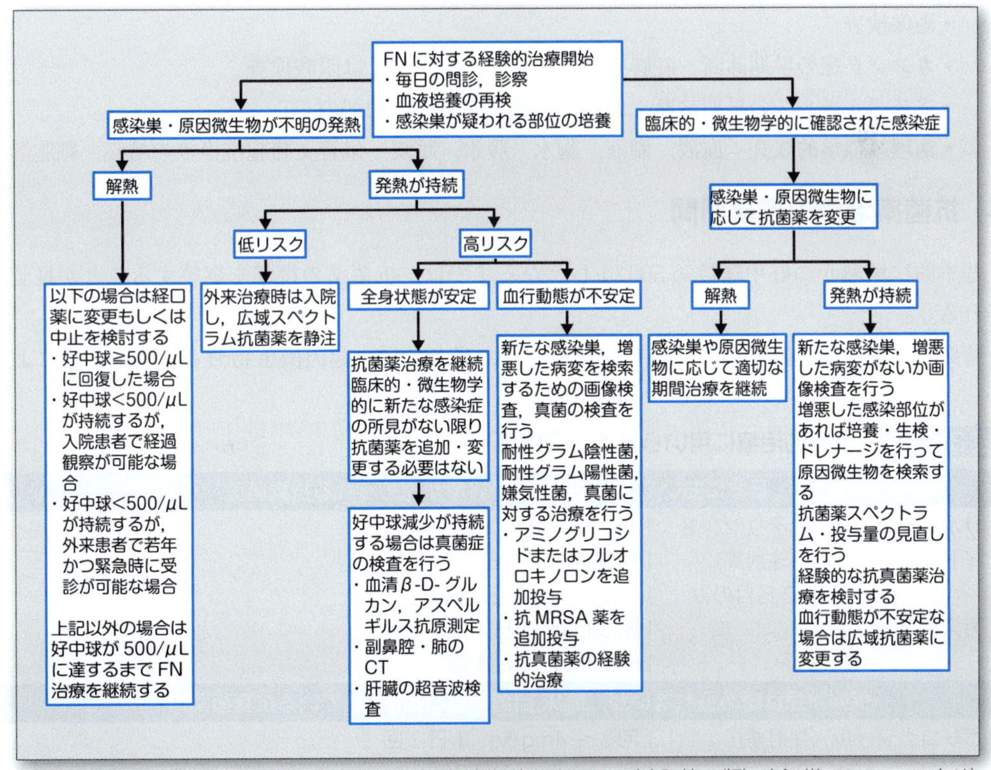

（日本臨床腫瘍学会・編：発熱性好中球減少症（FN）診療ガイドライン（改訂第 2 版），南江堂，2017，p.xiii より）

図 3-2-2　FN 患者に対する経験的治療開始 3 ～ 4 日後の再評価

(2) 初期治療で解熱しなかった場合

- 抗菌薬開始後3～4日経過してもFNが持続する場合は，血液検査，培養検査，画像検査などを行い，抗酸菌，真菌，ウイルス感染症の合併を鑑別する。一方で，全身状態が安定していて新たな感染症の所見がなければ，抗菌薬を追加・変更する必要はない。
- 血行動態が不安定な患者には，耐性グラム陰性菌，耐性グラム陽性菌，嫌気性菌および真菌に対する治療を考慮する。
- 高リスク患者では，4～7日間の広域抗生剤に反応しない場合は，抗真菌薬の経験的治療が推奨される（表3-2-3）。
- FNに対するγ-グロブリン製剤の有効性を検討した研究はなく，積極的な使用は推奨されない。(推奨の強さ2，エビデンスレベルC)
- FN発症患者に対して，G-CSFの治療的投与は推奨されない。重症化する可能性が高い場合は，G-CSFの使用を考慮する。(推奨の強さ2，エビデンスレベルB)
- 臨床的，微生物学的あるいは画像診断により新たな所見が出現した場合や感染症が確定した場合には，抗菌薬の変更を行う。

■（深在性）真菌症の早期診断に有用な検査法

- 血清診断：β-D-グルカン（カンジダ，アスペルギルス，ニューモシスチスなどで陽性となるが，クリプトコッカス，接合菌では陰性），ガラクトマンナン抗原（アスペルギルス診断）
- 画像検査
- カンジダ症の早期診断：肝脾の超音波検査，眼内炎には眼底検査
- アスペルギルスの早期診断：頭部・鼻腔・副鼻腔・胸部のCT
- 病理組織学的検査：血液，髄液，胸水，腹水，喀痰，気管支肺胞洗浄液の培養，細胞診

4）抗菌薬治療の継続期間

- 基本的に解熱かつ好中球数≧500/μLとなるまでは，抗菌薬の投与を継続することが推奨される。
- 臨床的または微生物学的に感染症が診断された患者では，起因微生物および感染部位によっ

表3-2-3　経験的治療に用いられる抗真菌薬

日本においてFNに対し保険診療が認められる抗真菌薬	
・リポソーマルアムホテリシンB	1回2.5mg/kg　1日1回
・イトラコナゾール（注射薬）	1回200mg　1日1回
初日・2日目のみ	1回200mg　1日2回
・カスポファンギン	1回50mg　1日1回
初日のみ	1回70mg　1日1回
保険診療は認められないが，臨床上は同等に使用されている抗真菌薬の一例	
・ボリコナゾール（注射薬）	1回3～4mg/kg　1日2回
初日のみ	1回6mg/kg　1日2回
・ミカファンギン	1回100～150mg　1日1回

て治療期間が示されているものに従う。

5　予防投与

1）ST 合剤の予防投与

- HIV 感染症をはじめとする免疫低下患者にとって，*Pneumocystis jirovecii* が原因で発症するニューモシスチス肺炎（PCP）は注意すべき日和見感染症である。以下に示す，がん患者においても ST（スルファメトキサゾール・トリメトプリム）合剤の予防投与を行い，PCP の予防が推奨される（表 3-2-4）。
  ① 同種造血幹細胞移植を受ける患者（推奨の強さ 1，エビデンスレベル A）
  ② 急性リンパ性白血病の患者（推奨の強さ 1，エビデンスレベル B）
  ③ 成人 T 細胞性白血病の患者（推奨の強さ 1，エビデンスレベル C）

表 3-2-4　予防投与に用いられる薬剤の一例

ニューモシスチス肺炎予防
・ST 合剤：1 日 1 回 1 錠（スルファメトキサゾール 400mg/ トリメトプリム 80mg 含有）を 1 日 1 ～ 2 錠を連日または週 3 回 ・アトバコン内服： 内用懸濁液 1 日 1 回 10mL 連日 ・ペンタミジン※1： 1 回 300mg を 2 ～ 4 週間おきに吸入
抗菌薬
・シプロフロキサシン※1： 1 回 200mg　1 日 3 回 ・レボフロキサシン※1： 1 回 500mg　1 日 1 回
抗真菌薬
・フルコナゾール※2： 1 回 200mg　1 日 1 回 ・イトラコナゾール※2（内用液）： 1 回 200mg　1 日 1 回（空腹時）
抗ウイルス薬
単純ヘルペスウイルス ・アシクロビル※2： 1 回 200mg　1 日 5 回 ・バラシクロビル※2： 1 回 500mg　1 日 2 回 同種造血幹細胞移植 7 日前から移植後 35 日目までのみ保険診療内で可 水痘・帯状疱疹ウイルス ・アシクロビル※1： 1 回 200mg　1 日 1 回もしくは　1 回 400mg　1 日 2 回 ・バラシクロビル※1： 1 回 500mg　1 日 1 回 B 型肝炎ウイルス ・エンテカビル： 1 回 0.5mg　1 日 1 回（空腹時） ・テノホビル・ジソプロキシルフマル酸塩： 1 回 300mg　1 日 1 回 ・テノホビル・アラフェナミド： 1 回 25mg　1 日 1 回

※ 1 わが国において予防投与は保険診療で認められていない。
※ 2 造血幹細胞移植患者に対してのみ保険診療で認められている。

④　リツキシマブ併用薬物療法を受ける患者（推奨の強さ２，エビデンスレベルB）
⑤　プリンアナログなどＴ細胞を減少させる薬剤を受ける患者（推奨の強さ１，エビデンスレベルC）
⑥　副腎皮質ステロイド（プレドニゾロン換算で20mgを４週間以上）を受ける患者（推奨の強さ１，エビデンスレベルC）
⑦　放射線治療とテモゾロミドの併用治療を受ける患者（推奨の強さ１，エビデンスレベルC）

- ST合剤は，１日１～２錠を連日または週３回
- アレルギーなどの理由でST合剤が投与できない場合は，ペンタミジン吸入（300mgを２～４週間ごと）もしくはアトバコン内服（内用懸濁液１日１回10mL連日）を行う。

2）抗菌薬の予防投与

- 高度な好中球減少症が長期間続く（好中球数＜100/μLが７日超えて続く）ことが予想される患者には，フルオロキノロン系薬の予防投与が推奨される。（推奨の強さ１，エビデンスレベルB）（表3-2-4）
- 好中球減少症が軽度（７日未満）と予想される患者には，ルーチンの抗菌薬予防投与は推奨されない。（推奨の強さ１，エビデンスレベルC）

3）抗真菌薬の予防投与

- 急性白血病，好中球減少を伴う骨髄異形成症候群，口内炎を伴う自家造血幹細胞移植時，同種造血幹細胞移植時などにおいて抗真菌薬の予防投与が推奨される（表3-2-4）。
- 高度な好中球減少（好中球数＜100/μLが７日超えて続く）が予想される患者に限り抗真菌薬の予防投与は推奨される。（推奨の強さ１，エビデンスレベルB）

4）抗ウイルス薬の予防投与

- アシクロビルまたはバラシクロビルが下記の患者へ予防投与が推奨されている（表3-2-4）。

①　単純ヘルペスウイルスの再活性化を予防する目的で同種造血幹細胞移植を受ける患者（推奨の強さ２，エビデンスレベルB）
②　水痘・帯状疱疹ウイルスの再活性化を予防する目的で同種造血幹細胞移植を受ける患者（推奨の強さ２，エビデンスレベルC）
③　ボルテゾミブの投与を受ける患者（推奨の強さ１，エビデンスレベルB）

- B型肝炎ウイルス再活性化予防のためのHBs抗原陽性，HBs抗体陽性でHBV DNA定量が20 IU/mL以上の患者へは，核酸アナログの投与を行う（図3-2-3）。

5）ワクチン接種

- インフルエンザワクチン接種は推奨される。（推奨の強さ１，エビデンスレベルB）
- 肺炎球菌ワクチン接種は推奨される。（推奨の強さ２，エビデンスレベルD）

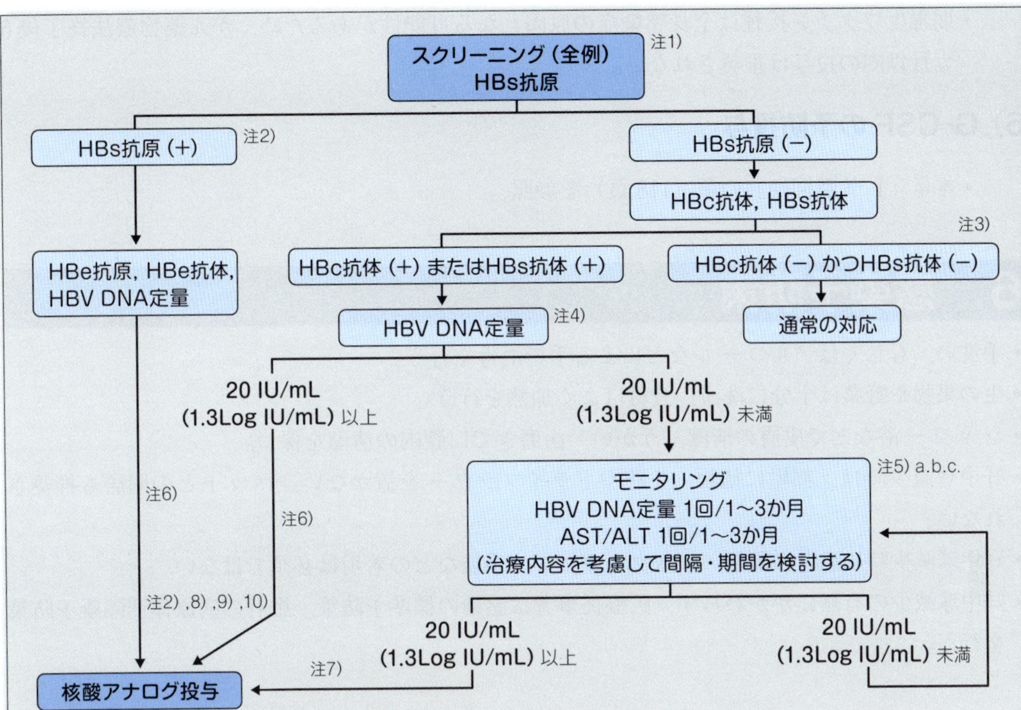

補足：血液悪性疾患に対する強力な化学療法中あるいは終了後に，HBs抗原陽性あるいはHBs抗原陰性例の一部においてHBV再活性化によりB型肝炎が発症し，その中には劇症化する症例があり，注意が必要である。また，血液悪性疾患または固形癌に対する通常の化学療法およびリウマチ性疾患・膠原病などの自己免疫疾患に対する免疫抑制療法においてもHBV再活性化のリスクを考慮して対応する必要がある。通常の化学療法および免疫抑制療法においては，HBV再活性化，肝炎の発症，劇症化の頻度は明らかでなく，ガイドラインに関するエビデンスは十分ではない。また，核酸アナログ投与による劇症化予防効果を完全に保証するものではない。

注1）免疫抑制・化学療法前に，HBVキャリアおよび既往感染者をスクリーニングする。まずHBs抗原を測定して，HBVキャリアかどうか確認する。HBs抗原陰性の場合には，HBc抗体およびHBs抗体を測定して，既往感染者かどうか確認する。HBs抗原・HBc抗体およびHBs抗体の測定は，高感度の測定法を用いて検査することが望ましい。また，HBs抗体単独陽性（HBs抗原陰性かつHBc抗体陰性）例においても，HBV再活性化は報告されており，ワクチン接種歴が明らかである場合を除き，ガイドラインに従った対応が望ましい。

注2）HBs抗原陽性例は肝臓専門医にコンサルトすること。また，すべての症例において核酸アナログの投与開始ならびに終了にあたって肝臓専門医にコンサルトするのが望ましい。

注3）初回化学療法開始時にHBc抗体，HBs抗体未測定の再治療例および既に免疫抑制療法が開始されている例では，抗体価が低下している場合があり，HBV DNA定量検査などによる精査が望ましい。

注4）既往感染者の場合は，リアルタイムPCR法によりHBV DNAをスクリーニングする。

注5）

a. リツキシマブ・オビヌツズマブ（±ステロイド），フルダラビンを用いる化学療法および造血幹細胞移植：既往感染者からのHBV再活性化の高リスクであり，注意が必要である。治療中および治療終了後少なくとも12か月の間，HBV DNAを月1回モニタリングする。造血幹細胞移植例は，移植後長期間のモニタリングが必要である。

b. 通常の化学療法および免疫作用を有する分子標的治療薬を併用する場合：頻度は少ないながら，HBV再活性化のリスクがある。HBV DNA量のモニタリングは1〜3か月ごとを目安とし，治療内容を考慮して間隔および期間を検討する。血液悪性疾患においては慎重な対応が望ましい。

c. 副腎皮質ステロイド薬，免疫抑制薬，免疫抑制作用あるいは免疫修飾作用を有する分子標的治療薬による免疫抑制療法：HBV再活性化のリスクがある。免疫抑制療法では，治療開始後および治療内容の変更後（中止を含む）少なくとも6か月間は，月1回のHBV DNA量のモニタリングが望ましい。なお，6か月以降は3か月ごとのHBV DNA量測定を推奨するが，治療内容に応じて高感度HBs抗原測定（感度0.005 IU/mL）で代用することを考慮する。

注6）免疫抑制・化学療法を開始する前，できるだけ早期に核酸アナログ投与を開始する。ことに，ウイルス量が多いHBs抗原陽性例においては，核酸アナログ予防投与中であっても劇症肝炎による死亡例が報告されており，免疫抑制・化学療法を開始する前にウイルス量を低下させておくことが望ましい。

注7）免疫抑制・化学療法中あるいは治療終了後に，HBV DNA量が20IU/mL（1.3LogIU/mL）以上になった時点で直ちに核酸アナログ投与を開始する（20IU/mL未満陽性の場合は，別のポイントでの再検査を推奨する）。また，高感度HBs抗原モニタリングにおいて1 IU/mL未満陽性（低値陽性）の場合は，HBV DNAを追加測定して20IU/mL以上であることを確認した上で核酸アナログ投与を開始する。免疫抑制・化学療法中の場合，免疫抑制薬や免疫抑制作用のある抗腫瘍薬は直ちに投与を中止するのではなく，対応を肝臓専門医と相談する。

注8）核酸アナログは薬剤耐性の少ないETV，TDF，TAFの使用を推奨する。

注9）下記の①か②の条件を満たす場合には核酸アナログ投与の終了が可能であるが，その決定については肝臓専門医と相談した上で行う。

①スクリーニング時にHBs抗原陽性だった症例では，B型慢性肝炎における核酸アナログ投与終了基準を満たしていること。②スクリーニング時にHBc抗体陽性またはHBs抗体陽性だった症例では，(1) 免疫抑制・化学療法終了後，少なくとも12か月間は投与を継続すること。(2) この継続期間中にALT（GPT）が正常化していること（ただしHBV以外にALT異常の原因がある場合は除く）。(3) この継続期間中にHBV DNAが持続陰性化していること。(4) HBs抗原およびHBコア関連抗原も持続陰性化することが望ましい。

注10）核酸アナログ投与終了後少なくとも12か月間は，HBV DNAモニタリングを含めて厳重に経過観察する。経過観察方法は各核酸アナログの使用上の注意に基づく。経過観察中にHBV DNA量が20IU/mL（1.3LogIU/mL）以上になった時点で直ちに投与を再開する。

〔日本肝臓学会 肝炎診療ガイドライン作成委員会 編：B型肝炎治療ガイドライン（第3.1版），p78-80，2019年3月.（https://www.jsh.or.jp/medical/guidelines/jsh_guidlines/hepatitis_b）2019年5月参照.〕

図 3-2-3　免疫抑制・化学療法により発症するB型肝炎対策ガイドライン

- 弱毒生ワクチン接種は全身感染症の原因となる可能性があるため，がん薬物療法終了後6カ月以内の投与は推奨されない。

6）G-CSFの予防投与

- 本章「1 骨髄抑制」の項（118頁）を参照

6　感染予防策

- 手洗い，もしくはアルコールなどによる手指消毒を行う。
- 生の果物や野菜は十分に洗浄，食材はよく加熱を行う。
- シャワー浴などで皮膚の清潔，うがい，歯磨きで口腔内の清潔を保つ。
- 好中球減少時は，部屋に植物，生花やドライフラワーを置かない。ペットとの同居も推奨されない。
- 好中球減少時に患者の隔離，マスク，ガウン，手袋などの着用は必須ではない。
- 好中球減少の有無にかかわらず，医療従事者は感染の標準予防策，患者の病原体別隔離予防策を行う。

ここはチェック

- □ 抗菌薬開始前の2セット以上の静脈血液培養が推奨される。
- □ FNに対する初期治療（経験的治療）として，抗緑膿菌作用を有するβ-ラクタム系薬の単剤療法（セフェピム，メロペネム，タゾバクタム・ピペラシリンなど）を選択する。
- □ FNの低リスク患者へは，経口抗菌薬による外来治療も可能である。
- □ 重症化したFNや肺炎などを合併したFNでは抗緑膿菌作用を有するβ-ラクタム系薬にアミノグリコシド系薬またはフルオロキノロン系薬の併用療法が推奨される。
- □ 急性リンパ性白血病など免疫低下患者にST（スルファメトキサゾール・トリメトプリム）合剤の予防投与を行う。
- □ ニューモシスチス肺炎（PCP）の予防としてST合剤が投与できない場合は，ペンタミジン吸入（300mgを2～4週間ごと）もしくはアトバコン内服（内用懸濁液1日1回10mL連日）を行う。
- □ 高度な好中球減少症が長期間続く（好中球数＜100/μLが7日超えて続く）ことが予想される患者には，フルオロキノロン系薬および抗真菌薬の予防投与が推奨される。
- □ ボルテゾミブの投与を受ける患者は，アシクロビルの予防投与が推奨される。
- □ HBs抗原陽性，HBs抗体陽性でHBV DNA定量が20 IU/mL以上の患者へは，核酸アナログの投与を行う。

文献

1） 各社添付文書・インタビューフォーム・適正使用ガイド
2） 日本臨床腫瘍学会・編：発熱性好中球減少症（FN）診療ガイドライン（改訂第2版），南江堂，2017
3） JAID/JSC感染症治療ガイド・ガイドライン作成委員会・編：JAID/JSC感染症治療ガイド2014
4） 日本肝臓学会・編：B型肝炎治療ガイドライン（第3.1版）2019
5） 日本臨床腫瘍学会・編：新臨床腫瘍学 改訂第5版；がん薬物療法専門医のために，南江堂，2018
6） 国立がん研究センター内科レジデント・編：がん診療レジデントマニュアル 第7版，医学書院，2016
7） Common Terminology Criteria for Adverse Events v5.0 日本語訳 JCOG/JSCO版 2018
8） Freifeld AG, et al：Clin Infect Dis. 52, 56-93. 2011 doi：10.1093/cid/cir073. PMID：21258094
9） Aapro MS, at al：Eur J Cancer. 47, 8-32. 2011 doi：10.1016/j.ejca.2010.10.013. PMID：21095116
10） 国立がん研究センターがん対策情報センター：がん情報サービス：http://ganjoho.ncc.go.jp/public/index.html
11） David NG, et al, eds（菊池賢，橋本正良・日本語監修）：日本語版サンフォード感染症治療ガイド2018，第48版，ライフサイエンス出版，2018
12） 日本造血幹細胞移植学会：造血幹細胞移植ガイドライン：造血細胞移植後の感染管理，2017

3　消化器症状

ポイント

- » 抗がん薬治療における口腔合併症には，口内炎（口腔粘膜炎），口腔感染症，味覚の変化，顎骨壊死などがある。
- » 口内炎の発生には，抗がん薬そのものによる細胞障害的なもの（一次的）と，抗がん薬投与によって起こる好中球減少に伴う口腔内感染によるもの（二次的）が考えられる。
- » 口内炎を起こしやすい抗がん薬として，フッ化ピリミジン系（5-FU，S-1），MTX，アントラサイクリン系，エベロリムス，アファチニブなどがあげられる。
- » 一次的な口内炎の予防にはクライオセラピー，アロプリノールなどの含嗽液，ロイコボリン救援療法がある。
- » 悪心・嘔吐のメカニズムを理解する。
- » 抗がん薬による悪心･嘔吐は，発現時期によって予測性，急性，遅発性，突出性悪心･嘔吐に分けられる。
- » 抗がん薬の催吐作用の程度に基づく分類を理解する。高度催吐性リスク化学療法（HEC：highly emetogenic chemotherapy）には，AC 療法，EC 療法，CDDP，DTIC，CPA ≧ 1,500 mg/m^2 がある。
- » 制吐薬適正使用ガイドラインを理解する。
- » 抗がん薬による下痢は，早発性下痢（コリン作動性）と遅発性下痢（腸管粘膜障害）がある。
- » 下痢を起こしやすい抗がん薬として，CPT-11，Ara-C，MTX（大量），5-FU（大量），ADM，ETP，カペシタビン，アキシチニブ，アファチニブ，スニチニブなどがある。
- » CPT-11 による下痢の発生機序，対応策を理解する。
- » 免疫チェックポイント阻害薬による下痢の対応策を理解する。
- » 便秘を起こしやすい抗がん薬としてビンカアルカロイド系，タキサン系がある。

1　口内炎（口腔粘膜炎）

- 口腔粘膜の細胞は 7 ～ 14 日間のサイクルで再生を繰り返しているが，化学療法あるいは放射線療法によって，細胞分裂や粘膜の再生が障害されると口内炎が生じる。
- 症状は，口腔内の痛み，出血，赤く腫れる，乾燥の他，熱いものや冷たいものがしみる，食べ物が飲み込みにくい，味覚が変わるなどがある。

- 好発時期は抗がん薬投与後数日～10日目頃であり，2～3週間で徐々に改善する。
- 口内炎は疼痛を伴うだけでなく，食事摂取量の低下や治療を継続する意欲を低下させ，患者のQOLを著しく損なう。

1）口内炎の原因・誘因の発生機序

(1) 抗がん薬そのものによる細胞障害的な口内炎（一次的な口内炎）

- 抗がん薬による口腔粘膜の細胞分裂や再生の障害に加え，口腔粘膜において発生するフリーラジカルが関与していると考えられている。

(2) 好中球減少に伴う口腔内感染による口内炎（二次的な口内炎）

- 抗がん薬の投与により好中球が減少し免疫力が低下した結果，口内炎が生じやすくなる。
- すでに口内炎あるいは傷がある場合，その部分に感染が生じ症状が増悪する。
- 細菌以外に真菌（口腔カンジダ症）およびウイルス（ウイルス性口内炎）も原因となる。
- 造血器腫瘍患者のほうが固形がん患者よりも2～3倍頻度が高いことが知られている。

2）リスク因子

- 患者側：口腔内の衛生状態不良，免疫能の低下（高齢者，ステロイドの使用，糖尿病など），栄養状態不良，放射線治療併用，喫煙
- 薬剤側：多剤併用，大量投与，持続投与，放射線治療

3）口内炎を起こしやすい抗がん薬

- 口内炎を起こしやすい抗がん薬は，フッ化ピリミジン系（5-FU，S-1），MTX，アントラサイクリン系，エベロリムス，アファチニブであり，その他，CDDP，CPA，ETP，PTX，DTXなどがあげられる。
- 5-FU（大量投与やl-LVとの併用あるいは放射線療法との併用時）とMTX（大量）では発現頻度が高い。さらに，5-FUによる口内炎は高齢者あるいは女性で高く，70歳以上ではさらにリスクが高くなる。

4）口内炎の予防

- 口内炎は予防が最も重要である。口腔内を清潔に保つことは，口内炎の二次感染の予防や重症化を避けることに役立つ。
- 一次的および二次的口内炎はその発生機序が異なるため，有効とされる予防法も異なる。

(1) 一次的な口内炎に対する予防法

① 口腔内冷却法（クライオセラピー：氷片を口に含む，30分間の冷却療法）

- 口腔内冷却法とは，氷により冷却することで口腔粘膜の血管を収縮させ，抗がん薬の口腔粘膜への移行を減少させる方法である。
- 5-FUの急速静注においては，5-FUを静注する5分前に氷片を口に含み，氷が溶ける前に次の氷を含んで，これを約30分間継続すると口内炎の程度は有意に軽減する

とされている。なお，持続静注では，予防効果は期待できないと考えられている。

② **アロプリノール，レバミピドまたはポラプレジンク含嗽液によるうがい**

- アロプリノール，レバミピドやポラプレジンクにはフリーラジカルを除去する作用があるといわれている。ただし，その有効性に関しては必ずしも一定した見解は得られていない（適応外使用）。

③ **ロイコボリン（ホリナートカルシウム）救援療法**

- MTXの高い血中濃度持続により口内潰瘍が持続するなどの副作用が現れた場合には，大量のロイコボリン救援投与を実施する。
- ロイコボリンの投与は，MTX投与終了３時間後よりロイコボリン15mgを３時間ごとに９回静脈内注射，以後６時間ごとに８回静脈内または筋肉内注射する。
- MTX・ロイコボリン救援療法においては，投与後一定期間は頻回にMTXの血中濃度を測定し，MTX投与開始後24時間のMTX濃度が1×10^{-5}M，48時間の濃度が1×10^{-6}M，72時間の濃度が1×10^{-7}M以上のとき，重篤な副作用が発現する危険性が高いため，ロイコボリンの増量投与，ロイコボリン救援投与の延長などの処置を行う。

(2) 二次的な口内炎に対する予防法

① **口腔ケア**

- 口腔内を清潔に保つことが重要であり，柔らかい歯ブラシや舌ブラシなどを用いて口腔粘膜を傷つけることなくブラッシングを行い歯垢を除去することが，口腔内感染のリスクを低下させる。歯磨剤は使用するならばメントールやアルコールが含まれない低刺激性のものがよい。

② **含嗽**

- 口内を清潔に保ち，口腔内局所における感染のリスクを低下させることで口内炎の発症を軽減することができる。
- 水や生理食塩水（0.9％食塩水）など刺激の少ない洗口液で少なくとも１日４回以上のうがい（ガラガラうがいではなくブクブクうがい）が推奨されている。抗炎症作用・活性中和作用のあるアズレンスルホン酸ナトリウムによる含嗽などの使用も勧められている。
- ポビドンヨードは，アルコールを含有しているため乾燥を助長し，粘膜に刺激を与えるため推奨しない。

③ **保湿**

- 口腔内の乾燥により自浄作用が低下し細菌が増殖することにより，口内炎が発生しやすくなる。
- 口腔粘膜を湿らせておくために，定期的な水分摂取，生理食塩液スプレー，うがい薬，唾液代替物などを使用する。口唇にはリップクリームなどで乾燥を予防する。

5）口内炎の治療

- 口内炎が発生した後は，局所感染による増悪を予防するとともに，疼痛を除去し口内炎を軽快させることが中心となる。

(1) 口腔ケアと含嗽

- 治療においても口腔ケアと含嗽は継続する。含嗽は口腔内の保清，保湿に加えて，消炎鎮痛，組織修復が主な目的である。
- 抗炎症作用・活性中和作用のあるアズレンスルホン酸ナトリウムによる含嗽が使用される。
- 口腔内あるいは食道内のカンジダ症に対しては，アムホテリシンBシロップおよび経口用ミコナゾールゲル，イトラコナゾール内用液が有効である。

(2) ステロイドを含む口腔用軟膏の塗布

- 口内炎の治療には，ステロイド（トリアムシノロンアセトニド，デキサメタゾンなど）を含有する口腔内軟膏が有効である。
- 骨髄抑制などの免疫低下状態では，口腔カンジダ症やウイルス性口内炎が増悪することがあるのでステロイド治療は使用方法に慎重さが求められる。

(3) 粘膜保護剤

- 口腔内病変の被覆および保護を目的とする保護材（エピシル®口腔用液）がある。口腔内へ噴霧すると生体接着保護膜を形成し，患部を保護し疼痛を和らげる。

(4) 疼痛除去

- 軽度から中等度の痛みには，局所麻酔薬（リドカインなど）による含嗽に加え，アセトアミノフェンか，非ステロイド性抗炎症薬を使用する。
- 中等度以上の痛みで除痛が困難な場合は麻薬系鎮痛薬を使用することもある。

2　悪心・嘔吐

1）悪心・嘔吐のメカニズム

- がん薬物療法によって発現する悪心・嘔吐（CINV：chemotherapy-induced nausea and vomiting）は延髄の嘔吐中枢（VC：vomiting center）が刺激を受けることにより発現し，主に2つの経路がある。
- 末梢性経路は抗がん薬によって回腸粘膜が損傷し，腸クロム親和性細胞からセロトニン（5-HT）が大量に分泌され，これが神経終末にある5-HT_3受容体を刺激し，求心性に嘔吐中枢を刺激する。
- 中枢性経路は抗がん薬によりサブスタンスPの分泌が亢進し，延髄の孤束核に多く存在するNK_1受容体に結合し嘔吐を誘発する。
- 上部消化管に優位に存在する5-HT_3受容体と化学受容体引金帯（CTZ：chemoreceptor trigger zone）に存在するNK_1受容体，ドパミンD_2受容体が複合的に刺激されVCに刺激が伝達される。
- CTZは血液―脳関門で防御されないため，5-HT，ドパミン，アセチルコリン，サブスタンスPなどの神経伝達物質や血液中の催吐物質の影響を受けやすい。

- 大脳皮質を介した精神的因子による経路も存在する。過去の治療でコントロール不十分であり不快な経験をした場合，次の投与前より出現する悪心・嘔吐である。

2）悪心・嘔吐の種類と原因

(1) 予測性悪心・嘔吐

- 予測性悪心・嘔吐は，前回の化学療法で悪心・嘔吐の強かった患者，同室の患者が激しい悪心・嘔吐を発現した場合，若年者，乗り物酔いの経験者，精神的に不安定な患者で頻度が高く，抗がん薬投与前から生じる。
- 制吐薬は無効なため，行動療法，リラクゼーション，催眠法，音楽療法やアルプラゾラム（治療前夜から通常1回0.2mg～0.8mgを1日2～3回），ロラゼパム（治療前夜と当日朝に1回0.5～1.5mg）を投与すると効果的である（CINVに対しては保険適応外）。

(2) 急性悪心・嘔吐

- 急性悪心・嘔吐は，抗がん薬投与24時間以内に発現する。
- 主に腸クロム親和性細胞より遊離された5-HTが神経終末にある$5\text{-}HT_3$受容体を刺激し，それによって迷走神経や交感神経求心路を経てCTZが刺激されることにより誘発される。
- 嘔吐の程度は，抗がん薬の総投与量と投与速度に影響され，総投与量が多く点滴注入速度が速いほど嘔吐は強い。
- 嘔吐の程度は患者の性格にも影響を受ける。高齢者と比べ若年者ほど，男性と比べ女性のほうが嘔吐の程度が高く苦しみやすい。また，アルコールを多く常習する患者は嘔吐の程度が低かったという報告もある。

(3) 遅発性悪心・嘔吐

- 遅発性悪心・嘔吐は，抗がん薬の投与24時間後から約1週間程度持続する。
- 特に，CDDPおよびCPAを投与した際には発現率が高い。
- 発現機序の詳細は不明であるが，セロトニンの関与は薄いと考えられている。一部のサイトカイン産生が高まることや，サブスタンスPも関係していることが考えられている。

(4) 突出性悪心・嘔吐

- 制吐薬の予防的投与を十分行っても悪心・嘔吐が発現・継続する場合を突出性悪心・嘔吐と定義される。
- 作用機序の異なる制吐薬を複数，定時投与する。また，$5\text{-}HT_3$受容体拮抗薬を予防に使用した場合，予防に用いたものと異なる$5\text{-}HT_3$受容体拮抗薬に変更する。（グレードB）
- 予防的投与で使用されることの多い$5\text{-}HT_3$受容体拮抗薬以外で悪心・嘔吐を改善させる薬物として，ドパミン受容体拮抗薬（メトクロプラミド，ハロペリドール），副腎皮質ステロイド，ベンゾジアゼピン系抗不安薬（ロラゼパム，アルプラゾラム）などがある。

(5) がんに直接起因しない悪心・嘔吐

- 腸管の部分狭窄や完全閉塞，脳腫瘍（脳圧更新状態），電解質異常（高カルシウム血症，低ナトリウム血症，高血糖），尿毒症，オピオイドを含む併用薬剤，腸管運動麻痺，前庭機能障害，悪性腹水，心因性要因などがあり，悪心・嘔吐出現時にはこれらの除外が必要となる。

表 3-3-1　抗がん薬の催吐作用の程度に基づく分類－静注抗がん薬の催吐性リスク分類－

高度リスク 催吐頻度＞ 90%	中等度リスク 催吐頻度 30 ～ 90%	軽度リスク 催吐頻度 10 ～ 30%	最小度リスク 催吐頻度＜ 10%
AC 療法（ADM ＋ CPA） EC 療法（EPI ＋ CPA） ADM（≧ 60 mg/m^2） CDDP CPA（≧ 1,500 mg/m^2） DTIC EPI（≧ 90 mg/m^2） IFM（≧ 2 g/m^2/ 回） ストレプトゾシン	CBDCA （HEC に準じた扱い） ACT–D ADM（＜ 60 mg/m^2） AMR ATO Ara–C（＞ 200 mg/m^2） AZA BH–AC BUS CDGP CLO CPT–11 CPA（＜ 1,500 mg/m^2） DNR EPI（＜ 90 mg/m^2） IDR IFM（＜ 2 g/m^2/ 回） IFN–α（≧ 10 million IU/m^2） IL–2（＞ 12 ～ 15 million IU/m^2） L–OHP L–PAM MTX（≧ 250 mg/m^2） THP TMZ イノツズマブオゾガマイシン トラベクテジン ベンダムスチン ミリプラチン	5–FU ACNU ADC Ara–C（100 ～ 200 mg/m^2） CAB DCF DTX ETP GEM HAL IFN–α (5 ～ 10 million IU/m^2) IL–2 (≦ 12 million IU/m^2) MCNU MIT MMC MTX（50 ～ 250 mg/m^2 未満） Nab–PTX NGT PEM PTX T–DM1 アテゾリズマブ エロツズマブ カルフィルゾミブ ダラツムマブ リポソーム型ドキソルビシン ロミデプシン	Ara–C（＜ 100 mg/m^2） BLM BOR BV C–mab FLU GO IFN–α（≦ 5 million IU/m^2） L–ASP MTX（≦ 50 mg/m^2） P–mab Peg–IFN PEP RAM RIT T–mab VBL VCR VDS VNB アベルマブ アフリベルセプト ベータ アレムツズマブ イピリムマブ オファツムマブ クラドリビン テムシロリムス ニボルマブ ネララビン プララトレキサート ペルツズマブ ペンブロリズマブ

（日本癌治療学会・編：制吐薬適正使用ガイドライン　2015 年 10 月（第 2 版）一部改訂版（ver.2.2），金原出版，2018，pp.28–29 を参考に作成）

表 3-3-2　経口抗がん薬の催吐性リスク分類

高度リスク 催吐頻度＞90%	中等度リスク 催吐頻度 30～90%	軽度リスク 催吐頻度 10～30%		最小度リスク 催吐頻度＜10%
PCZ	BUS（≧4 mg/日） CPA EP（EMP） トリフルリジン・チピラシル（FTD・TPI） GLI TMZ クリゾチニブ セリチニブ パノビノスタット ボスチニブ ミトタン レンバチニブ	CAP GIO S-1 THAL UFT ETP アキシチニブ アレクチニブ イキサゾミブ イブルチニブ エベロリムス オラパリブ スニチニブ ダブラフェニブ	BUS（＜4mg/日） FLU ニロチニブ パゾパニブ パルボシクリブ バンデタニブ ポナチニブ ボリノスタット ラパチニブ レゴラフェニブ レナリドミド	6-MP ATRA JAK MTX L-PAM POM エルロチニブ オシメルシニブ ゲフィチニブ ソラフェニブ ダサチニブ トラメチニブ ヒドロキシカルバミド フォロデシン ベムラフェニブ ベキサロテン

（日本癌治療学会・編：制吐薬適正使用ガイドライン　2015年10月（第2版）一部改訂版（ver.2.2），金原出版，2018，p.31を参考に作成）

3）抗がん薬の催吐性リスク分類

- 制吐薬の予防投与なしで抗がん薬投与後24時間以内に発現する悪心・嘔吐の発現頻度によりリスク分類されている（表 3-3-1，表 3-3-2）。
- 高度催吐性リスクの化学療法（HEC ： highly emetogenic chemotherapy）（催吐頻度＞90%）
- 中等度催吐性リスクの化学療法（MEC：moderately emetogenic chemotherapy）（催吐頻度30～90%）
- 軽度催吐性リスクの化学療法（LEC ： low emetogenic chemotherapy）（催吐頻度10～30%）
- 最小度リスク（minimal emetic risk）（催吐頻度＜10%）

4）悪心・嘔吐の管理

（1）薬物療法

- NK_1 受容体拮抗薬，5-HT_3 受容体拮抗薬，副腎皮質ステロイド，ドパミン受容体拮抗薬，オランザピンなどがあり，これらを抗がん薬の催吐性リスクや悪心・嘔吐の原因によって使い分ける。
- わが国の制吐薬適正使用ガイドラインではHECに対する急性期の制吐療法として，

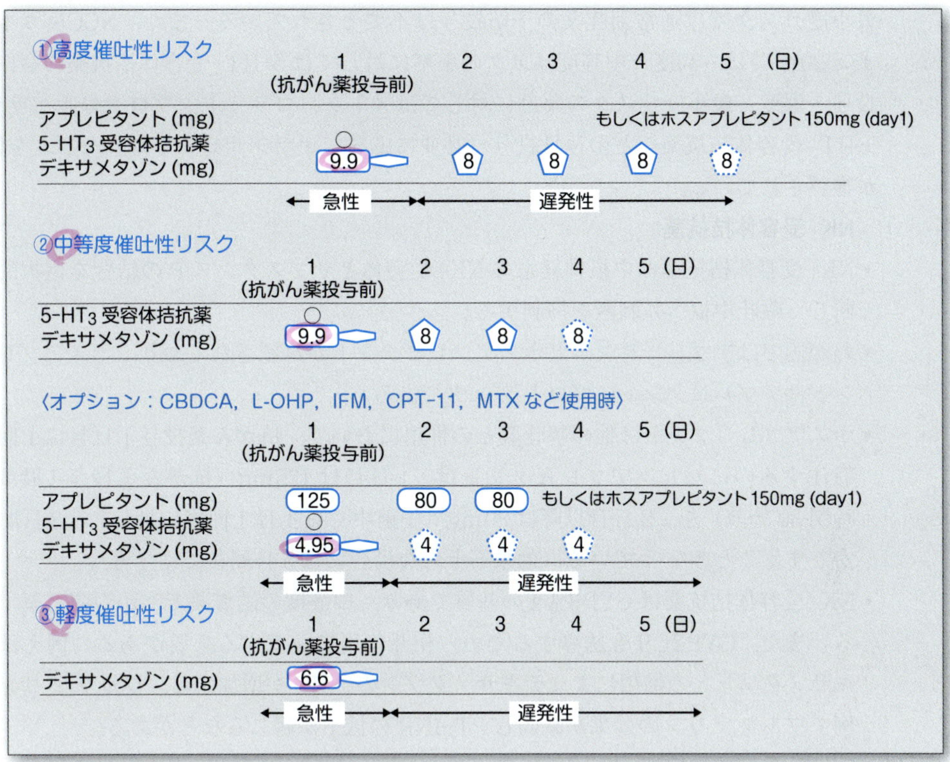

(日本癌治療学会・編：制吐薬適正使用ガイドライン 2015 年 10 月（第 2 版）一部改訂版（ver.2.2），金原出版，2018，pp.21–23 を参考に作成)

図 3-3-1 抗がん薬に対する制吐療法〈制吐薬適正使用ガイドライン 2015〉

NK_1 受容体拮抗薬（アプレピタントまたはホスアプレピタント），5-HT_3 受容体拮抗薬，デキサメタゾンの 3 剤併用が推奨されている（図 3-3-1）。

- HEC に対する急性期の制吐療法として，ASCO ガイドライン 2017 では，NK_1 受容体拮抗薬，5-HT_3 受容体拮抗薬，デキサメタゾンの 3 剤併用にオランザピンを加えた 4 剤併用が推奨されている。NCCN ガイドライン 2017 では，アプレピタント（またはホスアプレピタント），5-HT_3 受容体拮抗薬，デキサメタゾンの 3 剤併用にオランザピンを加えるレジメンも提示されている。わが国においてもオランザピンは他の制吐剤との併用で使用可能である。
- ガイドラインに従ってもコントロールできない場合には，メトクロプラミド，プロクロルペラジン，ハロペリドールなどの使用を考慮する。これらの薬剤はドパミン D_2 受容体拮抗作用にて制吐作用を示す。同時併用により錐体外路症状が出現する可能性が高くなるので注意する。錐体外路症状が出現した場合は，ジフェンヒドラミンなど抗ヒスタミン薬を考慮する。
- 経口抗がん薬について，MASCC/ESMO ガイドライン 2016 においては，高度・中等度リスクでは 5-HT_3 受容体拮抗薬と副腎皮質ステロイドの 2 剤併用，軽度リスクでは 5-HT_3 受容体拮抗薬，デキサメタゾン，ドパミン D_2 受容体拮抗薬のいずれかを単剤使用，最小度リスクでは通常制吐薬の予防投与は不要とされている。また，NCCNガイドライン2017では，高度・中等度リスクの薬剤に対しては5-HT_3受容体拮抗薬の経口連日投与，軽度・最小度リスクの薬剤に対してはメトクロプラミド，プロクロルペラジン，5-HT_3受容体拮抗薬などの連日投与（必要に応じてオランザピンやロラゼパムを併用）が推奨されている。

① NK_1受容体拮抗薬

- NK_1受容体拮抗薬は中枢神経系のNK_1受容体とサブスタンスPの結合を選択的に遮断し，嘔吐中枢への刺激を抑制する。
- わが国ではアプレピタントとホスアプレピタントが承認されており，ホスアプレピタントはアプレピタントのプロドラッグである。
- ホスアプレピタントは他の制吐薬との併用において，抗がん薬投与1日目に1回点滴静注するのに対し，アプレピタントは，1日目は125mg（抗がん薬投与1時間～1時間30分前）を，2日目以降は80mg（午前中）を1日1回経口投与し，3日間を目安とすることとなっている（効果不十分な場合には5日間まで投与可）。
- NK_1受容体拮抗薬はCYP3A4の基質であり，中等度の誘導薬で，かつ阻害薬でもある。また，CYP2C9も誘導するため，相互作用に注意する必要がある。例えば，デキサメタゾンとの併用によりデキサメタゾンのAUCが増加する，ワルファリン使用例でワルファリンの効果が減弱しPT-INRの低下が起こるなどがある。

② 5-HT_3受容体拮抗薬

- 第1世代の5-HT_3受容体拮抗薬には，アザセトロン，インジセトロン，オンダンセトロン，グラニセトロン，ラモセトロンがあり，第2世代にはパロノセトロンがある。
- パロノセトロンは，第1世代5-HT_3受容体拮抗薬と比べて5-HT_3受容体に対する結合親和性が約100倍高く，半減期は約40時間と長い。
- HECには第2世代の5-HT_3受容体拮抗薬が，MECでNK_1受容体拮抗薬を用いる場合は第1世代の5-HT_3受容体拮抗薬が，NK_1受容体拮抗薬を用いない場合は第2世代の5-HT_3受容体拮抗薬が推奨される。

③ オランザピン

- チエノベンゾジアゼピン骨格を有する非定型抗精神病薬であり，MARTA（多元受容体標的化抗精神病薬：multi-acting receptor-targeted antipsychotics）に分類される。
- 他の制吐剤との併用において，成人では5mgを1日1回経口投与（最大10mgまで増量可能），6日間までを目安にする。
- 強い悪心，嘔吐が生じる抗がん薬（シスプラチンなど）の投与の場合に限り使用する。
- 原則としてコルチコステロイド，5-HT_3受容体拮抗薬，NK_1受容体拮抗薬などと併用し，抗がん薬の投与前に投与する。
- 糖尿病患者への使用は禁忌となっている。しかし，わが国の制吐薬適正使用ガイドラインでは，糖尿病患者ならびに高血糖あるいは肥満などの糖尿病の危険因子を有する患者への使用に際しては副作用の傾眠や血糖上昇に十分注意し，慎重に行うべきと記載されている。

3　下痢

下痢は患者のQOLを著しく低下させるばかりでなく，高度の脱水，腎不全，電解質異常，循環不全，重症感染などを引き起こし，生命の危険を伴うこともある。このため，水分の補給とともに，感染症対策も重要である。

1）抗がん薬による下痢の発生機序

がん化学療法に伴う下痢の機序として，コリン作動性によるものと，腸管粘膜障害によるものとが考えられる。

(1) 早発性（コリン作動性）の下痢

- 抗がん薬の投与中あるいは直後から24時間以内に発症することが多い。消化管の副交感神経が刺激され，蠕動運動を亢進して下痢が起こると考えられる。

(2) 遅発性（腸管粘膜障害）の下痢

- 抗がん薬の投与開始後，数日～2週間経過してから発症する。抗がん薬により消化管粘膜が障害されるために起こる。粘膜障害のため感染症を併発しやすく，骨髄抑制の時期と重なるため注意が必要である。

2）下痢を起こしやすい抗がん薬

下痢を起こしやすい抗がん薬にCPT-11，Ara-C，MTX（大量），5-FU（大量），ADM，ETP，カペシタビン，S-1，アキシチニブ，アファチニブ，スニチニブ，エルロチニブ，ゲフィチニブ，レンバチニブなどがある。

3）下痢の管理

(1) 輸液

- 十分な水分摂取と電解質バランスの保持が重要である。下痢が起きているときは，経口補水を推奨し，経口摂取が困難なときは輸液を行う。輸液は，生理食塩液，乳酸リンゲル液などの細胞外補充液を使用する。

(2) 止瀉薬

①　腸管運動抑制薬（ロペラミド，コデイン，抗コリン薬）

- 細菌感染に伴う下痢に対しては，腸管運動抑制薬は病原微生物の排泄を遅らせ，症状を遷延させる可能性があるため，原則禁忌である。
- 早発性の下痢には，抗コリン薬としてブチルスコポラミン，アトロピンが使用される。
- 遅発性下痢に対しロペラミド，コデインが使用される。
- 下痢が重篤化・遷延する場合，ASCOガイドラインでは，ロペラミド初回4 mg，その後は4時間ごと（もしくは下痢のたび）に2 mg追加する。下痢が12時間以上止まるまで継続するが，24時間経っても改善しない場合は，ロペラミド2 mg 2時間ごとに増量する（日本でのロペラミドの保険適用は1日2 mgまで）。

② **収斂薬（タンニン酸アルブミン），吸着薬（天然ケイ酸アルミニウム），整腸薬（乳酸菌製剤）**

- 遅発性の下痢に対し，症状が軽度の場合に使用される。
- タンニン酸アルブミンはロペラミドを吸着して効果を減弱するため，併用する場合は2時間以上ずらして服用する。
- 天然ケイ酸アルミニウムはアルミニウムを含むため，ニューキノロン系抗菌薬との同時併用は避ける。
- 整腸剤（乳酸菌製剤）は腸内を酸性にするため，CPT-11の下痢には使用しない。

③ **オクトレオチド**

- ASCOガイドラインでは，ロペラミドを中心とした治療に反応せず48時間以上下痢が持続する場合は，オクトレオチドが有効であることが示されている（日本では下痢に対する使用は未承認）。

④ **抗菌薬（ニューキノロン系抗菌薬など）**

- 好中球減少に伴う発熱と下痢が同時に発現した場合には，広い抗菌スペクトルを有するニューキノロン系抗菌薬などを内服する。

4）イリノテカンによる下痢

CPT-11では下痢が用量規制毒性（DLT）となっており，時として重篤な下痢が問題となる。CPT-11投与後は，便の性状，排便回数の増加，腹痛の有無などに十分な注意が必要である。

(1) 早発性の下痢

- 投与中あるいは投与直後に発現し，多くは一過性である。
- CPT-11のコリンエステラーゼ阻害作用により過剰産生されたアセチルコリンにより副交感神経が刺激され下痢が発現する。
- 早発性の下痢には，抗コリン薬（ブチルスコポラミン，アトロピンなど）が有効である。

(2) 遅発性の下痢（図3-3-2）

- 通常，投与後24時間以降（1週間前後）に発現し，持続することがある。
- CPT-11はカルボキシルエステラーゼにより活性代謝物（SN-38）に直接変換される。SN-38はUDP-グルクロニルトランスフェラーゼ（UGT）によってグルクロン酸抱合され，SN-38グルクロン酸抱合体（SN-38G）となり，胆汁中に排泄される。SN-38Gは，腸内細菌中のβ-グルクロニダーゼによって脱抱合され，再びSN-38となり，腸管粘膜より再吸収される。
- 再吸収されたSN-38が細胞障害を引き起こし，下痢の原因になると考えられている。
- SN-38の主な代謝酵素であるUDP-グルクロニルトランスフェラーゼ（UGT）の一分子種であるUGT1A1の2つの遺伝子多型（UGT1A1*6，UGT1A1*28）について，いずれかをホモ接合体（UGT1A1*6/*6，UGT1A1*28/*28）またはいずれもヘテロ接合体（UGT1A1*6/*28）としてもつ患者では，UGT1A1のグルクロン酸抱合能が低下し，SN-38の代謝が遅延することにより，重篤な副作用（特に好中球減少）発現

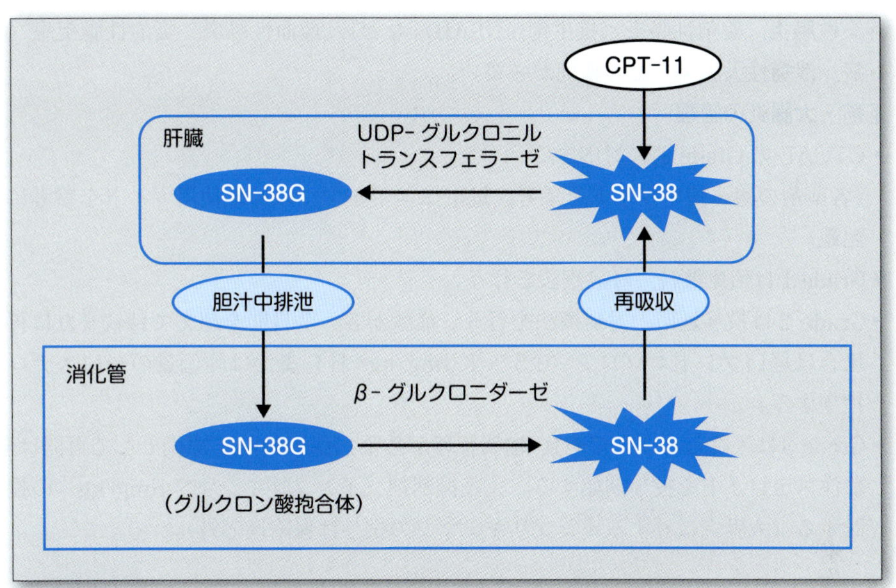

図 3-3-2　イリノテカンの活性代謝物 SN-38 の腸肝循環

の可能性が高くなることが報告されている。

- ロペラミドを 2 ～ 4 時間ごとに経口投与する。下痢が 12 時間なくなるまで投与する。予防投与は行わない。

(3)　CPT-11 による下痢に対する予防投与

- CPT-11 の活性代謝物 SN-38 は，アルカリ条件下でその細胞障害作用が減弱する。
- ウルソデオキシコール酸による胆汁のアルカリ化，炭酸水素ナトリウムを経口投与することにより腸管内をアルカリ化し，また，緩下剤を用いて SN-38 の排泄を促すことにより，CPT-11 による遅発性下痢が軽減できると考えられている。
- 酸性の飲食物（ヨーグルトなど）や腸内を酸性にする整腸薬は避ける。
- 半夏瀉心湯のオウゴン中に含まれるバイカリンはβ-グルクロニダーゼ阻害作用を有し，SN-38 の再生を抑え CPT-11 による遅発型下痢の予防に有効であるという報告がある。

■処方例（用量は各施設により異なる）

1 ～ 3 の薬剤を CPT-11 投与開始日から 4 日間投与する。また，アルカリイオン水を 1.5 ～ 2L/ 日飲むのも有効である。

1. 炭酸水素ナトリウム　2g　分 4
2. 酸化マグネシウム　2 ～ 4g　分 3 ～ 4
3. ウルソデオキシコール酸　300 mg　分 3
4. 半夏瀉心湯　7.5g　分 3（通常の排便があれば投与 3 日前から開始）

5)　免疫チェックポイント阻害薬による下痢

- 自己免疫関連の副作用として大腸炎，重度の下痢が現れることがある。止瀉薬では対応できないことがある。投与終了後，数カ月後に発症する場合もある。

- 感染性腸炎，薬剤性腸炎（抗生剤，NSAIDsなど），虚血性腸炎，炎症性腸疾患（クローン病，潰瘍性大腸炎）との鑑別が必要。

(1) 下痢・大腸炎の管理

- CTCAEのGrade別に対応する。
  （各薬剤の適正使用ガイドを参考。以下はニボルマブの適正使用ガイドを参考に要点を記載）
- Grade 1は治療継続，対症療法を行う。
- Grade 2は投与延期，対症療法を行う。症状が5～7日間を超えて持続または再発した場合は経口プレドニゾロン（0.5～1.0mg/kg/日）または等価量の経口ステロイドを投与する。
- Grade 3は入院したうえで絶食，輸液管理が必要。治療は中止，原則として再開は避ける。静注ステロイドを投与開始する。免疫抑制剤（インフリキシマブ5mg/kg）の投与を検討する（大腸炎に対するインフリキシマブの投与は保険適応外）。

4 便秘

- 抗がん薬の副作用による便秘の発生期間は，投与数日後から数週と幅があり，投与を中止してから5～12日程度続くことがある。

1）抗がん薬による便秘の発生機序

- 抗がん薬に伴う便秘の機序として，自律神経系の機能が障害されることにより生ずる。
- 微小管重合阻害作用をもつビンカアルカロイド系抗がん薬は，腸管の蠕動運動を支配する自律神経の神経細胞，軸索，樹状突起などに微小管が多く存在し，機能障害をきたすことが影響している。

2）便秘を起こしやすい抗がん薬

- ビンカアルカロイド系：VCR，VDS，VBL，VNR
  （麻痺性イレウスの発現頻度が高く注意が必要である）
- タキサン系：PTX，DTX
- その他，5-HT_3受容体拮抗薬が便秘の原因となることがある。

3）便秘の管理

- 便秘の予防は患者指導が中心となり，必要に応じて下剤を使用し，生活習慣，排便習慣，水分摂取などを指導していく必要がある。
- 化学療法中は，吐き気により食事の摂取が難しく，適度の運動もしにくいため，下剤によって排便をコントロールする必要性がある。

(1) 薬物療法

がん治療による便秘の原因にはオピオイド鎮痛薬による便秘，抗がん薬や制吐薬による

表 3-3-3　便秘症治療薬

分類	一般名（商品名）
胆汁酸トランスポーター阻害薬	エロビキシバット（グーフィス錠 5mg）
上皮機能変容薬	リナクロチド（リンゼス錠 0.25mg）
	ルビプロストン（アミティーザカプセル 12μg，24μg）
塩類下剤	酸化マグネシウム
大腸刺激性下剤	センナ
	ピコスルファートナトリウム水和物
浸透圧性下剤	ラクツロース
	（モビコール配合内用剤）
浣腸剤・坐剤	グリセリン
	（新レシカルボン坐剤）
漢方薬	大黄甘草湯，潤腸湯，麻子仁丸など
末梢性μオピオイド受容体拮抗薬	ナルデメジン（スインプロイク錠 0.2mg）

表 3-3-4　口腔粘膜炎，悪心，嘔吐，下痢，便秘の Grade 別分類（CTCAE v5.0）

	Grade 1	Grade 2	Grade 3	Grade 4
口腔粘膜炎	症状がない，または軽度の症状；治療を要さない	経口摂取に支障がない中等度の疼痛または潰瘍；食事の変更を要する	高度の疼痛；経口摂取に支障がある	生命を脅かす；緊急処置を要する
悪心	摂食習慣に影響のない食欲低下	顕著な体重減少，脱水または栄養失調を伴わない経口摂取量の減少	カロリーや水分の経口摂取が不十分；経管栄養／TPN／入院を要する	－
嘔吐	治療を要さない	外来での静脈内輸液を要する；内科的治療を要する	経管栄養／TPN／入院を要する	生命を脅かす
下痢	ベースラインと比べて＜4回／日の排便回数増加；ベースラインと比べて人工肛門からの排泄量が軽度に増加	ベースラインと比べて4～6回／日の排便回数増加；ベースラインと比べて人工肛門からの排泄量が中等度増加；身の回り以外の日常生活動作の制限	ベースラインと比べて7回以上／日の排便回数増加；入院を要する；ベースラインと比べて人工肛門からの排泄量が高度に増加；身の回りの日常生活動作の制限	生命を脅かす；緊急処置を要する
便秘	不定期または間欠的な症状；便軟化薬／緩下薬／食事の工夫／浣腸を不定期に使用	緩下薬または浣腸の定期的使用を要する持続的症状；身の回り以外の日常生活動作の制限	摘便を要する頑固な便秘；身の回りの日常生活動作の制限	生命を脅かす；緊急処置を要する

（有害事象共通用語基準 V5.0 日本語訳 JCOG 版を参考に作成）

便秘があり，原因や症状により使用する下剤が異なる。また，消化管の通過障害（イレウスなど）による便秘では下剤の使用が危険な場合もあり注意が必要である（表3-3-3）。

ここはチェック

- □ 口内炎は，特に5-FU（大量投与やl-LVとの併用あるいは放射線療法との併用時）とMTX（大量）では発現頻度が高い。
- □ 口内炎の予防には，クライオセラピー，保清・保湿目的に水や生理食塩液など低刺激の洗口液での含嗽がある。
- □ 口内炎の治療には口腔用ステロイド軟膏などが用いられるが，骨髄抑制などの免疫低下状態では，口腔カンジダ症やウイルス性口内炎が発症することがあり，ステロイド外用薬の使用により症状を増悪させることがあるので注意する。
- □ CBDCAはMEC（中等度催吐性リスク）に分類されるが，HEC（高度催吐性リスク）に準じた制吐療法が推奨されている。
- □ MECにおいては，1日目に5-HT_3受容体拮抗薬，デキサメタゾン9.9mg静注，2日目から3日目（4日目）にデキサメタゾン8mgを経口投与する。
- □ イマチニブ，テモゾロミド，レンバチニブ，トリフルリジン・チピラシルなどはMECに分類される。
- □ アプレピタントはデキサメタゾン併用によりデキサメタゾンのAUCが増加するため，併用時にはデキサメタゾンを減量して用いる。
- □ アプレピタントは通常は3日間の投与であるが，症状に応じて最大5日分まで使用可能である。オランザピンは6日間までを目安にする。
- □ CTCAE v5.0では，嘔吐において，外来での静脈内輸液を要する，内科的治療を要する場合，Grade 2となる。
- □ CPT-11による早発性の下痢には抗コリン薬（ブチルスコポラミン，アトロピンなど）が有効である。
- □ 免疫チェックポイント阻害薬による下痢に対しては，自己免疫関連の副作用として大腸炎，重度の下痢が現れることがあり，ステロイドや免疫抑制薬の投与を考慮する。
- □ 消化管の通過障害（イレウスなど）による便秘では下剤の使用が危険な場合もあり注意が必要である。

■ 文献

1）各社添付文書・インタビューフォーム・適正使用ガイド
2）日本癌治療学会・編：制吐薬適正使用ガイドライン 2015 年 10 月（第 2 版）一部改訂版（ver.2.2），金原出版，2018
3）日本臨床腫瘍学会・編：新臨床腫瘍学 改訂第 5 版；がん薬物療法専門医のために，南江堂，2018
4）国立がん研究センター内科レジデント・編：がん診療レジデントマニュアル 第 7 版，医学書院，2016
5）吉村知哲，田村和夫・監：がん薬物療法副作用管理マニュアル，医学書院，2018
6）Common Terminology Criteria for Adverse Events v5.0 日本語訳　JCOG/JSCO 版 2017
7）NCCN Guidelines
8）ASCO Guidelines
9）厚生労働省：重篤副作用疾患別対応マニュアル；抗がん剤による口内炎，平成 22 年 5 月
10）厚生労働省：重篤副作用疾患別対応マニュアル；重度の下痢，平成 22 年 3 月
11）MASCC/ISOO：がん治療に伴う粘膜障害に対するエビデンスに基づいた臨床診療ガイドライン 2014

4 皮膚障害

ポイント

» 抗がん薬の血管外漏出をきたす因子として，血管の脆弱性，注射部位の問題，抗がん薬の投与量・速度，抗がん薬の種類がある。
» 血管外漏出時の組織障害性に基づいて，その危険度によって vesicant drug, irritant drug，non-vesicant drug に大別される。
» 抗がん薬の血管外漏出の管理として，予防法，血管外に漏出した際の対処を理解する。
» 抗がん薬の血管外漏出に対する特定の解毒薬，用法を理解する。
» 脱毛を起こしやすい抗がん薬を理解する。
» 抗 EGFR 阻害薬による皮膚障害とその対処法について理解する。
» カペシタビンやマルチキナーゼ阻害薬等による手足症候群とその対処法について理解する。
» 免疫チェックポイント阻害薬による重度の皮膚障害について理解する。

1 血管外漏出

1）抗がん薬の血管外漏出をきたす因子

- 血管の脆弱性：高齢（血管の弾力性や血流量の低下），栄養不良，糖尿病，皮膚結合織疾患，肥満，血管が細い，化学療法を繰り返しているなど
- 注射部位の問題：頻繁に静脈の穿刺を受けている部位，抗がん薬の反復投与が行われている血管など
- 抗がん薬の投与量・速度：投与量が多い，または速度が速い
- 抗がん薬の種類：血管刺激性の強い薬物

2）抗がん薬の血管外漏出時の徴候および臨床症状

- 抗がん薬による血管外漏出時には，多くの場合，注射中に局所の痛みや腫脹がみられる。その後，腫れが消失しても炎症反応が起こる。
- 炎症反応の発現時期は抗がん薬により異なり，1 日～2 週間後から始まる。
- 炎症は数週間持続し，色素沈着から局所の壊死あるいは潰瘍を形成することもある。
- 潰瘍を形成した場合には瘢痕拘縮を起こし運動が制限されたり，神経圧迫による神経症状を起こすこともある。

3）抗がん薬の組織障害性に基づく分類

- 抗がん薬の種類によって，皮膚をはじめとする組織障害性の程度は異なり，危険度によって起壊死性薬剤（vesicant drug），炎症性薬剤（irritant drug），非壊死性薬剤（non-vesicant drug）に大別される（表 3-4-1）。

（1）vesicant drug（起壊死性抗がん薬）

- 少量の血管外漏出でも強い疼痛を伴い，重篤で永続的な水泡性皮膚壊死を生じ，難治性皮膚潰瘍を起こす可能性のある抗がん薬である。血管外漏出後２～３カ月経過してから潰瘍の形成が顕著になる抗がん薬もある。

（2）irritant drug（炎症性抗がん薬）

- 局所の疼痛，熱感，そう痒感，炎症などが刺入部や静脈に沿って起こるが，潰瘍形成までは進展しない抗がん薬である。ただし，漏出量が多い場合は強い疼痛や炎症を起こしうる。

（3）non-vesicant drug（非壊死性抗がん薬）

- 多少漏出しても炎症を生じにくい抗がん薬である。多くは皮下投与や筋肉内投与が可能である。

表 3-4-1　血管外漏出時の組織障害性に基づく抗がん薬の分類

vesicant drug（起壊死性抗がん薬）	irritant drug（炎症性抗がん薬）	non-vesicant drug（非壊死性抗がん薬）
ACT-D	5-FU	IFN-α・β
AMR	Ara-C	IL-2
DNR	BCNU	L-ASP
DXR	BLM	MTX
EPI	BSF	トラスツズマブ
IDR	CBDCA	リツキシマブ
MMC	CDDP	など
PTX	CPA	
VCR	CPT-11	
VDS	DTIC	
VLD	DTX	
VNB	ETP	
など	GEM	
	IFM	
	L-OHP	
	L-PAM	
	Nab-PTX	
	T-DM1	
	TPT	
	など	

4）抗がん薬の血管外漏出の管理

(1) 予防法

- 患者の血管が細いためにルートを確保することが難しい場合には，あらかじめ腕を温めて血管を拡張させておく。
- 点滴部位には手背や関節付近，血栓のある部位，皮膚に瘢痕のある部位などは避け，肘と手首の中間付近のなるべく太い静脈に点滴ルートを確保することが望ましい。留置針を血管内に確保し，注射筒で吸引することにより血液の逆流があることを確認する。
- 乳がん患者ではリンパ浮腫予防のため，切除した乳房と反対側にラインを確保する。
- 輸液のみを点滴して抵抗なく静脈内に点滴可能であることを確認し，メインルートの側管から抗がん薬を投与する。
- ルート確保部位を固定する必要がある場合には，透明なテープを用いる。

(2) 血管外に漏出した際の対処

- 基本的には漏出部位からの抗がん薬の除去，患部の治療（冷却・加温，ステロイド薬の局所注射，鎮痛剤の投与など），血管外漏出部位の経過観察そして必要があれば外科的処置も考慮することになる。

① 直ちに抗がん薬の注入を中止する。
② 患肢を挙上する。
③ 抜針せずに可能な限り薬剤を吸引除去する（3～5mLの血液を吸引する）。
④ ラインを抜去する。
⑤ 解毒薬の投与を検討する。
⑥ 患部を加温または冷却する。
- 血管外に漏出した場合には，約15分間患部を氷冷する。
- アントラサイクリン系の漏出時には，1回15分間，1日4回，3日間の氷冷が推奨されている。
- 漏出した際には一般的に冷却することが推奨されているが，ビンカアルカロイド（VCR，VDS，VBL，VNR）とETPの場合には，冷却によりかえって皮膚障害が悪化するという報告があり，加温が推奨されている。

⑦ 処置終了後はstrongestのステロイド軟膏を1日2回塗布する。
⑧ 必要なら鎮痛剤を投与する。
⑨ 注意深く経過観察する。

(3) ステロイドの局注

- デキサメタゾン，ベタメタゾン，プレドニゾロン，ヒドロコルチゾンなどのステロイド薬を，局所麻酔薬（例えば，1%キシロカイン）と混和し，漏出部位よりやや広範囲に局注する。さらに，ステロイド外用薬を1日2回塗布する。
- vesicant drugやirritant drugによる血管外漏出の場合，漏出の多少にかかわらず，炎症予防のために，発症直後にステロイド薬の局所注射が有効とされている。可能ならば1時間以内に処置をする。さらに，vesicant drugが大量に漏出した場合には，注射量の増量と（翌日）反復投与し，同時にステロイド薬の経口投与が提唱されている。
- ステロイド薬による局所注射は，漏出部位の炎症を抑制し，腫脹，水疱形成，組織の壊死への進行を防止すると同時に患者の主訴である持続性の疼痛を軽減する。
- ビンカアルカロイド系やETPの漏出時にはかえって皮膚障害を増悪させることがあるため禁忌とする報告もあり注意を要する。

(4) 抗がん薬漏出時に使用する解毒薬

① デクスラゾキサン（サビーン®）

- アントラサイクリン系抗がん薬の血管外漏出に適応
- 血管外漏出後6時間以内に可能な限り速やかに投与し，1，2日目は1,000 mg/m^2，3日目は500 mg/m^{2}を1～2時間かけて毎日同時刻に静脈内投与する。用量は，投与1，2日目は各2,000 mg，3日目は1,000 mgを上限とする。中等度および高度の腎機能障害のある患者（クレアチニンクリアランス：40 mL/min未満）では投与量を通常の半量とする。
- 作用機序：①トポイソメラーゼⅡを競合的に阻害する。ADNA-トポイソメラーゼ複合体に結合しDNA切断前状態で安定化させる

② その他

- ジメチルスルホキシドがアントラサイクリン系抗がん薬，チオ硫酸ナトリウムがCDDPやDTIC，ヒアルロニダーゼがビンカアルカロイド系抗がん薬などの血管外漏出に使用される報告があるが，わが国では保険適応外や販売されていないため使用は限定される。

2　皮膚障害

1）抗EGFR薬による皮膚障害（表3-4-2）

- 上皮成長因子受容体（EGFR）は腫瘍細胞において過剰発現しているが，元々は皮膚を構成している細胞で発現し，皮膚，毛包，爪の増殖および分化に関与している。そのため，抗EGFR薬を投与すると皮膚のEGFRにも作用し，副作用として皮膚症状が出現することとなる。
- 具体的な症状として，ざ瘡様皮疹，皮膚乾燥，そう痒，爪囲炎などが高頻度で発生する。
- セツキシマブ，パニツムマブ，エルロチニブは，皮膚症状の発現と治療効果は相関することが明らかになっており，皮膚症状の出現により薬剤の投与を中止することは望ましくない。
- 皮膚症状に対しての早期介入と，スキンケアと治療継続のために多職種での身体的，精神的な患者支援が重要である。
- Grade 3以上の皮膚症状が発現した場合は，Grade 2以下に回復するまで休薬する。また，減量基準に従い治療を行う。

表3-4-2 抗EGFR薬の皮膚障害の評価基準と治療に用いられる薬剤

CTCAE v5.0	Grade 1	Grade 2	Grade 3
ざ瘡様皮疹	体表面積の< 10%を占める紅色丘疹および／または膿疱で，そう痒や圧痛の有無は問わない	体表面積の10～30%を占める紅色丘疹および／または膿疱で，そう痒や圧痛の有無は問わない；社会心理学的な影響を伴う；身の回り以外の日常生活動作の制限；体表面積の> 30%を占める紅色丘疹および／または膿疱で，軽度の症状の有無は問わない：社会心理的な影響を伴う：身の回り以外の日常生活動作の制限	体表面積の> 30%を占める紅色丘疹および／または膿疱で，中等度または高度の症状を伴う；身の回りの日常生活動作の制限；経口抗菌薬を要する局所の重複感染
治療薬	外用ステロイド薬 顔：mildまたはstrong その他：strong	外用ステロイド薬 顔：mildまたはstrong その他：strong ＋ミノサイクリン内服（50mgを1日2回）	外用ステロイド薬 部位によらずvery strong以上 ＋ミノサイクリン内服継続 ＋プレドニゾロン内服（10mg/日を1週間）
皮膚乾燥	体表面積の< 10%を占めるが紅斑やそう痒は伴わない	体表面積の10～30%を占め，紅斑やそう痒を伴う：身の回り以外の日常生活動作の制限	体表面積の> 30%を占め，紅斑やそう痒を伴う：身の回りの日常生活動作の制限
治療薬	保湿剤	strong以上の外用ステロイド薬 亀裂部はstrongestの外用ステロイド薬	
爪囲炎	爪襞の浮腫や紅斑：角質の剥脱	局所的処置を要する：内服治療を要する（例：抗菌薬／抗真菌薬／抗ウイルス薬）：疼痛を伴う爪襞の浮腫や紅斑：浸出液や爪の分離を伴う：身の回り以外の日常生活動作の制限	外科的処置や抗菌薬の静脈内投与を要する：身の回りの日常生活動作の制限
治療薬	保湿剤 洗浄，ガーゼ保護 テーピング	Grade 1の処置に加え，外用ステロイド薬（very strong以上） ＋ミノサイクリン内服（50mgを1日2回） 液体窒素療法	Grade 2の処置に加え，部分切除／人工爪

(1) ざ瘡様皮疹

- ざ瘡様皮疹とは，ざ瘡（にきび）に似た外見・症状ではあるが，一般的には細菌感染を伴わず無菌性といわれている。
- 投与開始後1週間頃より発現し2～4週間以内にピークとなることが多い。
- 予防法としては，保湿を中心としたスキンケアの徹底と抗炎症作用を併せもつテトラサイクリン系の内服抗生剤の予防投与が有効とされている。
- 皮疹出現時には，テトラサイクリン系の内服抗生剤の継続と外用ステロイド薬を用いる。

外用ステロイド薬は塗布する部位により吸収率が異なるため，顔面，体幹など強度が異なる薬剤を選択する必要がある。

- 強い外用ステロイド薬を使用しても症状が強くコントロールできない場合，プレドニゾロン換算で10mg/日程度のステロイド薬を短期間内服することが有効とされている。また，尋常性ざ瘡治療薬であるアダパレンゲルも，炎症により毛穴が詰まるのを防ぐため使用されることがある。
- ざ瘡様皮疹に対する内服抗生剤の第一選択はミノサイクリンである。また，ざ瘡様皮疹は多くの場合5～6週間で消退することが知られており，投与期間は，抗EGFR薬投与開始から6週間が一つの目安とされている。

(2) 皮膚乾燥

- 症状として，手指先端や踵の皮膚の亀裂などがある。
- 投与開始後，4週間頃より出現することが多い。
- 予防法としては，スキンケアによる清潔，保湿と刺激を最小限に抑えることが重要である。
- 保湿剤としてヘパリン類似物質，ワセリン，尿素製剤が推奨されている。
- 市販の保湿剤のほうが塗り心地がよい場合もあり，塗り心地はスキンケアのコンプライアンスにも影響するため，患者の好みを尊重することも大切である。選択する目安として，「弱酸性」，「低刺激性」，「無着色」，「無香料」，「アルコールフリー」などがあげられる。
- 悪化した場合にはstrong以上の外用ステロイド薬を用いる。

(3) そう痒症

- 予防法は，皮膚乾燥の予防と同様である。
- そう痒を誘発する要素を除去するための指導も必要である。例えば，血液循環を亢進させる刺激物（アルコール，コーヒー，香辛料など）の摂取を避ける，暖房器具の過度の使用による乾燥，低湿度の防止などがある。
- 対処法として，抗アレルギー薬や抗ヒスタミン薬の内服が有効である。症状の発現している部位が限局している場合は抗アレルギー薬や抗ヒスタミン薬の外用薬による対応も可能である。炎症を防ぐために外用ステロイド薬を併用することもある。

(4) 爪囲炎

- 症状として，爪囲の痛みを伴う紅斑から始まり，進行すると腫脹や肉芽を形成する。
- 抗EGFR薬投与開始から6週間前後で出現することが多いといわれており，患者にはあらかじめ説明し，予防として爪切りやテーピングの方法などを指導しておくことが重要である。
- 履物は指先を露出するサンダル類は避け，指先を圧迫しないようなものを選択する。
- 治療法は，テーピング法や，外用ステロイド薬，内服抗生剤治療のほか，外科的処置があり，症状によって選択される。
- 治療に使用する薬剤としては，腫脹や発赤がある場合，very strongまたはstrongの外用ステロイド薬を，肉芽形成に対してはstrongestの外用ステロイド薬を選択する対処法が知られている。抗生剤としてミノサイクリンの内服を併用することもある。

2）手足症候群（HFS：Hand Foot Syndrome）

- フルオロウラシルの持続点滴，カペシタビンなどのフッ化ピリミジン系薬剤，ソラフェニブ，スニチニブなどのマルチキナーゼ阻害薬やラパチニブなどの分子標的治療薬において高頻度に発現する。マルチキナーゼ阻害薬によるHFSは，手足皮膚反応（HFSR：Hand Foot Skin Reaction）とよぶ場合もある。
- フッ化ピリミジン系薬剤のうち，カペシタビンは高頻度に発現するが，S-1では発現頻度は低い。
- 症状は，指先や手掌･足底などの四肢末端に，しびれ，知覚過敏，疼痛，発赤，色素沈着，腫脹，水疱などが現れる（表3-4-3）。
- 予防法・治療法は確立していないが，保湿剤や外用ステロイド薬の塗布が一般的である。
- カペシタビン投与時にGrade 2以上の手足症候群が出現した場合，休薬する。また，再開時には，減量基準に従い減量する。
- カペシタビンなどのフッ化ピリミジン系薬とソラフェニブなどのマルチキナーゼ阻害薬によるHFSは，症状が異なる（表3-4-4）。

表3-4-3　手足症候群の判定基準（Blumの分類）

Grade 1	Grade 2	Grade 3
日常生活に制限を受けない	日常生活に制限を受ける	日常生活を遂行できない
しびれ，皮膚知覚過敏，ヒリヒリ・チクチク感，無痛性腫脹，無痛性紅斑，色素沈着，爪の変形	腫脹を伴う有痛性皮膚紅斑，爪甲の高度な変形・脱落	湿性痂皮・落屑，水疱，潰瘍，強い痛み

表3-4-4　手足症候群の特徴

薬剤	フッ化ピリミジン系薬 （カペシタビンなど）	マルチキナーゼ阻害薬 （スニチニブ，ソラフェニブなど）
特徴	びまん性の発赤，紅斑が出現し，ときに点状，斑状の色素沈着を伴う。皮膚表面は光沢を帯び，指紋が消失する傾向がみられる。浮腫性に腫脹し，全体に赤く腫れぼったくなる。	手の指先，足指の付け根やかかとなど，力のかかる部分が赤くなるなど，限局性の紅斑で始まることが多く，角化傾向が強い。通常，疼痛を伴う。力のかかる部分が黄色く硬くなる。
休薬後の回復速度	緩やか	速やか

3）免疫チェックポイント阻害薬による重度の皮膚障害

- 免疫チェックポイント阻害薬の副作用として，中毒性表皮壊死融解症（TEN：Toxic Epidermal Necrolysis），皮膚粘膜眼症候群（Stevens-Johnson症候群），多形紅斑，類天疱瘡などの重度の皮膚障害が出現することがある。

- 粘膜疹が出現した場合には速やかに皮膚科専門医と連携し対処する必要がある。

(1) 主な自覚症状

- 中毒性表皮壊死融解症：倦怠感，関節痛，全身性紅斑，割れやすい水疱，発熱，食欲不振など
- 皮膚粘膜眼症候群 ： 倦怠感，高熱，発熱，眼瞼の発赤腫脹，結膜充血，粘膜のびらん，口内炎，口唇や口腔内のびらん，食欲不振，紅斑，多形紅斑様皮疹，陰部疼痛など
- 多形紅斑：標的状紅斑，水疱，発熱，関節痛
- 類天疱瘡：浮腫状紅斑，緊満性水疱，粘膜のびらん，口内炎，口唇や口腔内のびらん

3 脱毛

- 毛根細胞は骨髄，腸管粘膜や口腔粘膜の上皮細胞と同様に活発に再生を繰り返しているため，化学療法や放射線療法によって障害を受けやすい。
- 脱毛は，頭髪が最も影響を受けるが，その他に，眉毛・睫毛・陰毛でも生じる。
- 脱毛は比較的高頻度に発現する抗がん薬の副作用であるが，抗がん薬の種類によって頻度は異なる。
- 脱毛を起こしやすい抗がん薬に，アントラサイクリン系（ADM, EPI など），タキサン系（PTX, DTX），アルキル化薬（CPA，IFM），トポイソメラーゼ阻害薬（CPT-11，ETP）がある。
- 脱毛は抗がん薬を投与してすぐに発現するのではなく，ほとんどの場合は投与開始後２～３週間経過して出現してくるため，精神的なケアも大切となる。
- 現在はアピアランスケア（医学的・整容的・心理社会的支援を用いて，外見の変化を補完し，外見の変化に起因するがん患者の苦痛を軽減するケア）も行われている。

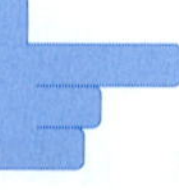

ここはチェック

- □ アントラサイクリン系，タキサン系，ビンカアルカロイド系の抗がん薬はvesicant drugに分類される。
- □ アントラサイクリン系抗がん薬の血管外漏出時にデクスラゾキサンの投与を行う場合，漏出後6時間以内に行う。
- □ 抗がん薬が漏出した際には一般的に冷却するが，ビンカアルカロイド（VCR，VDS，VBL，VNR）とETPの場合には，加温が推奨される。
- □ 抗EGFR薬によるざ瘡様皮疹は無菌性であり，抗炎症作用を期待して外用ステロイド薬やミノサイクリンなどのテトラサイクリン系抗生剤が治療に使用される。
- □ 爪囲炎は抗EGFR薬の投与開始後6週間前後で出現することが多く，患者によるセルフケアの必要があるため，あらかじめ予防法や対処法などの指導が必要である。
- □ セツキシマブ，パニツムマブ，エルロチニブは，皮膚症状の発現と治療効果は相関することが明らかになっており，皮膚症状の発現が重篤であるほど治療効果が高く，副作用をコントロールし，いかに治療継続できるかが重要である。
- □ 手足症候群には大きく分けてフッ化ピリミジン系薬剤とマルチキナーゼ阻害薬によるものの2種類がある。
- □ カペシタビン投与時にGrade 2以上の手足症候群が出現した場合，休薬する。
- □ 免疫チェックポイント阻害薬の副作用として，中毒性表皮壊死融解症（TEN），皮膚粘膜眼症候群（Stevens-Johnson症候群）などの重度な皮膚障害が出現することがある。
- □ 脱毛を起こしやすい抗がん薬に，アントラサイクリン系（ADM，EPIなど），タキサン系（PTX，DTX），アルキル化薬（CPA，IFM），トポイソメラーゼ阻害薬（CPT-11，ETP）がある。

文献

1）日本臨床腫瘍学会・編：新臨床腫瘍学 改訂第5版：がん薬物療法専門医のために，南江堂，2018
2）国立がん研究センター内科レジデント・編：がん診療レジデントマニュアル 第7版，医学書院，2016
3）大石了三，他・編：がん化学療法ワークシート第4版，じほう，2012
4）大津敦・監：エビデンスに基づいた癌化学療法ハンドブック 2018，メディカルレビュー社，2018
5）阿南節子・編：外来がん化学療法Q & A；抗がん薬の適正・安全使用と副作用対策，じほう，2010
6）Common Terminology Criteria for Adverse Events v4.0 日本語訳　JCOG/JSCO版 2009
7）NCCN Guidelines
8）清水宏：新しい皮膚科学 第3版，中山書店，2018
9）各社添付文書・インタビューフォーム・適正使用ガイド
10）国立がん研究センターがん対策情報センター：がん情報サービス：http://ganjoho.ncc.go.jp/public/index.html

5 その他の副作用

ポイント

- 過敏症には，アレルギー反応とインフュージョンリアクションがある。
- アレルギー反応を起こしやすい抗がん薬はPTXや白金製剤，インフュージョンリアクションを起こしやすい抗がん薬は分子標的治療薬（抗体薬）である。
- 間質性肺疾患は，PTX，DTX，BLM，GEM，分子標的治療薬でリスクが高い。
- 腎機能障害は，CDDP，MTX（大量）で起こりやすい。
- 神経障害は，重篤もしくは不可逆的な障害になりやすいにもかかわらず，有効な治療方法がないため早期発見が重要である。
- 心毒性に特に注意が必要な抗がん薬として，アントラサイクリン系抗がん薬と分子標的薬のトラスツズマブ，ペルツズマブがある。
- アントラサイクリン系抗がん薬の累積投与量の上限を理解する。
- 高血圧は，血管新生阻害を標的とする薬剤で起こりやすい。
- 腫瘍崩壊症候群は，悪性リンパ腫，急性白血病などの造血器腫瘍で認められることが多い。
- 低マグネシウム血症は，抗EGFR抗体薬で発現する。

1 過敏症

1）アレルギー反応

- アレルゲンに対する宿主の免疫学的反応で，生体の防御システムが過剰または不適切な反応として発現する。
- 投与中止後や治療介入後も持続する。
- 症状：蕁麻疹，浮腫，嘔吐，呼吸困難，血圧低下，失神，アナフィラキシー
- すべての薬剤で生じうるが，白金製剤（L-OHPやCBDCAは6～8コース目に起こりやすい）やタキサン系薬剤（1～2コース目に起こりやすい）で報告が多い。
- PTXによる過敏症の原因の一つとして，添加剤であるクレモフォールが考えられている。PTXの投与前に，デキサメタゾン，ジフェンヒドラミン，ラニチジンまたはファモチジンの前投薬が必要である。
- L-ASPはショックが出現する恐れがあるため，L-ASP投与前に皮内反応試験を実施することが望ましい。

2) インフュージョンリアクション

(1) 特徴

- 分子標的治療薬（抗体薬）の投与中または投与後 24 時間以内に発現する。
- 抗体薬によるインフュージョンリアクションの発現頻度は，完全ヒト化抗体→ヒト化抗体→キメラ抗体→マウス抗体の順で高くなると考えられる。
- 投与速度の減速や投与中断で速やかに改善することが多い。
- 症状：皮膚紅潮，悪寒，発熱，皮疹，呼吸困難，血圧低下
- 前投薬を必要とする分子標的治療薬にはリツキシマブなどがある（表 3-5-1）。

(2) 対処法

- Grade 1：患者の様子を観察しながら，投与速度を減じて慎重に投与する。
- Grade 2：投与を中断し，症状に応じてアドレナリン，副腎皮質ステロイド薬，抗ヒスタミン薬などによる治療を行う。症状軽快後は，患者の様子を慎重に観察し，投与再開の可否を検討する。再開する場合は，投与速度を減じて慎重に投与する。

表 3-5-1　インフュージョンリアクションに対する前投薬を必要とする分子標的治療薬

一般名	前投薬
リツキシマブ	投与 30 分前に抗ヒスタミン薬，解熱鎮痛薬等（副腎皮質ホルモン薬と併用しない場合は，副腎皮質ホルモン薬の前投薬を考慮する）
セツキシマブ	投与前に抗ヒスタミン薬（副腎皮質ホルモン薬を投与することで infusion reaction が軽減される可能性がある）
ラムシルマブ	投与前に抗ヒスタミン薬を考慮
テムシロリムス	投与前に抗ヒスタミン薬
オビヌツズマブ	投与の 30 分～ 1 時間前に，抗ヒスタミン薬，解熱鎮痛薬（副腎皮質ホルモン薬と併用しない場合は，副腎皮質ホルモン薬の前投与を考慮する）
オファツムマブ	投与 30 分～ 2 時間前に抗ヒスタミン薬，解熱鎮痛薬及び副腎皮質ホルモン薬（3 回目以降の副腎皮質ホルモン薬は適宜実施）
イノツズマブオゾガマイシン	投与前に副腎皮質ステロイド，解熱鎮痛薬又は抗ヒスタミン薬を考慮
ゲムツズマブオゾガマイシン	投与 1 時間前に抗ヒスタミン薬及び解熱鎮痛薬（副腎皮質ホルモン薬を投与することで infusion reaction が軽減される可能性がある）
ダラツムマブ	投与開始 1 ～ 3 時間前に副腎皮質ホルモン，解熱鎮痛薬及び抗ヒスタミン薬（必要に応じて本剤投与後に副腎皮質ホルモン等）
アレムツズマブ	投与前に抗ヒスタミン薬及び解熱鎮痛薬（副腎皮質ホルモン薬を投与することで infusion reaction が軽減される可能性がある）
エロツズマブ	投与前に，抗ヒスタミン薬，H_2 受容体拮抗薬及び解熱鎮痛薬 併用するデキサメタゾンは，経口投与（28mg を 3 ～ 24 時間前に投与）と静脈内投与（8mg を 45 分前までに投与完了）に分割して投与
ブリナツモマブ	投与前及び増量前はデキサメタゾンを投与
アベルマブ	投与前に抗ヒスタミン薬，解熱鎮痛薬等
モガムリズマブ	投与 30 分前に抗ヒスタミン薬，解熱鎮痛薬，副腎皮質ホルモン薬等

- Grade 3 以上：速やかに薬剤の投与を中止し，症状に応じてアドレナリン，副腎皮質ステロイド薬，抗ヒスタミン薬などによる治療を行う。なお，Grade 3 以上の重度のインフュージョンリアクションを発症した患者には再投与しない。

2　間質性肺疾患

1）特徴

- 単純 X 線撮影および胸部 CT ではすりガラス様陰影（ground-glass opacity）が特徴的である。
- 胸部聴診音で，パチパチという捻髪音（fine crackle）が聴かれる。
- 重症化すると呼吸不全を突然発症することが多い。
- 症状：呼吸困難感，乾性咳嗽，発熱。一般的な感冒様症状と酷似している。
- 発現時期：投与後 2 ～ 3 週間から 2 ～ 3 カ月で発症することが多い。
- 間質性肺炎マーカー：KL-6（シアル化糖鎖抗原），SP-A（肺サーファクタントプロテイン A），SP-D（肺サーファクタントプロテイン D）

2）間質性肺疾患を起こしやすい抗がん薬

- BLM，PEP，GEM，MTX，PTX，DTX，ゲフィチニブ，エルロチニブ，ボルテゾミブ，セツキシマブ，ニボルマブ，mTOR 阻害薬などがある。
- BLM の発現頻度は累積投与量が多いほど高くなるため，総投与量は 300mg まで，胚細胞腫瘍に対する BEP 療法では 360mg 以下とされている。
- BLM の肺障害は遅れて発現することが多いため，投与中および投与終了後 2 カ月間は定期的に検査を行う。
- ゲフィチニブは男性で喫煙者の発症率が高くなる傾向がある。
- GEM は放射線増感作用があり，胸部放射線同時併用により，重篤な食道炎や肺臓炎のリスクが高まるため，同時併用は禁忌である。
- mTOR 阻害薬であるテムシロリムスとエベロリムスの発現頻度は約 15%と高く，発現時には症状や重症度に応じて休薬・中止を要する。無症候性で画像所見の異常のみであれば投与継続可能である。

3）治療

- 軽症の場合：被疑薬の中止
- 中等症の場合：被疑薬の中止とプレドニゾロン換算で 0.5 ～ 1.0mg/kg/ 日を 2 カ月程度投与する。
- 重症の場合：被疑薬の中止とメチルプレドニゾロンによるパルス療法（500 ～ 1,000mg/日を 3 日間）を行い，その後，プレドニゾロン換算で 0.5 ～ 1.0mg/kg/ 日を投与する。
- 間質性肺疾患と診断された場合には，原則として原因薬剤の再投与は行わない。

3　腎障害

1）特徴

- 抗がん薬治療に伴う腎障害の危険因子として，高齢者，NSAID などの大量の薬剤使用歴，高血圧，糖尿病，心不全，骨髄腫の症例などがある。
- 症状：浮腫，乏尿，血圧上昇の他，悪心，口渇がある。急性尿細管間質性腎炎では発熱，発疹，関節痛を伴うことがある。

2）腎障害を起こしやすい抗がん薬

(1) CDDP

- CDDP による腎障害の予防のため，輸液あるいは水分摂取により投与当日の尿量を 3,000mL/ 日以上確保する。利尿薬として D-マンニトールやフロセミドを併用する。ただし，フロセミド自体が腎障害を引き起こすことがあるため注意が必要である。
- Mg 製剤を併用することで GFR 低下を予防できる。

(2) MTX（大量）

- 高濃度の MTX は，尿の pH が低いと尿細管で結晶を作りやすくなるため，尿をアルカリ化する。十分な輸液の投与と水分摂取を増やし，尿のアルカリ化には炭酸水素ナトリウムと利尿薬としてアセタゾラミドを用いる。ただし，フロセミドは尿を酸性にするため使用しない。

4　神経障害

- 神経障害には，中枢神経障害と末梢神経障害がある。
- 化学療法に伴うものは用量依存的にその程度は強くなり，糖尿病やアルコール依存症などの既存の神経障害を合併している場合，神経障害を発現する薬剤（イソニアジド，エタンブトール，メトロニダゾール，HIV 感染症治療薬，HMG-CoA 還元酵素阻害薬，コルヒチン，アミオダロン，IFN）との併用で発現頻度は増加する。

1）中枢神経障害

- 症状：睡眠障害，見当識障害，せん妄などの精神症状や痙攣，麻痺，運動失調などの神経症状
- 再発または難治性の白血病や悪性リンパ腫に対して行われる Ara-C 大量療法は中枢神経障害に注意が必要である。構語障害，失調などの小脳障害，記銘力低下，頭痛，意識障害などが現れることがあるが，通常，投与中止後数日以内に回復する。本来，投与時間は3時間であるが，投与時間を早めることにより症状が現れる可能性が高い。逆に，投与時間を遅らせると骨髄抑制が強くなるため投与時間は厳守する必要がある。
- MTX は髄腔内投与または大量投与により麻痺，白質脳症などを，IFM は大量投与により

幻覚，錯乱，痙攣などを起こすことがあり，通常，投与中止後数日以内に回復する。

2）末梢神経障害

- 自律神経障害（便秘，排尿障害，麻痺性イレウスなど），感覚神経障害（四肢末端を中心とするしびれ，感覚鈍麻，疼痛など），運動神経障害に分類される。
- 症状：四肢末端のしびれや麻痺，筋力・運動能力の低下などがあり，進行すると文字が書きにくい，ボタンをかけにくい，飲み込みにくい，歩行困難など，患者のQOLを著しく低下させる。
- 回復までに数カ月～数年を要し，症状は緩和されるものの障害が残ることもある。

(1) ビンカアルカロイド系

- VCRの神経毒性はビンカアルカロイドの中で発現頻度が高く，通常，投与後2週間で発現する。回復には数週間～数カ月を要する。
- VCRは1回投与量，総投与量が関係し，1回最大2mg/bodyまでの制限がある（用量規制毒性）。総投与量25mgを超えると高率に発現する。
- 多くは深部腱反射の減弱，しびれ感（足趾より手指に現れやすい）に始まり，下肢の筋力低下，歩行障害に進行する。

(2) タキサン系

- PTXのほうがDTXより高頻度に神経障害を引き起こす。
- 神経障害の発症頻度と症状は，1回投与量，総投与量に相関する。
- PTXでは投与開始3～5日後から出現し，総投与量が500mg/m^{2}を超えると高率に発現する。投与中止後数カ月以内に回復するが，重症例では遷延化することがある。
- DTXでは総投与量が600mg/m^{2}を超えると高率に発現する。
- Glove and stocking typeの末梢神経障害が主であり，痛み，しびれ，感覚麻痺といった知覚異常が手足の指に好発する。また，投与数時間から2～3日後に関節痛や筋肉痛を起こすことがあり，投与2～6日後には自然に軽快する。

(3) 白金製剤

- CDDPは1回投与量，総投与量依存性に神経障害を引き起こす。
- CDDP総投与量300～500mg/m^{2}を超えると発現頻度は有意に上昇する。
- CDDPによる神経障害の症状は手指のしびれなどの自覚症状を伴う感覚性の障害が主である。足趾から症状が出現することが多く，通常，投与中止後数カ月で回復するが，不可逆的なこともある。運動神経障害はまれである。
- CDDPによる聴覚障害は内耳障害により引き起こされ，1日投与量が80mg/m^{2}以上，総投与量が300mg/m^{2}以上で頻度が高くなり，不可逆的である。4,000～8,000Hzの高音域が障害されるが，ひどくなると耳鳴りや聴力低下をきたす場合もある。
- L-OHPの急性神経障害（投与直後～数時間以内に出現し，一過性である）は1回投与量が130mg/m^{2}以上の場合や投与時間が短い場合に出現しやすく，身体を冷やすことにより咽頭部や喉頭部，四肢における知覚異常を特徴とするため，投与後は冷たいものの飲食は控え，手足を冷やさないことが重要である。他の白金製剤ではみられない。

- L-OHP の累積投与量が 800mg/m^2 を超えると慢性神経障害の出現する可能性がある。
- L-OHP による神経障害は可逆的であり，回復時には再開が可能である（Stop-and-Go）。
- 薬剤中止後も 2～6 カ月の経過で症状が増悪する場合がある（coasting）。

(4) 分子標的治療薬（ボルテゾミブ）

- 最初の 5 コース（総投与量約 30mg/m^2）までに発現することが多い。
- 回復するまでに 2～3 カ月を要し，長期化する場合もある。
- 四肢末端の灼熱感，刺痛やしびれ感，筋肉痛または関節痛様の症状の他，運動障害を誘発する場合もある。
- 疼痛を伴う Grade 1 または Grade 2 の場合には，投与量の段階的減量（1.3mg/m^2→1.0mg/m^2→0.7mg/m^2）を行う。疼痛を伴う Grade 2 または Grade 3 の場合には，回復するまで休薬し，回復後 0.7mg/m^2 週 1 回投与に変更する。Grade 4 の場合には，投与を中止する。

(5) 治療（表 3-5-2）

- 症状の緩和にガバペンチンの投与は推奨されない。（推奨度 4B）
- 症状の緩和にデュロキセチンの投与を推奨できるだけの十分なエビデンスはないが，特定の患者に使用可能である。（推奨度 2B）
- L-OHPによる末梢神経障害の予防としてCa/Mg, 牛車腎気丸の投与は推奨されない。（推奨度 4B）

表 3-5-2　末梢神経障害に対する薬剤（内服薬）と処方提案における注意点

	分類	薬剤	用法・用量	特徴・注意事項
弱い提案	抗うつ薬	デュロキセチン	1回20mg　1日1回から開始 1日最大60mgまで	・SNRI ・眠気がないため，朝食後服用可 ・効果と副作用をみながら1週間以上の間隔をあけて漸増
有効性は明らかではないが投与を否定しない	ビタミン製剤	メコバラミン	1日1,500μg　3回分服	
	抗痙攣薬	プレガバリン	1回25mg　1日1～2回，もしくは1回75mg 1日1回から開始 1日最大600mgまで	・効果と副作用をみながら3～7日毎に漸増 ・開始時，眠気や浮動性めまいに注意 ・腎機能低下時には投与量の調節が必要
	鎮痛薬	非ステロイド性消炎鎮痛薬		
		オピオイド		

5　心毒性

1）特徴

- 化学療法の有害反応である心毒性には，心電図異常，頻脈，不整脈，うっ血性心不全などさまざまな病態がある。
- 特に注意が必要な抗がん薬として，アントラサイクリン系抗がん薬とヒト上皮細胞増殖因子受容体2型（HER2）阻害薬であるトラスツズマブ，ペルツズマブ，ラパチニブ，トラスツズマブ　エムタンシンがあげられる。
- そのほか，血管新生阻害薬，微小管阻害薬，アルキル化薬でも起こり得る。
- アントラサイクリン系抗がん薬による心毒性は，急性および慢性に分けられる。
- 急性心毒性は主に心電図異常であり，T波異常，ST低下，ST上昇などのST-T変化がよく起こり，不整脈（心房性期外収縮，心室性期外収縮など）の自覚症状が出ることもある。投与量には相関せず，投与後数時間以内に発生するが，一過性であることも多い。
- 慢性心毒性には心筋症やうっ血性心不全などがあり，左室駆出率（LVEF）が低下し，頻脈，労作時呼吸困難，胸痛，下肢（足首）浮腫などの自覚症状が現れる。累積投与量に依存し，投与後数週間～数カ月以上，場合によっては10～20年経過してから発生する。

2）アントラサイクリン系抗がん薬の累積投与量

- アントラサイクリン系抗がん薬には不可逆的な心筋障害があるため注意が必要であり，累積投与量に依存しているため，累積投与量を確認することは極めて重要である（表3-5-3）。

表3-5-3　アントラサイクリン系抗がん薬の累積投与量の上限値

抗がん薬	累積投与量の上限値
ADM	500mg/m^2
IDR	120mg/m^2
DNR	25mg/kg
THP-ADM	950mg/m^2
EPI	900mg/m^2
MIT	160mg/m^2
ACR	600mg/body＊

＊アントラサイクリン系抗がん薬の使用歴がある場合

3）心毒性の評価（検査）と治療

- アントラサイクリン系抗がん薬を使う場合には，心機能検査を頻回に行い，自覚症状を含め患者の状態をよく観察する。異常が認められた場合には，休薬または中止し，適切な処置を行う。定期的な心エコーを実施するのが望ましい。
- 心機能検査としては，心電図，心エコーがあり，投与中に心電図モニターを装着することも考慮する。また，心不全のモニターには，心エコーによるLVEFの測定が有用で，LVEFが55%を下回ると心不全が起こりやすくなる。

- アントラサイクリン系抗がん薬が原因の場合，再投与は困難である。
- HER2阻害薬が原因の場合，LVEF改善後に再投与が可能である。
- 海外ではアントラサイクリンによる心毒性に対し，デクスラゾキサンという鉄キレート剤が心筋保護薬として使われることがある。これは鉄とアントラサイクリンの複合体がフリーラジカルを生成するのを抑制する。日本での適応はアントラサイクリンによる血管外漏出である。

6　高血圧

1）特徴

- 抗VEGF抗体であるベバシズマブやラムシルマブ，マルチキナーゼ阻害薬のスニチニブやレゴラフェニブなど，血管新生阻害を標的とする薬剤で起こりやすい。
- 症状：初期には無症状で経過することも少なくないが，一般的に頭痛や頭重感，めまいなどの自覚症状が出現する。
- レゴラフェニブ，ソラフェニブは投与開始初期に高血圧クリーゼを引き起こすことがある。その場合，激しい頭痛，強い不安感，息切れなどの随伴症状が出現する。

2）単剤治療開始の目安

- 血圧が140～159/90～99mmHg
- 拡張期血圧が20mmHg上昇（持続性または再発性，症候性）

3）降圧薬の選択

- アンジオテンシンⅡ受容体拮抗薬（ARB），ACE阻害薬，Ca拮抗薬が選択される場合が多い。
- 1剤でコントロールできない場合は，もう1剤追加する。
- 降圧治療によりコントロールできない症例では，休薬を考慮する。
- 利尿薬は下痢や体液減少のリスクが増加するため控える。

7　電解質異常

1）腫瘍崩壊症候群（TLS：tumor lysis syndrome）

- 腫瘍細胞の急速な崩壊により，細胞内の代謝産物である核酸，蛋白，リン，カリウムなどが血中へ大量に放出されることによって引き起こされる代謝異常の総称である。
- 悪性リンパ腫，急性白血病などの造血器腫瘍において認められることが多い。

- 症状：高尿酸血症により急性腎不全，高カリウム血症により筋痙攣や感覚異常などの神経筋症状が出現する。高リン血症による二次的な低カルシウム血症により，重篤な場合には突然死する場合もある。高サイトカイン血症により全身性炎症反応症候群（SIRS：systemic inflammatory response syndrome）の状態となり，多臓器不全に至ることもある。

(1) リスク評価

- 固形がんの場合は，①腫瘍量が多い（径≧ 10cm の巨大腫瘍など），②肝転移，③ LDH 高値または尿酸値上昇，④神経芽腫・胚細胞腫瘍・小細胞肺がんなどの化学療法高感受性の腫瘍，⑤治療前からの腎機能障害，⑥腎毒性のある薬物での治療，⑦感染，脱水などの併存が一つ以上認められれば中間リスク疾患となる。
- 造血器腫瘍の場合は，白血球数や LDH などによりリスク評価される。

(2) 予防

- 低リスク：抗がん薬投与終了 24 時間後まで 1 日 1 回モニタリング（血液検査，水分 in/out バランス），通常量の補液
- 中間リスク：抗がん薬投与終了 24 時間後まで 8 ～ 12 時間ごとモニタリング，大量補液（2,500 ～ 3,000 mL/m^2/ 日），アロプリノールまたはフェブキソスタットの投与。尿酸値が持続的に上昇する場合，診断時にすでに高尿酸血症が認められる場合にはラスブリカーゼの投与を考慮
- 高リスク：抗がん薬投与終了 24 時間後まで頻回（4 ～ 6 時間ごと）にモニタリング，大量補液，ラスブリカーゼ投与など

(3) 治療

- 生理食塩水または0.45％食塩水などのカリウムおよびリン酸を含まない製剤を3,000mL/m^2/24hr 以上（体重≦ 10kg の場合：200mL/kg/ 日）投与することが推奨される。
- 尿量が維持できない場合には利尿薬を使用する。
- 高尿酸血症の治療には，尿酸生成阻害薬であるアロプリノールとフェブキソスタット，尿酸分解酵素薬であるラスブリカーゼを用いる。ラスブリカーゼは G6PD 欠損症患者には禁忌である。
- 中等度の高カリウム血症（≧ 6.0mmol/L）で無症候性の場合：カリウムの投与を中止し，心電図モニタリング，ポリスチレンスルホン酸ナトリウムを投与する。
- 高度の高カリウム血症（≧ 7.0mmol/L）かつ／または症候性の場合：前記に加え，グルコン酸カルシウム（致死的不整脈に対し），GI（グルコース・インスリン）療法，重炭酸ナトリウム，腎機能代行療法を検討する。
- 中等度の高リン血症（≧ 2.1mmol/L）の場合：リン酸静注を中止し，リン酸結合剤（水酸化アルミニウム，炭酸カルシウムなど）を投与する。高度の場合には，腎機能代行療法を行う。
- 低カルシウム血症（≦ 1.75mmol/L）で症候性の場合：グルコン酸カルシウム 50 ～ 100mg/kg を心電図モニタリングしながら緩徐に静注する。

2）低マグネシウム血症

(1) 特徴

- 症状：軽症の場合，無症状か食欲不振，倦怠感，疲労感が出現するが，重篤化すると，悪心，脱力，傾眠，テタニー，痙攣，不整脈などが出現する。
- 抗 EGFR 抗体薬であるセツキシマブ，パニツムマブで発現する。その他，エベロリムス，シスプラチンなどでも起こる。

(2) 対処法

- 抗 EGFR 抗体薬投与期間中は，血清マグネシウム値のモニタリングを行い，適切な補充を行う。
- Grade 2 で臨床症状が認められない場合には，抗 EGFR 抗体薬の中止を考慮しつつ，注意深く投与を継続する。
- Grade 3 以上の場合には，抗 EGFR 抗体薬投与の中止を考慮する。

8 免疫関連有害事象

1）特徴

- 免疫の調節が正常に機能せず，既知の自己免疫疾患や炎症性疾患類似の有害反応がでる。
- 症状：早期の症状や所見は非特異的なものが多く，自己免疫疾患や炎症性疾患に類似したさまざまな症状が発現しうる（表 3-5-4）。

表 3-5-4　主な免疫関連有害事象

分類	有害事象の種類
皮膚障害	皮疹，白斑，乾癬
肺障害	間質性肺障害
肝・胆・膵障害	肝障害，高アミラーゼ血症，高リパーゼ血症，自己免疫性肝炎
胃腸障害	下痢，腸炎，悪心・嘔吐，腸穿孔
腎障害	自己免疫性糸球体腎炎，間質性腎障害
神経筋障害	ギランバレー症候群，重症筋無力症，多発性筋炎，末梢運動性神経障害，神経症，多発神経炎，血管炎症性神経障害，無菌性髄膜炎，関節炎
内分泌障害	甲状腺機能低下症，甲状腺中毒症，副腎機能障害，下垂体不全，1 型糖尿病など
眼障害	ぶどう膜炎，結膜炎，上強膜炎
その他	サイトカイン放出症候群，注入に伴う反応（infusion reaction），血小板減少，血友病 A

（加藤晃史：免疫チェックポイント阻害薬による免疫学的有害反応；新臨床腫瘍学 改訂第 5 版（日本臨床腫瘍学会・編），南江堂，2018，p.725 より）

2）免疫関連有害事象を起こしやすい抗がん薬

- 免疫チェックポイント阻害薬（ニボルマブ，ペムブロリズマブ，アテゾリズマブ，デュルバルマブなど）で発現する。
- 甲状腺機能障害は抗 PD-1 抗体で発現頻度が高い。
- 下垂体機能障害はまれであるが，相対的に抗 CTLA-4 抗体で頻度が高いとされている。
- 抗 PD-1 抗体と抗 CTLA-4 抗体を併用した場合，免疫関連有害事象の発現頻度は高くなる。

3）対処法

- 投与前に必要な検査を実施する。
- 重症度に応じた免疫抑制療法を行う。
- 副腎皮質ホルモンで十分に制御できない場合，インフリキシマブ，ミコフェノール酸モフェチルなどの追加投与を検討する。

ここはチェック

- □ PTXの投与前には，デキサメタゾン，ジフェンヒドラミン，ラニチジンまたはファモチジンの前投薬が必要である。
- □ リツキシマブは，投与30分前に抗ヒスタミン薬，解熱鎮痛薬などの前投薬を行う。
- □ BLMによる間質性肺疾患の発現頻度は累積投与量が多いほど高くなるため，総投与量は300mgまで，胚細胞腫瘍に対するBEP療法では360mg以下とされている。
- □ GEMは胸部放射線同時併用により，重篤な食道炎や肺臓炎のリスクが高まるため，同時併用は禁忌である。
- □ CDDPによる腎障害の予防には，輸液あるいは水分摂取により投与当日の尿量を3,000mL/日以上確保する。
- □ VCRによる末梢神経障害は，1回投与量，総投与量が関係し，1回最大2mg/bodyまでの制限がある。総投与量25mgを超えると高率に発現する。
- □ L-OHPによる神経障害は可逆的で，回復時には再開が可能であり，Stop-and-Goを意識する。
- □ ボルテゾミブの末梢神経障害は用量規制毒性であり，投与量の段階的減量（1.3mg/m^2→1.0mg/m^2→0.7mg/m^2）が必要となる。
- □ 高血圧は，抗VEGF抗体であるベバシズマブやラムシルマブ，マルチキナーゼ阻害薬のスニチニブやレゴラフェニブなど，血管新生阻害を標的とする薬剤で起こりやすい。
- □ 左室駆出率（LVEF）が55%を下回ると心不全が起こりやすくなる。
- □ トラスツズマブの心毒性は用量には依存せず，可逆的である。
- □ 心毒性においてドキソルビシン（ADM）の累積投与量の上限は500mg/m^{2}である。
- □ 腫瘍崩壊症候群の中間リスク疾患では，モニタリング，大量補液に加え，アロプリノールまたはフェブキソスタットを投与する。
- □ 抗EGFR抗体薬では，低マグネシウム血症が発現する。
- □ 免疫関連有害事象は免疫チェックポイント阻害薬で発現し，重症度に応じて免疫抑制療法を行う。

文献

1）各社添付文書・インタビューフォーム・適正使用ガイド
2）日本臨床腫瘍学会・編：新臨床腫瘍学 改訂第5版；がん薬物療法専門医のために，南江堂，2018
3）吉村知哲，田村和夫・監：がん薬物療法副作用管理マニュアル，医学書院，2018
4）遠藤一司・監：がん薬物療法の支持療法マニュアル；症状の見分け方から治療まで，南江堂，2013

5）日本がんサポーティブケア学会・編：がん薬物療法に伴う末梢神経障害マネジメントの手引き 2017 年版，金原出版，2017
6）日本臨床腫瘍学会・編：腫瘍崩壊症候群（TLS）診療ガイダンス，金原出版，2013
7）大津敦・編：エビデンスに基づいた癌化学療法ハンドブック 2018，メディカルレビュー社，2018
8）南博信，平井みどり・監：外来治療をサポートするがん薬物療法マネジメントブック，じほう，2016

第4章 緩和ケアおよびがん疼痛の治療

1　緩和ケア

ポイント

- » がん患者の苦痛は，身体的要因だけでなく，精神的・社会的要因，さらにはスピリチュアルな要因といった多面的なものである。
- » アドバンス・ケア・プランニングは将来の治療・療養について患者・家族と医療従事者があらかじめ話し合う自発的なプロセスのことである。
- » 気持ちのつらさにはベンゾジアゼピン系薬，うつ病にはSSRI，SNRI，三環系抗うつ薬を用いる。
- » せん妄には，ハロペリドール，クエチアピン，リスペリドンなどの抗精神病薬を用いる。
- » 呼吸困難に対する薬物療法にはモルヒネ，オキシコドンを使用する。
- » 倦怠感に対する薬物療法にはステロイドの投与がある。
- » 悪性消化管閉塞には，ステロイド，オクトレオチド，ブチルスコポラミン臭化物，ヒスタミンH_2受容体拮抗薬またはプロトンポンプ阻害薬，制吐薬を組み合わせて投与する。
- » 悪性腹水に使用する利尿薬はスピロノラクトンを使用し，必要であればループ利尿薬を併用する。
- » 耐え難い苦痛に対する鎮静の第一選択薬としてミダゾラムを用いる。

1　緩和ケア

がん患者の苦痛は，身体的要因だけでなく，精神的・社会的要因，さらにはスピリチュアルな要因といった多面的なものである（図4-1-1）。

1）WHOによる緩和ケアの定義

- 緩和ケアとは，生命を脅かす疾患に伴う問題に直面する患者と家族に対し，疼痛や身体的，心理社会的，スピチュアルな諸問題を早期から正確にアセスメントし解決することにより，苦痛の予防と軽減を図り，QOLを向上させるためのアプローチである。

〈定義の要点〉

(1) 患者だけではなく家族も対象
(2) 終末期だけではなく疾患の早期から対応
(3) 身体面だけではなく包括的に評価
(4) 生存期間だけではなくQOLを重要視する。

2）緩和ケアの概念

1）生きることを尊重し，誰にでも例外なく訪れる「死に行く過程」にも敬意を払う。
2）死を早めることも，死を遅らせることも意図しない。
3）痛みのマネジメントと同時に，痛み以外の諸症状のマネジメントを行う。
4）精神面のケアやスピリチュアルな面のケアも行う。
5）死が訪れるその時まで患者が積極的に生きていけるように支援する。
6）患者が病気に苦しんでいる間も，死別した後も，家族の苦難への対処を支援する（グリーフケア）。

3）精神的ケア

- 精神的ケアの根幹は，患者を一人の人間として尊重し，患者とともにあろうとする姿勢で寄り添い，患者の苦しみを理解しようとすることである。

<具体的な精神的ケアの内容>

(1) 生きる意味・心の穏やかさ・尊厳を強めるケアを行う。
(2) 信頼関係を構築する。
(3) 現実を把握することをサポートする。
(4) 情緒的サポートを行う。
(5) 置かれた状況や自己に対する認知の変容を促す。
(6) ソーシャルサポートを強化する。
(7) くつろげる環境や方法を提供する。

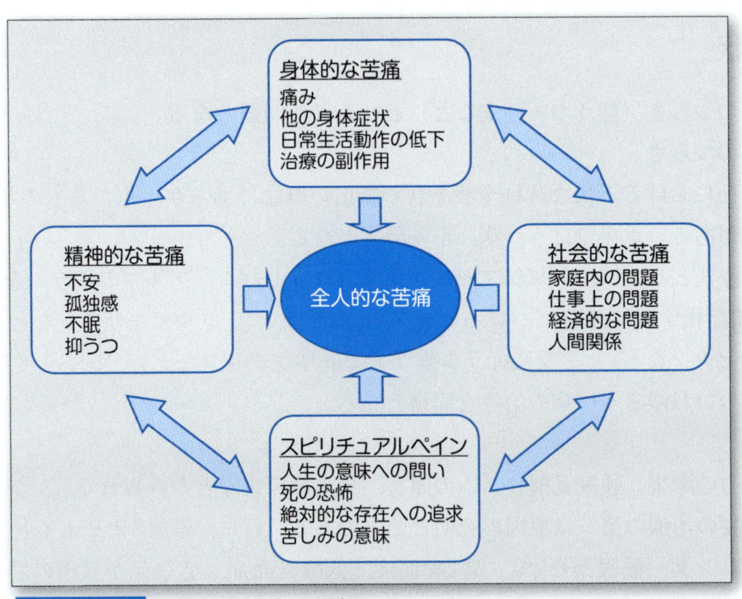

図 4-1-1　全人的苦痛の理解

(8) チームをコーディネートする。

4) スピリチュアルペイン

- 患者は，病名の告知，治療，再発・転移，抗がん治療の中止という過程を経て，不安や絶望，孤独などの感情を体験する。
- 病気の進行により，身の回りのことが自分でできなくなり，自分の価値観が揺り動かされ，生き方や人生の意味・目的などの問いを強く抱くようになる。
- これは生命の危機など受け入れがたい事態に直面したものであれば誰にも起こりうる苦悩であり，スピリチュアルペインと考えられている。
- スピリチュアルペインには「関係性の苦悩」「自律性の苦悩」「時間性の苦悩」があり，苦悩をアセスメントすることによって，ケアの方向がみつかる。

5) アドバンス・ケア・プランニング（ACP）

- ACPは将来の治療・療養について患者・家族と医療従事者があらかじめ話し合う自発的なプロセスのことである。
- ACPの目標は，重篤な疾患や慢性疾患の際に人が自分の価値，目標，嗜好に合致した医療を受けられるようにすることである。

2　症状マネジメント

1) 疼痛

- 本章「2 がん疼痛の治療」の項（185頁）を参照

2) 精神症状

- 気持ちのつらさ（抑うつ・不安など）とせん妄が問題となる。

(1) 気持ちのつらさ

- 感情面における不快な体験全般を含む幅広い概念であるが，主たるものとして抑うつ・不安がある。重症ではうつ病，不安障害となる。
- 薬物療法としてはベンゾジアゼピン系薬（ロラゼパム，アルプラゾラムなど）から開始し，重症化すればSSRI（パロキセチン，セルトラリン，フルボキサミンなど），SNRI（デュロキセチンなど），三環系抗うつ薬（アミトリプチリンなど），NaSSA（ミルタザピン）などのいわゆるうつ病の治療と同様となる。

(2) せん妄

- 注意力の障害，睡眠覚醒リズムの障害，見当識障害などがみられる。
- せん妄の治療の第一は原因の究明と除去である。特に，薬剤（オピオイド，ステロイド，抗コリン薬，睡眠薬など），高Ca血症，低酸素血症，感染症が原因の場合は治療できる可能性が高い。

- 薬物療法としては抗精神病薬（ハロペリドール，クエチアピン，リスペリドン，オランザピン）が有効であるが，鎮静効果の優れたミダゾラムやフルニトラゼパムなどベンゾジアゼピン系薬を併用することもある。
- 短時間型のベンゾジアゼピン系薬は，脱抑制や興奮が発生し症状を悪化することがあるため単独では使用しない。

3）呼吸困難

- 呼吸時の不快な感覚という主観的な経験であり，呼吸回数，酸素飽和度の異常が伴わないこともある。
- 呼吸困難の治療は酸素投与，胸水穿刺，気道狭窄に対する処置など治療可能な病態に対しては可能な範囲で治療を行う。
- 胸水，気道分泌，肺水腫による呼吸困難を緩和する目的で輸液の減量を考慮する。
- がん患者の呼吸困難に対して，モルヒネを使用する。
- がん患者の呼吸困難に対して，オキシコドンを使用してもよい。
- がん患者の呼吸困難に対して，ベンゾジアゼピン系抗不安薬をモルヒネ／オキシコドンに併用する。
- 原発性・転移性肺腫瘍の増大，がん性リンパ管症，上大静脈症候群，気道の狭窄による呼吸困難を有するがん患者に対してステロイドの投与を検討する。

4）倦怠感

- 身体・精神・認知的にエネルギーが減少したと感じる非特異的かつ主観的な感覚であり，疲労感，活力不足，疲労困憊と表現される漠然とした現象である。
- ほとんどのがん終末期患者に出現し，症状の進行に伴い治療困難になることが多い。
- 効果と副作用，予後とのバランスを考えてステロイドを投与する。

5）消化器症状

(1) 悪心・嘔吐（図 4-1-2）

- 原因は薬剤（化学療法，オピオイド，NSAIDs，抗けいれん薬，抗うつ薬など），放射線治療，消化管運動の異常・低下・亢進，脳圧亢進，電解質異常（高 Ca 血症，低 Na 血症）などによる。
- がん患者では原因は必ずしも一つではなく，複数が同時に存在することも多い。

(2) 悪性消化管閉塞（図 4-1-3）

- 外科治療，消化管ステント留置術，経鼻胃管の留置などの適応を検討する。
- 薬物療法としては，ステロイド，オクトレオチド，ブチルスコポラミン臭化物，ヒスタミン H_2 受容体拮抗薬またはプロトンポンプ阻害薬，制吐薬を組み合わせて投与する。
- オクトレオチドは上部よりは下部消化管閉塞に有効性が高い。
- ブチルスコポラミン臭化物は，疝痛が合併している場合，オクトレオチドの代替薬として投与を検討するが，麻痺性イレウスには禁忌である。

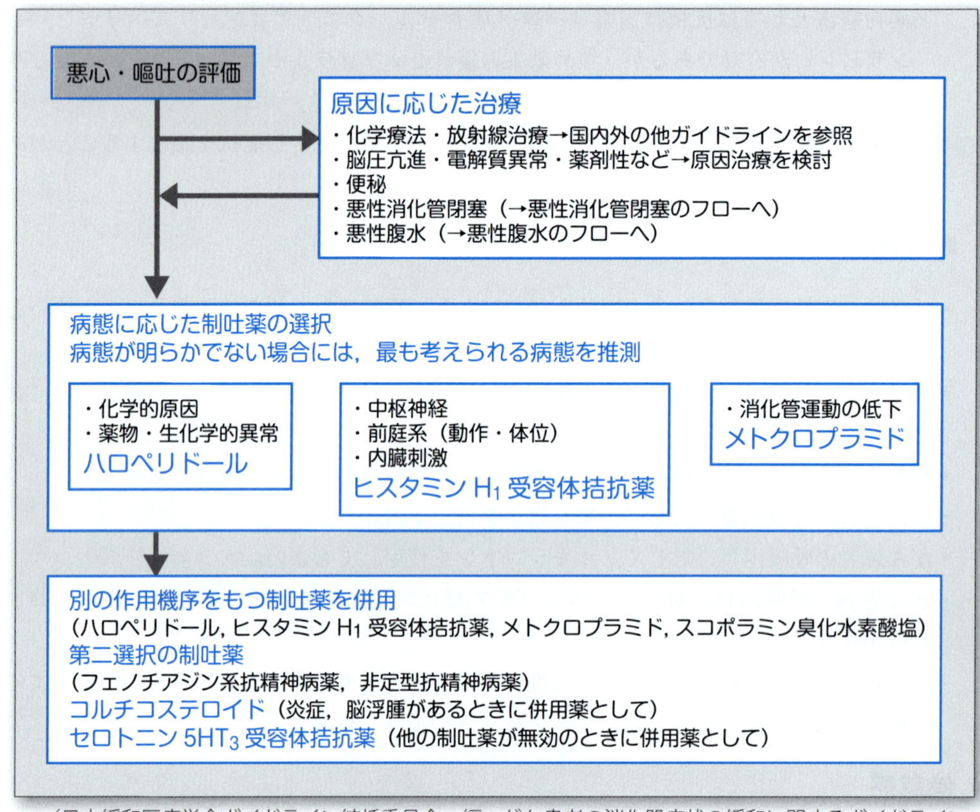

（日本緩和医療学会ガイドライン統括委員会・編：がん患者の消化器症状の緩和に関するガイドライン 2017年版，金原出版，2017，p.46）

図4-1-2　悪心・嘔吐の対応と治療

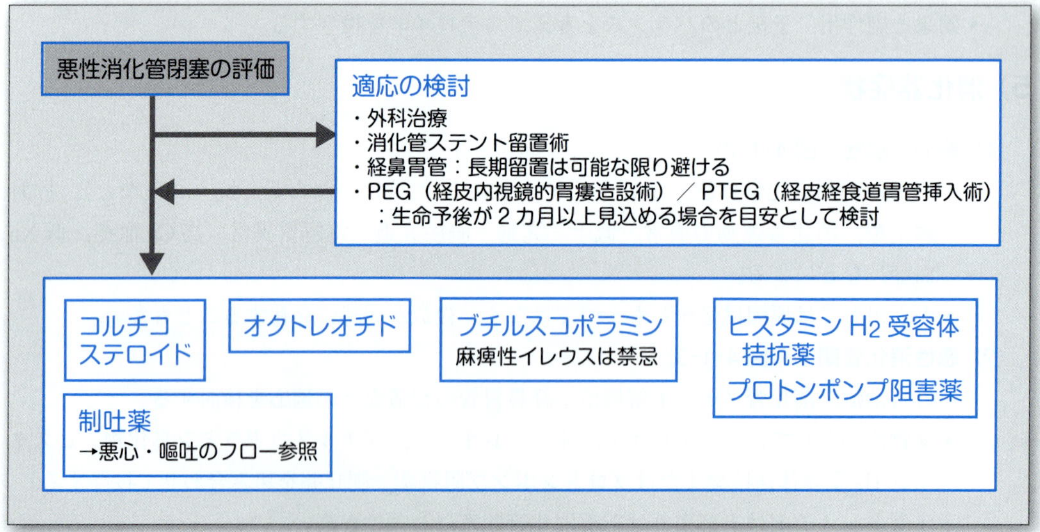

（日本緩和医療学会ガイドライン統括委員会・編：がん患者の消化器症状の緩和に関するガイドライン 2017年版，金原出版，2017，p.47）

図4-1-3　悪性消化管閉塞の対応と治療

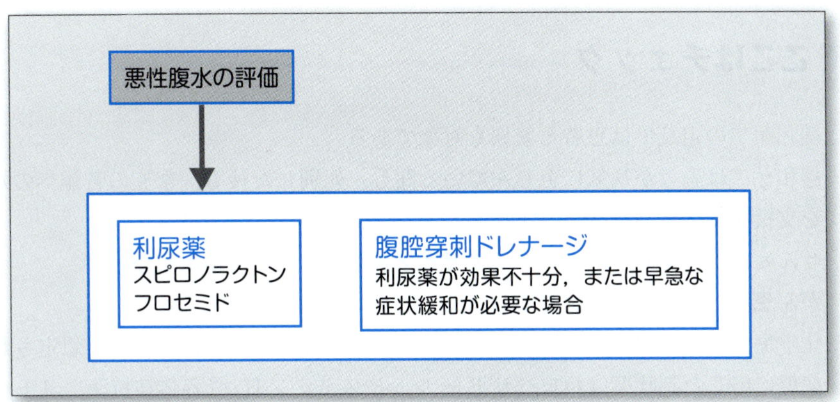

（日本緩和医療学会ガイドライン統括委員会・編：がん患者の消化器症状の緩和に関するガイドライン 2017 年版，金原出版，2017，p.47）

図 4-1-4　悪性腹水の対応と治療

(3) 悪性腹水（図 4-1-4）

- 卵巣がんの頻度が最も高く，子宮体がん，乳がん，大腸がん，胃がん，膵臓がんなどでもしばしば合併する。
- 治療としては，利尿薬と腹腔穿刺ドレナージを組み合わせて対応する。
- 腹水による症状を悪化させる可能性があるため，輸液の調整についても検討する。

6）頻尿・切迫性尿失禁

- がん浸潤による頻尿・切迫性尿失禁を有する患者において，抗コリン薬もしくは β_3 受容体作動薬による薬物療法を考慮する。

7）耐え難い苦痛

- 治療抵抗性の苦痛（特にせん妄，呼吸困難，難治性の疼痛）に対しては鎮静を考慮する。
- 間欠的鎮静では第一選択薬であるミダゾラムを持続注 0.5 ～ 1mg/ 時間より開始し，患者の状態を観察しながら投与量を調整する。
- ミダゾラムは半減期が 1.8 ～ 6.4 時間と短いため調節性に優れているが，長期間（2 ～ 3 週間）使用し続けると効果に耐性が生じ，増量を必要とすることがある。

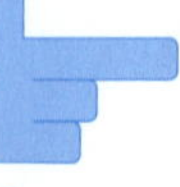

ここはチェック

- □ 緩和ケアの定義では患者と家族も対象である。
- □ 緩和ケアは患者が病気に苦しんでいる間も，死別した後も，家族の苦難への対処を支援する（グリーフケア）。
- □ せん妄には短時間型のベンゾジアゼピン系薬は単独では使用しない。
- □ がん患者の呼吸困難に対して，オキシコドンの投与は提案されている。
- □ 化学療法，放射線治療が原因でないがん患者の悪心・嘔吐に対して，想定される病態に応じた制吐薬（ハロペリドール，ヒスタミン H_1 受容体拮抗薬，メトクロプラミド）を選択する。
- □ 悪性消化管閉塞に対してオクトレオチドを用いることがあるが，疝痛が合併している場合には，ブチルスコポラミン臭化物を代替薬として考慮する。
- □ 悪性腹水の治療としては，利尿薬と腹腔穿刺ドレナージを組み合わせて対応する。
- □ 持続的鎮静の第一選択薬のミタゾラムは，半減期が短く調節性に優れている。

2　がん疼痛の治療

ポイント

- » 痛みの評価は，日常生活への影響，痛みの部位，経過，性状，強さ，パターンが重要になる。
- » 薬物療法における5つの基本原則（WHO方式）を理解する。
- » アセトアミノフェンの鎮痛作用は中枢性であり，胃腸障害のリスクが極めて低い。
- » トラマドールは弱オピオイドだが非麻薬であり，作用はμオピオイド受容体への弱い親和性とノルアドレナリンやセロトニンの再取り込み阻害である。
- » オピオイドが効きやすい痛みは多くの侵害受容性疼痛（体性痛，内臓痛）で，効きにくい痛みは神経障害性疼痛である。
- » 腎障害時にはモルヒネではなく，オキシコドン，フェンタニル，ヒドロモルフォンを使用する。
- » オピオイドの主な副作用は，便秘，悪心・嘔吐，眠気であり，その他呼吸抑制，せん妄，口内乾燥，そう痒感，排尿障害，ミオクローヌスなどがある。
- » ナルデメジンは，オピオイド誘発性便秘症に有効である。
- » オピオイドスイッチングの目的は，副作用の軽減，鎮痛効果の改善である。
- » オピオイド間の換算は，経口モルヒネ60mg＝経口オキシコドン40mg＝フェンタニル0.6mg＝経口ヒドロモルフォン12mgを目安にする。
- » 鎮痛補助薬には，Ca^{2+}チャネル$\alpha_2\delta$リガンド，抗痙攣薬，抗うつ薬，抗不整脈薬，NMDA受容体拮抗薬，ステロイド，ビスホスホネートやデノスマブなどのbone-modifying agents（BMA）がある。

1　痛みの評価

1）痛みの日常生活への影響

- 痛みについて総合的な評価を行うために，痛みにより日常生活にどの程度支障をきたしているのかをまず確認する。睡眠への影響については必ず聞く。

2）痛みの部位と経過を聞く

- 痛みのすべてががんによるものとは限らない。病歴，薬歴，身体所見，画像所見，血液検査所見などを組み合わせ，痛みの原因について総合的に判断する。
- いつから痛みが存在するようになったかを確認し，突然の痛みの出現には必要に応じて合併症の検索を行う。

3）痛みの性状

- 侵害受容性疼痛（体性痛，内臓痛）と神経障害性疼痛に分類される。
- 病巣の周囲や離れた場所に発生する痛みを関連痛とよぶ。

(1) 体性痛

- 骨転移，筋膜や骨格筋の炎症や攣縮に伴う痛みで，局在がはっきりとした明確な痛みである。
- 突出痛に対するレスキュー薬の使用が重要である。

(2) 内臓痛

- 胸部・腹部内臓へのがんの浸潤・圧迫による痛みで，局在が不明瞭な鈍痛を特徴とする。悪心・嘔吐，発汗などの随伴症状を認める場合がある。
- オピオイドが有効である。

(3) 神経障害性疼痛

- 障害神経支配領域にさまざまな痛みや感覚異常が発生する。通常，疼痛領域の感覚は低下しており，しばしば運動障害や自律神経系の異常（発汗，皮膚色調の変化）を伴う。
- オピオイドが効きにくく，鎮痛補助薬の併用を考慮する。

(4) 関連痛

- 上腹部の内臓のがんで肩や背中が痛くなること，腎・尿路の異常で鼠経部が痛くなることなどがあげられる。
- 椎体症候群とよばれる関連痛では，頚椎の転移では後頭部や肩甲背部に，腰椎の転移では腸骨や仙腸関節に，仙骨の転移では大腿後面に痛みがみられる。

4）痛みの強さ

(1) 患者自身による痛みの強さの評価

- Numerical Rating Scale（NRS）は痛みを0～10の11段階に分け，痛みなしを0，想像できるなかで最悪の痛みを10とし，痛みの点数を問うものである。
- Visual Analogue Scale（VAS）は長さ100mmの線の左端を「痛みなし」右端を「最悪

表4-2-1　STAS-J

スコア	痛みのコントロール
0	なし
1	時折の，または断続的な単一の痛みで，患者が今以上の治療を必要としない痛みである。
2	中等度の痛み。時に調子の悪い日もある。痛みのため，病状からみると可能なはずの日常生活動作に支障をきたす。
3	しばしばひどい症状がある。痛みによって日常生活動作や物事への集中力に著しく支障をきたす。
4	持続的な耐えられない激しい痛み。他のことを考えることができない。

（Support Team Assessment Schedule 日本語版（STAS-J）より）

の痛み」とし，痛みの程度を示すところに印をつけてもらうものである。

(2) 医療者による痛みの強さの評価

- 医療者が痛みの強さを評価する場合には，Support Team Assessment Schedule 日本語版（STAS-J）がある（表 4-2-1）。

5）痛みのパターン

- 疼痛のパターンから，持続痛と突出痛に分けられる。

2　WHO 方式がん疼痛治療法

1）薬物療法における 5 つの基本原則

(1) by the mouth：経口的に

- なるべく簡潔な経路である経口投与を選択する。経口投与が困難な場合，激痛を認める場合，副作用が強い場合には非経口投与が適応となる。

(2) by the clock：時刻を決めて規則正しく

- 薬物の作用時間を考え，時間を決めて投与することが重要である。これによって薬物の血中濃度をある程度一定に保つことができる。

(3) by the ladder：除痛ラダーにそって効力の順に

- 痛みの程度によって非オピオイド鎮痛薬，弱オピオイド，強オピオイドを使い分ける。必要に応じて鎮痛補助薬を併用する。

(4) for the individual：患者ごとの個別的な量で

- オピオイドは患者によって必要量が異なるため，痛みに応じて投与量を調整する。

(5) with attention to detail：そのうえで細かい配慮を

- がん疼痛マネジメントにおける患者教育（オピオイドに対する正しい知識，痛みの伝え方，鎮痛薬の具体的な使用方法，予想される副作用と予防対策など）が重要である。

2）痛みのマネジメントの目標設定

痛みのマネジメントで大切なことは，現実的かつ段階的な目標を設定することである。

- 第一目標：痛みに妨げられない夜間の睡眠の確保
- 第二目標：安静時痛の緩和
- 第三目標：体動時痛の緩和

3）三段階除痛ラダー

痛みの強さに応じて薬を三段階のいずれかから選ぶ。

- 第一段階（軽度の痛み）：非オピオイド ± 鎮痛補助薬
- 第二段階（中等度の痛み）：弱オピオイド ± 非オピオイド ± 鎮痛補助薬
- 第三段階（高度の痛み）：強オピオイド ± 非オピオイド ± 鎮痛補助薬

3　鎮痛薬の種類と特性

1）非オピオイド鎮痛薬

(1) 非ステロイド性消炎鎮痛薬（NSAIDs）

- NSAIDsの主な効果は，炎症がある局所におけるプロスタグランジンの産生抑制である。
- NSAIDsには多くの製剤があり，いずれを使用する場合も長期投与となりうるので，胃腸障害，腎障害，血小板・心血管系障害に注意が必要になる。
- セレコキシブ，エトドラク，メロキシカムはCOX-2に対して選択的阻害作用が高く，胃腸障害のリスクが少ないため長期投与に適する。
- 胃腸障害の予防薬としてプロスタグランジン製剤（ミソプロストール），プロトンポンプ阻害薬などを併用する必要がある。

(2) アセトアミノフェン

- 末梢での抗炎症作用は非常に弱い。
- 中枢性に鎮痛作用を発揮するため，消化管，腎，血小板機能への影響は極めて低い。
- 2,400～4,000mg/日程度が妥当な鎮痛量である。
- 重篤な肝障害が起きる可能性があることに留意する。

2）弱オピオイド

(1) コデイン

- 原末，10%散は麻薬であるが，1%散は劇薬になる。
- チトクロムP450のCYP2D6により代謝され，約10%がモルヒネとなり鎮痛効果を発揮する。
- コデインは鎮咳作用を有し，これはコデインそのものの作用である。

(2) トラマドール

- 麻薬に指定されていない。
- μオピオイド受容体への弱い親和性とノルアドレナリンやセロトニンの再取り込み阻害作用により鎮痛効果を発揮する。
- 経口剤では100mg/日から開始し，400mg/日まで増量できる。
- 300mg/日以上になる場合には強オピオイドへの変更を検討する。
- 副作用では便秘の程度は少ない。
- CYP2D6とCYP3A4が関与しているため，薬物相互作用に注意する。

3）強オピオイド

(1) モルヒネ

- μ，δ，κ受容体の作動薬であるが，その作用のほとんどが，μ受容体を介して発現する。

- 経口や静脈内，直腸内，皮下，硬膜外，クモ膜下腔内へ投与できる。
- 副作用として主に眠気，悪心・嘔吐および便秘がある。
- 腸管から吸収されたモルヒネは肝初回通過効果により代謝を受け（生体内利用率は約25%），活性があるモルヒネ-6-グルクロニド（M-6-G）や活性のないモルヒネ-3-グルクロニド（M-3-G）になる。
- 鎮痛作用のあるM-6-Gはモルヒネと同様の副作用を引き起こす。鎮痛作用のないM-3-Gも中枢神経に作用しミオクローヌス，せん妄，痛覚過敏の発現に関与することが示唆されている。
- 腎機能障害時にはモルヒネを使用しないことが望ましい。使用する場合には減量あるいは投与間隔を延長する。

(2) オキシコドン

- 主にμ受容体に作用する。
- 経口，静脈内，皮下へ投与できる。
- チトクロムP450のCYP3A4およびCYP2D6によって，それぞれノルオキシコドンおよびオキシモルフォンに代謝される。主代謝物であるノルオキシコドンには鎮痛作用はないが，オキシモルフォンはオキシコドンよりも強力な鎮痛作用を有する。
- オキシモルフォンのAUCはオキシコドンの約1.4%と微量であり，さらにオキシモルフォンは中間代謝物であるため，グルクロン酸抱合を受けて活性を失う。そのため，腎機能障害時にも使用できる。
- 副作用はモルヒネとほぼ同等である。
- CYP3A4とCYP2D6が関与しているため，薬物相互作用が多い。
- 経口オキシコドン徐放性製剤は広く使用されており，乱用防止機能を備えた製剤が開発されている。

(3) フェンタニル

- 作用はμ_1受容体に対する選択性が高いことから，腸蠕動を抑制しないため，便秘の副作用が少ない。
- 経皮，経口腔粘膜，静脈内，皮下，硬膜外，クモ膜下腔内へ投与できる。
- 24時間型経皮吸収型製剤は血中濃度が安定するのに時間がかかるため，初回貼付および増量後2日間は増量しない。
- チトクロムP450のCYP3A4により，活性のないノルフェンタニルに代謝されるため，腎機能障害時にも使用できる。
- CYP3A4が関与しているため，薬物相互作用に注意する。
- 口腔粘膜吸収剤は速放性製剤よりも効果発現が早く，予測できない突出痛への対応が可能となる。
- 口腔粘膜吸収剤の投与量は定期鎮痛薬の投与量とは相関しないため，低用量から開始し，有効な用量まで増量する。

(4) ヒドロモルフォン

- 主にμ受容体に作用する。

- 経口，静脈内，皮下へ投与できる。
- 代謝経路は肝臓でのグルクロン酸抱合であり，主要代謝物であるヒドロモルフォン-3-グルクロニドの活性は非常に弱いため，腎機能障害時にも使用しやすい。
- 副作用はモルヒネと同様である。

(5) メサドン

- 他の強オピオイド鎮痛薬（経口モルヒネ換算で60mg以上での使用）で治療困難な場合に用いる。
- 主にμ受容体とNMDA受容体拮抗作用により効果を発揮するため，他のオピオイドでは効かない疼痛にも効果を示すことがある。
- 剤形は経口剤のみである。
- 薬物動態は消失半減期（約40時間）が長く，血中濃度が定常状態に達するまでに時間を要することから，導入または増量後少なくとも7日間は増量してはいけない。
- 体内動態に個人差が大きく，他のオピオイド鎮痛薬との交差耐性が不完全であるため，他のオピオイド鎮痛薬との換算比が確立していない。
- QT延長や呼吸抑制の報告があり，その使用には十分に注意する必要がある。

(6) タペンタドール

- 主にμ受容体とノルアドレナリン再取り込み阻害作用により効果を発揮する。
- 剤型は経口剤（徐放性製剤）のみであり，本製剤はTRF（Tamper Resistant Formulation）でとても硬い。機械的，化学的に改ざんすることができないため，薬物

表4-2-2　オピオイドの代謝

オピオイド	代謝部位	未変化体尿中排泄率	経口剤・貼付剤の生体内利用率	主な代謝経路	代謝物（鎮痛活性有無）
コデイン	肝臓	約3～16%	約40%	CYP2D6	モルヒネ（有）
トラマドール	肝臓	約30%	約75%	CYP2D6	O-デスメチルトラマドール（有）
				CYP3A4	N-デスメチルトラマドール（無）
モルヒネ	肝臓	約8～10%	約25%	グルクロン酸抱合	M-6-G（有）
				グルクロン酸抱合	M-3-G（無）
オキシコドン	肝臓	約5～19%	約60%	CYP3A4	ノルオキシコドン（無）
				CYP2D6	オキシモルフォン（有）
ヒドロモルフォン	肝臓	約3%	約25%	グルクロン酸抱合	ヒドロモルフォン-3-グルクロニド（有：とても弱い）
フェンタニル	肝臓	約10%	平均92%	CYP3A4	ノルフェンタニル（無）
メサドン	肝臓	約21%	約85%	CYP3A4	EDDP（無）
				CYP2B6	
タペンタドール	肝臓	約3%	約32%	グルクロン酸抱合	タペンタドール-O-グルクロニド（無）

（日本緩和医療学会緩和医療ガイドライン作成委員会・編：がん疼痛の薬物療法に関するガイドライン2014年版，金原出版，2014，p.52を参考に作成）

乱用を防ぐことができる。
- 代謝はグルクロン酸抱合であり，薬物相互作用は少ない。

4）麻薬拮抗性鎮痛薬

(1) ブプレノルフィン

- μ受容体の部分作動薬とκ受容体に対しては拮抗薬として作用する。
- 鎮痛効果はモルヒネの25～50倍である。
- 天井効果あり

(2) ペンタゾシン

- κ受容体に対する作動薬とμ受容体に対する弱い拮抗あるいは部分作動薬として作用する。
- 天井効果あり
- モルヒネを長時間使用している患者に対して，ペンタゾシンを投与するとμ受容体拮抗作用により離脱症候や鎮痛効果の低下を起こす可能性がある。
- 不安，幻覚などの精神症状が発現することがある。

4　オピオイド使用の注意点

1）肝機能障害患者における注意点

- 静脈内投与されたオピオイド（特にモルヒネとフェンタニル）は肝血流量の影響を受けるため，心不全や血管内脱水など循環血液量が低下し，肝血流量が低下すると血中濃度が上昇する。一方でAST値，ALT値の上昇などによる肝固有クリアランスの低下による血中濃度への影響は少ない。
- 経口投与されたオピオイドは，全身に循環される前に肝臓を通過する。そのため肝機能低下時には生体内利用率が上昇し，血中濃度が変動するため注意を要する。

2）オピオイド処方のポイント

- 時刻を決めて，定期的に投与する。徐放性製剤なら12または24時間ごとで処方する。
- 体格が小さい，高齢者，全身状態が不良の場合には少量から開始する。
- 患者の副作用のプロフィールなどを考慮してオピオイドの種類を選択する。
- 疼痛時に使用できるレスキュー薬を同時に処方する。
  (1) 基本的にはレスキュー薬は定期処方と同じ種類のオピオイドを用いる。
  (2) 経口投与では1日投与量の10～20%（約6分の1）の速放性製剤を用いる。
  (3) 持続注なら1～2時間量を早送りする。
  (4) 経口なら1時間以上あけて，持続注では15～30分以上あけて繰り返し使用できる。

3）オピオイドスイッチング

- 鎮痛効果が不十分な場合，または副作用のために十分なオピオイドの増量ができない場合にオピオイドの種類を変更すること。
- 患者の痛みの程度と換算表（表4-2-3）を目安にして，現在のオピオイドと新しいオピオイドの投与量を決め変更する。
- 大量のオピオイドを使用している場合には，数段階に分けて変更する。
- フェンタニル貼付剤を踏まえたオピオイドスイッチングには，薬物動態を考慮しなければならない。例えば，フェンタニル貼付剤を貼付後6～12時間後に投与中のオピオイド持続注を減量・中止する。

表4-2-3　オピオイドの換算表

投与経路	静脈内投与・皮下投与	経口投与	直腸内投与	経皮投与
モルヒネ	30mg	60mg	40mg	—
オキシコドン	30mg	40mg	—	—
ヒドロモルフォン	2.4mg	12mg	—	—
フェンタニル	0.6mg	—	—	※
トラマドール	—	300mg	—	—
タペンタドール	—	200mg	—	—

モルヒネ経口60mgを基準とした場合の力価換算量を示す。
※フェンタニル貼付剤については添付文書の換算表を参照。25μg/hに相当する。

4）オピオイドの増量・減量設定

- 痛み（＋），眠気（－）なら現在の量から30～50％を目安に増量する。
- 痛み（－），眠気（＋）なら過量の可能性があるため30～50％減量を検討する。
- 痛み（＋），眠気（＋）ならオピオイドに反応する痛みであることが確認できている場合は2～3日減量せずに経過をみて，眠気に耐性がつけばあらためて痛みが取れるまで増量（30～50％）する。眠気が持続していれば増量を行わない。

5　痛みの治療

1）持続痛の治療

- 痛みの原因の評価と痛みの評価を行う。
- オピオイドで鎮痛効果が得られない場合は，非オピオイドの使用を再検討する。
- オピオイドによる副作用がない場合は，定期投与量を増量する。
- あるオピオイドで適切な鎮痛効果が得られない場合や，副作用が強い場合にはオピオイドスイッチング，投与経路変更，鎮痛補助薬の使用も検討する。

2）突出痛の治療

- 予測できる突出痛，予測できない突出痛，定時鎮痛薬の切れ目の痛みに鑑別し対応する。
- 予測できる突出痛では，誘発する刺激を避け，誘発する刺激の前にレスキュー薬の投与を行う。
- オピオイドのレスキュー薬の効果が不十分な場合には，眠気が許容できる範囲で投与量を増量する。
- 予測できない突出痛（発現から最大になるまでの時間の短い突出痛）に対しては，静脈内・皮下投与，口腔粘膜吸収剤を検討する。
- できるだけ速やかにレスキュー薬を使用できるよう，入院中であってもレスキュー薬の患者自己管理を行えるようにする。
- 定期オピオイドの服用前に痛くなる薬の切れ目の痛みの場合，定期オピオイドを増量，または投与間隔を短くする。
- 突出痛は，患者個々に痛みの回数や強さが異なるため，患者教育を行うことでレスキュー薬の使用方法を習得させることも重要になる。

6　オピオイド鎮痛薬の副作用とその対策

オピオイドによる副作用は，便秘，悪心・嘔吐，眠気などの発現頻度が高い。

1）便秘

- オピオイド導入から高頻度に起こり，耐性はほとんどないため継続的に下剤を投与する必要がある。
- 浸透圧性下剤，大腸刺激性下剤の単独または併用を基本とする。
- ナルデメジンは末梢性μ受容体拮抗薬であり，オピオイド誘発性便秘症に使用する。
- その他の下剤については，第3章「3 消化器症状；4 便秘」の項（150頁）を参照する。

2）悪心・嘔吐

- オピオイド導入・増量時に30％程度みられる副作用である。
- 1～2週間で耐性を生じ症状が治まることが多いが，悪心・嘔吐は最も不快な症状の一つであり，積極的な対策が必要である。
- 想定される主な機序に合わせて第一選択の制吐薬として，抗ヒスタミン薬，ドパミン受容体拮抗薬または消化管蠕動亢進薬を使用する（表4-2-4）。
- 第一選択の制吐薬が無効の場合には，オランザピン，リスペリドンなど非定型抗精神病薬が有効なことがある。
- 中枢性ドパミン受容体拮抗薬はアカシジアを発現することがあり，1～2週間で継続有無を検討しなければならない。
- オピオイドスイッチングや投与経路の変更を行うことで軽快することがある。

表4-2-4　オピオイドによる悪心・嘔吐の治療薬

受容体・機序	病態	代表的薬剤
ヒスタミン受容体	前庭神経が刺激 回転性のめまいを伴う場合	ジフェンヒドラミン
ドパミン受容体	直接化学受容体を刺激 持続した嘔気がある場合	プロクロルペラジン ハロペリドール
末梢性の消化管蠕動亢進作用	消化管の蠕動低下 食事摂取に伴う場合	メトクロプラミド ドンペリドン

3）眠気

- オピオイド導入・増量時にみられるが，数日以内に自然に軽減・消失することが多い。
- 他の薬剤，脳転移，高Ca血症，肝・腎機能障害，感染症など，他の原因を除外する必要がある。
- 軽減・消失がみられない場合には，オピオイドスイッチングや投与経路の変更を行う。

4）呼吸抑制

- オピオイドによる呼吸抑制は呼吸中枢の反応が低下し，呼吸数の減少が認められる。
- オピオイドを適切に使用するかぎり，呼吸数が低下することはないが，放射線治療や神経ブロックなどにより，痛みが大幅に軽減した場合には，相対的にオピオイドの過量投与となり，呼吸抑制が出現することがある。
- 呼吸数減少が著しいときは，オピオイドの減量，または一時的に中止する。
- 重篤な呼吸抑制の場合にはオピオイド拮抗薬であるナロキソンの使用を考慮する。ナロキソンの作用時間は30分と短く，経過を観察しながら1回0.04～0.08mgを反復投与する必要がある。

5）せん妄

- オピオイド導入・増量時に出現することがある。
- オピオイドが原因薬剤である場合にはオピオイドの減量やオピオイドスイッチングを検討する。
- 薬物療法として抗精神病薬の使用を考慮する。

6）その他の副作用と対処法

- 口内乾燥：水分や氷の摂取を促す。口腔粘膜の障害，脱水など他の原因も検討する。
- そう痒感：一般的に抗ヒスタミン薬が使用されているが効果に乏しい。
- 排尿障害：コリン作動薬やα_1受容体遮断薬を使用することがある。
- ミオクローヌス：モルヒネの場合，M-3-Gの蓄積が関与すると考えられている。

いずれにしても症状の改善がみられない場合はオピオイドスイッチングを考慮する。

7 オピオイドの薬物相互作用

オピオイドは，中枢神経抑制薬（フェノチアジン誘導体，バルビツール酸誘導体など），吸入麻酔薬，MAO 阻害薬，三環系抗うつ薬，β 遮断薬，アルコール，抗ヒスタミン薬との併用で中枢神経抑制作用が増強する。

1）オキシコドン・トラマドール

- CYP3A4 阻害薬（イトラコナゾール，アミオダロン，クラリスロマイシン，ジルチアゼムなど）や，CYP2D6 阻害薬（選択的セロトニン再取り込み阻害薬［パロキセチン，フルボキサミン，ミルナシプランなど］）により作用が増強する。

2）フェンタニル

- CYP3A4 阻害薬により作用が増強する。

8 鎮痛補助薬の種類と使い方

オピオイドを使用しても十分な効果が得られない場合，オピオイドの副作用により増量できない場合，または神経障害性疼痛の可能性がある場合には鎮痛補助薬の使用を検討する（表4-2-5）。

1）Ca^{2+}チャネル$\alpha_2\delta$リガンド

- プレガバリンは鎮痛補助薬の中で唯一神経障害性疼痛に対して適応がある。
- 前シナプスの電位依存性 Ca^{2+} チャネルの $\alpha_2\delta$ サブユニットに結合し，神経伝達物質遊離の引き金となる Ca^{2+} の流入を減弱させる。
- プレガバリンには眠気，めまい，浮腫，視覚障害などがあり，腎機能低下により排泄が遅延するため，腎機能障害がある患者には用量調整が必要となる。

2）抗けいれん薬

- カルバマゼピンは Na^+ チャネルを阻害し，クロナゼパムは GABA ニューロンの作用を特異的に増強することでそれぞれ過剰な神経興奮を抑制する。

3）抗うつ薬

- アミトリプチリン，デュロキセチンは，セロトニン・ノルアドレナリンの再取り込みを阻害することで下行性抑制系を賦活し鎮痛効果を発揮する。

表4-2-5　鎮痛補助薬の使い方

薬剤	規格	開始量	用量の漸増	最大量	使用上の注意	副作用
プレガバリン	25mg 75mg	50～75mg/day 分1～2	3～7日毎に50～75mgずつ増量	600mg/day	腎機能低下時には減量が必須 投与開始時に浮動性めまい，眠気が出現	浮動性めまい，眠気，浮腫，悪心・嘔吐
クロナゼパム	0.5mg	0.5mg/day 寝る前	1～3日毎に0.5mgずつ増量	2mg/day	眠気のない範囲で増量	浮動性めまい，眠気，運動失調
アミトリプチリン	10mg 25mg	10mg/day 寝る前	3～7日毎に増量 （10→20→30→50mg）	75mg/day	排尿困難や眼内圧亢進のある患者は慎重投与	口内乾燥，便秘，排尿障害
デュロキセチン	20mg	20mg/day 朝	1週間以上あけて20mgずつ増量	60mg/day	投与開始時に悪心・嘔吐が出現	悪心・嘔吐，頭痛，セロトニン症候群
リドカイン	100mg/5mL 2,000mg/200mL	240mg/day	1日毎に240mgずつ増量	960mg/day	有効血中濃度は1.5～5μg/mLであり，6μg/mL以上では副作用発現に注意	めまい，眠気，悪心・嘔吐 徐脈，血圧低下
ケタミン	50mg/5mL	10mg/day	4～6時間毎に緩徐に増量 （10→20→30→40→50mg） その後12～24時間毎に25mgずつ増量 通常量は100～300mg/day	300mg/day	投与開始時に副作用が発現しやすいため少量から開始	幻覚，悪夢，痙攣 浮動性めまい，眠気，悪心・嘔吐
ベタメタゾン デキサメタゾン	—	4～8mg/day 朝	効果判定のしやすい漸減法が多い 維持量は0.5～4mg/day	—	不眠などを起こす可能性があるので，夕方以降の投与を避ける	胃腸障害，骨粗鬆症，易感染，せん妄，高血糖
ゾレドロン酸	4mg/100mL 4mg/5mL	—	4mgを15分以上かけてDIV 3～4週毎	—	腎機能低下時には減量が必要	顎骨壊死，急性腎不全，発熱
デノスマブ	120mg/1.7mL	—	120mgをSC 4週に1回	—	Caおよびビタミン Dの補充が必要	低Ca血症，顎骨壊死

4）抗不整脈薬

- リドカインは Na^{+} チャネルを阻害し，神経の興奮を抑える。

5）NMDA 受容体拮抗薬

- ケタミンは興奮性アミノ酸受容体である NMDA 受容体に拮抗し，下行性抑制系を賦活および脊髄レベルで直接作用することで痛覚情報伝達を抑制する。
- ケタミンには特徴的な副作用として幻覚，悪夢がある。

6）ステロイド

- ベタメタゾンまたはデキサメタゾンは骨転移痛，腫瘍による神経圧迫，頭蓋内圧亢進などによる痛みに有効である。

7）ビスホスホネート，デノスマブなどの BMA（Bone-Modifying Agents）

- 骨関連事象（骨痛，骨折，脊髄圧迫）の発症を抑制する。骨転移痛にも効果的なことがある。

9　神経ブロック

- 神経ブロックは，局所麻酔薬または神経破壊薬（アルコール，フェノール）を注入して，末梢から中枢への侵害性入力の伝達を抑制・遮断し，鎮痛効果を発揮する手法である。
- 神経ブロックの適応は，オピオイドの投与で鎮痛が困難な場合，副作用が強く薬物療法が困難な場合である。
- 膵臓がんをはじめとする上腹部内臓がんの上腹部痛および背部痛には腹腔神経叢ブロックを行う。
- 骨盤内臓器による肛門・会陰部痛にはサドルブロックや上下腹神経叢ブロックを行う。

10　放射線治療

- 骨転移痛，直腸がんの骨盤内再発による臀部痛，肺がんの胸壁浸潤による胸部痛や肋間神経痛，脳転移による頭痛などに効果を示す。
- 骨転移痛に対して，60～90％で痛みの軽減がみられる。
- 神経障害性疼痛，照射前の鎮痛薬の使用量が多い場合，全身状態不良などでは，放射線治療の効果が出にくい。
- 放射線治療による除痛効果を十分に得られるのは，照射後 2～4 週前後である。
- BMA（ビスホスホネート，デノスマブ），ステロイドなど併用可能な治療についても検討する。

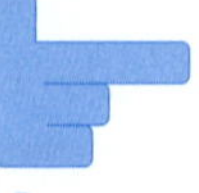

ここはチェック

- □ 疼痛治療の第二目標は，安静時の痛みの消失である。
- □ 鎮痛補助薬は WHO 三段階除痛ラダーのいずれの段階でも適応を検討する。
- □ セレコキシブ，エトドラクは COX-2 選択性が高く胃腸障害が少ない。
- □ アセトアミノフェンは中枢性に鎮痛作用を示すため，消化管，腎，血小板機能への影響は極めて低い。
- □ トラマドールには有効限界があるため，300mg/ 日以上になる場合は強オピオイドへの変更を考慮する。
- □ コデインはチトクロム P450 の CYP2D6 により代謝され，約 10% がモルヒネとなり鎮痛効果を発揮する。
- □ 腸管から吸収されたモルヒネは肝初回通過効果を受けやすく，生体内利用率は約 25% である。
- □ モルヒネの代謝物である M-3-G には鎮痛作用はないが，中枢神経に作用しミオクローヌス，せん妄，痛覚過敏の発現に関与する。
- □ モルヒネからフェンタニル貼付剤への変更により便秘の改善は期待できる。
- □ オピオイド間の換算は，経口モルヒネ 60mg ＝経口オキシコドン 40mg ＝フェンタニル 0.6mg ＝経口ヒドロモルフォン 12mg を目安にする。
- □ フェンタニル持続注 0.9mg/ 日から経口モルヒネに変更する場合には 90mg/ 日が換算の目安となる。
- □ ヒドロモルフォンの代謝経路は肝臓でのグルクロン酸抱合であり，薬物相互作用が少ない。
- □ フェンタニル口腔粘膜吸収剤は効果の発現が早いため，予測できない突出痛にも効果的である。
- □ メサドンは QT 延長や呼吸抑制の報告があり，投与には十分に注意する必要がある。
- □ オピオイドスイッチングの主たる目的は副作用の軽減，鎮痛効果の改善である。
- □ オピオイドの悪心・嘔吐に投与する中枢性ドパミン受容体拮抗薬はアカシジアをきたすことがある。
- □ オピオイドを服用して数日は強い眠気を生じることがあるが，その後，多くの場合軽快・消失する。
- □ クロナゼパムは GABA ニューロンの作用を特異的に増強することで過剰な神経興奮を抑制することで鎮痛効果を示す。
- □ NMDA 受容体拮抗薬であるケタミンには副作用として幻覚，悪夢がある。
- □ 肛門・会陰部痛にはサドルブロックや上下腹神経叢ブロックを行う。

文献

1）恒藤　暁：最新緩和医療学，最新医学社，1999
2）日本緩和医療薬学会・編：臨床緩和医療薬学，真興交易，2008
3）Twycross RG，Wilcock A，Toller C・著，武田文和・監訳：トワイクロス先生のがん患者の症状マネジメント第2版，医学書院，2010
4）厚生労働省，日本医師会・監修：がん緩和ケアに関するマニュアル　改訂第3版，日本ホスピス・緩和ケア研究振興財団，2010
5）日本緩和医療学会緩和医療ガイドライン作成委員会・編：がん疼痛の薬物療法に関するガイドライン 2014年版，金原出版，2014
6）森田達也：緩和治療薬の考え方，使い方，中外医学社，2014
7）恒藤　暁，岡本禎晃：緩和ケアエッセンシャルドラッグ 第3版，医学書院，2014
8）日本緩和医療学会緩和医療ガイドライン作成委員会・編：がん患者の呼吸器症状に緩和に関するガイドライン 2016年版，金原出版，2016
9）日本緩和医療学会ガイドライン統括委員会・編：がん患者の消化器症状の緩和に関するガイドライン 2017年版，金原出版，2017
10）厚生労働省医薬・生活衛生局監視指導・麻薬対策課：医療用麻薬適正使用ガイダンス，厚生労働省，2017
11）日本緩和医療学会ガイドライン統括委員会・編：がん患者の治療抵抗性の苦痛と鎮静に関する基本的な考え方の手引き 2018年版，金原出版，2018

第 5 章　臨床試験

がん治療の臨床試験

ポイント

- » 第Ⅰ相試験　目的：最大耐用量の推定，推奨用量の決定，毒性・薬物動態の解明
  指標：毒性
  デザイン：増量試験（10 ～ 40 例，1 ～ 2 施設）
- » 第Ⅱ相試験　目的：有効性の推定，安全性の確認，第Ⅲ相試験の候補としての妥当性評価
  指標：腫瘍縮小率
  デザイン：単一アーム試験，ときにランダム化比較試験（50 ～ 100 例，5 ～ 15 施設）
- » 第Ⅲ相試験　目的：有用性の比較，有効性・安全性の検証
  指標：全生存期間，無増悪生存期間
  デザイン：ランダム化比較試験（100 ～ 500 例，10 ～ 30 施設）
- » 新薬承認のための臨床試験のみが「治験」とよばれる。
- » 医師・研究者主導臨床試験とは，医師や研究者が主体となって実施するもので，新治療法，標準的治療法あるいは EBM を確立するために，必要なエビデンスを作ることを目的として行われる。
- » 臨床研究法が定める「特定臨床研究」とは，未承認・適応外の医薬品や医療機器を用いるもの，または研究で用いる医薬品や医療機器の製薬企業などからの資金提供を受けて実施するものである。

1　がん治療の臨床試験の目的

- がんの治療成績を向上させるためには，より有効な新薬および新治療法の開発が必須である。新しい医薬品あるいは治療法の有効性や安全性を評価し，確立した治療法とすることを目的に臨床試験が行われる。
- 医学的な知見や基礎研究・前臨床試験の結果に基づき，ヒトを対象として新たな治療法の性能を評価する方法論が臨床試験である。
- 「治験」とは，厚生労働省から新薬としての承認を得ることを目的とし，未承認薬・適応外薬を用いて主に製薬企業が行う臨床試験である。治験の多くは，薬を開発している製薬企業が医師に依頼して実施する臨床試験を示し，医師が自ら実施する「医師主導治験」と区別している。
- 「医師・研究者主導臨床試験」は，医師や研究者が主体となって実施するもので，厚生労働省で承認された薬から最良の治療法，診断法あるいは薬のよりよい組み合わせなどのエビデンス

を確立することを目的としている。

2 がん治療の各相の目的

1）第Ⅰ相試験

- 薬剤の投与経路，安全に投与できる投与量，投与スケジュール，薬物動態（吸収，分布，代謝，排泄）を決定するための試験である。
- この段階は，毒性（種類，程度）を基準に安全性を評価することを主目的とし，治療効果は期待しない。
- 対象となる患者数は20名程度，他の薬剤の第Ⅰ相試験では健常者を対象とするが，抗がん薬ではがん患者を被験者とする。

(1) 目的

- 副作用の評価
- 用量規定毒性（DLT）
- 最大耐用量（MTD）の推定
- 推奨用量（RD）の決定（抗がん薬では安全に使える最高用量）
- 薬物動態解析（PK/PD）
- 効果の予備的検討

(2) 特徴

- ヒトで初めて実施する試験
- 増量試験
  - ① 一定頻度のDLTがみられるまで増量
  - ② 増量法：CRM（Continual Reassessment Method），PGDE（Pharmacokinetically Guided Dose Escalation），Accelerated titration design
  - ③ その時点で安全と考えられる最高用量で治療
- ごく限られた専門施設で実施（安全性が確認されていないため，原則入院が必要となる）
- 開始用量の設定はマウスのLD10（lethal dose 10%）の1/10，あるいはイヌのTDL（toxic dose low）の1/3，海外で先行開発されている場合には確認されたMTDの50%程度
- 代謝酵素，民族差を考慮

(3) 対象

- 標準的治療のないがん患者
- さまざまながん腫（固形がん，造血器腫瘍など）
- 1～2施設で10～40例を対象

2）第Ⅱ相試験

- 第Ⅰ相試験で推奨された投与量を使用した場合の安全性と有効性を，がん腫を特定して検討する。

- 治験として行われる新薬の単剤での試験と，他の薬剤または他の治療方法との併用で行う場合がある。
- 第Ⅱ相試験では抗がん薬の腫瘍縮小効果を真の効果（治癒，生存期間延長，症状緩和，QOL向上）の代替指標として用い，比較的短期間（数週間～数カ月）に結果を得て，最終的に第Ⅲ相試験で評価すべき治療方法を選別する。
- 治験の場合では，第Ⅱ相試験で新薬の安全性と有効性が確認された場合，薬剤として承認され市販される。
- 第Ⅱ相試験は，第Ⅲ相試験で検討すべき薬剤の候補を特定することが本来の目的である。
- 安全性評価基準としてNCI-CTCAE（National Cancer Institute - Common Terminology Criteria for Adverse Events）が用いられる。
- エンドポイントとしてサロゲート（代用）マーカーを用いることがある。

(1) 目的

- 腫瘍縮小効果の評価
- 安全性の確認
- 第Ⅲ相試験の候補としての妥当性評価

(2) 特徴

- 均一な患者集団に均一な治療
- 第Ⅲ相試験へ進むかどうかの判断
- 通常は単一アーム試験，ときに無作為化比較試験（ランダム化比較試験：randomized controlled trial：RCT））も行う。
- サロゲートマーカーとは，医学，薬学において診断・治療行為，薬効などの最終評価との関連を科学的に証明できるマーカーのことである。真のエンドポイントを測定することが倫理的に適切でない場合や，発症頻度が少なく統計的に意味があるほどの発症例を集めた解析が困難な場合に用いられる。

(3) 対象

- 一次治療，二次治療，三次治療（がん腫による）
- 測定可能病変の存在
- 5～15施設で50～100例を対象

■併用第Ⅰ／Ⅱ相試験

- 単剤での効果がわかっている条件で，がん腫を特定して併用療法の毒性評価と新たな標準治療としての評価を行う。
- 効果の評価を行うため，原則として測定可能病変がある被験者を対象とする。

■分子標的治療薬の早期臨床試験

- POC（proof of concept）試験：標的分子の阻害作用と効果を確認する。
- 分子標的治療薬の第Ⅰ相試験では，毒性を指標とした安全域の確認
- 分子標的治療薬の第Ⅱ相試験では，安全性の確認，至適用量の設定，第Ⅲ相試験への妥当性評価

- 効果判定は腫瘍縮小効果（サロゲートマーカー），無増悪生存期間，機能画像評価などが用いられる。

3）第Ⅲ相試験

- 適格条件を満たす患者集団において，新たに開発・考案された治療が従来の標準治療に比べ患者の恩恵に直接つながるような効果，すなわち生存期間の延長，症状の改善や副作用の軽減，QOL 向上などが達成できるかどうか，という研究命題を検証する試験である。

(1) 目的

- 新治療が既存の治療より優れていることを証明
- 効果の増強あるいは副作用の軽減

(2) 特徴

- 無作為化比較試験（ランダム化比較試験）
- 全生存期間，生存率（予後の良い集団を対象とする場合は無再発生存期間，無増悪生存期間）がプライマリ・エンドポイント

(3) 対象

- 特定のがん腫で原則として初回治療例
- 10 ～ 30 の多施設で 100 ～ 500 例を対象

■優越性試験（superiority trial）

- 新しい治療法が現在の標準療法と比較して有効性が上回り，毒性などの不利益が少ないことを証明する試験

■非劣性試験（non-inferiority trial）

- 新しい治療法の利便性や毒性の低さが現在の標準療法より有利な場合に，新しい治療法の有効性が標準療法に比較して劣っていないことを証明する試験

■解析

- ITT（intention-to-treat）解析 ： 登録症例が実際に割りつけられた治療を行ったか，あるいはその治療を完結したかにかかわらず，当初割りつけた群に従って解析する方法
- 仮説検定における p 値 ： 帰無仮説が正しい場合に観察されたデータより等しいか，極端なものが得られる確率
- α エラー（第一種の過誤）： 偶然に差が出ただけなのに，差があるという結論を下す取り過ぎのエラー：偽陽性［第Ⅲ相試験で設定される α エラーの大きさは 0.025（2.5%）あるいは 0.05（5%）］
- β エラー（第二種の過誤）： 本当は差があったのに，誤差に埋もれ差がないという結論を下す見落としのエラー：偽陰性［第Ⅲ相試験で設定される β エラーの大きさは 0.1（10%）～ 0.2（20%）］
- 1.0 － β エラー ＝検出力（power）
- Kaplan-Meier 法やログランク検定は，生存時間を評価する場合の試験期間内の打ち切り（一部の正確な結果が不明となる）の発生を適切に考慮するための統計解析手法

- Kaplan-Meier 法：生存時間の年次割合，生存期間中央値（MST：Median Survival Time）を求める推定法
- ログランク検定（log-rank test）：生存時間の群間比較の検定
- 中間解析（interim analysis）：長期間を要するランダム化比較試験においては，できるだけ早期に統計学的に有意な差をみつけ不利益な治療を不必要に継続しないようにすること，および予期し得なかった重大な有害反応を早期に発見するための解析
- 中間解析を行う組織として，独立データモニタリング委員会（IDMC：Independent Data Monitoring Committee）を構成する。

■有効性と安全性の評価

- RECIST（Response Evaluation Criteria in Solid Tumors）：腫瘍縮小効果の判定基準のガイドライン・・・「ベネフィットのものさし」。早期臨床試験（phase Ⅱ）において，新薬の開発研究を継続するかどうかの指標として作られたガイドライン
- CTCAE：毒性判定基準・・・「リスクのものさし」
- QOL 評価指標

① SF-36®（Medical Outcomes Study Short-Form 36-Item Health Survey）
  - 一般状態の評価を目的とする。
  - 状態の悪い患者よりも状態の良い患者の評価に適している。
  - 肉体的・精神的健康状態に関する計 36 項目の質問により構成される。
  - 過去 4 週間における健康状態についての質問

② EORTC QLQ-C30（European Organization for Research Treatment of Cancer Quality of Life Questionnaire）
  - がん臨床試験での利用を目的とする。
  - 5つの機能スケール（身体・役割・認知・感情・社会）と3つの症状スケール（疲労・痛み・悪心／嘔吐），1つの総合的健康状態スケールから構成される。
  - LC13（肺がん），BR23（乳がん），STO22（胃がん），H & N35（頭頸部がん）などのがん腫別モジュールがある。

③ FACT-G（Functional Assessment of Cancer Therapy-General）
  - がん臨床試験での利用を目的とする。
  - 4つのドメイン（身体・社会／家族・感情・機能）の計 27 項目から構成される。
  - FACT-G と各がん腫別モジュール（L：肺がん，B：乳がん，Bl：膀胱がん，P：前立腺がん）と組み合わせて使用する。

3　がん治療の臨床試験と治験の違い

- 臨床試験のうち，厚生労働省から医薬品として承認を受けるために行うものを治験とよぶ。
- 「医薬品，医療機器等の品質，有効性及び安全性の確保等に関する法律（薬機法）」第2条には，治験とは「医薬品・医療機器等の製造販売承認を厚生労働大臣から受ける際に提出すべき資料のうち，臨床試験の試験成績に関する資料の収集を目的とする試験の実施」と定義されている。

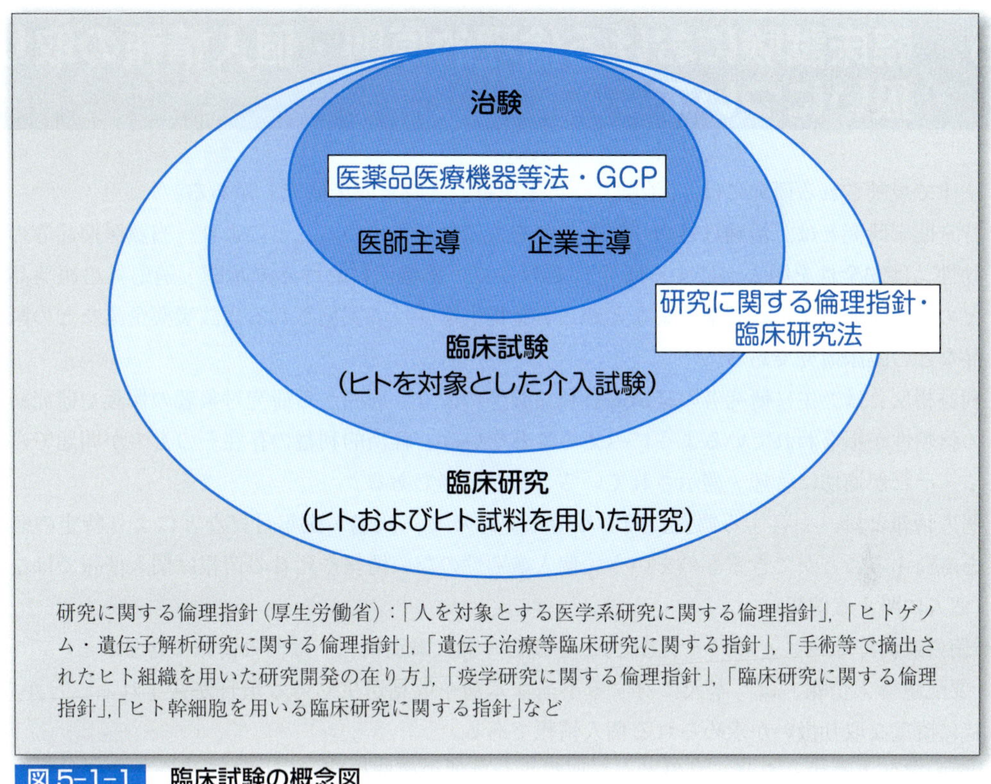

図 5-1-1　臨床試験の概念図

- 臨床試験および治験は，薬機法に加え厚生労働大臣が定めた基準（GCP：医薬品の臨床試験の実施基準）に従って行われる。
- 臨床試験と治験の大きな違いは「新薬承認の目的に限らない」ということである。新薬承認および新たな効能・効果，用法・用量承認のための臨床試験のみが「治験」とよばれる。市販後に製薬企業が実施する抗がん薬の臨床試験は「治験」ではない。ただし，市販後であっても新たな効能･効果，用法･用量の承認取得には「治験（製造販売後臨床試験）」が必要となる（図5-1-1）。

4　臨床試験における品質管理と品質保証

1）品質管理（QC：quality control）：「臨床試験の結論の正しさ」を確保するために，エラーや問題点などをチェックして改善すること（モニタリング）

2）品質保証（QA：quality assurance）：品質管理により保たれた科学性を品質管理とは異なる方法で品質水準を判断し，品質を保証する（監査）。

5 臨床試験における倫理的原則・個人情報の取り扱いについて

- 法律で規制される研究には，「治験」，「再生医療」，「特定臨床研究」がある。
- 特定臨床研究とは，治験以外の「医薬品等を人に対して用いることにより，当該医薬品等の有効性又は安全性を明らかにする研究」であって，薬機法における未承認・適応外の医薬品などの臨床研究，または製薬企業などから資金提供を受けて実施される当該製薬企業などの医薬品などの臨床研究である。
- 利益相反とは，主に研究者の経済的な利益関係により，周囲から研究対象者の保護や研究結果の信頼性が損なわれているようにみえることをいう。経済的利益の存在そのものが問題ではなく，それが適切に管理・開示されていることが重要である。
- 個人情報とは，生存する個人に関する情報であって，氏名・生年月日などにより特定の個人を識別することができるものをいう。個人識別性のない情報や死者の情報は個人情報ではない（個人に関する情報）。
- 「個人識別符号（ゲノムデータなど）」を含む「個人識別情報」は個人情報に含まれる。
- 「要配慮個人情報」は，本人に対する不当な差別や偏見が生じ得る項目が含まれることから，特に慎重な取り扱いが求められる個人情報である。
- 「要配慮個人情報」を研究対象者から取得または他の研究機関へ提供する場合，研究対象者から原則として適切な同意を受けるための手続きが必要である。同意が困難な場合には，医学系研究倫理指針に則り，オプトアウトの手続きで可能である。

ここはチェック

- □ 第Ⅰ相試験で用いられる開始用量の設定は，マウスのLD10の1/10，イヌのTDLの1/3，海外で確認されたMTDの50％程度が一般的である。
- □ 第Ⅱ相試験の目的は，腫瘍縮小効果の評価，安全性の確認，第Ⅲ相試験の候補としての妥当性を評価することである。
- □ 第Ⅲ相試験では全生存期間や生存率をプライマリ・エンドポイントとすることが一般的であるが，予後の良い集団を対象とする場合には，無再発生存期間や無増悪生存期間をプライマリ・エンドポイントとする。
- □ 第Ⅲ相臨床試験における非劣性試験では，毒性の軽い新治療は，標準治療よりエンドポイントが必ずしも優る必要はない。
- □ αエラーは，真には帰無仮説が正しいのにこれを否定して対立仮説を採択してしまう誤りのことであり，エラーの大きさは一般に2.5％あるいは5％である。
- □ Kaplan–Meier法やログランク検定は，生存時間を評価する場合の試験期間内の打ち切りの発生を適切に考慮するための統計解析手法である。
- □「モニタリング」は臨床試験における品質管理を確保し，「監査」は臨床試験の品質を保証する。
- □「個人識別符号（ゲノムデータなど）」を含む「個人識別情報」は個人情報に含まれる。
- □ 法律で規制される研究には，「治験」，「再生医療」，「特定臨床研究」がある。

文献

1) 日本臨床腫瘍学会・編：新臨床腫瘍学 改訂第5版；がん薬物療法専門医のために，南江堂，2018
2) 国立がんセンター内科レジデント・編：がん診療レジデントマニュアル 第7版，医学書院，2016
3) 国立がんセンターがん対策情報センター：がん情報サービス：http://ganjoho.ncc.go.jp/public/index.html
4) 日本癌治療学会臨床試験委員会・編：臨床試験実施ガイドライン；第Ⅲ相試験を中心として 第3版，金原出版，2013
5) 福田治彦：米国SWOGに学ぶ がん臨床試験の実践 第2版，医学書院，2013
6) 川村 孝：臨床研究の教科書，医学書院，2016
7) パブリックヘルスリサーチセンターがん臨床研究支援事業教育研修小委員会：がん臨床試験テキストブック：考え方から実践まで，医学書院，2013

第6章　各論：がん種別診断と治療

1　乳がん

ポイント

- 乳がんはがん腫別，女性の年間死因の第5位（2017年），罹患数は第1位（2016年）である。
- リスクファクターは乳がんの家族歴，早い初潮，遅い閉経，少ない出産回数，肥満である。
- 乳がんの臨床病期（TNM分類）を理解する。
- 乳がんサブタイプ分類と治療指針を理解する。
- 手術可能な乳がんはⅠ～ⅢA期で，再発予防の目的で術後薬物療法・放射線療法が行われる。術前と術後化学療法で治療効果は同等であるが，術前化学療法を行うことにより乳房温存率は向上する。
- 術前・術後化学療法はアンスラサイクリン系とタキサン系が標準治療である。
- HER2陽性乳がんの術前・術後治療では化学療法にトラスツズマブ1年間投与が併用されるが，アンスラサイクリン系との併用は心毒性を増強するため同時投与は行わない。
- ホルモン受容体陽性患者における閉経前および閉経後の内分泌療法について理解する。
- サイクリン依存性キナーゼ（CDK）4/6阻害薬の併用内分泌療法について理解する。

1　乳がんのガイドライン

- 日本乳癌学会・編：乳癌診療ガイドライン（1）治療編，2018
- 日本乳癌学会・編：乳癌診療ガイドライン（2）疫学・診断編，2018
- ASCOガイドライン
- NCCNガイドライン
- St.Gallen Recommendation

2　疫学

1）死亡数／罹患率／生存率

- 死亡数：14,825人（2017年），罹患数：95,525人（2016年）

- 乳がんはがん腫別，女性の年間死因の第5位（2017年），罹患数は第1位（2016年）である。
- 日本での罹患率は20歳代から増加傾向を示し，45～49歳でピーク，60～64歳で第2のピークを示した後，加齢とともに罹患率は低下する。
- 死亡率は60～64歳でピークを示し，75歳以上から再上昇する。
- 2005～2007年診断例の5年相対生存率は，StageⅠ（99.9%），StageⅡ（95.4%），StageⅢ（80.3%），StageⅣ（33.0%）である。

2）リスクファクター

- アルコール飲料摂取，肥満，早い初経，遅い閉経，出産経験なし，初産年齢が高い，授乳経験なし，乳がん家族歴，経口避妊薬の使用，閉経後ホルモン補充療法，糖尿病の既往など

3 臨床症状

- 乳房腫瘤，皮膚のえくぼ所見，乳腺の硬結，異常乳頭分泌物，乳頭陥凹，乳房の非対象，上肢のリンパ浮腫，皮膚の発赤・腫脹，変形，乳頭びらんなど

4 病期診断

1）検査，診断

- 視触診，超音波検査，マンモグラフィ検査が基本的な検査であり，異常が指摘されれば，細胞診，組織診などを行う。術前薬物療法では，術前病理診断（組織診，悪性度，ER/PgRやHER2発現状況など）が重要となる。
- 画像検査としては乳房MRI，CT，PET-CT，骨シンチグラフィなどを必要に応じて行い，乳房温存療法における正確な切除範囲を決定する目的でMRIやCTが施行される。

(1) 免疫組織化学法

① ER（エストロゲン受容体）とPgR（プロゲステロン受容体）

- 日本人女性においては乳がんのホルモン陽性率は約80%であり，ERとPgRの少なくとも一つが陽性であることを前提とする。
- 免疫組織化学的方法（IHC法）による検索が標準である。

② HER2（human epidermal growth factor receptor type 2）

- HER2タンパクは細胞膜貫通型受容体でHER1（EGFR），HER3，HER4とファミリーを形成し，チロシンキナーゼ活性を有し細胞増殖に関与している。
- 乳がんの約20～30%にHER2タンパクの過剰発現がみられ，過剰発現例は予後不良であると示されていたが，抗HER2療法の登場により予後の改善が認められている。
- HER2の測定法の一般的な方法には，IHC法と遺伝子増幅をみるin situ hybridization（ISH）法がある。
- IHC法では，細胞膜の染色強度と陽性細胞の割合をもとに0，1+，2+，3+の4

段階に分け，0/1＋をHER2陰性，2＋をHER2 equivocal，3＋をHER2陽性と判定する。

- わが国ではIHC法3＋で抗HER2療法の治療適応がある。
- IHC法2＋の場合は，ISH法で遺伝子増幅がある場合に抗HER2療法が適応される。

③　Ki67

- Ki67は増殖性細胞の核小体および核分裂期の染色体上に発現するタンパクで，がん細胞の増殖能を反映すると考えられ，薬物療法の効果や予後を予測する因子として用いられる。
- Ki67はluminal A-likeとluminal B-likeの分類上，重要な項目とされているが，評価方法は標準化されておらず，ホルモン受容体陽性・HER2陰性乳がんに対する術後化学療法の適応を検討する因子としてのエビデンスは十分ではない。

(2) 多重遺伝子アッセイ

- 術後補助化学療法の適応を個別に判断できるか注目されており，Oncotype DXやMammaPrintで低リスクの場合，術後補助療法の省略が可能である。

①　Oncotype DX

- 16の腫瘍関連遺伝子と5つの参照遺伝子から構成される21の遺伝子発現をRT-PCRで解析し，0～100のrecurrence score（RS）として表現される。RSはホルモンレセプター陽性乳がんの予後因子であり，リンパ節転移陰性でRS10以下の場合は化学療法不要であることが示されている。化学療法の効果予測因子としては現在検証中である。

②　Mamma Print

- 70の遺伝子を用いたマイクロアレイ解析。ERの発現状況にかかわらず，genomic risk低・高の2つに分けて予後予測し，化学療法が省略可能な症例の選択に有用である。

2）分類

- 乳がんは，浸潤がん（約85%），非浸潤がん（約15%），Paget病（0.4%）に分類され，がんの進行度を意味する病期分類（TNM分類），がんの生物学的特性を意味するサブタイプ分類は，乳がんの治療方針および予後予測を立てるうえで重要である。

(1) 病気分類（TNM分類）（表6-1-1）

- 腫瘍の大きさ・広がり（T），リンパ節への転移（N），他臓器への転移の有無（M）で病期分類される。

(2) サブタイプ分類（表6-1-2）

- 遺伝子発現の違いによるサブタイプ分類（intrinsic subtype）による治療の個別化の試みが模索されつつあるが，わが国の現状として，臨床応用できる状況には至ってはおらず，免疫組織化学法の結果（ER/PgR/HER2の発現状況）をこれに代用し，治療方針を決定している。

表 6-1-1　乳がんの病期分類（UICC-TNM 分類第 8 版）

UICC TNM8 乳房		N0	N1				N2		N3		
			N1mi	N1a	N1b	N1c	N2a	N2b	N3a	N3b	N3c
Tis		0									
T1	T1mi	ⅠA	ⅠB	ⅡA			ⅢA		ⅢC		
	T1a										
	T1b										
	T1c										
T2		ⅡA	ⅡB	ⅡB			ⅢA		ⅢC		
T3		ⅡB	ⅢA	ⅢA			ⅢA		ⅢC		
T4	T4a	ⅢB	ⅢB	ⅢB			ⅢB		ⅢC		
	T4b										
	T4c										
	T4d										
M1		Ⅳ	Ⅳ	Ⅳ			Ⅳ		Ⅳ		

T 分類

※pT分類では，腫瘍径は浸潤部の大きさ

TX 原発腫瘍の評価が不可能
T0　原発腫瘍を認めない
Tis　非浸潤癌
　Tis（DCIS）　非浸潤性乳管癌
　Tis（LCIS）　非浸潤性小葉癌
　Tis（パジェット）　※乳腺実質に病変がある場合は，大きさや性状で分類
T1　最大径が 2cm 以下の腫瘍
　T1mi　最大径≦ 0.1cm の微小浸潤
　T1a　0.1cm ＜最大径≦ 0.5cm
　T1b　0.5cm ＜最大径≦ 1.0cm
　T1c　1.0cm ＜最大径≦ 2.0cm
T2　2.0cm ＜最大径≦ 5.0cm
T3　5.0cm ＜最大径
T4　腫瘍の大きさに関係なく，胸壁[※1]および／または皮膚[※2]への直接的な広がりを示す腫瘍（潰瘍形成または皮膚結節）
　T4a　胸壁への広がり（胸筋浸潤は含まない）
　T4b　潰瘍形成，同側乳房の衛星皮膚結節，または皮膚の浮腫（橙皮状皮膚を含む）
　T4c　T4a と T4b の両方
　T4d　炎症性乳癌

※1　胸壁は，肋骨・肋間筋・前鋸筋を含むが，胸筋は含めない。
※2　真皮への浸潤だけでは T4 としない。

N 分類

N0　領域リンパ節転移なし
N1　可動性の同側腋窩レベルⅠ/Ⅱリンパ節転移
N2　臨床的に固定もしくは癒着した同側腋窩レベルⅠ/Ⅱリンパ節転移，または臨床的に明らかな腋窩リンパ節転移を伴わず臨床的に検出された同側内胸リンパ節転移
　N2a　相互に固定（癒着）した，もしくは周囲構造に固定している腋窩リンパ節転移
　N2b　臨床的に明らかな腋窩リンパ節転移を伴わず臨床的に検出された同側内胸リンパ節転移
N3　腋窩レベルⅠ/Ⅱリンパ節転移の有無を問わない同側鎖骨下リンパ節（腋窩 LevelⅢ）転移，または臨床的に明らかな腋窩レベルⅠ/Ⅱリンパ節転移を伴い臨床的に検出された同側内胸リンパ節転移，または腋窩もしくは内胸リンパ節転移の有無を問わない同側鎖骨上リンパ節転移
　N3a　鎖骨下リンパ節転移
　N3b　内胸および腋窩リンパ節転移
　N3c　鎖骨上リンパ節転移

M 分類

M0　遠隔転移なし
M1　遠隔転移あり

5　病期ごとの治療選択

- 乳がんの治療は，手術療法，放射線療法，薬物療法（化学療法，内分泌療法，分子標的治療薬）に分けることができる。
- 周術期（術前・術後薬物療法）と転移・再発時の治療があり，サブタイプ分類によって推奨される薬物療法が異なる。

表 6-1-2　乳がんのサブタイプ分類と推奨される術後薬物治療

臨床的分類	臨床病理学的，遺伝子リスク評価	薬物療法	特記事項
トリプルネガティブ	ER 陰性／PgR 陰性／HER2 陰性	化学療法	Stage Ⅰにはルーチンの化学療法は不要，Stage Ⅱ，Ⅲでは術前化学療法を考慮
ホルモン受容体陰性／HER2 陽性	ER 陰性／PgR 陰性／HER2 陽性	化学療法＋トラスツズマブ	高リスク例（リンパ節転移陽性あるいは ER 陰性）ではペルツズマブとトラスツズマブの併用により生存率が改善
ホルモン受容体陽性／HER2 陽性	ER 陽性かつ／または PgR 陽性／HER2 陽性	化学療法＋抗 HER2 療法＋内分泌療法	
Luminal A-like（ホルモン受容体高発現，低増殖能，低グレード）	ER 陽性かつ／または PgR 陽性／HER2 陰性 多遺伝子アッセイで予後良好と評価，高 ER/PgR かつ明らかに低い Ki67	大部分で内分泌療法単独	
中間群（ホルモン受容体高／中発現，中／高増殖能，中間グレード）	ER 陽性かつ／または PgR 陽性／HER2 陰性	内分泌療法＋選ばれた症例で化学療法追加	
Luminal B-like（ホルモン受容体低発現，高増殖能，高グレード）	ER 陽性かつ／または PgR 陽性／HER2 陰性 多遺伝子アッセイで予後不良と評価，低 ER/PgR，明らかに高い Ki67，グレード 3	内分泌療法＋化学療法	

（Curigliano G, et al：Ann Oncol，28，1700-1712，2017 および
日本臨床腫瘍学会・編：新臨床腫瘍学 改訂第 5 版；がん薬物療法専門医のために，南江堂，2018 を参考に作成）

1）非浸潤性乳管がん（DCIS）Stage 0 の治療

- 基本は手術療法であり，腋窩の評価目的としてセンチネルリンパ節生検を実施することがある。
- 乳房部分切除の場合は，乳房内再発予防のため術後に放射線療法を行うことで，局所再発の相対リスクを約 50％抑えられる。

2）手術可能な乳がん（Ⅰ～ⅢA 期）の治療方法

- Stage Ⅰ～ⅢA 乳がんは病期に応じて，手術療法，放射線療法および薬物療法を行う。

（1）手術療法

- 標準化されている乳房温存手術，乳房全切除術に加えて，皮膚温存乳房全切除術，乳頭温存乳房全切除術，乳房再建手術（自家組織，インプラント）などがある。

①　原発巣に対する手術

(a) 乳房温存手術

- 乳房扇状部分切除術（Bq）

・乳房円状部分切除術（Bp）

（b）乳房切除術

・拡大乳房切除術：現在はほとんど行われない。

・胸筋合併乳房切除術（Halsted 法）：現在はほとんど行われない。

・胸筋温存乳房切除術（Auchincloss 法，Patey 法，Kodama 法）：Auchincloss 法は最も標準的な術式である。

② **腋窩リンパ節郭清（ALND：axillary lymph node dissection）**

・センチネルリンパ節とは，乳腺から流出したリンパ液が最初に入り込むリンパ節であり，最も転移の可能性が高いリンパ節である。

・センチネルリンパ節生検（SLNB：sentinel lymph node biopsy）を行い，術中に迅速に病理診断を行いセンチネルリンパ節への転移を認めない症例では，腋窩リンパ節郭清を省略できる。

(2) 放射線療法

・初期治療における放射線療法の目的は局所・領域リンパ節再発の抑制であり，対象は乳房温存手術後または，再発リスクの高い乳房全切除術後症例である。

・外科手術でがんを切除した後に乳房やその領域の再発を予防する目的で行われる。乳房温存術後の放射線照射により乳房内再発を半減させることができるので，現在では全乳房に対して 50 Gy/25 回を 5 週間で照射することが標準になっている。

・腫瘍床に対する追加照射（ブースト照射：10 Gy/5 回/1 週など）は乳房内再発リスクを減少させる。

(3) 薬物療法

① **術前薬物療法**

・主に手術不能局所進行乳がん，炎症性乳がんが対象。乳房温存が困難な手術可能浸潤性乳がんの腫瘍の縮小化（down staging）による乳房温存率の向上目的に行われる。

（a）内分泌療法

・乳房温存率の向上が期待でき，閉経後ホルモン受容体陽性乳がんでは選択肢の一つとして考慮してもよいが，閉経前では基本的には勧められない。

（b）化学療法

・術後化学療法と同様に乳がんのサブタイプや進行度に応じて CMF 療法，アンスラサイクリン含有レジメン（AC，EC，FEC など），タキサン系薬剤が使用される。

（c）抗 HER2 療法

・HER2 陽性乳がんに対しては，化学療法＋トラスツズマブを併用する（推奨の強さ：1，エビデンスの強さ：中）。さらにペルツズマブを併用することで pCR 率の改善が得られている（NeoSphere 試験）。

② **術後薬物療法**

・luminal A では内分泌療法，luminal B（HER2 陰性）では内分泌療法・化学療法，ER 陽性／HER2 陽性では化学療法・抗 HER2 療法・内分泌療法，ER 陰性／HER2 陽性では化学療法・抗 HER2 療法，トリプルネガティブでは化学療法を行う。

(a) 内分泌療法

- 閉経前乳がんに対して，TAM単独（推奨の強さ：1，エビデンスの強さ：強），LH-RHアゴニストとTAMの併用（推奨の強さ：2，エビデンスの強さ：強）がある。TAMの内服期間は10年（推奨の強さ：1，エビデンスの強さ：中），化学療法を併用する場合は化学療法終了後に順次開始することが望ましいとされている。
- 閉経後乳がんに対して，アロマターゼ阻害薬の5年間投与（推奨の強さ：1，エビデンスの強さ：強），TAM 2～3年投与後にアロマターゼ阻害薬に変更し，計5年間投与（推奨の強さ：2，エビデンスの強さ：強）などがある。アロマターゼ阻害薬の内服期間について，5年間投与と比較し，10年間投与では再発の減少が認められるものの，骨折，骨粗鬆症などの有害事象の増加がある（推奨の強さ：2，エビデンスの強さ：中）。

(b) 化学療法

- CMF療法，アンスラサイクリン含有レジメン（AC，EC，FECなど）がある。タキサン系は主に腋窩リンパ節転移陽性症例で検討され，順次または同時併用することで有効性が向上することが示されている。
- 再発リスクが高くかつ十分な骨髄機能を有する症例に対し，G-CSF併用のdose-dense化学療法を行う（推奨の強さ：1，エビデンスの強さ：強）。

(c) 抗HER2療法

- HER2陽性術後乳がんに対して，化学療法（主にタキサン系）とトラスツズマブの併用療法を行う（推奨の強さ：1，エビデンスの強さ：強）。トラスツズマブの投与期間は1年が標準である。ペルツズマブの併用については，1年併用での有効性が示されている（APHINITY試験）。しかし，有効性の差はわずかであり，再発リスクの高い症例が適応と考えられている。

3) ⅢB，ⅢC期

- 原則として手術不能な乳がんであり，薬物療法が先行され，アントラサイクリン系，タキサン系を含むレジメンが推奨される。
- 手術が可能になれば手術を行う場合もあるが，意義ははっきりしていない。
- 炎症性乳がんは予後不良な局所進行乳がんの亜型であり，組織学的異形度が高い。

4) 転移・再発乳がんの治療

(1) 薬物療法（図6-1-1）

- 一次内分泌療法で効果が得られなかった症例においても，生命を脅かす状況や内臓転移の急激な進行でなければ，二次・三次内分泌療法まで行い，効果が得られなかった場合には化学療法への変更が勧められる（ホルドバギーのアルゴリズム）。
- 広範な肝転移，がん性リンパ管症など生命の危機が迫っている場合やホルモン感受性がない場合は化学療法を行う。

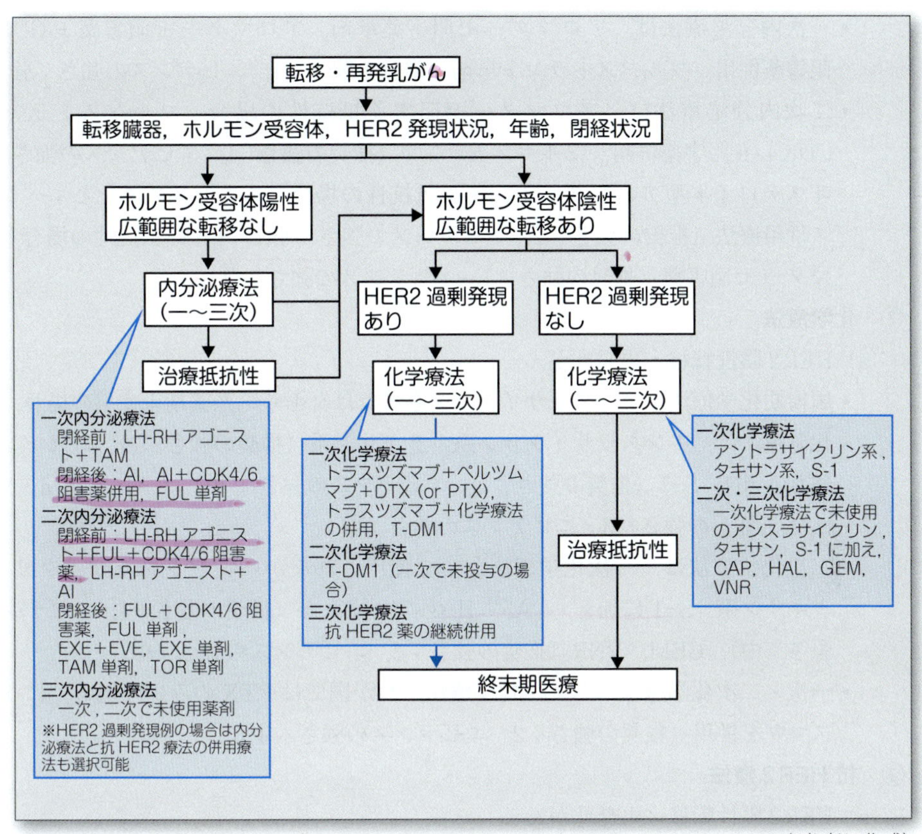

（Hortbagyi GN：N Engl J Med，339：974–984，1998 を参考に作成）

図 6-1-1　転移・再発乳がんに対する薬物療法の選択

- 内分泌療法と化学療法を同時併用することは勧められず，順次投与が望ましい。
- HER2 過剰発現例の場合は抗 HER2 療法の適応となる。内分泌療法と抗 HER2 療法の併用療法も選択可能

①　内分泌療法

- ホルモン受容体陽性（ER または PgR 陽性）では再発時期や術後内分泌療法の種類によって内分泌療法を選択する。一般的に術後内分泌療法治療中もしくは内分泌療法終了から 1 年以内の再発に対しては，術後内分泌療法とは異なる薬剤を選択する。

(a) 閉経前ホルモン受容体陽性転移・再発乳がん

- 一次内分泌療法は，卵巣機能抑制（LH–RH アゴニスト，両側卵巣摘出術）＋ TAM 併用（推奨の強さ：1，エビデンスの強さ：強）
- 二次内分泌療法は，LH–RH アゴニスト＋フルベストラント＋ CDK4/6 阻害薬併用（推奨の強さ：2，エビデンスの強さ：中）。卵巣機能抑制（LH–RH アゴニスト，両側卵巣摘出術）を行い，アロマターゼ阻害薬など閉経後に用いる内分泌療法薬との併用（推奨の強さ：2，エビデンスの強さ：中）

(b) 閉経後ホルモン受容体陽性転移・再発乳がん

- 一次内分泌療法は，アロマターゼ阻害薬単剤，アロマターゼ阻害薬＋CDK4/6阻害薬併用，フルベストラント単剤（推奨の強さ：1，エビデンスの強さ：強）
- 二次内分泌療法は，アロマターゼ阻害薬抵抗性の場合，フルベストラント＋CDK4/6阻害薬併用，フルベストラント（推奨の強さ：1，エビデンスの強さ：強），非ステロイド型アロマターゼ阻害薬抵抗性の場合，エキセメスタンとエベロリムス併用療法（推奨の強さ：2，エビデンスの強さ：強）。TAM抵抗性の場合，アロマターゼ阻害薬（推奨の強さ：1，エビデンスの強さ：強）

②　化学療法

（a）HER2陰性転移・再発乳がん

- 周術期化学療法にアンスラサイクリン系またはタキサン系薬剤未使用の場合，一次化学療法は，アンスラサイクリン系，タキサン系（推奨の強さ：1，エビデンスの強さ：中），S-1（推奨の強さ：2，エビデンスの強さ：中），CAP，GEM，VNR，HAL（推奨の強さ：3，エビデンスの強さ：中）
- 二次化学療法は，一次化学療法として使用されなかったアンスラサイクリン系，タキサン系，S-1に加え，CAP，HALのいずれか（推奨の強さ：1，エビデンスの強さ：中），GEM，VNR（推奨の強さ：2，エビデンスの強さ：中）
- 一次・二次化学療法として，化学療法（わが国ではPTXのみ保険適応）にベバシズマブを併用（推奨の強さ：2，エビデンスの強さ：中）

③　抗HER2療法

（a）HER2陽性転移・再発乳がん

- 一次治療は，トラスツズマブ＋ペルツズマブ＋DTX併用療法（推奨の強さ：1，エビデンスの強さ：強）。トラスツズマブ＋化学療法，トラスツズマブ　エムタンシン（推奨の強さ：2，エビデンスの強さ：中）
- 二次治療は，トラスツズマブ　エムタンシン（推奨の強さ：1，エビデンスの強さ：中），トラスツズマブ＋化学療法（推奨の強さ：2，エビデンスの強さ：弱）
- 三次治療は，トラスツズマブ　エムタンシンが未投与の場合は投与（推奨の強さ：2，エビデンスの強さ：中）
- 三次治療以降も抗HER2薬を継続（推奨の強さ2，エビデンスの強さ：弱）
- トラスツズマブとアンスラサイクリン系との併用は心毒性を増強するため，同時併用は避ける。

(2)　放射線療法

①　局所・領域リンパ節再発

- 初期治療として放射線療法が用いられた場合はすでに耐容線量近くまで照射されており，同部位への照射は困難なため，放射線療法が適応となるのは乳房温存療法後では鎖骨上リンパ節再発，乳房全切除術後では初期治療で非照射の場合の胸壁再発が多い。

②　遠隔再発

- 骨転移や脳転移に対する緩和的治療が多く，治癒は望めないが，疼痛や神経症状など，患者のQOLを低下させるさまざまな症状を予防・緩和するために用いられる。

(3) 骨転移に対する治療

- 骨転移に対する推奨治療は，薬物療法（ビスホスホネート薬，抗 RANKL 抗体薬，抗炎症薬，オピオイド鎮痛薬）や放射線療法である。
- 疼痛緩和，運動機能維持による患者の QOL 向上が目標である。

6．主な薬剤

1）内分泌療法薬

- 閉経前の女性では主に卵巣から女性ホルモンが供給され，閉経後の女性では副腎から分泌されたアンドロゲンがアロマターゼにより女性ホルモンに変換され供給される。したがって，閉経前と閉経後で選択する薬が異なる（第 2 章「5 内分泌療法」の項（108 頁）を参照)。

2）抗 HER2 療法薬

(1) トラスツズマブ

- HER2 過剰発現が確認された乳がんおよび治癒切除不能な進行・再発の胃がんに適応
- 副作用として infusion reaction があり，投与開始 24 時間以内に約 40%の頻度で発症し，2 回目以降はその頻度は少なくなる。その他注意すべき副作用として心機能障害があるが，可逆的であることが多い。アンスラサイクリン系薬剤の投与歴がある場合は心毒性を増強するため注意が必要である。

(2) ペルツズマブ

- HER2 陽性の乳がんに適応があり，トラスツヅマブと併用する。
- 早期乳がんの術後治療では再発リスクが高い患者を対象とする。
- 術前・術後薬物療法の場合には，投与期間は 12 カ月間までとする。

(3) トラスツズマブ　エムタンシン（T-DM1）

- HER2 陽性の手術不能または再発乳がんに適応
- 抗HER2ヒト化モノクローナル抗体であるトラスツズマブと細胞傷害性を有するチューブリン重合阻害薬 DM1 が結合した抗体薬物複合体である。

3）小分子化合物

(1) アベマシクリブ

- ホルモン受容体陽性かつ HER2 陰性の手術不能または再発乳がんに適応
- サイクリン依存性キナーゼ（CDK）4/6に対する阻害作用を有する低分子化合物である。
- 内分泌療法薬との併用において，1 回 150mg を 1 日 2 回連日経口投与
- 内分泌療法歴のある手術不能または再発乳がん患者にはフルベストラント 500mg 併用。なお，閉経前乳がんに対しては，LH-RH アゴニストを併用する。
- 内分泌治療歴のない手術不能または再発閉経後乳がん患者には非ステロイド性アロマ

表6-1-3　代表的な乳がんの薬物療法①

レジメン	薬剤	投与量（mg/m²）	投与経路	投与スケジュール
CMF	CPA	100	経口	Day 1～14
	MTX	40	静注	Day 1，8
	5-FU	600	静注	Day 1，8　28日毎　6コース*
AC（EC）	ADM	60	静注	Day 1
	(EPI)	(75～90)	(静注)	(Day 1)
	CPA	600	静注	Day 1　21日毎　4コース*
TC	DTX	75	静注	Day 1
	CPA	600	静注	Day 1　21日毎　4コース*
FEC100	5-FU	500	静注	Day 1
	EPI	100	静注	Day 1
	CPA	500	静注	Day 1　21日毎　6コース*
TAC	DTX	75	静注	Day 1
	ADM	50	静注	Day 1
	CPA	500	静注	Day 1　21日毎　6コース*
Weekly PTX	PTX	80～100	静注	Day 1　7日毎　12コース*
トラスツズマブ	トラスツズマブ	A法：初回 4→2mg/kg	静注	Day 1　7日毎　1年間*
		B法：初回 8→6mg/kg	静注	Day 1　21日毎　1年間*

＊術後補助化学療法の場合のコース数

表6-1-4　代表的な乳がんの薬物療法②

レジメン	薬剤	投与量（mg/m²）	投与経路	投与スケジュール
PTX＋トラスツズマブ	PTX	80	静注	Day 1
	トラスツズマブ	初回4→2mg/kg	静注	Day 1　7日毎
VNR	VNR	25	静注	Day 1，8　21日毎
ペルツズマブ＋トラスツズマブ＋DTX	ペルツズマブ	初回840→420mg/body	静注	Day 1
	トラスツズマブ	初回8→6mg/kg	静注	Day 1
	DTX	75	静注	Day 1　21日毎
HAL	エリブリン	1.4	静注	Day 1，8　21日毎
nab-PTX	nab-PTX	260	静注	Day 1　21日毎
PTX＋Bmab	PTX	90	静注	Day 1，8，15
	Bmab	10mg/kg	静注	Day 1，15　28日毎
T-DM1	T-DM1	3.6mg/kg	静注	Day 1　21日毎

ターゼ阻害薬であるレトロゾール2.5mgまたはアナストロゾール1mg（1日1回）併用

(2) パルボシクリブ

- ホルモン受容体陽性，HER2陰性の患者を対象とし，手術不能または再発乳がんに適応
- CDK4/6に対して阻害活性を有する低分子化合物である。

表 6-1-5 代表的な乳がんの薬物療法③（経口薬・内分泌療法薬）

薬剤	投与量	投与経路	投与スケジュール
ラパチニブ カペシタビン	1 回 1,250mg 1 回 1,000mg/m^2	経口 経口	1 日 1 回連日（食事の前後 1 時間以上避ける） 1 日 2 回，2 週間投与し 1 週間休薬
ラパチニブ レトロゾール	1 回 1,500mg 1 回 2.5mg	経口 経口	1 日 1 回連日（食事の前後 1 時間以上避ける） 1 日 1 回連日
パルボシクリブ レトロゾール	1 回 125mg 1 回 2.5mg	経口 経口	1 日 1 回，3 週間投与し 1 週間休薬 1 日 1 回連日
パルボシクリブ フルベストラント （LH-RH アゴニスト）	1 回 125mg 1 回 500mg	経口 筋注 （皮下注）	1 日 1 回，3 週間投与し 1 週間休薬 初回，2 週後，4 週後，その後 4 週毎に投与（閉経前乳がんの場合は併用）
アベマシクリブ ＋レトロゾール or アナストロゾール	1 回 150mg 1 回 2.5mg 1 回 1mg	経口 経口 経口	1 日 2 回連日 1 日 1 回連日 1 日 1 回連日
アベマシクリブ フルベストラント	1 回 150mg 1 回 500mg	経口 筋注	1 日 2 回連日 初回，2 週後，4 週後，その後 4 週毎に投与
エベロリムス エキセメスタン	1 回 10mg 1 回 25mg	経口 経口	1 日 1 回連日 1 日 1 回連日

- 内分泌療法薬との併用において，1 日 1 回 125mg を 3 週間連続して食後に経口投与し，その後 1 週間休薬する。
- 内分泌療法歴のない手術不能または再発閉経後乳がん患者に対する併用内分泌療法はレトロゾール 2.5mg を 1 日 1 回連日投与
- 内分泌療法に抵抗性の手術不能または再発乳がん患者（閉経状態を問わない）に対する併用内分泌療法はフルベストラント 500mg（初回，2 週後，4 週後，その後 4 週ごとに投与）。閉経前・閉経周辺期患者には LH-RH アゴニストを併用する。

(3) ラパチニブ

- HER2 過剰発現が確認された手術不能または再発乳がんに適応
- EGFR/HER2 のチロシンキナーゼ阻害薬である。
- カペシタビンと併用する場合はアントラサイクリン系，タキサン系およびトラスツズマブによる化学療法後の増悪もしくは再発例を対象とする。ラパチニブを 1 回 1,250mg，1 日 1 回，食事の 1 時間以上前または食後 1 時間以降に連日経口投与し，カペシタビンは 1 回 1,000mg/m^2 を 1 日 2 回 14 日間投与し 7 日間休薬する。
- アロマターゼ阻害薬と併用する場合は，ホルモン受容体陽性かつ閉経後の患者を対象とする。ラパチニブを 1 回 1,500mg，1 日 1 回，食事の 1 時間以上前または食後 1 時間以降に連日経口投与し，レトロゾール 2.5mg と併用する。

(4) エベロリムス

- 手術不能または再発乳がんに適応
- mTOR（mammalian target of rapamycin）阻害薬である。
- 根治切除不能または転移性の腎細胞がん，神経内分泌腫瘍，結節性硬化症に伴う腎血管筋脂肪腫，結節性硬化症に伴う上衣下巨細胞性星細胞腫にも適応がある。
- 手術不能または再発乳がんに使用する場合は内分泌療法（エキセメスタン）と併用し，エベロリムス10mgを1日1回連日経口投与する。

ここはチェック

- □ 乳がんの約20～30%にHER2タンパクの過剰発現がみられる。
- □ 術後薬物療法として，ホルモン受容体陽性乳がん（Luminal AまたはLuminal B）の場合はホルモン療法，HER2陽性乳がんは抗HER2療法，トリプルネガティブ（ホルモン受容体陰性かつHER2陰性）の場合は化学療法が適応となる。
- □ トラスツズマブの副作用としてinfusion reactionがあり，投与開始24時間以内に約40%の頻度で発現し，2回目以降はその頻度は少なくなる。
- □ トラスツズマブのA法は初回投与時には4mg/kgを，2回目以降は2mg/kgを1週間間隔で投与する。B法は初回投与時には8mg/kgを，2回目以降は6mg/kgを3週間間隔で投与する。
- □ ホルモン受容体陽性乳がんに対する術後内分泌療法として，閉経前はTAMの10年間内服，閉経後はアロマターゼ阻害薬5年間内服が推奨される。
- □ アロマターゼ阻害薬にはステロイド型のエキセメスタンと，非ステロイド型のアナストロゾール，レトロゾールがある。
- □ HER2陽性乳がんの術前・術後薬物療法の場合，トラスツズマブおよびペルツズマブの投与期間は1年間である。
- □ ペルツズマブはトラスツズマブと併用し，初回投与時には840mgを，2回目以降は420mgを3週間間隔で点滴静注する。
- □ ラパチニブはカペシタビンと併用する場合は1回1,250mg，アロマターゼ阻害薬と併用する場合は1回1,500mgを1日1回，食事の1時間以上前または食後1時間以降に連日経口投与する。
- □ CDK4/6阻害薬のパルボシクリブは内分泌療法薬との併用において，1日1回125mgを3週間連続して食後に経口投与し，その後1週間休薬する。
- □ アベマシクリブは内分泌療法薬との併用において，1回150mgを1日2回連日経口投与する。

文献

1）日本乳癌学会・編：乳癌診療ガイドライン（1）治療編2018年版，金原出版，2018
2）日本乳癌学会・編：乳癌診療ガイドライン（2）疫学・診断編2018年版，金原出版，2018
3）日本臨床腫瘍学会・編：新臨床腫瘍学 改訂第5版；がん薬物療法専門医のために，南江堂，2018
4）国立がん研究センター内科レジデント・編：がん診療レジデントマニュアル 第7版，医学書院，2016
5）各社添付文書・インタビューフォーム
6）国立がん研究センターがん情報サービス「がん登録・統計」https://ganjoho.jp/reg_stat/statistics/dl/index.html

2 肺がん

ポイント

肺がん

- 肺がんの主な組織分類に小細胞がん，腺がん，扁平上皮がん，大細胞がんがある。
- 小細胞肺がんではTNM分類のほかに，限局型（LD）と進展型（ED）の分類が存在する。
- 小細胞肺がんは増殖が速く悪性度が高いが，非小細胞肺がんに比べ化学療法や放射線治療への感受性が高く，治療効果が得られやすい。
- CDDP＋ETPが小細胞肺がんに対する標準的治療である。
- LD小細胞肺がんには化学療法と放射線療法の早期同時併用が行われる。
- LD小細胞肺がんで初期治療にて完全寛解が得られた症例に対しては，予防的全脳照射（PCI）が勧められる。
- ED小細胞肺がんのPS0-2，70歳以下ではCDDP＋CPT-11が推奨される。
- 再発小細胞肺がんにおいてsensitive relapse，refractory relapseの考え方がある。
- 非小細胞肺がんのⅠ～Ⅱ期の標準治療は外科切除である。
- 肺がんにおけるドライバー遺伝性変異／転座にはEGFR遺伝子変異，ALK遺伝子転座，ROS1遺伝子転座，BRAF遺伝子変異がある。
- Ⅳ期非小細胞肺がんのドライバー遺伝子変異／転座陽性例においては各遺伝子に対応するTKIが一次治療となる。
- Ⅳ期非小細胞肺がんのドライバー遺伝子変異／転座陰性例では，一次治療として白金製剤併用療法＋PD-1/PD-L1阻害薬も使用できる。
- PD-L1発現状況が免疫チェックポイント阻害薬の選択に関わる場合がある。
- 白金製剤＋第三世代以降の細胞障害性抗がん薬の併用が非小細胞肺がんに対する標準的治療である。6サイクル以下とすることが推奨される。
- 組織分類における非扁平上皮がんと扁平上皮がんで選択可能な薬剤が異なる。
- 骨転移は非小細胞肺がんにおいて約30～40%に生じる。

悪性胸膜中皮腫

- リスクファクターとしてアスベスト曝露がある。
- 平均潜伏期間は25～50年であり，今後の死亡率／罹患率の増加も予想される。
- CDDP＋PEMが推奨される。

1　肺がんのガイドライン

• 日本肺癌学会・編：肺癌診療ガイドライン 2018 年版（悪性胸膜中皮腫・胸腺腫瘍含む）
• GRADE アプローチが採用され，数字（1 or 2）＋英語（A ～ D）で表記される。数字は推奨度を示し，「行う・行わない」という 2 つの方向性を「推奨する（＝ 1）・提案する（＝ 2)」という 2 つの強さで示したものであり，英語についてはエビデンスの強さ「A（強い)～ D（とても弱い)」を示している。数字と英語の関係性が独立していることに注意が必要である。

2　疫学

1）肺がん（Lung Cancer）

(1) 死亡数／罹患数

• 死亡数：74,120 人（男性：53,002 人，女性：21,118 人）(2017 年)
• 罹患数：125,454 人（男性：83,790 人，女性：41,634 人）(2016 年)
• 男性では悪性腫瘍による死亡の原因の第 1 位，女性では大腸がんに続き，第 2 位である。男女合計では第 1 位である。
• 死亡率や罹患率は 40 歳代後半から上昇し，高齢になるほど高くなる傾向がある。

(2) リスクファクター

• 喫煙は危険因子の一つであり，ほかには慢性閉塞性肺疾患，間質性肺炎，アスベスト症などの吸入性肺疾患，肺がんの既往歴・家族歴，年齢，肺結核などもリスクとされる。
• 非喫煙者に比べて喫煙者が肺がんになるリスクは男性で 4.4 倍，女性で 2.8 倍と高い。また，喫煙開始年齢が若いほど，喫煙量が多いほどリスクが高まる。

2）悪性胸膜中皮腫（Malignant Pleural Mesothelioma）

(1) 死亡数

• 死亡数：1,504 人（男性：1,237 人，女性：267 人）(2015 年)
• 男性で増加傾向，女性では横ばいである。男女とも 65 歳以上の割合が約 80％となる。

(2) リスクファクター

• 70 ～ 80％においてアスベスト曝露（職業性曝露・環境曝露）との関連性が疫学的に証明されている。中皮腫の家族歴も危険因子となる。
• 日本ではアスベストが 1980 年代半ばまで輸入されており，発症までの潜伏期間は 25 ～ 50 年とされていることから，今後の発生ピークは 2030 年頃と予想される。

3 特徴と臨床症状

1）肺がん

(1) 臨床症状

- 早期ではほぼ無症状である。病状の進行に伴い咳嗽，喀痰，血痰，発熱，呼吸困難，胸痛などが出現する。また転移病巣による症状，Lambert-Eaton 症候群，抗利尿ホルモン不適合分泌症候群（SIADH）などの腫瘍随伴症候群を伴うこともある。

(2) 特徴

- 肺がんの主な組織分類として小細胞がん，腺がん，扁平上皮がん，大細胞がんがある（表6-2-1）。

表6-2-1 肺がんの主な組織分類

	小細胞肺がん	非小細胞肺がん		
	小細胞がん	腺がん	扁平上皮がん	大細胞がん
好発部位	肺門・肺野部	肺野部	肺門部	肺野部
特徴	・増殖が速く，転移しやすい ・喫煙との関連が大きい	・肺がんの中で最も多い ・症状が出にくい	・咳嗽や血痰などの症状が出やすい ・喫煙との関連が大きい	・小細胞がんと類似の性質を有する場合がある

- 小細胞肺がんは増殖が速く，また脳・リンパ節・骨などにも転移しやすく悪性度が高い。しかし非小細胞肺がんよりも化学療法や放射線治療への感受性が高く，治療効果が得られやすい。非小細胞肺がんには複数の異なる組織型が存在し，好発部位や進行速度などはそれぞれ異なるが，一般的に化学療法や放射線治療での効果は得られにくい。
- 肺がんにおける代表的な腫瘍マーカーとしてCEA，SLX，SCC，CYFRA，NSE，ProGRPがある。CEAは肺がん全般で，SLXは腺がん，SCCとCYFRAは扁平上皮がん，NSEとProGRPは小細胞肺がんで特異性が高い。

(3) 遺伝子変異

- 肺がんではEGFR遺伝子変異，ALK遺伝子転座，ROS1遺伝子転座，BRAF遺伝子変異といった，がん発生の直接的原因となるような遺伝子変異／転座（oncogenic driver mutations）が報告されており，その有無が治療方針を決定するうえで重要である。
- EGFRは膜貫通型受容体チロシンキナーゼであり，がんの増殖や進展に関わるシグナル伝達において重要な役割をもつ。変異が生じるとリガンドの刺激が恒常的に活性化され，がんのドライバー遺伝子となる。EGFR遺伝子変異には主にエクソン19の欠失変異（Del 19）とエクソン21の点突然変異（L858R）の2つがあり，この2つで全体の約85%を占める。腺がんに多く，発現頻度は腺がんで約50%，扁平上皮がんで約5%とされる。EGFR遺伝子変異陽性患者ではEGFR-TKIに対して約1年で耐性獲得が認められ，耐性化した症例の50～60%にエクソン20のT790M変異が認められる。

- EML4/ALK 融合遺伝子は第2染色体短腕に位置し，EML4 遺伝子と ALK 遺伝子が逆位を形成し融合したものである。この変異により恒常的な二量体化をきたすことで活性化され，がん化キナーゼとなる。ALK 遺伝子転座は非小細胞肺がんの約3～5%に存在し，腺がんに特異的にみられる。
- ROS1 タンパク質は細胞の分化・増殖に関与するがん原遺伝子受容体型チロシンキナーゼである。このタンパク質をコードする ROS1 遺伝子は染色体6番長腕（6q21）に位置し，パートナー遺伝子と融合することで ROS1 キナーゼが恒常的に活性化され，悪性細胞への形質転換をもたらす。ROS1 融合遺伝子は非小細胞肺がんの約1～2%に存在し，そのほとんどは非扁平上皮がんである。
- BRAF タンパク質は細胞内シグナル伝達経路である MAPK 経路の構成因子の一つであり，細胞の分化・増殖に関与している。このタンパク質をコードする BRAF 遺伝子は7番染色体長腕（7q34）に位置し，BRAF 遺伝子変異のほとんどが V600E 変異である。変異により下流シグナルの恒常的なリン酸化が起こり，悪性細胞への形質転換がもたらされる。非小細胞肺がんの1～3%に存在する。
- EGFR 遺伝子変異，ALK 遺伝子転座，ROS1 融合遺伝子，BRAF 遺伝子変異は相互に排他的関係にあることが示されている。

(4) PD-L1

- PD-1 レセプターは活性化・分化したエフェクター T 細胞，B 細胞などに発現する CD28 ファミリー分子であり，そのリガンドとして抗原提示細胞やがん細胞を含む各種組織細胞で発現する PD-L1 と結合する。PD-1 と PD-L1 が結合することで T 細胞の活性化・増殖が抑制され，がん細胞の免疫逃避機能の一つとなる。PD-L1 の発現状況が免疫チェックポイント阻害薬の選択に関わる。

2）悪性胸膜中皮腫

- 初期は無症状だが，胸水増加に伴い咳嗽，胸部圧迫感，労作時呼吸困難が出現する。胸壁に浸潤が始まると胸痛や背部痛を自覚する。病状の進行に伴い体重減少，食欲不振，発熱，貧血などを呈することもある。
- 病理学形態学的に上皮型（60%），肉腫型（10%），両者が混在する二相型（30%）に亜分類される。上皮型は化学療法への感受性が良好であり比較的予後がよいが，肉腫型は治療抵抗性で予後が悪い。

4　病期診断

1）肺がん

- TNM 分類に従い病期分類が決定される（表 6-2-2，表 6-2-3）。T 因子は腫瘍の大きさや浸潤の程度，N 因子はリンパ節転移の有無や程度，M 因子は遠隔転移の有無によって規定される。

- 小細胞肺がんの場合にはTNM分類のほかに，限局型（LD：Limited Disease）と進展型（ED：Extensive Disease）の分類が存在している。LDとEDの定義については意見の一致が得られていないが，その分類は内科治療の選択の面からは重要となる。

(1) LD：病変が同側胸郭内に加え，対側縦隔，対側鎖骨上窩リンパ節までに限られており，悪性胸水や心嚢水を有さないもの

(2) ED：病変がLDの範囲を越えて進展しているもの

表6-2-2　肺がんのTNM分類

T-原発腫瘍

TX　原発腫瘍の存在が判定できない，あるいは喀痰または気管支洗浄液細胞診でのみ陽性で画像診断や気管支鏡では観察できない

T0　原発腫瘍を認めない

Tis　上皮内癌（carcinoma in situ）：肺野型の場合は，充実成分径0cmかつ病変全体径≦3cm

T1　腫瘍の充実成分径≦3cm，肺または臓側胸膜に覆われている，葉気管支より中枢への浸潤が気管支鏡上認められない（すなわち主気管支に及んでいない）

T1mi　微小浸潤性腺癌：部分充実型を示し，充実成分径≦0.5cmかつ病変全体径≦3cm

T1a　充実成分径≦1cmでかつTis・T1miには相当しない

T1b　充実成分径＞1cmでかつ≦2cm

T1c　充実成分径＞2cmでかつ≦3cm

T2　充実成分径＞3cmでかつ≦5cm，または充実成分径≦3cmでも以下のいずれかであるもの

- 主気管支に及ぶが気管分岐部には及ばない
- 臓側胸膜に浸潤
- 肺門まで連続する部分的または一側全体の無気肺か閉塞性肺炎がある

T2a　充実成分径＞3cmでかつ≦4cm

T2b　充実成分径＞4cmでかつ≦5cm

T3　充実成分径＞5cmでかつ≦7cm，または充実成分径≦5cmでも以下のいずれかであるもの

- 壁側胸膜，胸壁（superior sulcus tumorを含む），横隔神経，心膜のいずれかに直接浸潤
- 同一葉内の不連続な副腫瘍結節

T4　充実成分径＞7cm，または大きさを問わず横隔膜，縦隔，心臓，大血管，気管，反回神経，食道，椎体，気管分岐部への浸潤，あるいは同側の異なった肺葉内の副腫瘍結節

N-所属リンパ節

NX　所属リンパ節評価不能

N0　所属リンパ節転移なし

N1　同側の気管支周囲かつ／または同側肺門，肺内リンパ節への転移で原発腫瘍の直接浸潤を含める

N2　同側縦隔かつ／または気管分岐下リンパ節への転移

N3　対側縦隔，対側肺門，同側あるいは対側の前斜角筋，鎖骨上窩リンパ節への転移

M-遠隔転移

M0　遠隔転移なし

M1　遠隔転移がある

M1a　対側肺内の副腫瘍結節，胸膜または心膜の結節，悪性胸水（同側・対側），悪性心嚢水

M1b　肺以外の一臓器への単発遠隔転移がある

M1c　肺以外の一臓器または多臓器への多発遠隔転移がある

（日本肺癌学会・編：肺癌取扱い規約 第8版，金原出版，2017，p.6，日本肺癌学会・編：肺癌診療ガイドライン2018年版（悪性胸膜中皮腫・胸腺腫瘍含む），金原出版，2018，p.3）

表 6-2-3　肺がんの TNM 臨床病期分類

<table>
<tr><th colspan="2">TNM 臨床病期分類</th><th>N0</th><th>N1</th><th>N2</th><th>N3</th><th>M1a</th><th>M1b
単発
遠隔転移</th><th>M1c
多発
遠隔転移</th></tr>
<tr><td rowspan="3">T1</td><td>T1a（≦ 1cm）</td><td>ⅠA1</td><td rowspan="5">ⅡB</td><td rowspan="5">ⅢA</td><td rowspan="5">ⅢB</td><td colspan="2" rowspan="7">ⅣA</td><td rowspan="7">ⅣB</td></tr>
<tr><td>T1b（1–2cm）</td><td>ⅠA2</td></tr>
<tr><td>T1c（2–3cm）</td><td>ⅠA3</td></tr>
<tr><td rowspan="2">T2</td><td>T2a（3–4cm）</td><td>ⅠB</td></tr>
<tr><td>T2b（4–5cm）</td><td>ⅡA</td></tr>
<tr><td>T3</td><td>T3（5–7cm）</td><td>ⅡB</td><td rowspan="2">ⅢA</td><td rowspan="2">ⅢB</td><td rowspan="2">ⅢC</td></tr>
<tr><td>T4</td><td>T4（＞ 7cm）</td><td></td></tr>
</table>

（日本肺癌学会・編：肺癌取扱い規約 第 8 版，金原出版，2017，p.6，
日本肺癌学会・編：肺癌診療ガイドライン 2018 年版（悪性胸膜中皮腫・胸腺腫瘍含む），金原出版，2018，p.2）

2）悪性胸膜中皮腫

- TNM 分類に従い病期分類が決定される（表 6-2-4，表 6-2-5）。

表 6-2-4　悪性胸膜中皮腫の TNM 分類

T–原発巣

T1　同側胸膜（壁側または臓側胸膜）に腫瘍が限局（縦隔胸膜，横隔膜を含む）

T2　同側胸膜（壁側または臓側胸膜）に腫瘍があり，以下のいずれかが認められる
- 横隔膜筋層浸潤
- 肺実質浸潤

T3　同側胸膜（壁側または臓側胸膜）に腫瘍があり，以下のいずれかが認められる
- 胸内筋膜浸潤
- 縦隔脂肪織浸潤
- 胸壁軟部組織の孤在性腫瘍
- 非貫通性心膜浸潤

T4　同側胸膜（壁側または臓側胸膜）に腫瘍があり，以下のいずれかが認められる
- 胸壁への浸潤（肋骨破壊の有無は問わない）
- 経横隔膜的腹膜浸潤
- 対側胸膜浸潤
- 縦隔臓器浸潤（食道，気管，心臓，大血管）
- 脊椎，神経孔，脊髄への浸潤
- 貫通性心膜浸潤（心嚢液の有無は問わない）

N–リンパ節

N0　所属リンパ節転移なし

N1　同側胸腔内リンパ節転移（肺門，気管支周囲，気管分岐部，内胸など）

N2　対側胸腔内リンパ節，同側または対側鎖骨上窩リンパ節転移

M–遠隔転移

M0　遠隔転移なし

M1　遠隔転移あり

（日本肺癌学会・編：肺癌診療ガイドライン 2018 年版（悪性胸膜中皮腫・胸腺腫瘍含む），金原出版，2018，p.271）

表 6-2-5　悪性胸膜中皮腫の病期分類

<table>
<tr><th>病期分類</th><th>N0</th><th>N1</th><th>N2</th></tr>
<tr><td>T1</td><td>ⅠA</td><td rowspan="2">Ⅱ</td><td rowspan="3">ⅢB</td></tr>
<tr><td>T2</td><td rowspan="2">ⅠB</td></tr>
<tr><td>T3</td><td>ⅢA</td></tr>
<tr><td>T4</td><td colspan="3">ⅢB</td></tr>
<tr><td>M</td><td colspan="3">Ⅳ</td></tr>
</table>

（日本肺癌学会・編：肺癌診療ガイドライン 2018 年版（悪性胸膜中皮腫・胸腺腫瘍含む），金原出版，2018，p.271）

5　治療選択と予後

1）小細胞肺がん（SCLC：Small-Cell Lung Cancer）

(1) LD 小細胞肺がんに対する治療

- 臨床病期Ⅰ～ⅡA 期に対しては外科治療が推奨される（グレード 1C）。
- PS0-2 の症例では化学放射線療法が推奨され（グレード 1A），化学療法における放射線治療のタイミングは早期同時併用が推奨される（グレード 1B）。
- 放射線治療と同時併用する化学療法は CDDP + ETP が推奨される（グレード 1C）。放射線治療完遂後も計 4 コースまで継続する。また，放射線治療では加速過分割照射法（1 日 2 回，45Gy/30 回 /3 週）が推奨される（グレード 1B）。
- PS3 の症例においては，少なくとも化学療法を行うことが考慮される（グレード 2C）。PS が改善した場合では放射線治療の追加も検討される。PS4 の症例では化学療法を勧めるだけの根拠は明確でない。

(2) ED 小細胞肺がんに対する治療

- PS0-3 の症例で化学療法が行われる。
- PS0-2，70 歳以下の症例では CDDP + CPT-11 が推奨される（グレード 1A）。わが国で実施された CDDP + CPT-11 と CDDP + ETP との比較試験において，CDDP + CPT-11 に良好な結果が示されたことによるものである。世界的には CDDP + ETP が標準であり，CPT-11 による下痢などの副作用が懸念される場合や間質性肺炎を有する場合などでは，CDDP + ETP も考慮される（グレード 2A）。
- PS や副作用を考慮し，CBDCA + ETP や CDDP 分割投与も選択される。
- 初回治療としては 4 コース行うことが標準的である。

(3) 予防的全脳照射（PCI：Prophylactic Cranial Irradiation）

- 小細胞肺がんでは経過中に脳転移が出現する頻度が高いことから，LD 小細胞肺がんの初回治療で完全寛解が得られた症例に対しては，PCI が推奨される（グレード 1B）。化学放射線療法での良好な治療効果が確認され次第，できるだけ早期（治療開始から 6 カ月以内）に行うことが推奨されている。

表6-2-6　小細胞肺がんに対する薬物療法レジメン

小細胞肺がんレジメン		薬剤	投与量（mg/m^2）	投与経路	投与スケジュール
LD症例	PE療法	CDDP ETP	80 100	静注 静注	Day 1 Day 1～3 21日毎（放射線治療施行中は28日毎）
ED症例	PI療法	CDDP CPT-11	60 60	静注 静注	Day 1 Day 1，8，15 28日毎
	PE療法	CDDP ETP	80 100	静注 静注	Day 1 Day 1～3 21日毎
	CE療法	CBDCA ETP	AUC=5 80	静注 静注	Day 1 Day 1～3 21～28日毎
	SPE療法	CDDP ETP	25 80	静注 静注	Day 1～3 Day 1～3 21～28日毎
AMR（再発）		AMR	40	静注	Day 1～3 21日毎
NGT（再発）		NGT	1	静注	Day 1～5 21日毎
PEI療法（G-CSF製剤予防投与）（再発）		CDDP ETP CPT-11	25 60 90	静注 静注 静注	Day 1/週　第1～10週 Day 1～3/週　第1，3，5，7，9週 Day 1/週　第2，4，6，8，10週

- ED小細胞肺がんでは，化学療法後のPCIは推奨されない（グレード1B）。

(4) 再発小細胞肺がんの治療

- 初回治療終了から再発までの期間が長いほうが，再発後の化学療法の奏効率が高いことが報告されている。初回治療が奏効し，かつ再発までの期間が60～90日以上の患者をsensitive relapse，それ以外をrefractory relapseと定義することが多い。
- sensitive relapseではAMR，NGT，CDDP＋ETP＋CPT-11が推奨される（グレード1A）。初回治療と同一レジメン再投与の有効性を示唆する報告があるものの，十分なエビデンスはなく，標準治療とはいえない。
- refractory relapseではAMRが推奨される（グレード1C）。

(5) 予後

- 5年相対生存率はⅠ期58.9%，Ⅱ期43.1%，Ⅲ期17.2%，Ⅳ期2.5%

2）非小細胞肺がん（NSCLC：Non-Small-Cell Lung Cancer）

(1) 外科治療・周術期治療

- 臨床病期Ⅰ～Ⅱ期に対する標準治療は外科切除である。

- 病変全体径＞2cmの術後病理病期ⅠA/ⅠB/ⅡA期，完全切除，腺がん症例においては術後補助化学療法としてテガフール・ウラシル配合剤（UFT）（1～2年間）が推奨される（グレード1A）。UFTの有効性は腺がんを中心として示されていることから，非腺がん症例においては推奨度が下がる（グレード2C）。
- 術後病理病期Ⅱ～ⅢA期，完全切除症例においては術後補助化学療法としてCDDP併用化学療法が推奨される（グレード1A）。メタアナリシスのサブグループ解析の結果から，CDDP + VNRが使用されることが多い。
- 臨床病期ⅢA期では術前化学療法，術前化学放射線療法が行われる場合もある。
- 臨床病期Ⅲ期，PS0-1，切除不能局所進行例では化学放射線療法（同時併用）が推奨される（グレード1A）。同時化学放射線療法後に病勢がコントロールされていれば，デュルバルマブ療法による地固め治療が考慮される（グレード2B）。

(2) Ⅳ期非小細胞肺がんに対する治療（ドライバー遺伝子変異／転座陽性）

① EGFR遺伝子変異陽性（非扁平上皮がん）

- エクソン19欠失またはL858R変異陽性でPS0-1の場合，一次治療としてオシメルチニブ（グレード1B），ダコミチニブ（グレード2B），ゲフィチニブ，エルロチニブ，アファチニブ（グレード2A），エルロチニブ+ Bmab（グレード2B），ゲフィチニブ+ CBDCA + PEM（グレード2B）が推奨される。治療効果や副作用などのバランスから，オシメルチニブの推奨度が高くなっている。
- エクソン18～21におけるまれなEGFR遺伝子変異においては，EGFR-TKIの効果がやや劣るとの報告はあるが，一次治療としてEGFR-TKIの使用は考慮される。
- 一次治療においてEGFR-TKI耐性または増悪後のT790M変異陽性例に対しては二次治療としてオシメルチニブが推奨される（グレード1B）。T790M変異の確認方法として，再生検ではなく，血漿内の血中循環DNAを用いたリキッドバイオプシーが保険承認されている。低侵襲であることが利点であるが，偽陰性の可能性をはらんでいる。

② ALK遺伝子転座陽性（非扁平上皮がん）

- PS0-1の場合，一次治療としてアレクチニブ（グレード1A），クリゾチニブ（グレード2A），セリチニブ（グレード2B）が推奨される。アレクチニブとクリゾチニブを比較した第Ⅲ相試験の結果や，セリチニブはほかのALK-TKIとの比較試験がないことなどから，アレクチニブの推奨度が高くなっている。
- 一次治療においてALK-TKI耐性または増悪後の二次治療として，一次治療でクリゾチニブ使用例ではアレクチニブ（グレード1C），セリチニブ（グレード2C）が推奨される。ロルラチニブも考慮される（グレード2C）。

③ ROS1遺伝子転座陽性（非扁平上皮がん）

- 一次治療としてクリゾチニブが推奨される（グレード1C）。

④ BRAF遺伝子変異陽性（非扁平上皮がん）

- 一次治療としてダブラフェニブ+トラメチニブが推奨される（グレード1C）。

⑤　**遺伝子変異陽性（扁平上皮がん）**

- 十分なエビデンスはなく治療効果も限定的であるが，奏功例も存在することから各TKIの使用は考慮される（グレード2D）。

⑥　**ドライバー遺伝子変異／転座陽性例に対する細胞障害性抗がん薬など**

- TKI耐性または増悪，忍容不可の場合などでは，ドライバー遺伝子変異／転座陰性例における細胞障害性抗がん薬レジメンも推奨される（グレード1A）。遺伝子変異陽性の患者では遺伝子変異陰性の患者に比べて免疫チェックポイント阻害薬の効果が低い可能性があり，免疫チェックポイント阻害薬の単独療法については推奨できるだけの根拠は明確でない。

(3) Ⅳ期非小細胞肺がんに対する治療（ドライバー遺伝子変異／転座陰性）

＜一次治療＞

①　**PD-L1陽性細胞50%以上**

- PS0-1の症例において，一次治療としてペムブロリズマブ（グレード1B），白金製剤併用療法＋PD-1/PD-L1阻害薬（グレード1B）が推奨される。有効性が確認されている白金製剤併用療法＋PD-1/PD-L1阻害薬レジメンは，非扁平上皮がんでCDDP/CBDCA＋PEM＋ペムブロリズマブ，CBDCA＋PTX＋Bmab＋アテゾリズマブ，扁平上皮がんでCBDCA＋PTX/nab-PTX＋ペムブロリズマブである。

②　**PD-L1陽性細胞50%未満もしくは不明**

- PS0-1，75歳未満の症例において，一次治療として白金製剤と第3世代以降の細胞障害性抗がん薬併用が推奨される（グレード1A）。PD-1/PD-L1阻害薬の上乗せは，PD-L1の発現状況によらず有効性が示されていることから併用も推奨されるが（グレード1B），前述のとおり有効性が確認されている白金製剤併用療法＋PD-1/PD-L1阻害薬レジメンは限られている。
- PS0-1，75歳以上の症例においては，一次治療として第3世代細胞障害性抗がん薬単剤（グレード1A）やCBDCA併用療法（グレード2B）が推奨される。
- PD-L1陽性細胞1%以上であれば一次治療としてペムブロリズマブ単剤も適応がある。

③　**白金製剤併用療法**

- 白金製剤併用療法における白金製剤の投与期間は6サイクル以下とすることが推奨される（グレード1C）。
- PEMは非扁平上皮がんへの投与が推奨されている。また，CDDP＋PEMを4サイクル施行後，病勢進行を認めず副作用なども忍容可能な症例に対しては，PEMによる維持療法が推奨される（グレード1B）。
- ネダプラチンは扁平上皮がんへの投与が推奨される。
- 75歳未満，PS0-1の症例においてBmabの上乗せも考慮される（グレード2A）。Bmabは非扁平上皮がんに投与される。

＜二次治療以降＞

- PS0-2の症例において免疫チェックポイント阻害薬未使用であれば，PD-1/PD-L1

表 6-2-7　非小細胞肺がんに対する薬物療法レジメン

非小細胞肺がんレジメン	薬剤	投与量（mg/m²）	投与経路	投与スケジュール
CP 療法 胸部放射線同時併用	CBDCA PTX	AUC=2 40	静注 静注	Day 1，8，15，22，29，36 Day 1，8，15，22，29，36 60Gy/30 回 /6 週
CD 療法 胸部放射線同時併用	CDDP DTX	40 40	静注 静注	Day 1，8，29，36 Day 1，8，29，36 60Gy/30 回 /6 週
デュルバルマブ	デュルバルマブ	10mg/kg	静注	Day 1 14 日毎（最大 1 年間）
CDDP ＋ PEM	CDDP PEM	75 500	静注 静注	Day 1 Day 1 21 日毎
CDDP ＋ DTX	CDDP DTX	80 60	静注 静注	Day 1 Day 1 21 日毎
CDDP ＋ GEM	CDDP GEM	80 1,000	静注 静注	Day 1 Day 1，8 21 日毎
CDDP ＋ VNR	CDDP VNR	80 25	静注 静注	Day 1 Day 1，8 21 日毎
CDDP ＋ CPT-11	CDDP CPT-11	80 60	静注 静注	Day 1 Day 1，8，15 28 日毎
CDDP ＋ S-1	CDDP S-1	60 80	静注 経口	Day 8 Day 1 ～ 21　1 日 2 回分服 28 ～ 35 日毎
CBDCA ＋ PEM	CBDCA PEM	AUC=5 ～ 6 500	静注 静注	Day 1 Day 1 21 日毎
CBDCA ＋ PTX	CBDCA PTX	AUC=6 200	静注 静注	Day 1 Day 1 21 日毎
CBDCA ＋ GEM	CBDCA GEM	AUC=5 1,000	静注 静注	Day 1 Day 1，8 21 日毎
CBDCA ＋ S-1	CBDCA S-1	AUC=5 80	静注 経口	Day 1 Day 1 ～ 14　1 日 2 回分服 21 日毎
CBDCA ＋ nab-PTX	CBDCA nab-PTX	AUC=6 100	静注 静注	Day 1 Day 1，8，15 21 日毎
CBDCA ＋ PTX ＋ Bmab	CBDCA PTX Bmab	AUC=6 200 15mg/kg	静注 静注 静注	Day 1 Day 1 Day 1 21 日毎

（次頁に続く）

（表 6-2-7 続き）

非小細胞肺がんレジメン	薬剤	投与量（mg/m^2）	投与経路	投与スケジュール
ネダプラチン＋ DTX	ネダプラチン DTX	100 60	静注 静注	Day 1 Day 1 21 日毎
CDDP+PEM+ ペムブロリズマブ	CDDP PEM ペムブロリズマブ	75 500 200mg/body	静注 静注 静注	Day 1 Day 1 Day 1 21 日毎
CBDCA+PEM+ ペムブロリズマブ	CBDCA PEM ペムブロリズマブ	AUC=5 500 200mg/body	静注 静注 静注	Day 1 Day 1 Day 1 21 日毎
CBDCA+PTX+Bmab+ アテゾリズマブ	CBDCA PTX Bmab アテゾリズマブ	AUC=6 200 15mg/kg 1,200mg/body	静注 静注 静注 静注	Day 1 Day 1 Day 1 Day 1 21 日毎
CBDCA+PTX+ ペムブロリズマブ	CBDCA PTX ペムブロリズマブ	AUC=6 200 200mg/body	静注 静注 静注	Day 1 Day 1 Day 1 21 日毎
CBDCA+nab-PTX+ ペムブロリズマブ	CBDCA nab-PTX ペムブロリズマブ	AUC=6 100 200mg/body	静注 静注 静注	Day 1 Day 1，8，15 Day 1 21 日毎
ペムブロリズマブ	ペムブロリズマブ	200mg/body	静注	Day 1 21 日毎
ニボルマブ	ニボルマブ	240mg/body	静注	Day 1 14 日毎
アテゾリズマブ	アテゾリズマブ	1,200mg/body	静注	Day 1 21 日毎
ゲフィチニブ	ゲフィチニブ	250mg/day	経口	1 日 1 回 連日
エルロチニブ	エルロチニブ	150mg/day	経口	1 日 1 回　連日　空腹時 食事の 1 時間前から食後 2 時間までの間の服用は避ける
アファチニブ	アファチニブ	40mg/day	経口	1 日 1 回　連日　空腹時 食事の 1 時間前から食後 3 時間までの間の服用は避ける
オシメルチニブ	オシメルチニブ	80mg/day	経口	1 日 1 回 連日
ダコミチニブ	ダコミチニブ	45mg/day	経口	1 日 1 回 連日
クリゾチニブ	クリゾチニブ	500mg/day	経口	1 日 2 回分服 連日
アレクチニブ	アレクチニブ	600mg/day	経口	1 日 2 回分服 連日

非小細胞肺がんレジメン	薬剤	投与量（mg/m^2）	投与経路	投与スケジュール
セリチニブ	セリチニブ	450mg/day	経口	1日1回 連日
ダブラフェニブ＋トラメチニブ	ダブラフェニブ トラメチニブ	300mg/day 2mg/day	経口 経口	1日2回分服　連日　空腹時 1日1回　連日　空腹時 食事の1時間前から食後2時間までの間の服用は避ける
PEM	PEM	500	静注	Day 1 21日毎
DTX	DTX	60	静注	Day 1 21日毎
DTX＋ラムシルマブ	DTX ラムシルマブ	60 10mg/kg	静注 静注	Day 1 Day 1 21日毎

阻害薬が推奨される（グレード1A）。ニボルマブ，ペムブロリズマブ，アテゾリズマブが使用可能だが，組織分類やPD-L1発現状況などを考慮しながら慎重に適応を判断する必要がある。

- PS0-2の症例において，細胞障害性抗がん薬ではDTX，PEM，S-1が推奨される（グレード1A）。PS0-1の症例において，DTXへのラムシルマブ上乗せも考慮される（グレード2B）。

(4) 骨転移

- 骨転移は進行非小細胞肺がんにおいて約30～40％に生じるとされる。
- 症状を有する骨転移に対しては放射線治療が推奨される（グレード1A）。
- 骨関連事象の発現率低下・発現時期の延長を目的に骨修飾薬（ゾレドロン酸またはデノスマブ）が推奨される（グレード1B）。デノスマブの注意すべき副作用に低カルシウム血症がある。

(5) 予後

- 腺がんの5年相対生存率はⅠ期88.4％，Ⅱ期53.4％，Ⅲ期25.2％，Ⅳ期6.8％
- 扁平上皮がんの5年相対生存率はⅠ期68.7％，Ⅱ期50.2％，Ⅲ期19.6％，Ⅳ期2.9％

3）悪性胸膜中皮腫

(1) 外科治療・放射線療法

- Ⅰ～Ⅲ期で術後に肉眼的完全切除が得られると考えられる症例には手術が考慮される（グレード2C）。術式としては胸膜肺全摘術や胸膜切除／肺剥皮術がある。
- 胸膜肺全摘術後に片側胸郭照射が行われる場合もある（グレード2D）。

(2) 化学療法

- PS0-2にはCDDP＋PEM併用療法が推奨される（CDDP：75mg/m^2 Day 1，PEM：500mg/m^2 Day 1，21日ごと）（グレード1B）。4～6コース施行される（グレード2C）。

- PS0–1 で臓器機能が保たれている切除不能例に対しては二次治療以降でニボルマブも考慮される（グレード 2C）。

(3) 予後

- ５年生存率はⅠ期 14.6％，Ⅱ期 4.5％，Ⅲ期 8.0％，Ⅳ期 0.0％と予後不良である。

ここはチェック

<疫学・統計・基本病態>

- □ 慢性閉塞性肺疾患は肺がんの危険因子の一つである。
- □ 肺がんの死亡率・罹患率は 40 歳代後半から増加する。
- □ 扁平上皮がんは喫煙との関連が大きい。
- □ 腫瘍マーカーの NSE，ProGRP は小細胞肺がんで特異性が高い。
- □ 悪性胸膜中皮腫の肉腫型は治療抵抗性で予後が悪い。

<小細胞肺がんの治療>

- □ LD 小細胞肺がん，Ⅰ～ⅡA 期に対しては外科治療が推奨される。
- □ LD 小細胞肺がん，PS0–2 症例では CDDP ＋ ETP と放射線治療の早期同時併用が推奨される。
- □ ED 小細胞肺がん，PS0–2，70 歳以下の症例では CDDP ＋ CPT–11 が推奨される。
- □ ED 小細胞肺がんでは化学療法後の PCI は推奨されない。
- □ refractory relapse へは AMR が推奨される。

<非小細胞肺がんの治療>

- □ 病変全体径＞2cm の術後病理病期ⅠA/ⅠB/ⅡA 期，完全切除，腺がん症例においては術後補助化学療法として UFT（1～2 年間）が推奨される。
- □ 切除不能局所進行例の化学放射線療法（同時併用）後の地固め療法として，デュルバルマブは 1 回 10mg/kg，2 週間間隔，最大 1 年間投与される。
- □ EGFR 遺伝子変異陽性例（Del 19 または L858R）の一次治療において最も推奨度が高いのはオシメルチニブである。
- □ オシメルチニブは 80mg を 1 日 1 回連日経口投与する。
- □ 肺がんで使用される EGFR–TKI のうち，エルロチニブとアファチニブは空腹時投与である。
- □ EGFR–TKI に耐性化した症例では 50～60％に T790M 変異が認められる。
- □ ALK 遺伝子転座陽性例の一次治療において最も推奨度が高いのはアレクチニブである。
- □ アレクチニブは 1 回 300mg を 1 日 2 回連日経口投与する。
- □ ROS1 遺伝子転座陽性例の一次治療においてクリゾチニブが推奨される。

- □ BRAF遺伝子変異陽性例の一次治療で使用されるダブラフェニブ＋トラメチニブはどちらも空腹時投与である。
- □ ペムブロリズマブは1回200mgを3週間間隔で投与する。
- □ ドライバー遺伝子変異／転座陰性例ではPD-L1発現状況によらず一次治療として白金製剤併用療法＋PD-1/PD-L1阻害薬レジメンも推奨される。
- □ 白金製剤併用療法における白金製剤の投与期間は6サイクル以下が推奨される。
- □ PEM，Bmabは非扁平上皮がんへの投与が推奨される。
- □ ネダプラチンは扁平上皮がんへの投与が推奨される。
- □ ラムシルマブはDTXとの併用において1回10mg/kgを3週間間隔で投与する。
- □ デノスマブの注意すべき副作用に低カルシウム血症がある。

＜悪性胸膜中皮腫の治療＞

- □ Ⅰ～Ⅲ期で術後に肉眼的完全切除が得られると考えられる症例には手術が考慮される。
- □ 二次治療以降でニボルマブが考慮される。

文献

1) 国立がん研究センターがん対策情報センター：がん情報サービス；https://ganjoho.jp/，2019年4月参照
2) 日本肺癌学会・編：肺癌診療ガイドライン2018年版（悪性胸膜中皮腫・胸腺腫瘍含む），金原出版，2018
3) 日本肺癌学会・編：肺癌患者におけるEGFR遺伝子変異検査の手引き第4.2版；https://www.haigan.gr.jp/uploads/files/，EGFR手引き4.2版（3）.pdf
4) 日本肺癌学会・編：肺癌患者におけるALK融合遺伝子検査の手引き第3.1版；https://www.haigan.gr.jp/uploads/files/，ALK遺伝子検査の手引きver3.0理事会承認版20190228（2）.pdf
5) 日本肺癌学会・編：肺癌患者におけるROS1融合遺伝子検査の手引き第1.0版；https://www.haigan.gr.jp/uploads/files/photos/1398.pdf
6) 日本肺癌学会・編：肺癌患者におけるBRAF遺伝子変異検査の手引き第1.0版；https://www.haigan.gr.jp/uploads/files/photos/1620.pdf
7) 日本臨床腫瘍学会・編：新臨床腫瘍学改訂第5版，南江堂，2018
8) 全国がんセンター協議会；www.zengankyo.ncc.go.jp/，2019年4月参照

3　消化器がん

3-1 胃がん

ポイント

- 胃がんによる死亡数は第3位，罹患数は第2位で，年齢調整死亡率は低下傾向，年齢調整罹患率は女性が低下傾向，男性が横ばいである。
- 罹患率には地域性があり，わが国においては「東高西低」型である。
- リスクファクターには *H. pylori* 感染，食塩過多，野菜や果物の摂取不足，喫煙がある。
- 胃がんの臨床病期（Stage）を理解する。
- 胃がん術後補助化学療法としてS-1単独療法，CapeOX療法が推奨される。
- 切除不能・再発症例の一次治療はHER2陰性例ではS-1＋CDDP療法，HER2陽性例ではカペシタビン＋CDDP＋トラスツズマブ療法が推奨されている。
- 二次治療はPTX＋ラムシルマブ療法，三次治療はニボルマブが推奨される。

1　胃がんのガイドライン

- 胃癌治療ガイドライン　日本胃癌学会・編　第5版，2018
- 胃癌取扱い規約　日本胃癌学会・編　第15版，2017

2　疫学

1）死亡数／罹患数

- 死亡数：45,226人（2017年），罹患数：134,650人（2016年）
- 胃がんによる死亡数は第3位であるが，男女ともほぼすべての年齢階級で死亡率が低下している。
- 罹患数は第2位であるが，男女とも85歳以上を除いて中高年で罹患率が低下している。
- 男女比は2：1で，年齢階級別罹患率，死亡率ともに40歳未満では男女差は小さく，40歳以降は急激に上昇し，男女差が大きくなる。
- 罹患率の国際比較：東アジアで高く，アメリカ白人では低く，日本は東アジアの中では罹患率の高い地域である。

- 死亡率は東北地方の日本海側に多い（「東高西低」型）。
- 胃がん検診受診率（40～69 歳）　男性 46.4%　女性 35.6%（2016 年）

2）リスクファクター

- *H. pylori* 感染，食塩過多，野菜や果物の摂取不足，喫煙

3　特徴と臨床症状

1）特徴（表 6-3-1）

- 好発部位：胃下部＞胃中部＞胃上部
- 前庭部は分化型が多く，胃体部は未分化型が多い。

表 6-3-1　胃がんの組織型と臨床的特徴

	分化型	未分化型
組織像	腺腔形成が明瞭 あるいは乳頭状	腺腔形成が不明瞭～認めない， 印環細胞がん
早期がんの肉眼型	0-Ⅰ，0-Ⅱa，0-Ⅱc が多い	0-Ⅱc が多い
進行がんの肉眼型	境界明瞭な限局型	境界不明瞭な浸潤型，スキルス型
好発年齢・性別	高齢，男性	比較的若年，女性
転移形式	血行性，肝転移	リンパ行性，腹膜播種

（工藤正俊・編：消化器内科診療レジデントマニュアル，医学書院，2018 を参考に作成）

- 早期胃がん：浸潤が粘膜下層までにとどまったもの（リンパ節転移の有無は問わない）（M，SM）
- 進行胃がん：浸潤が粘膜下層を越え固有筋層以下に達しているもの（MP，SS，SE，SI）

2）症状

- 早期胃がんは無症状のことが多く，集団検診やスクリーニング時に発見されることが多い。
- 潰瘍を伴う陥凹型では心窩部痛の頻度が高い。
- 進行胃がんは，食欲不振，腹痛，嘔気などの腹部症状を伴い，貧血，体重減少，吐・下血の頻度も高い。
- 噴門部や幽門部に原発巣がある場合は食物の通過障害をきたすことが多い。

3）検査

- 検診では胃 X 線検査が主流であるが，ペプシノゲン検査が行われることもある。
- 胃がんの診断は X 線検査と内視鏡検査によって行われる。

(1) 胃 X 線検査

- バリウムを飲み，レントゲンで胃の形や胃壁の伸展度などを確認する検査である。

- 原発巣の検査として行われ，粘膜面に病変が露出することが少ないスキルス胃がんの診断や，切除範囲を決めるために重要である。

(2) 上部消化管内視鏡検査

- 内視鏡を口や鼻から入れて，胃の中を直接確認する検査である。
- 原発巣の検査として行われ，生検による組織学的診断として必須である。

(3) ペプシノゲン検査

- 血液検査で胃粘膜の萎縮度を調べる検査である。
- 一部の胃がんは萎縮の進んだ粘膜から発生することがあるため，この検査がきっかけで胃がんが発見されることがある。

(4) *H. pylori* 抗体検査

- 血液検査などにより，*H. pylori* 菌に感染または既往があるかを調べる検査である。

(5) 超音波内視鏡検査

- がんの深達度やリンパ節転移の有無などの診断に有用である。

(6) CT 検査

- ステージ診断に有用である。

(7) PET/CT 検査

- 放射性ブドウ糖液を注射し，その取り込み分布を撮影することで全身のがん細胞を検出する検査である。

(8) 検体検査

- CEA，CA19-9が腫瘍の有無や再発時の指標として用いられるが，がんがあっても必ずしも上昇するとは限らず，またがん以外の要因でも上昇することがあるため，診断には適していない。
- HER2遺伝子過剰発現が約20%に認められ，トラスツズマブ適応判断のための検査として行われる。

4　病期診断

表 6-3-2　胃がんの TNM 分類

T：壁深達度	
TX	癌の浸潤の深さが不明なもの
T0	癌がない
T1	癌の局在が粘膜（S）または粘膜下組織（SM）にとどまるもの T1a：癌が粘膜にとどまるもの（M） T1b：癌の浸潤が粘膜下組織にとどまるもの（SM）
T2	癌の浸潤が粘膜下組織を越えているが，固有筋層にとどまるもの（MP）
T3	癌の浸潤が固有筋層を越えているが，漿膜下組織にとどまるもの（SS）
T4	癌の浸潤が漿膜表面に接しているかまたは露出，あるいは他臓器に及ぶもの T4a：癌の浸潤が漿膜表面に接しているか，またはこれを破って腹腔に露出しているもの（SE） T4b：癌の浸潤が直接他臓器まで及ぶもの（SI）
N：領域リンパ節転移の程度	
NX	領域リンパ節転移の有無が不明である
N0	領域リンパ節に転移を認めない
N1	領域リンパ節に 1 ～ 2 個の転移を認める
N2	領域リンパ節に 3 ～ 6 個の転移を認める
N3	領域リンパ節に 7 個以上の転移を認める N3a：7 ～ 15 個の転移を認める N3b：16 個以上の転移を認める
M：領域リンパ節以外の転移の有無（CY1 も含む）	
MX	領域リンパ節以外の転移の有無が不明である
M0	領域リンパ節以外の転移を認めない
M1	領域リンパ節以外の転移を認める

（日本胃癌学会・編：胃癌取扱い規約 第 15 版，金原出版，2017，pp.17–24 より作成）

表 6-3-3　胃がんの進行度（pStage）分類

	N0	N1	N2	N3a	N3b	T/N にかかわらず M1
T1a（M），T1b（SM）	ⅠA	ⅠB	ⅡA	ⅡB	ⅢB	Ⅳ
T2（MP）	ⅠB	ⅡA	ⅡB	ⅢA	ⅢB	
T3（SS）	ⅡA	ⅡB	ⅢA	ⅢB	ⅢC	
T4a（SE）	ⅡB	ⅢA	ⅢA	ⅢB	ⅢC	
T4b（SI）	ⅢA	ⅢB	ⅢB	ⅢC	ⅢC	
T/N にかかわらず M1						

接頭辞 p をつける。

（日本胃癌学会・編：胃癌取扱い規約 第 15 版，金原出版，2017，p.26）

- R（residual tumor）：術後の腫瘍の遺残
  RX：がんの遺残が評価できない
  R0：がんの遺残がない
  R1：がんの顕微鏡的遺残がある（切除断端陽性，腹腔洗浄細胞診陽性）
  R2：がんの肉眼的遺残がある

5　病期ごとの治療選択と予後

- 胃がんでは，手術治療が最も有効で標準的な治療である。
- 胃の切除と同時に，リンパ節郭清を行う。
- 胃の切除範囲は，がんのある場所や病期の両方から決定する。
- リンパ節に転移している可能性がほとんどない場合には，手術ではなく，内視鏡による切除が行われることもある。

1）内視鏡的切除

- 適応：リンパ節転移の可能性が極めて低く，腫瘍が一括切除できる大きさと部位にある場合

① **EMR（endoscopic mucosal resection：内視鏡的粘膜切除術）**
胃の粘膜病変を挙上して鋼線のスネアをかけ，高周波により焼灼切除する方法

② **ESD（endoscopic submucosal dissection：内視鏡的粘膜下層剥離術）**
高周波デバイスを用いて病巣周囲の粘膜を切開し，さらに粘膜下層を剥離して切除する方法

2）外科的切除

(1) 治癒手術

① **定型手術**

- 主として治癒を目的とし標準的に施行されてきた胃切除術法で，胃全摘術，幽門側胃切除術，噴門側胃切除術などがある。胃の2/3以上切除とD2リンパ節郭清が行われる。

② **非定型手術**

- 進行度に応じて切除範囲やリンパ節郭清範囲を変えて行う手術で，縮小手術と拡大手術がある。
- 縮小手術：切除範囲やリンパ節郭清程度が定型手術に満たないもの（D1，D1＋など）
- 拡大手術：他臓器合併切除を加える拡大合併切除手術，あるいはD2を超えるリンパ節郭清を行う拡大郭清手術

(2) 非治癒手術

① **緩和手術（姑息手術）**

- 治癒切除不能症例における出血や狭窄などの切迫症状を改善するために行う手術である。

② **減量手術**

- 切除不能な肝転移や腹膜転移などの非治癒因子を有し，出血，狭窄，疼痛などの腫瘍による症状がない症例に対し，腫瘍量減少，症状出現や死亡までの時間を延長することを目的に行う胃切除術である。

(3) その他

① **腹腔鏡下幽門側胃切除術**

- 日本内視鏡外科学会のガイドライン（2014年版）では，胃癌取扱い規約第14版におけるcStage Ⅰの胃がんに対し推奨されており，現時点ではcStage Ⅱ以上の胃がんに対しては推奨する根拠は乏しい。

3）薬物療法

- 原則としてPS0～2（PS3以上は一般的に推奨されない），主要臓器機能（骨髄，肝機能，腎機能）が保たれており，重篤な併存疾患を有さない患者を対象とする。

(1) 術前化学療法

- 少数のリンパ節腫大がNo.16a2/b1に限局している場合と，腹腔動脈分枝周囲のリンパ節が切除可能限界近傍まで腫大している場合には，他に非治癒因子がなければS-1＋CDDP療法2～3コース後の外科的切除が弱く推奨される。
- その他の症例では行わないことが推奨されている。

(2) 術後補助化学療法

- Stage Ⅱの場合は1年間のS-1単独療法が推奨される（エビデンスレベルA）。
- Stage Ⅲの場合は患者ごとにリスクベネフィットバランスを考慮し，S-1単独療法またはCapeOX療法（エビデンスレベルA）やSOX療法（エビデンスレベルB）などのL-OHP併用療法が推奨される。
- S-1単独療法は80 mg/m^2/日を，4週間投与2週間休薬を1コースとし，術後1年間継続する。副作用に応じて，減量や2週間投与1週間休薬への投与スケジュールの変更を考慮する。
- Stage ⅣのR0切除例に術後補助化学療法を行うことが推奨される。現時点では，S-1単独療法1年間またはCapeOX療法などのL-OHP併用療法6カ月間が推奨される。
- 術後補助化学療法施行中または終了後早期（6カ月以内）再発例は，二次治療例として取り扱われることが多く，補助化学療法で用いられた薬剤以外の治療法が推奨される。

(3) 切除不能・再発症例

- 目標は，がんの進行に伴う臨床症状の改善や発現時期の遅延および生存期間の延長である。
- HER2陽性の切除不能な進行再発胃がんに対してトラスツズマブを含む化学療法が標準治療として位置づけられたことから，一次治療前にHER2検査を行う。
- HER2陰性胃がんの一次化学療法はS-1＋CDDP療法（エビデンスレベルA）またはカペシタビン＋CDDP療法（エビデンスレベルA）が推奨される。
- FOLFOX療法は経口摂取不能な場合などに選択肢となりうる（エビデンスレベルB）。

- 一次治療において白金製剤が使用困難な場合にはタキサン系薬剤（S-1 + DTX 療法）が条件付きで推奨される。
- HER2陽性（IHC3+，またはIHC2+かつFISH陽性）胃がんの一次治療はカペシタビン+ CDDP +トラスツズマブ療法（エビデンスレベルA）またはS-1 + CDDP +トラスツズマブ療法（エビデンスレベルB）が推奨される。
- 一次治療において，増悪以外の理由による白金製剤中止後にはフッ化ピリミジン系薬剤単独（HER2陽性胃がんではトラスツズマブ併用）を増悪まで継続することが強く推奨される。
- 二次治療はPTX +ラムシルマブ療法が推奨される（エビデンスレベルA）。
- PTX +ラムシルマブ療法を使用できない場合には，PTX，DTX，CPT-11，ラムシルマブが推奨される。nab-PTXはラムシルマブを使用できない場合に条件付きで推奨される。
- 一次治療にトラスツズマブを使用し増悪確認後の二次治療としてトラスツズマブの継続投与は推奨されない。一次治療にトラスツズマブが使用されていない場合には，二次治療での使用を考慮する。
- 三次治療以降はニボルマブ（エビデンスレベルA）やCPT-11（エビデンスレベルB）が推奨される。

表6-3-4　切除不能進行・再発胃がんに対する薬物療法アルゴリズム

		HER2陽性	HER2陰性
一次治療	推奨A	カペシタビン+ CDDP +トラスツズマブ	S-1 + CDDP カペシタビン+ CDDP
	推奨B	S-1 + CDDP +トラスツズマブ	SOX CapeOX FOLFOX
	条件付き推奨	5-FU + CDDP +トラスツズマブ CapeOX +トラスツズマブ SOX +トラスツズマブ	5-FU + CDDP 5-FU/l-LV ± PTX S-1 ± DTX
二次治療	推奨A	PTX +ラムシルマブ	
	条件付き推奨	右記レジメン PTX +トラスツズマブ（一次治療でトラスツズマブ未使用の場合）	DTX CPT-11 Weekly nab-PTX nab-PTX +ラムシルマブ Weekly PTX ラムシルマブ
三次治療以降	推奨A	ニボルマブ	
	推奨B	CPT-11	
	条件付き推奨	フッ化ピリミジン系薬剤，白金系薬剤，タキサン系薬剤，CPT-11，ラムシルマブ，ニボルマブの6剤を使い切る治療戦略を考慮	

SOX：S-1 + L-OHP，CapeOX：カペシタビン+ L-OHP，FOLFOX：5-FU + l-LV + L-OHP

（日本胃癌学会・編：胃癌治療ガイドライン 第5版，金原出版，2018，pp.25-31を参考に作成）

表 6-3-5　代表的な胃がんの薬物療法レジメン

レジメン	薬剤	投与量	投与経路	投与スケジュール
S-1	S-1	80 mg/m²	経口	Day 1 ～ 28　6 週毎
S-1 + CDDP	S-1 CDDP	80 mg/m² 60 mg/m²	経口 静注	Day 1 ～ 21 Day8　5 週毎
CPT-11	CPT-11	150 mg/m²	静注	Day 1　2 週毎
DTX	DTX	60 mg/m²	静注	Day 1　3 週毎
XP ±トラスツズマブ	カペシタビン CDDP トラスツズマブ	2,000 mg/m² 80 mg/m² 8 mg/kg → 6 mg/kg	経口 静注 静注	Day 1 ～ 14 Day 1 Day 1　3 週毎
SOX	S-1 L-OHP	80 mg/m² 100 mg/m² または 130 mg/m²	経口 静注	Day 1 ～ 14 Day 1　3 週毎
CapeOX	カペシタビン L-OHP	2,000 mg/m² 130 mg/m²	経口 静注	Day 1 ～ 14 Day 1　3 週毎
ラムシルマブ	ラムシルマブ	8 mg/kg	静注	Day 1　2 週毎
PTX ±ラムシルマブ	PTX ラムシルマブ	80 mg/m² 8 mg/kg	静注 静注	Day 1，8，15 Day 1，15　4 週毎
nab-PTX	nab-PTX	100mg/m²	静注	Day 1，8，15　4 週毎
ニボルマブ	ニボルマブ	240 mg	静注	Day 1　2 週毎

- 原発巣が切除された腹腔内洗浄細胞診陽性（CY1）症例に対して化学療法が推奨される。S-1 単独療法で再現性が示されている。
- 高度腹膜転移による経口摂取不能または大量腹水症例では，全身状態を慎重に評価したうえで化学療法が適応となる場合には，それぞれ 5-FU 持続静注療法，PTX 毎週投与法が選択肢としてあげられる。
- 高齢者では，全身状態を慎重に評価したうえで適切な化学療法を行う。

4）予後

- 全がん協部位別臨床病期別 5 年相対生存率（2008 ～ 2010 年診断症例）は，Ⅰ期が 97.4%，Ⅱ期が 63.9%，Ⅲ期が 48.3%，Ⅳ期が 6.9%である。

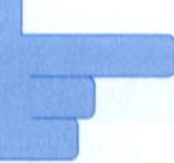

ここはチェック

<疫学・診断>

- □ 胃がんの診断は，胃X線造影検査と上部消化管内視鏡検査が主流である。
- □ 胃がんの腫瘍マーカーとしてCA19-9，CEAがある。
- □ 進行胃がんとは，がんの浸潤が粘膜下層を越えて，固有筋層以下に達したものをいう。
- □ 胃がんのリスクファクターとして食塩過多，野菜や果物の摂取不足，*H. pylori* 感染，喫煙がある。
- □ 胃がんにおけるHER2遺伝子過剰発現は約20%に認められ，トラスツズマブ適応判断のための検査として行われる。

<治療>

- □ 定型手術は胃の2/3以上の切除とD2リンパ節郭清である。
- □ 胃がん術後補助化学療法としてS-1単独療法1年間，CapeOX療法6カ月間が推奨される。
- □ 切除不能・再発症例の一次治療はHER2陰性例ではS-1＋CDDP療法が推奨され，S-1をDay 1～21まで服用し，CDDPはDay 8に投与する。
- □ HER2陽性例ではカペシタビン＋CDDP＋トラスツズマブ療法が推奨され，Day 1にCDDP，トラスツズマブ（初回8mg/kg，2回目以降6mg/kg）を投与し，カペシタビンはDay 1～14まで服用する。
- □ 二次治療はPTX＋ラムシルマブ療法が推奨される。
- □ 三次治療はニボルマブが推奨される。

文献

1）日本胃癌学会・編：胃癌治療ガイドライン，2018年1月改訂 第5版，金原出版，2018
2）日本胃癌学会・編：胃癌取扱い規約 第15版，金原出版，2017
3）日本臨床腫瘍学会・編：新臨床腫瘍学 改訂第5版；がん薬物療法専門医のために，南江堂，2018
4）国立がん研究センター内科レジデント・編：がん診療レジデントマニュアル 第7版，医学書院，2016
5）工藤正俊・編：消化器内科診療レジデントマニュアル，医学書院，2018
6）各社添付文書・インタビューフォーム
7）国立がん研究センターがん対策情報センター がん情報サービス：https://ganjoho.jp/reg_stat/statistics/stat/summary.html
8）全国がんセンター協議会：http://www.zengankyo.ncc.go.jp/etc/index.html

3-2 大腸がん

ポイント

- 大腸がんは，部位別がん死亡数（2017年）において，男性で第3位，女性で第1位，全体で第2位である。
- リスクファクターは，肥満，炎症性腸疾患，大腸腺腫，大腸がんの家族歴（家族性大腸腺腫症，Lynch症候群（遺伝性非ポリポーシス大腸がん）），赤身肉，アルコール，喫煙などである。
- 大腸がんのStage分類を理解する。
- リンパ節転移陽性例（StageⅢ）では補助療法による再発予防が推奨される。
- 5-FU系薬剤をベースに，CPT-11，L-OHPの3剤，および分子標的治療薬のBmab，Rmab，AFL，Cmab，Pmabが用いられる。
- 術後補助化学療法に推奨される治療は，5-FU＋LV，UFT＋LV，カペシタビン，FOLFOX，CapeOX，S-1である。
- 一次治療としてBmab，Cmab，Pmabのいずれかを併用することが強く推奨される。
- 二次治療として血管新生阻害薬（Bmab，Rmab，AFL）を併用することが強く推奨される。
- DNAミスマッチ修復機能に欠損がある高頻度マイクロサテライト不安定性（MSI-H）症例には，二次治療以降に抗PD-1抗体薬であるペムブロリズマブ療法を行うことが強く推奨される。

1　大腸がんのガイドライン

- 大腸癌研究会・編：大腸癌治療ガイドライン 2019
- 大腸癌研究会・編：大腸癌取扱い規約　第9版　2018

2　疫学

1）死亡数／罹患数

- 死亡数（2017年）全体　50,681人（男性：27,334人，女性：23,347人）
- 罹患数（2016年）全体　158,127人（男性：89,641人，女性：68,476人）

- 大腸がんは，2017年の部位別がん死亡数において，男性で第3位，女性で第1位，全体で第2位である。さらに部位別に分けると結腸がんは3位（男性4位，女性2位），直腸がんは7位（男性7位，女性9位）である。

- 2016年の罹患者数では，男性で第3位，女性で第2位，全体で第1位である。さらに部位別に分けると結腸がんは3位（男性4位，女性2位），直腸がんは6位（男性5位，女性7位）である。
- 男女とも罹患数は死亡数の2倍以上であり，生存率は比較的高い。
- 罹患率は50歳前後から高くなり，高齢ほど高い。
- 大腸がんの増加には，主として結腸がんが関与している。
- 最近では，日本人の罹患率はアメリカの日系移民および欧米白人とほぼ同じになっている。

2）リスクファクター

- 肥満，炎症性腸疾患，大腸腺腫，大腸がんの家族歴（家族性大腸腺腫症，Lynch 症候群（遺伝性非ポリポーシス大腸がん）），赤身肉，アルコール，喫煙など

3　特徴と臨床症状

- 発現頻度は結腸がんが約65%，直腸がんが約35%である。
- 最も頻度が高い同時性遠隔転移は，肝転移（約10%）で，腹膜，肺がこれに続く。
- 早期の段階では無症状であり，かなり進行しなければ症状が出ないことが多い。
- 便潜血が陽性を示して発見されることが多い。
- 進行がんでは，血便（特に直腸がん），貧血（病変部からの慢性的な出血），便通異常（直腸がん，S状結腸がんで狭窄による排便回数の増加，残便感，便柱狭小など），腹痛（通過障害，局所のがん浸潤），腹部腫瘤触知などがある。

4　病期診断

- 存在診断は，注腸X線検査と内視鏡検査が有用である。
- 壁深達度の診断は，注腸X線検査，内視鏡検査，超音波内視鏡検査，CT，MRI が用いられる。
- 直腸がんの他臓器浸潤を含めた病期診断には，MRI が有用である。
- 腫瘍マーカーにはCEA，CA19-9がある。
- FDG-PET は，遠隔転移の検索や再発病巣の検出に有用である。

表 6-3-6 病期分類

遠隔転移		M0				M1		
						M1a	M1b	M1c
リンパ節転移		N0	N1 (N1a/N1b)	N2a	N2b，N3	Nに関係なく		
壁深達度	Tis	0						
	T1a・T1b	Ⅰ	Ⅲa	Ⅲa	Ⅲb	Ⅳa	Ⅳb	Ⅳc
	T2	Ⅰ	Ⅲa	Ⅲb	Ⅲb	Ⅳa	Ⅳb	Ⅳc
	T3	Ⅱa	Ⅲb	Ⅲb	Ⅲc	Ⅳa	Ⅳb	Ⅳc
	T4a	Ⅱb	Ⅲb	Ⅲc	Ⅲc	Ⅳa	Ⅳb	Ⅳc
	T4b	Ⅱc	Ⅲc	Ⅲc	Ⅲc	Ⅳa	Ⅳb	Ⅳc

T：壁深達度　N：リンパ節転移の程度　M：遠隔転移の有無

（大腸癌研究会・編：大腸癌取扱い規約 第9版，金原出版，2018，p.19）

表 6-3-7 大腸がんの TNM 分類

T：壁深達度	
Tis	癌が粘膜内（M）にとどまり，粘膜下層（SM）に及んでいない。
T1a	癌が粘膜下層（SM）までにとどまり，浸潤距離が 1,000μm 未満である。
T1b	癌が粘膜下層（SM）までにとどまり，浸潤距離が 1,000μm 以上であるが固有筋層（MP）に及んでいない。
T2	癌が固有筋層（MP）まで浸潤し，これを越えていない。
T3	癌が固有筋層を越えて浸潤している。
T4a	癌が漿膜表面に接しているか，またはこれを破って腹腔に露出している（SE）。
T4b	癌が直接他臓器に浸潤している（SⅠ/AⅠ）
N：リンパ節転移	
N0	リンパ節転移を認めない。
N1	腸管傍リンパ節と中間リンパ節の転移総数が 3 個以下。
	N1a：転移個数が 1 個。
	N1b：転移個数が 2 ～ 3 個。
N2	腸管傍リンパ節と中間リンパ節の転移総数が 4 個以上。
	N2a：転移個数が 4 ～ 6 個。
	N2b：転移個数が 7 個以上。
N3	主リンパ節に転移を認める。下部直腸癌では主リンパ節および／または側方リンパ節に転移を認める。
M：遠隔転移	
M0	遠隔転移を認めない。
M1	遠隔転移を認める。
	M1a：1 臓器に遠隔転移を認める（腹膜転移は除く）。
	M1b：2 臓器以上に遠隔転移を認める（腹膜転移は除く）。
	M1c：腹膜転移を認める。

（大腸癌研究会・編：大腸癌取扱い規約 第9版，金原出版，2018，pp.10-16 を参考に作成）

5　治療選択

1）内視鏡治療

- リンパ節転移の可能性がほとんどなく，腫瘍が一括切除できる大きさと部位にある粘膜内がん，粘膜下層への軽度浸潤がんが適応となる。大きさ，肉眼型は問わない。
- 治療法にはポリペクトミー，内視鏡的粘膜切除術（EMR），内視鏡的粘膜下層剥離術（ESD）がある。
- 切除標本の組織学的検索の結果で外科的切除の追加を考慮する。

2）手術治療

- 基本的にはStage 0–Ⅲは根治を目的として手術を行う。
- 標準手術は，リンパ節郭清を伴う腸切除である。
- 直腸切除の原則は，直腸間膜全切除（TME）またはtumor-specific mesorectal excision（TSME）である。
- StageⅣの場合，原発巣が切除可能であれば手術を考慮する。その場合，遠隔転移巣も切除可能であれば同時切除も考慮する。ただし，遠隔転移巣が切除可能で，原発巣が切除不能の場合は原則としてほかの治療を選択する。
- 再発の場合，再発臓器が1臓器で完全切除が可能であれば積極的に切除を考慮する。

3）放射線治療

- 放射線治療には，手術の補助療法として①手術前に行う術前照射療法，②手術中に行う術中照射療法，③手術後に行う術後照射療法がある。また，症状緩和や延命を目的とした緩和的放射線療法（骨盤内・骨転移・肺転移・脳転移・リンパ節転移など）がある。
- 外部照射法は1回1.8～2.0Gy，週5回の通常分割照射法が一般的である。
- 術前照射，術後照射ともに，化学療法（5-FUまたはカペシタビン）との同時併用が標準的である。

6　薬物療法

1）術後補助化学療法

- R0（がんの遺残がない）切除が行われた再発リスクの高いStageⅡ（推奨度2），StageⅢの直腸・結腸がんの患者が対象となる。
- StageⅡ結腸がんの再発高リスク因子は，ASCO 2004ガイドラインでは，郭清リンパ節数12個未満，T4，穿孔例，低分化腺がん・印環細胞がん・粘液がん症例，ESMOガイドラインでは，T4，低分化腺がん・未分化がん，脈管侵襲，リンパ管侵襲，傍神経浸潤，初発症状が腸閉塞・腸穿孔，郭清リンパ節数12個未満とされている。

- 70歳以上の高齢者にもPS良好で，主要臓器が保たれており，化学療法に対してリスクとなるような基礎疾患や併存症がなければ強く推奨される（推奨度1・エビデンスレベルA）。
- 術後4～8週頃までに開始することが望ましい。
- 投与期間は6カ月が強く推奨される（推奨度1・エビデンスレベルA）。
- CapeOXを再発低リスクの結腸がんに用いる場合は，3カ月行うことが弱く推奨される（推奨度2・エビデンスレベルA）。
- 推奨される治療は，5-FU＋LV，UFT＋LV，カペシタビン，FOLFOX，CapeOX，S-1である。
- StageⅢ結腸がんに対してL-OHP併用療法（FOLFOX，CapeOX）を行うことが強く推奨される（推奨度1・エビデンスレベルA）。
- StageⅢ結腸がんに対してフッ化ピリミジン単独療法を行うことが弱く推奨される（推奨度2）。
- CapeOX療法はStageⅢ結腸がんの術後補助化学療法として対照群bolus 5-FU＋LV療法に対して無病生存期間を延長させ，選択肢の一つとなった（NO16968試験）。
- 術後補助療法としてのCPT-11および分子標的治療薬の上乗せ効果は示されていない。

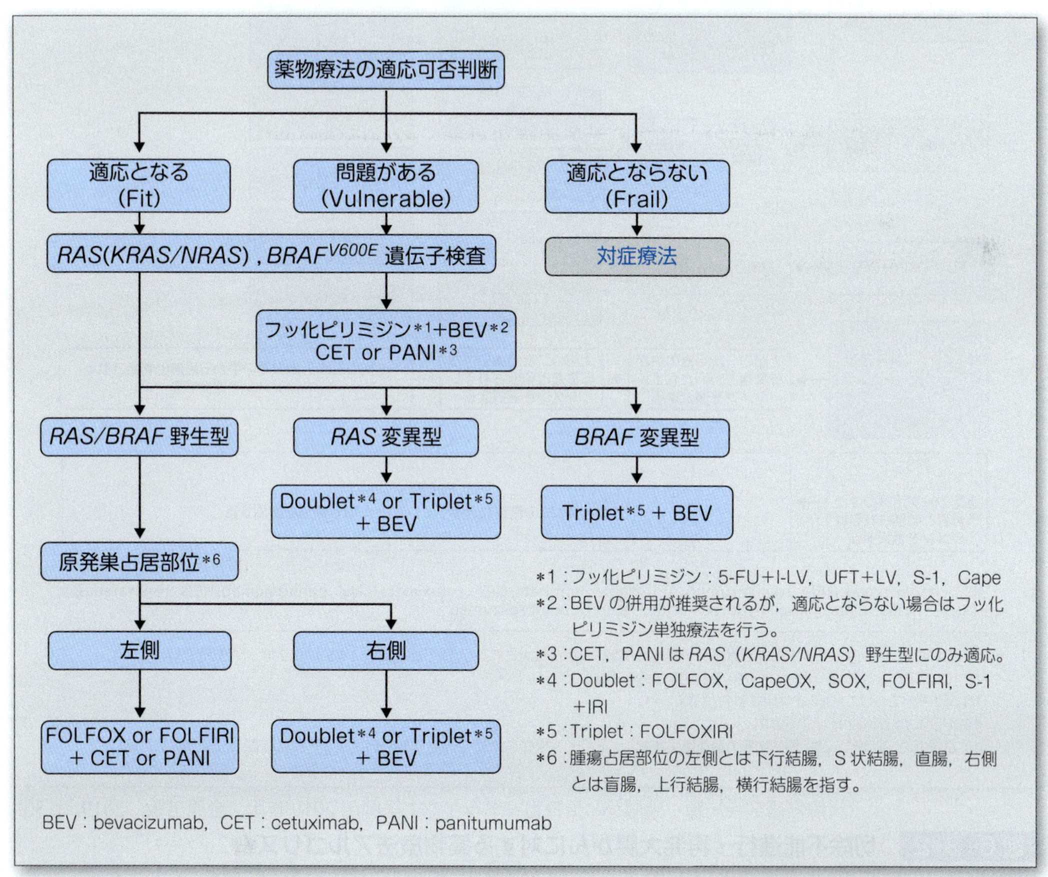

（大腸癌研究会・編：大腸がん治療ガイドライン；医師用2019年版，金原出版，2019，p.35）

図6-3-1　一次治療方針決定のアルゴリズム

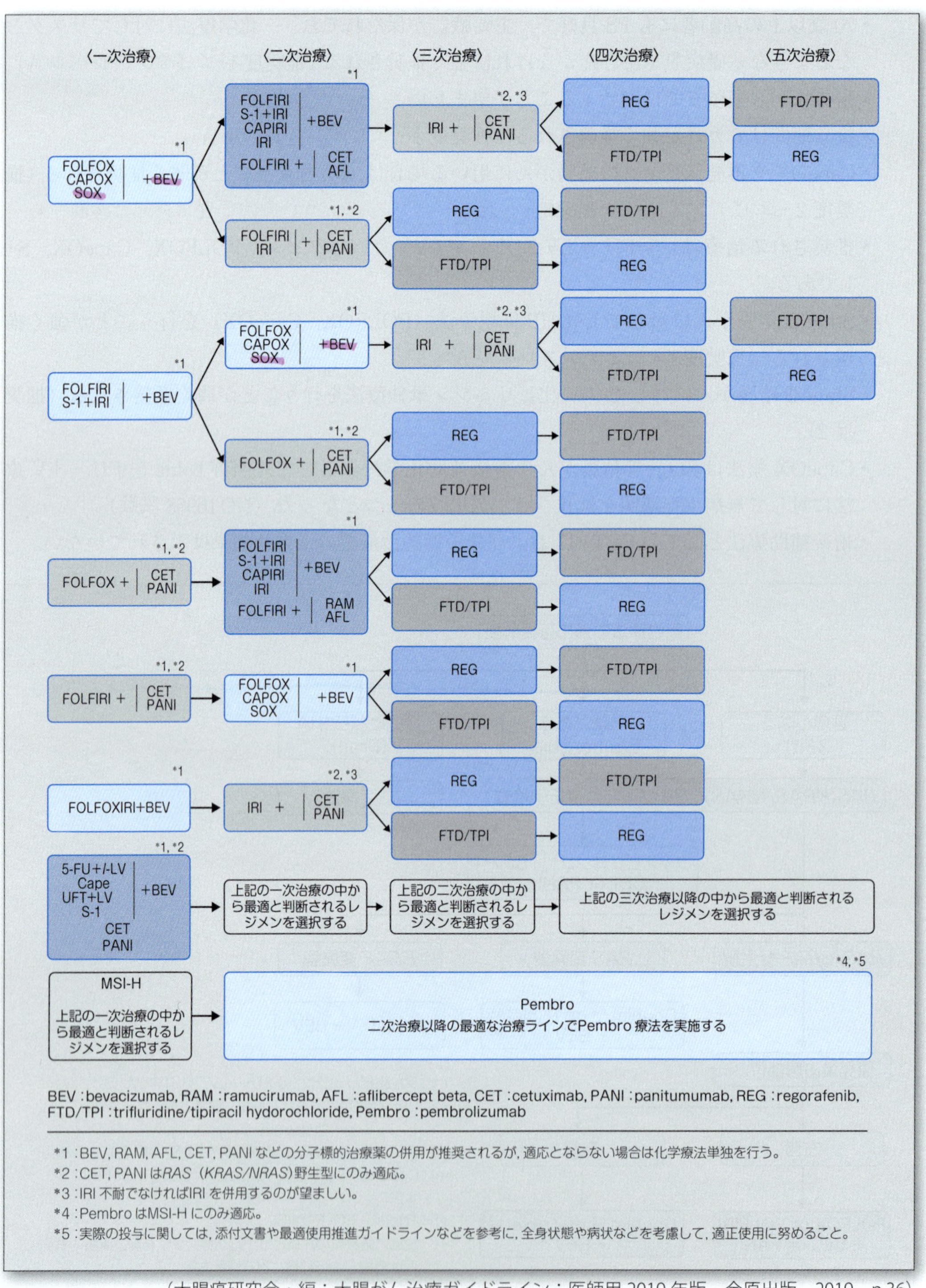

（大腸癌研究会・編：大腸がん治療ガイドライン；医師用 2019 年版，金原出版，2019，p.36）

図 6-3-2　切除不能進行・再発大腸がんに対する薬物療法アルゴリズム

- 肝転移治癒切除後に行うことが弱く推奨される（推奨度 2・エビデンスレベル B）。
- 肺転移など肝転移以外の遠隔転移巣治癒切除後に行うことが弱く推奨される（推奨度 2・エビデンスレベル D）。

2）切除不能進行再発治療

- 病理組織診断にて結腸・直腸の腺がんであることが確認され，治癒切除不能と診断された患者が対象となる。
- 腫瘍増大を遅延させ，延命と症状をコントロールすることが目的である。
- 薬物療法が奏効し，転移巣が切除可能となった場合には外科切除が考慮される（conversion）。
- 全身状態，主要臓器機能，重篤な合併症の有無によって「薬物療法の適応がある」，「薬物療法の適応に問題がある」，「適応とならない」に判別される。
- CPT-11，L-OHP などの導入により，現在，進行・再発大腸がんのがん化学療法では，5-FU 系薬剤をベースに，CPT-11，L-OHP の 3 剤，および分子標的治療薬の Bmab，Rmab，AFL，Cmab，Pmab がキードラッグである。
- 薬物療法の適応患者に対しては，一次治療開始前に RAS（KRAS/NRAS）遺伝子検査，

表 6-3-8　代表的な大腸がんの薬物療法①

レジメン	薬剤	投与量（mg/m²）	投与法	投与スケジュール
mFOLFOX6	L-OHP	85	静注	Day 1
	l-LV	200	静注	Day 1
	5-FU bolus	400	静注	Day 1
	5-FU infusion	2,400	静注（46 時間）	Day 1　　14 日毎
FOLFIRI	CPT-11	150	静注	Day 1
	l-LV	200	静注	Day 1
	5-FU bolus	400	静注	Day 1
	5-FU infusion	2,400	静注（46 時間）	Day 1　　14 日毎
mFOLFOXIRI	CPT-11	150	静注	Day 1
	L-OHP	85	静注	Day 1
	l-LV	200	静注	Day 1
	5-FU infusion	2,400	静注（48 時間）	Day 1　　14 日毎
CapeOX	カペシタビン	1,000mg/m²/ 回	経口（1 日 2 回）	Day 1 ～ 14
	L-OHP	130	静注	Day 1　　21 日毎
SOX	S-1	40 ～ 60mg/ 回	経口（1 日 2 回）	Day 1 ～ 14
	L-OHP	130	静注	Day 1　　21 日毎
CAPIRI	カペシタビン	800mg/m²/ 回	経口（1 日 2 回）	Day 1 ～ 14
	CPT-11	200 または 150	静注	Day 1　　21 日毎
IRIS	CPT-11	125（150）	静注	Day 1, 15（1 のみ）
	S-1	40 ～ 60mg/ 回	経口（1 日 2 回）	Day 1 ～ 14　　28（21）日毎
IRI	CPT-11	150	静注	Day 1　　14 日毎

表6-3-9　代表的な大腸がんの薬物療法②

レジメン	薬剤	投与量	投与法	投与スケジュール	
Bmab	ベバシズマブ	5mg/kg または7.5mg/kg	静注 静注	Day 1 Day 1	14日毎 21～28日毎
Cmab	セツキシマブ	250mg/m^2 （初回400mg/m^2）	静注	Day 1	7日毎
Pmab	パニツムマブ	6mg/kg	静注	Day 1	14日毎
Rmab	ラムシルマブ	8mg/kg	静注	Day 1	14日毎
AFL	アフリベルセプト	4mg/kg	静注	Day 1	14日毎
レゴラフェニブ	レゴラフェニブ	160mg/回	経口（1日1回）	Day 1～21	28日毎
トリフルリジン・チピラシル	トリフルリジン・チピラシル	約35mg/m^2/回	経口（1日2回）	Day 1～5, Day8～12	28日毎
ペムブロリズマブ	ペムブロリズマブ	200mg/body	静注	Day 1	21日毎

BRAFV600E遺伝子検査を行う。

- 一次治療としてBmab，Cmab，Pmabのいずれかを併用することが強く推奨される（推奨度1・エビデンスレベルA）。Rmab，AFLの一次治療における有用性は検証されていない。
- Cmab，PmabではRAS（KRAS/NRAS）遺伝子野生型の患者のみが適応となる。
- 一次治療は，RAS遺伝子検査，BRAFV600E遺伝子検査，原発巣占居部位を考慮して決定する。
- 二次治療として血管新生阻害薬（Bmab，Rmab，AFL）を併用することが強く推奨され（推奨度1・エビデンスレベルA），抗EGFR抗体薬（Cmab，Pmab）を併用することは弱く推奨される（推奨度2・エビデンスレベルA）。
- フッ化ピリミジン，L-OHP，CPT-11に不応／不耐（投与不適含む）となった場合の後治療としてレゴラフェニブ，トリフルリジン・チピラシル療法を行うことが強く推奨される（推奨度1・エビデンスレベルA）。
- 切除不能と判断された進行再発大腸がんで化学療法を実施しない場合の生存期間中央値（MST：median survival time）は約8カ月と報告されているが，最近の薬物療法の進歩により30カ月以上のMSTが得られる。
- DNAミスマッチ修復（MMR：mismatch repair）機能に欠損がある高頻度マイクロサテライト不安定性（MSI-H）症例には，二次治療以降に抗PD-1抗体薬であるペムブロリズマブ療法を行うことが強く推奨される（推奨度1・エビデンスレベルB）。
- 5-FUには，急速静注（bolus）と持続静注（continuous infusion）があるが，これまでの研究からそれぞれ異なった作用があることが知られ，治療効果，副作用の点から現在では持続静注が主流となっている。
- 一般的に毒性に関して，急速静注は持続静注と比較して，好中球減少などの血液毒性が多く，手足皮膚反応が少ないといわれている。
- FOLFOX療法とFOLFIRI療法は，いずれも奏効率は40～50%と報告され，延命効果の最も高い治療の一つである。

- FOLFOX 療法のうち，FOLFOX4 療法は最も多くのエビデンスがあるが，2 週間ごとに2 日間連続での点滴を必要とするため，外来通院治療では FOLFOX6 療法の変法である mFOLFOX6 が頻用されている。
- L-OHP による末梢神経障害は，L-OHP の累積投与量との相関が示されており，stop and go が勧められている。
- CapeOX 療法は FOLFOX 療法との比較試験で非劣性が示された治療である。
- Bmab は，FOLFOX/FOFIRI 療法には 5mg/kg，CapeOX 療法には 7.5mg/kg を用いる。初回投与時は 90 分で点滴静注し，2 回目以降は 60 分から 30 分まで短縮できる。
- Bmab は術後 4 週間，ポート造設後 1 週間の間隔を空けることが推奨されている。
- Bmab を従来の治療に併用することで，奏効率約 10%，PFS2 ～ 4 カ月の延長が期待できる。
- Cmab の奏効率は，EGFR 発現量と相関しない。
- Cmab は投与時に現れることがある infusion reaction を軽減させるため，抗ヒスタミン薬の前投薬を行い，投与中および投与終了後少なくとも 1 時間は観察期間を設ける。

7　予後

大腸がんの進行度（病期）別の 5 年生存率は，Stage0 が 94.0%，Stage I が 91.6%，Stage II が 84.8%，Stage IIIa が 77.7%，Stage IIIb が 60.0%，Stage IV が 18.8%で，全 Stage が 72.1%である（大腸癌研究会・全国登録　2000 ～ 2004 年症例）。

ここはチェック

<疫学・診断>

- □ 2016 年の罹患者数は，男性 3 位，女性 2 位，全体 1 位である。
- □ 大腸がんの発現頻度は，結腸がんが約 65%，直腸がんが約 35%である。
- □ 大腸がんの主な腫瘍マーカーには CEA，CA19-9 がある。
- □ 壁深達度 T2，リンパ節転移 N1，遠隔転移 M0 であれば StageⅢa である。
- □ 大腸がんの遠隔転移では肝臓に多く認める。

<治療>

- □ StageⅢの術後補助療法では L-OHP の併用（FOLFOX，CapeOX）が強く推奨される。
- □ StageⅢの術後補助療法では CPT-11，分子標的治療薬の上乗せ効果は示されていない。
- □ mFOLFOX6 療法における 5-FU の投与量は，急速静注 400 mg/m^2，46 時間持続静注 2,400 mg/m^2 である。
- □ Bmab は mFOLFOX6 療法との併用では 5 mg/kg，CapeOX 療法との併用では 7.5 mg/kg を用い，初回投与時は 90 分で点滴静注する。
- □ Cmab は初回 400 mg/m^2 を 2 時間かけて，2 回目以降 250 mg/m^2 を 1 時間かけて 1 週間に 1 回点滴静注する。
- □ Cmab は投与時に現れることがある infusion reaction を軽減させるため，抗ヒスタミン薬の前投薬を行い，投与中および投与終了後少なくとも 1 時間は観察期間を設ける。
- □ Cmab および Pmab は RAS（KRAS/NRAS）遺伝子変異の有無を考慮したうえで選択する。
- □ 切除不能進行再発大腸がんの一次治療において Rmab，AFL の有用性は検証されておらず，使用可能な分子標的薬は Bmab，Cmab，Pmab である。
- □ レゴラフェニブとトリフルリジン・チピラシルはフッ化ピリミジン，L-OHP，CPT-11 に不応／不耐（投与不適含む）となった場合の後治療において推奨される。
- □ レゴラフェニブは空腹時に投与した場合，食後投与と比較して未変化体の Cmax および AUC の低下が認められるため空腹時投与を避ける。
- □ トリフルリジン・チピラシル塩酸塩は，35 mg/m^2/回，1 日 2 回，5 日間連続経口投与したのち 2 日間休薬する。これを 2 回繰り返したのち 14 日間休薬する。
- □ 切除不能進行再発大腸がん既治療後の MSI-H 患者において，抗 PD-1 抗体薬であるペムブロリズマブ療法（200 mg/body）が推奨される。

文献

1）大腸癌研究会・編：大腸癌治療ガイドライン 2019年版，金原出版，2019
2）大腸癌研究会・編：大腸癌取扱い規約 第9版，金原出版，2018
3）日本臨床腫瘍薬学会・編：臨床腫瘍薬学，じほう，2019
4）島田安博・編：大腸がん標準化学療法の実際；FOLFOX/FOLFIRI 療法の臨床導入，金原出版，2006
5）島田安博・編：大腸がん標準化学療法の実際；分子標的薬の臨床導入，金原出版，2009
6）日本臨床腫瘍学会・編：新臨床腫瘍学 改訂第5版；がん薬物療法専門医のために，南江堂，2018
7）国立がん研究センター内科レジデント・編：がん診療レジデントマニュアル 第7版，医学書院，2016
8）奥村学，岩切智美・編著：がん治療と化学療法第3版，じほう，2012
9）各社添付文書・インタビューフォーム
10）国立がん研究センター東病院チームレゴラフェニブ・編：大腸がんに対するレゴラフェニブ；国立がん研究センター東病院のチーム医療，メディカルレビュー社，2013
11）国立がん研究センターがん対策情報センター：がん情報サービス：http://ganjoho.ncc.go.jp/public/index.html

3-3 肝がん

ポイント

» 肝がんの約 70%が B 型，C 型慢性肝疾患患者であり，肝炎から肝硬変，最終的に肝がんの経過を辿る。
» 肝がんの病期分類，障害度，肝予備能による分類を整理する。
» 肝がんの主な治療法は，手術療法（肝切除・肝移植），穿刺局所療法（PEI，PMCT，RFA），肝動脈化学塞栓療法（TACE），薬物療法である。
» 穿刺局所療法ではラジオ波焼灼療法（RFA）が標準治療である。
» 肝動脈化学塞栓療法（TACE）は，抗がん薬を用い腫瘍を阻血壊死させる治療法である。
» 切除不能進行肝がんで PS 良好かつ肝予備能が良好な Child-Pugh 分類 A 症例に，一次治療としてソラフェニブまたはレンバチニブが，二次治療としてソラフェニブに忍容性を示したChild-Pugh分類Aの症例にレゴラフェニブが推奨される。

1　肝がんのガイドライン

- 日本肝臓学会・編：肝癌診療ガイドライン（2017 年版）
- 日本肝癌研究会・編：臨床・病理　原発性肝癌取扱い規約　第 6 版［補訂版］（2019 年）

2　疫学

1）死亡数／罹患数

- 死亡数：27,114 人（2017 年），罹患数：42,762 人（2016 年）
- 年齢別にみた罹患率・死亡率は，男性では 45 歳以降に，女性では 55 歳以降に上昇がみられ，80 歳前後でピークを迎える。男性に多い傾向がある。

2）リスクファクター

- B 型，C 型ウイルス肝炎，肝硬変，男性，高齢，アルコール摂取，喫煙，肥満，脂肪肝，糖尿病などがある。特に B 型，C 型慢性肝炎，肝硬変のいずれかは肝がんの高危険群であり，B 型，C 型肝硬変は超高危険群である。

3　特徴と臨床症状

- 地域集積性が著しく，HBV，HCV の関与と生活習慣の影響が大きいとされる。

- 肝細胞がん患者の約70％がB型，C型慢性肝疾患患者であり，肝炎から肝硬変，最終的に肝がんの経過を辿ることになる。
- 肝がんに特有の症状は少なく，肝炎や肝硬変などによる症状が主である。
- 症状には，食欲不振，全身倦怠感，腹部膨満感，便秘・下痢など便通異常，尿の濃染，黄疸，吐下血，突然の腹痛，貧血症状（めまい・冷や汗・脱力感・頻脈など）などがあげられる。また，突然の腹痛，貧血症状は，肝がんが破裂・出血したときに認められる症状であるが，これらの症状は肝がんに特有とはいえず，肝がんの発見に役立ちにくい。

4　病期診断

1）病理組織分類

- 肝がんは，肝臓にできた「原発性肝がん」と別の臓器から転移した「転移性肝がん」に大別される。
- 原発性肝がんには，肝臓の細胞ががんになる「肝細胞がん」と肝臓の中を通る胆管ががんになる「胆管細胞がん（肝内胆管がん）」の他に，小児の肝がんである肝細胞芽腫，成人での肝細胞・胆管細胞混合がん，未分化がん，胆管嚢胞腺がん，神経内分泌腫瘍などがある。
- 日本では原発性肝がんのうち肝細胞がんが90％以上を占めるため，一般的に「肝がん」と言えば「肝細胞がん」を指している。

2）肝がんの病期分類（表6-3-10，表6-3-11）

- 日本の「臨床・病理　原発性肝癌取扱い規約（日本肝癌研究会編）」と，国際的に使用される「TNM悪性腫瘍の分類（UICC）」がある。分類法によって，同じ病期でも内容が異なる場合があるため注意する。
- 進行度（Stage）は，各項目別にその患者の進行度値を求め，そのうち最も高い数値をあてる。進行度を4つのStageに分類する。

3）肝がんの障害度による分類（表6-3-12）

- 肝機能から肝障害度は臨床所見，血液生化学所見によりA，B，Cの3段階に分類される。各項目別に重症度を求め，そのうち2項目以上が該当した肝障害度をとるが，AからCの順序で肝障害の程度が強いことを示す。

4）肝予備能による分類（Child-Pugh分類）（表6-3-13）

- 各項目のポイントを加算し，その合計点により分類する。

※注意　血清アルブミン測定方法を従来のBCG法から特異性の高い改良型BCP法に変更した場合，低値を示すことが報告され，平成25年に日本肝臓学会より注意喚起されている。

表 6-3-10　肝細胞がんの病期分類

Stage ＼ 因子	T 因子	N 因子	M 因子
Stage Ⅰ	T1	N0	M0
Stage Ⅱ	T2	N0	M0
Stage Ⅲ	T3	N0	M0
Stage Ⅳ A	T4 Any T	N0 N1	M0 M0
Stage Ⅳ B	Any T	N0, N1	M1

T 因子：

TX：肝内病変の評価が不可能

T0：肝内病変が明らかでない

T1 ～ T4：がん腫の「個数」，「大きさ」，「脈管侵襲」の 3 項目によって規定される。複数のがん腫は多中心性がん腫であっても肝内転移がん腫であってもよい。肝細胞がん破裂は S_3 と明記するが T 因子は変更しない。

	T 1	T 2	T 3	T 4
①腫瘍個数　単発 ②腫瘍径　2cm 以下 ③脈管侵襲なし（Vp_0，Vv_0，B_0）	①　②　③ すべて合致	2 項目合致	1 項目合致	すべて 合致せず

N 因子：N0：リンパ節転移を認めない　　N1：リンパ節転移を認める

M 因子：M0：遠隔転移を認めない　　M1：遠隔転移を認める

（日本肝癌研究会・編：臨床・病理　原発性肝癌取扱い規約　第 6 版〔補訂版〕，金原出版，2019，p.26）

表 6-3-11　肝細胞がんの病期分類〈UICC 第 8 版〉

		N0 領域リンパ節[*2] 転移がない	N1 領域リンパ節 転移がある	M1 遠隔転移 がある
T1a	血管侵襲[*1]の有無に関係なく，最大径が 2cm 以下の腫瘍が 1 つ	Ⅰ A	ⅣA	ⅣB
T1b	血管侵襲を伴わず，最大径 2cm を超える腫瘍が 1 つ	Ⅰ B		
T2	血管侵襲を伴い最大径が 2cm を超える腫瘍が 1 つ，または最大径が 5cm 以下の腫瘍が 2 つ以上	Ⅱ		
T3	最大径が 5cm を超える腫瘍が 2 つ以上	ⅢA		
T4	門脈もしくは肝静脈の大分枝に浸潤する腫瘍，または胆のう以外の隣接臓器（横隔膜を含む）に直接浸潤する腫瘍，または臓側腹膜を貫通する腫瘍	ⅢB		

＊ 1：血管内にがんが入り込むこと。

＊ 2：肝細胞がんの領域リンパ節は，肝門部リンパ節，固有肝動脈に沿う肝臓リンパ節，門脈に沿う門脈周囲リンパ節，下横隔リンパ節，および大動脈リンパ節です。

（UICC 日本委員会 TNM 委員会・訳：TNM 悪性腫瘍の分類 第 8 版 日本語版，金原出版，2017，pp.80–81 を参考に作成）

表 6-3-12　肝がんの障害度による分類

	肝障害度		
	A	B	C
腹水	ない	治療効果あり	治療効果少ない
血清ビリルビン値（mg/dL）	2.0 未満	2.0 〜 3.0	3.0 超
血清アルブミン値（g/dL）	3.5 超	3.0 〜 3.5	3.0 未満
ICG R_{15}（%）	15 未満	15 〜 40	40 超
プロトロンビン活性値（%）	80 超	50 〜 80	50 未満

註：2 項目以上の項目に該当した肝障害度が 2 カ所に生じる場合には高い方の肝障害度をとる。たとえば，肝障害度 B が 3 項目，肝障害度 C が 2 項目の場合には肝障害度 C とする。
また，肝障害度 A が 3 項目，B，C がそれぞれ 1 項目の場合は B が 2 項目相当以上の肝障害と判断して肝障害度 B と判定する。
（日本肝癌研究会・編：臨床・病理 原発性肝癌取扱い規約 第 6 版［補訂版］，金原出版，2019，p.15）

表 6-3-13　肝予備能による分類（Child-Pugh 分類）

	ポイント		
	1 点	2 点	3 点
脳症	ない	軽度	ときどき昏睡
腹水	ない	少量	中等量
血清ビリルビン値（mg/dL）	2.0 未満	2.0 〜 3.0	3.0 超
血清アルブミン値（g/dL）	3.5 超	2.8 〜 3.5	2.8 未満
プロトロンビン活性値（%）	70 超	40 〜 70	40 未満

各項目のポイントを加算し，その合計点で分類する。

Child-Pugh 分類		
	A	5 〜 6 点
	B	7 〜 9 点
	C	10 〜 15 点

註 1：Child 分類ではプロトロンビン活性値の代わりに栄養状態（優，良，不良）を用いている。
（日本肝癌研究会・編：臨床・病理 原発性肝癌取扱い規約 第 6 版［補訂版］，金原出版，2019，p.15）

5）腫瘍マーカー

- AFP，PIVKA-Ⅱ，AFP-L3 分画の 3 種が保険適応となっている。
- 腫瘍が小さい場合の診断では，2 種以上の腫瘍マーカーを測定することが推奨される。
- 治療前に腫瘍マーカーが上昇している場合，治療後にその腫瘍マーカーを測定することは，治療効果判定の指標として有効である（特に PIVKA-Ⅱ，AFP-L3 分画は背景肝の影響を受けにくく，特異度が高い）。

6）画像

- 画像診断のみで確定診断とすることが可能である。
- 肝がんのスクリーニングに通常用いられる検査には，超音波，CT，MRI がある。

- 肝がんの多くはdynamic CT/MRIで典型的な造影パターンを呈し，肝細胞特異性造影剤であるGd-EOB-DTPAの使用において感度，特異度ともに非常に優れる。

5　病期ごとの治療選択と予後

- 肝癌診療ガイドライン（2017年版）における「治療アルゴリズム（図6-3-4）」では，肝予備能・肝外転移・脈管侵襲・腫瘍数・腫瘍系の5因子に基づいて推奨治療が選択されている。
- 肝予備能評価はChild-Pugh分類に基づいて行い，肝切除を考慮する場合はICG検査を含む肝障害度を用いる。
- 肝外転移，脈管侵襲，腫瘍数，腫瘍径は治療前画像診断に基づいて判定する。

1）肝切除

- 肝臓に腫瘍が限局しており，腫瘍数が3個以下で適応となる（腫瘍径の制限はない）。
- 術前肝機能評価として一般肝機能検査に加えICG 15分停滞率の測定が推奨とされ，腹水，血清総ビリルビン値，ICG 15分停滞率から肝切除の適応有無や切除許容範囲を明示する幕内基準が日本では広く使用されている。

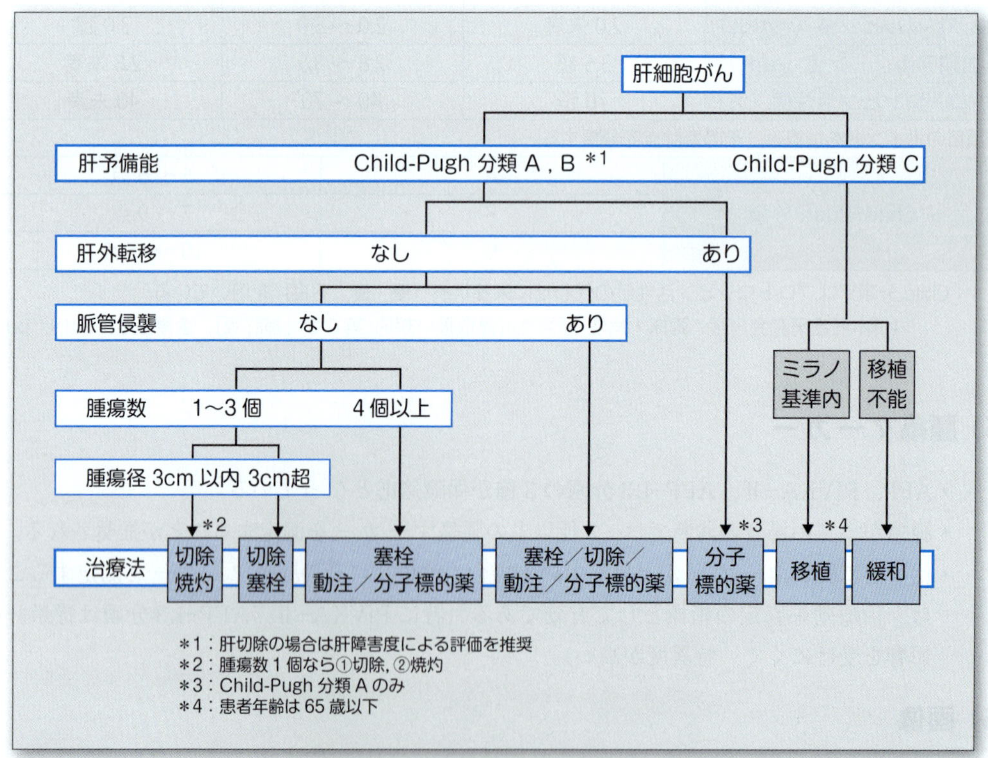

（日本肝臓学会 編：肝癌診療ガイドライン2017年版，金原出版，2017，p.68）

図6-3-4　肝細胞がんの治療アルゴリズム

2）穿刺局所療法

- 適応はChild-Pugh分類AあるいはB，腫瘍径3cm以下，腫瘍数3個以下である。
- エタノール注入療法（PEI），経皮的マイクロ波凝固療法（PMCT），ラジオ波焼灼療法（RFA）がある。
- PEIは手技が比較的簡便で安価であるが，腫瘍の残存と局所再発の問題があったためPMCTやRFAが開発された。
- RFAは1回焼灼あたりの壊死範囲が大きく，PMCTに比べて合併症が少ないため，現在標準治療となっている（強い推奨）。

3）肝動脈（化学）塞栓療法：TA（C）E

- 腫瘍個数4個以上，Child-Pugh分類A～B，PS 0のBCLC Stage Bの手術不能でかつ穿刺局所療法の対象とならない多血性肝がんの標準治療であり（強い推奨），腫瘍の栄養血管（肝動脈）のみを経カテーテル的に超選択的に塞栓し腫瘍を阻血壊死させる。
- 油性造影剤（リピオドール®）と多孔性ゼラチン粒（ジェルパート®）を使用したconventional TACE（cTACE）や薬剤溶出性の球状塞栓物質を用いたTACE（DEB-TACE）が推奨される（強い推奨）。
- リピオドール®は腫瘍内に停滞するため，抗がん薬（EPI，ADM，MMC，CDDPなど）との懸濁液（リピオドールエマルジョン）はドラッグデリバリーシステムにおける担体の役目を果たしており，広く用いられている。
- 抗がん薬では，水溶性を高めた動注用CDDPや，リピオドール®に懸濁しやすいミリプラチンも使用されているが，推奨される特定の抗がん薬はない（弱い推奨）。
- 肝動注化学療法（TAI）は抗がん薬の肝動注療法であり，塞栓物質は使用しない。
- 肝動脈塞栓療法（TAE）は固形塞栓物質のみを使用し，抗がん薬は使用しない。

4）薬物療法

- 外科切除や肝移植，局所療法，TACEが適応とならない切除不能進行肝がんでPS良好かつ肝予備能が良好なChild-Pugh分類A症例に，一次治療としてソラフェニブまたはレンバチニブが，二次治療としてソラフェニブに忍容性を示したChild-Pugh分類Aの症例にレゴラフェニブが推奨される（強い推奨）。
- 肝がんでは背景に慢性肝疾患を有するため汎血球減少や肝機能低下を合併していることが多く，抗がん薬の使用にあたっては細心の注意が必要である。

(1) ソラフェニブ（経口マルチキナーゼ阻害薬）

- 用法用量は，1回400mgを1日2回連日経口投与する。
- 高脂肪食摂取時は食事の1時間前から食後2時間までの間を避けて服用する。
- 主な副作用は，手足症候群，脱毛，下痢，高血圧など
- 減量時，1段階減量（1回400mg1日1回），2段階減量（1回400mg隔日）である。

(2) レンバチニブ（経口マルチキナーゼ阻害薬）

- 用法用量は，体重60kg以上では1回12mg，体重60kg未満では1回8mgを1日1回連日経口投与する。
- 主な副作用は，高血圧，下痢，手足症候群，食欲減退，蛋白尿，疲労など
- 減量時，体重60kg以上では，1段階減量（1回8mg1日1回），2段階減量（1回4mg1日1回），3段階減量（1回4mg隔日），体重60kg未満では，1段階減量（1回4mg1日1回），2段階減量（1回4mg隔日），3段階減量（投与中止）である。

(3) レゴラフェニブ（経口マルチキナーゼ阻害薬）

- 用法用量は，1日1回160mgを食後に3週間連続経口投与し，1週間休薬する。
- 空腹時，高脂肪食後の投与を避ける。
- 主な副作用は，手足症候群，下痢，高血圧，食欲減退，疲労など
- 減量時，40mgずつ減量し，1日1回80mgを下限とする。

5）放射線治療

- 体幹部定位放射線治療や粒子線治療（陽子線治療，重粒子線治療），強度変調放射線治療（IMRT）があるが，科学的根拠のある推奨はない（体幹部定位放射線治療は，原発病巣の直径5cm以下で転移病巣のない原発性肝がんに対し保険適応がある）。

6）肝移植

- 非代償性肝硬変を伴うミラノ基準（脈管侵襲と肝外転移なし，単発では腫瘍径5cm以下，多発では腫瘍数3個以下で腫瘍径が3cm以下）内の肝がんで考慮される（保険適応あり）。

7）予後（5年相対生存率）

- 2006～2008年診断例では，男性で33.5%，女性で30.5%と予後不良である。
- 肝細胞がんおよび肝内胆管がんの病期別5年相対生存率（2007～2009年診断例）ではⅠ期：59.6%，Ⅱ期：35.6%，Ⅲ期：14.0%，Ⅳ期：1.9%，全症例：35.3%である。

ここはチェック

- □ 肝予備能評価に用いるChild-Pugh分類の項目には，脳症，腹水，血清ビリルビン値，血清アルブミン値，プロトロンビン活性値がある。
- □ 穿刺局所療法のうち，ラジオ波焼灼療法（RFA）が1回焼灼あたりの壊死範囲が大きく，経皮的マイクロ波凝固療法（PMCT）に比べて合併症が少ないため，現在標準治療となっている。
- □ 肝動脈化学塞栓療法（TACE）は，腫瘍個数4個以上，Child-Pugh分類A～B，PS 0のBCLC Stage Bの手術不能でかつ穿刺局所療法の対象とならない多血性肝がんの標準治療である。
- □ TACEで使用される抗がん薬にはEPI，ADM，MMC，CDDPがある。
- □ ソラフェニブは通常1回400mgを1日2回連日経口投与する。皮膚毒性に対し明確な減量・休薬・中止基準があり，減量時は1回400mgのまま1日1回，隔日と減量していく。
- □ レンバチニブは通常体重60kg以上の場合は12mg，体重60kg未満の場合は8mgを1日1回連日経口投与する（Child-Pughスコア7～8の中等度肝機能障害患者に対する最大耐用量は1日1回8mg）。高血圧や蛋白尿に対し明確な減量・休薬・中止基準があり，4mg隔日が最低用量である。
- □ レゴラフェニブはがん化学療法後に増悪した切除不能な肝細胞がんに対し，通常1日1回160mgを食後に3週間連日経口投与し，1週間休薬する。手足症候群，肝機能検査値異常，高血圧に対し明確な減量・休薬・中止基準があり，減量の場合は40mgずつ減量し，1日1回80mgを下限とする。
- □ 食事に対する影響として，ソラフェニブは高脂肪食摂取時には食事の1時間前から食後2時間までの間を避け，レゴラフェニブは空腹時や高脂肪食後の投与を避ける。

文献

1） 日本肝臓学会・編：肝癌診療ガイドライン（2017年版 第4版），金原出版，2017
2） 日本肝癌研究会・編：臨床・病理 原発性肝癌取扱い規約 第6版，金原出版，2015
3） 日本臨床腫瘍学会・編：新臨床腫瘍学 改訂第5版；がん薬物療法専門医のために，南江堂，2018
4） 国立がん研究センター内科レジデント・編：がん診療レジデントマニュアル 第7版，医学書院，2016
5） 各社添付文書・インタビューフォーム
6） 国立がん研究センターがん対策情報センター：がん情報サービス：http://ganjoho.ncc.go.jp/public/index.html

3-4 膵がん

ポイント

» 膵がんの多くは浸潤性膵管がんである。
» 治療では切除可能かどうかによって膵がんを「切除可能」「切除可能境界」「切除不能」に分け，さらに，切除不能を遠隔転移の有無により「局所進行」「遠隔転移」に分けて検討する。
» 切除可能膵がんでは術後補助療法として S-1 単独療法を行う。S-1 に対する忍容性が低い場合には GEM 単独療法が推奨される。
» 局所進行切除不能膵がんの一次治療には，化学放射線療法（フッ化ピリミジン系抗がん薬または GEM との併用）または化学療法（GEM 単独療法，S-1 単独療法，FOLFIRINOX 療法，GEM + nab-PTX 併用療法）がある。
» 遠隔転移を有する膵がんの一次治療には，FOLFIRINOX 療法または GEM + nab-PTX 併用療法が推奨される。
» 切除不能膵がんの二次治療は，一次治療に応じてフルオロウラシル関連レジメンもしくは GEM 関連レジメンを選択する。

1　膵がんのガイドライン

- 日本膵臓学会　膵癌診療ガイドライン改訂委員会・編：膵癌診療ガイドライン 2019 年版

2　疫学

1）死亡数／罹患数

- 死亡：34,224 人（2017 年），罹患数：40,617 人（2016 年）
- 膵がんの死亡数は男女計で第 4 位（2017 年）である。
- 年齢が上がるにつれて発生率が上昇する。
- 罹患数は死亡数とほぼ等しく，罹患者の生存率は比較的低い。

2）リスクファクター

- 家族歴：膵がん家族歴，家族性膵がん
- 遺伝性膵がん症候群
- 生活習慣病：糖尿病，肥満
- 膵疾患：慢性膵炎，膵管内乳頭粘液性腫瘍，膵嚢胞
- 嗜好：喫煙，大量飲酒（1 日総アルコール量 37.5g 以上）

3　特徴と臨床症状

- 膵がんの 78％が膵頭部に，22％が膵体尾部に発生する。
- 初期症状として，腹痛，黄疸，腰背部痛，体重減少などがある。膵頭部がんは黄疸症状を伴うため，膵体尾部がんに比べ早期に発見される傾向がある。
- 膵がんは特異的な症状に乏しいため，臨床症状が早期発見の指標にはならない。

4　病期診断

1）病理組織分類

- 浸潤性膵管がんが約 80％である。その中では管状腺がんの頻度が一番高く，浸潤性膵管がんの 90％近くを占める。

2）病期分類（表 6–3–14，表 6–3–15）

- 病期（ステージ）分類には，UICC 分類と日本膵臓学会の膵癌取扱い規約がある。

表 6–3–14　膵臓がん　病期（ステージ）分類〈UICC 分類 第 8 版〉

<table>
<tr><th rowspan="3"></th><th colspan="3">領域リンパ節転移</th><th rowspan="3">遠隔転移あり</th></tr>
<tr><th rowspan="2">なし</th><th colspan="2">あり</th></tr>
<tr><th>1～3 個</th><th>4 個以上</th></tr>
<tr><td>大きさが 2cm 以下</td><td>ⅠA</td><td rowspan="3">ⅡB</td><td rowspan="3">Ⅲ</td><td rowspan="4">Ⅳ</td></tr>
<tr><td>大きさが 2cm を超えているが 4cm 以下</td><td>ⅠB</td></tr>
<tr><td>大きさが 4cm を超えている</td><td>ⅡA</td></tr>
<tr><td>がんが腹腔動脈，上腸間膜動脈，もしくは総肝動脈へ及ぶ</td><td colspan="3">Ⅲ</td></tr>
</table>

（UICC 日本委員会 TNM 委員会・訳：TNM 悪性腫瘍の分類 第 8 版 日本語版，金原出版，2017，pp.94–95 を参考に作成）

表 6–3–15　膵臓がん　病期（ステージ）分類

<table>
<tr><th rowspan="2"></th><th colspan="2">領域リンパ節転移</th><th rowspan="2">遠隔転移あり</th></tr>
<tr><th>なし</th><th>あり</th></tr>
<tr><td>大きさが 2cm 以下で膵臓内に限局している</td><td>ⅠA</td><td rowspan="4">ⅡB</td><td rowspan="4">Ⅳ</td></tr>
<tr><td>大きさが 2cm を超えているが膵臓内に限局している</td><td>ⅠB</td></tr>
<tr><td>がんは膵臓外に進展しているが，腹腔（ふくくう）動脈や上腸間膜動脈に及ばない</td><td>ⅡA</td></tr>
<tr><td>がんが腹腔動脈もしくは上腸間膜動脈へ及ぶ</td><td>Ⅲ</td></tr>
</table>

（日本膵臓学会・編：膵癌取扱い規約 第 7 版，金原出版，2016，pp.2–4 を参考に作成）

3）診断

(1) 腫瘍マーカーと血中膵酵素

- CA19-9，SPan-1，DUPAN-2，CEA，CA50，CA242などがあるが，進行がんを除くと陽性率は低い。
- 腫瘍マーカーは膵がんの早期発見には適さないが，フォローアップ，予後予測，治療効果の予測には有用である。
- 膵型アミラーゼ，リパーゼ，エラスターゼ1，トリプシンは膵がんに特異的ではない。

(2) 画像

- 膵がんの診断には，US（超音波検査），造影CT，MRI，EUS（超音波内視鏡検査），ERCP（内視鏡的逆行性胆管膵管造影），ポジトロン断層撮影（PET）などを用いる。
- USは簡便で侵襲性のない安全な検査として検診に有用だが，感度，特異度ともに低いため，単独での診断は行わない。造影CT（MDCTが望ましい）は存在診断のみならず，質的診断において不可欠だが，小膵がんでは腫瘤の描出が困難な場合がある。
- MRIやEUSの診断能は造影CTと同等または優れており，特にEUSは小膵がんの検出にも有用である。ERCPは膵がんが膵管上皮から発生する浸潤性膵管がんであるため，膵管像の評価に重要であり，膵液細胞診と併せて膵上皮内がんの診断に用いられる。
- PETは遠隔転移の診断に有用とされるが，保険適応・放射線被曝・費用の面で推奨されにくい。
- 膵がんの適切な治療方針や化学療法の薬物選択には可能な限り病理診断（細胞診や組織診）が望まれる。

5　病期ごとの治療選択と予後

- 治療では切除可能かどうかによって膵がんを「切除可能（resectable）」「切除可能境界（borderline resectable）」「切除不能（unresectable）」に分け，さらに，切除不能を遠隔転移の有無により「局所進行」「遠隔転移」に分けて検討する（図6-3-5）。

1）外科的治療

- 切除可能膵がんは予後良好なため，外科的切除が標準治療である。
- 膵頭部がんに対しては，従来2/3の胃切除を伴う膵頭十二指腸切除術（pancreatoduodenectomy；PD）が広く行われてきたが，臓器機能温存の考えの普及により，幽門輪とともに胃を温存する幽門輪温存膵頭十二指腸切除（pylorus preserving pancreatoduodenectomy；PPPD）あるいは亜全胃温存膵頭十二指腸切除術（subtotal stomach-preserving pancreatoduodenectomy；SSPPD）を行う施設が多くなってきている。

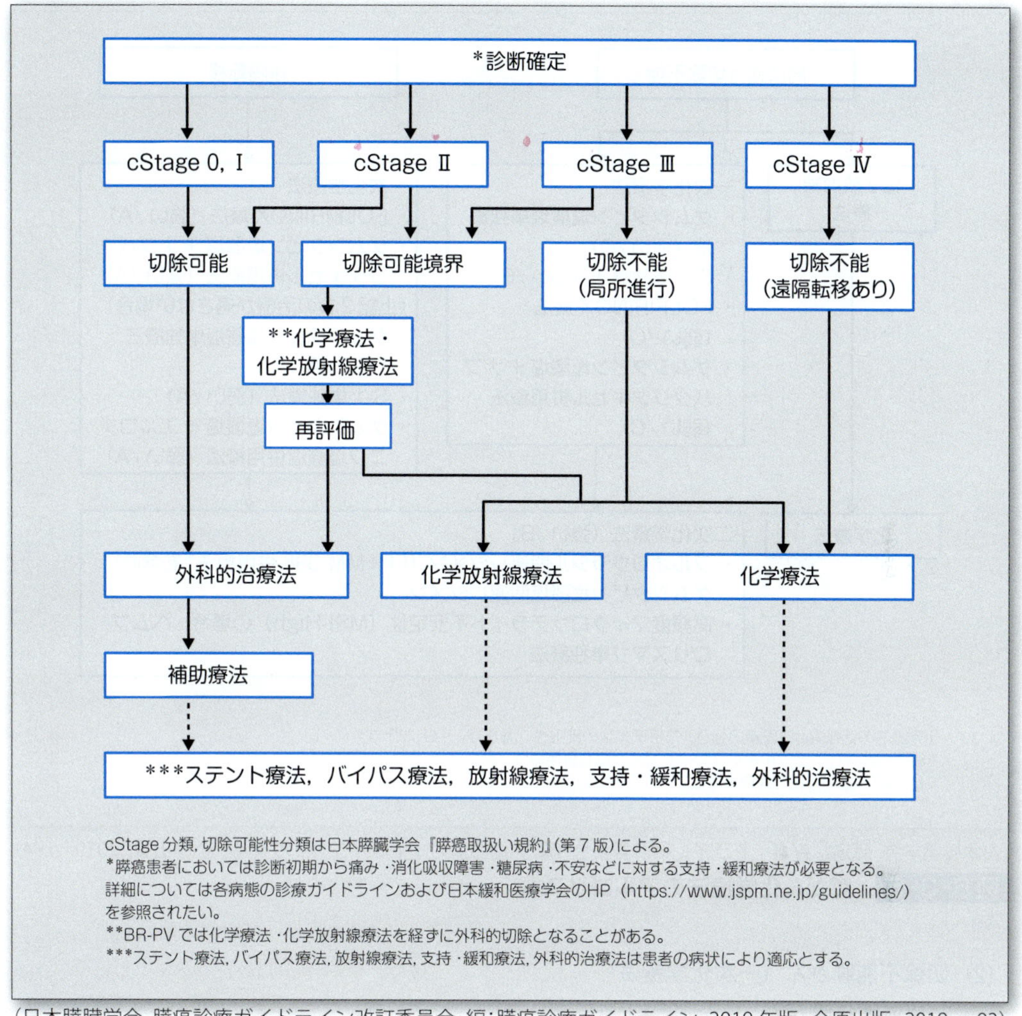

（日本膵臓学会 膵癌診療ガイドライン改訂委員会・編：膵癌診療ガイドライン 2019年版，金原出版，2019，p.93）

図6-3-5 膵がん治療のアルゴリズム

2）化学療法（図6-3-6，表6-3-16）

（1）切除可能膵がん

- 肉眼的根治切除が行われた膵がんに対する術後補助化学療法は，切除単独と比べ生存期間を有意に延長させることから，行うことが推奨される（推奨の強さ：強，エビデンスの確実性：A）。
- S-1単独療法が推奨される（推奨の強さ：強，エビデンスの確実性：A）。
  S-1 80mg/m^2/day day1～28　6週ごと　6カ月間
- S-1に対する忍容性が低い場合にはGEM単独療法が推奨される（推奨の強さ：強，エビデンスの確実性：A）。
  GEM 1,000mg/m^2 div day1，8，15　4週ごと　6カ月間

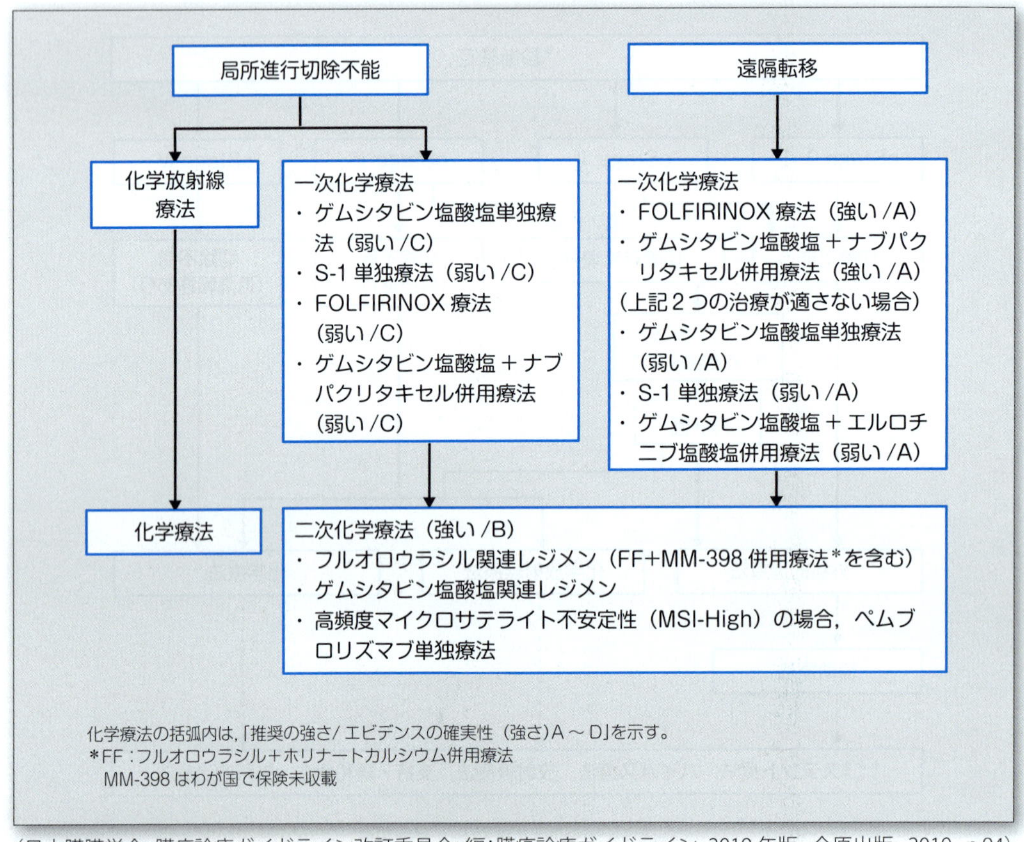

（日本膵臓学会 膵癌診療ガイドライン改訂委員会・編：膵癌診療ガイドライン 2019年版，金原出版，2019，p.94）

図6-3-6　膵がん化学療法のアルゴリズム

(2) 切除不能膵がん（一次化学療法）

①局所進行膵がん

- 化学放射線療法または化学療法単独が提案される（いずれも推奨の強さ：弱，エビデンスの確実性：B)。
- 化学放射線療法では，フッ化ピリミジン系抗がん薬またはGEMとの併用が提案される（いずれも推奨の強さ：弱，エビデンスの確実性：C)。
- 化学療法では，GEM単独療法，S-1単独療法，FOLFIRINOX（5-FU/ℓ-LV+CPT-11+L-OHP）療法（図6-3-7），GEM + nab-PTX併用療法が提案される（いずれも推奨の強さ：弱，エビデンスの確実性：C)。
- FOLFIRINOX療法は発熱性好中球減少症などの副作用が高頻度に発現するため，5-FU急速投与をなくし，CPT-11の投与量を150mg/m^{2}に減量したmodified FOLFIRINOX療法が患者に応じて使用されている。
- GEM+エルロチニブ併用療法とGEM + S-1併用療法については，効果と有害事象の面で推奨されるレジメンとは言い難い。

表 6-3-16　膵がんに使用される薬物療法レジメン

レジメン	薬剤	投与量	投与方法	投与スケジュール
GEM 単独療法	GEM	1,000mg/m^2/日	静注（30 分）	Day 1，8，15 4 週毎
S-1 単独療法	S-1	80mg/m^2/日	経口（分 2）	Day 1 ～ 28 6 週毎
FOLFIRINOX 療法	L-OHP CPT-11 ℓ-LV 5-FU（bolus） 5-FU（infusion）	85mg/m^2/日 180mg/m^2/日 200mg/m^2/日 400mg/m^2/日 2,400mg/m^2/46 時間	静注（2 時間） 静注（90 分） 静注（2 時間） 静注（5 分） 静注（46 時間）	Day 1 Day 1 Day 1 Day 1 Day 1 2 週毎
GEM + nab-PTX 併用療法	GEM nab-PTX	1,000mg/m^2/日 125mg/m^2/日	静注（30 分） 静注（30 分）	Day 1，8，15 Day 1，8，15 4 週毎
GEM + S-1 併用療法	GEM S-1	1,000mg/m^2/日 80mg/m^2/日	静注（30 分） 経口（分 2）	Day 1，8 Day 1 ～ 14 3 週毎
GEM +エルロチニブ併用療法	GEM エルロチニブ	1,000mg/m^2/日 100mg/日	静注（30 分） 経口（分 1，空腹時）	Day 1，8，15 Day 1 ～ 28 4 週毎

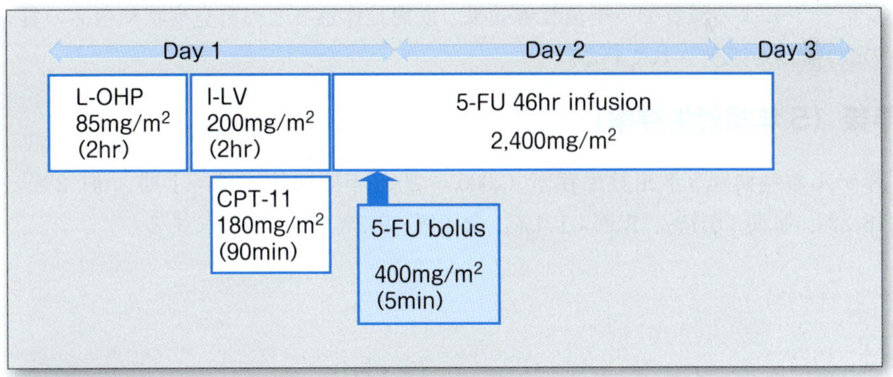

図 6-3-7　FOLFIRINOX 療法の治療内容

②遠隔転移を有する膵がん

- FOLFIRINOX 療法または GEM ＋ nab-PTX 併用療法が推奨される（いずれも推奨の強さ：強，エビデンスの確実性：A）。
- 全身状態や年齢などからこれらの治療法が適さない場合に GEM 単独療法，S-1 単独療法，GEM+ エルロチニブ併用療法が提案される（いずれも推奨の強さ：弱，エビデンスの確実性：A）。
- GEM＋S-1併用療法はGEM単独療法に比べ，生存期間における優越性が示されなかったため，推奨されない。

(3) 切除不能膵がん（二次化学療法）

- 一次療法不応後の切除不能膵がんに対して二次化学療法が推奨される（推奨の強さ：強，エビデンスの確実性：B）。
- 一次療法で使用しなかったレジメン（フルオロウラシル関連レジメンまたはGEM関連レジメン）が提案される（推奨の強さ：弱，エビデンスの確実性：C）。
- 高頻度マイクロサテライト不安定性（MSI-High）であればペムブロリズマブ単独療法が提案される（推奨の強さ：弱，エビデンスの確実性：C）。

3）放射線療法

- 膵がんに対する高精度放射線治療として，体幹部定位放射線治療（SBRT），強度変調放射線治療（IMRT），粒子線治療などが臨床応用されている。
- 痛みなどの局所症状を伴う局所進行切除不能膵がんに対して放射線療法や化学放射線療法が提案される（推奨の強さ：弱，エビデンスの確実性：C）。
- 痛みを有する膵がん骨転移に対して放射線療法が推奨される（推奨の強さ：強，エビデンスの確実性：B）。

4）ステント療法

- 閉塞性黄疸を伴う切除不能膵がんに対する胆道ドレナージにおいてはメタリックステントを用いることが推奨されている（推奨の強さ：強，エビデンスの確実性：A）。胆道ドレナージによる減黄で，予後改善効果，皮膚掻痒感などの自覚症状や生活の質（QOL）の改善効果が報告されている。

5）予後（5年相対生存率）

- 膵がんの病期別5年相対生存率（2006～2008年診断例）は，Ⅰ期：41.2%，Ⅱ期：18.3%，Ⅲ期：6.1%，Ⅳ期：1.4%，全症例：9.2%と予後不良である。

ここはチェック

- □ 膵がんの死亡数は男女計で第4位（2017年）である。
- □ 膵がんにおいて使用可能なレジメンは，GEM単独療法，S-1単独療法，FOLFIRINOX療法，GEM + nab-PTX併用療法，GEM+ エルロチニブ併用療法，GEM + S-1併用療法である。
- □ 切除可能膵がんでは，術後補助化学療法としてS-1単独療法を6カ月間，S-1の忍容性が低い場合にはGEM単独療法を6カ月間行う。
- □ 切除不能転移性膵がんの一次治療には，FOLFIRINOX療法またはGEM + nab-PTX併用療法が推奨される。これらの治療法が不適切な場合，GEM単独療法，GEM+ エルロチニブ併用療法，S-1単独療法が推奨される。
- □ GEM + nab-PTX併用療法では，GEM 1,000 mg/m^2，nab-PTX 125 mg/m^2をday 1, 8, 15に投与し，4週間ごとに行う。
- □ FOLFIRINOX療法において，CPT-11の投与量は180 mg/m^2である（大腸がんのFOLFIRI療法では150 mg/m^2，FOLFOXIRI療法では165 mg/m^2である）。
- □ 膵がんの5年相対生存率は，全体で10%以下と予後不良である。

文献

1) 日本膵臓学会膵がん診療ガイドライン改訂委員会・編：膵癌診療ガイドライン2019年版，金原出版，2019
2) 日本臨床腫瘍学会・編：新臨床腫瘍学 改訂第5版，南江堂，2018
3) 国立がん研究センター内科レジデント・編：がん診療レジデントマニュアル 第7版，医学書院，2016
4) 各社添付文書・インタビューフォーム
5) 国立がん研究センターがん対策情報センター：がん情報サービス：http://ganjoho.ncc.go.jp/public/index.html

4　婦人科領域がん

4-1-1 卵巣がん

ポイント

» 婦人科がんの死亡数では最多である。好発年齢は 40 ～ 50 歳代である。
» 遺伝性乳がん卵巣がん（HBOC）は，BRCA1 または BRCA2 遺伝子変異による遺伝性腫瘍の一つである。
» 組織学的には主に上皮性卵巣腫瘍，性索間質性腫瘍，および胚細胞腫瘍に分類され，約 90%が上皮性卵巣腫瘍である。
» FIGO 進行期分類を理解する。
» 初回標準化学療法は，PTX + CBDCA 療法（TC 療法）である。
» 再発卵巣がんの化学療法では，PFI（platinum free-interval）が 6 カ月以上を白金感受性と判断し，白金製剤を併用する。
» PFI が 6 カ月未満の場合は，白金抵抗性と判断し，初回化学療法と交差耐性のない二次化学療法が推奨される。
» オラパリブは PARP 阻害薬であり，白金感受性の再発卵巣がんにおける維持療法，BRCA 遺伝子変異陽性がんにおける初回化学療法後の維持療法に使用される。

1　卵巣がんのガイドライン

- 日本婦人科腫瘍学会・編：卵巣がん治療ガイドライン　2015 年版

2　疫学

1）死亡数／罹患率

- 死亡数：4,745 人（2017 年），罹患数：13,388 人（2016 年）
- 婦人科がんの中では最も死亡数の多い疾患である。
- 年齢別にみた罹患率は 40 歳代から増加し，50 歳代前半でピークを迎えてほぼ横ばいになり，80 歳代でまた上昇する。
- 罹患率の年次推移は，1975 年以降緩やかな上昇傾向にある。

2）リスクファクター

- 卵巣がんの家族歴，排卵が多い（晩婚化，少子化，排卵誘発剤），動物性脂肪食の摂取，子宮内膜症，ホルモン補充療法など。リスクを下げる因子としては，排卵が少ない（妊娠，経口避妊薬），卵管結紮などがある。
- 遺伝性乳がん卵巣がん（HBOC：Hereditary Breast and Ovarian Cancer）は，BRCA1またはBRCA2遺伝子の生殖細胞系列の病的な変異が原因で乳がんや卵巣がんを高いリスクで発症する遺伝性腫瘍の一つである。

3）検診

- CA125が有用だが，明細胞腺がんや粘液性腺がんでは他の上皮性卵巣がんに比べ必ずしも高くならないという報告もある。現在有効なスクリーニング法は存在しない。

3　診断

1）特徴と臨床症状

- 卵巣は骨盤内臓器であるために腫瘍が発生しても初期の段階では自覚症状がないことが多い。
- 腹水貯留，腹部膨満感，頻尿，下腹部のしこり，下腹部痛などの症状がある。この場合，骨盤内広範に転移していることが多く予後が悪い。
- 卵巣がんの進行期分布は，約40～50％の症例が予後不良なⅢ・Ⅳ期症例である。

2）診断方法

- 超音波検査，MRI/CTで腫瘍の進展，転移を評価し，腫瘍マーカーで組織型診断の参考にするが，確定診断には原則として開腹し組織診断を行うことが必要とされる。

3）FIGO進行期分類

- 卵巣がんに関して，治療方針がほぼ同一である卵管がん・腹膜がんを含めた分類となっている（表6-4-1）。

4）腫瘍マーカー

- 上皮性卵巣がんの腫瘍マーカーの代表格はCA125であり，80％で65U/mL以上に上昇する。
- 骨盤内腫瘍が確認され，CA125が閉経前で200U/mL以上，閉経後で35U/mL以上の場合には卵巣がんが強く疑われる。

表6-4-1　卵巣がん，卵管がん，腹膜がん手術進行期分類（FIGO 2014）

Ⅰ期	卵巣あるいは卵管内限局発育 ⅠA期：腫瘍が一側の卵巣あるいは卵管に限局し，がん性腹水（－），被膜表面浸潤（－），被膜破綻（－） ⅠB期：腫瘍が両側の卵巣あるいは卵管に限局し，がん性腹水（－），被膜表面浸潤（－），被膜破綻（－） ⅠC期：腫瘍は一側または両側の卵巣に限局するが，以下のいずれかを認める ⅠC1：手術操作による被膜破綻（＋） ⅠC2：自然被膜破綻（＋）あるいは被膜表面浸潤（＋） ⅠC3：がん性腹水（＋）
Ⅱ期	腫瘍が一側または両側の卵巣あるいは卵管に存在し，骨盤内への進展を認めるもの，あるいは原発性腹膜がん ⅡA期：子宮（ならびに／あるいは卵巣・卵管）への進展または転移（＋） ⅡB期：他の骨盤部腹腔内臓器に進展（＋）
Ⅲ期	腫瘍が一側または両側の卵巣あるいは卵管に存在し，あるいは原発性腹膜がんで，細胞学的にあるいは組織学的に確認された骨盤外の腹膜播種ならびに／あるいは後腹膜のリンパ節転移（＋） ⅢA1期：後腹膜リンパ節転移（＋） ⅢA1期（ⅰ）：転移巣最大径10mm以下 ⅢA1期（ⅱ）：転移巣最大径10mmを超える ⅢA2期：後腹膜リンパ節転移有無にかかわらず，骨盤外に顕微鏡的播種（＋） ⅢB期：後腹膜リンパ節転移有無にかかわらず，最大径が2cm以下の腹腔内播種（＋） ⅢC期：後腹膜リンパ節転移有無にかかわらず，最大径が2cmを超える腹腔内播種（＋）（実質転移を伴わない肝および脾の被膜への進展を含む）
Ⅳ期	腹膜播種を除く遠隔転移 ⅣA期：がん性胸水（＋） ⅣB期：実質転移ならびに腹腔外臓器（鼠径リンパ節転移ならびに腹腔外リンパ節を含む）に転移（＋）

5）組織学的分類

- 組織学的には主に上皮性卵巣腫瘍，性索間質性腫瘍，および胚細胞腫瘍に分類されるが，約90％が上皮性卵巣腫瘍である。

(1) 上皮性卵巣腫瘍

- 漿液性腺がんが最も多く，進行が早い。腫瘍が小さいうちから腹腔内に播種するため進行期でみつかることが多い。
- 漿液性腺がん（40％），明細胞腺がん（25％），類内膜腺がん（15％），粘液性腺がん（10％），その他（がん肉腫，移行上皮がん，未分化がんなど）（10％）の割合である。

(2) 性索間質性腫瘍

- 顆粒膜細胞腫，セルトリ・間質細胞腫瘍，ステロイド細胞腫瘍などがある。

(3) 胚細胞腫瘍

- 成熟嚢胞性奇形腫，卵黄嚢腫瘍，ディスジャーミノーマ，未熟奇形腫，絨毛がんなどがある。

4　治療

1）手術療法

- 手術療法の目的は卵巣腫瘍の確定診断と進行期の決定，病巣摘出による腫瘍減量である。
- 病巣が卵巣に限局していると予想される場合は，両側付属器（卵巣，卵管）摘出術＋子宮全摘出術＋大網切除術に加え，腹腔細胞診＋骨盤・傍大動脈リンパ節郭清（生検）＋腹腔内各所の生検が勧められる（グレードB）。
- Ⅱ期以上と考えられる進行がんに対して，肉眼的残存腫瘍がない状態（complete surgery）を目指した最大限の腫瘍減量術（debulking surgery）が強く勧められる（グレードA）。
- 妊孕性温存の適応について，十分なインフォームドコンセントを行う（グレードA）。
- 妊孕性温存における基本的術式として，患側付属器摘出術＋大網切除術＋腹腔細胞診を行うことが勧められる（グレードB）。

2）再発のリスク

- 再発リスク因子は，進行期，組織型，分化度，術前腫瘍径または残存腫瘍径などである。

3）初回薬物療法（表6-4-2）

- 卵巣がんに対する標準的化学療法は白金製剤とタキサンの併用療法である。
- PTX + CBDCA療法（TC療法）が強く勧められる（グレードA）。
- PTXには過敏性反応のリスクがあるため，前投薬処置を行う（グレードA）。
- CBDCAにより過敏性反応が起きた場合には，前投薬処置だけでは再発のリスクが高く，

表6-4-2　卵巣がんの初回薬物療法

レジメン		薬剤	投与量（mg/m^2）	投与経路	投与スケジュール	
標準	TC	PTX	175～180	静注	Day 1	3週毎
		CBDCA	AUC5～6	静注	Day 1	
		上記を3～6コース				
	dose-dence TC	PTX	80	静注	Day 1, 8, 15	3週毎
		CBDCA	AUC6	静注	Day 1	
		上記を6～9コース				
オプション	DC	DTX	70～75	静注	Day 1	3週毎
		CBDCA	AUC5	静注	Day 1	
		上記を6コース				
Ⅲ期以上	TCB	PTX	175～180	静注	Day 1	3週毎
		CBDCA	AUC5～6	静注	Day 1	
		Bmab	15mg/kg	静注	Day 1	
		上記を6コースおよび維持療法としてBmab 15mg/kgを3週毎				

他剤への変更や脱感作療法などが考慮される（グレードC1）。
- TC療法の主な副作用は，CBDCAによる血液毒性とPTXによる末梢神経障害である。
- dose-dense TC療法も勧められる（グレードB）。
- dose-dense TC療法では，PTX 80mg/m^{2}を1時間かけて毎週投与，CBDCA（AUC6）は3週間間隔である。
- TC療法以外に推奨される初回レジメンは，DTX + CBDCA療法（DC療法）（グレードB），CDDP単独あるいはCBDCA単独（グレードC1）である。
- Staging laparotomy（病期決定開腹術）によって確定したIa・Ib期かつGrade 1の症例では術後化学療法が省略できる（グレードB）。[Ic（Ib）期や明細胞がんに関しては一定の見解が得られていない]
- Ⅲ・Ⅳ期症例の初回薬物療法に，白金製剤を含む化学療法とベバシズマブ（Bmab）の併用＋Bmabの維持療法を行うことが勧められる（グレードB）。

4）再発がんの薬物療法（表6-4-3，表6-4-4）

- 再発卵巣がんにおいて化学療法感受性に影響を与える因子として，下記の因子が重要である。
- DFI：disease free interval　前回化学療法終了後から再発までの期間
- PFI：platinum free interval　前回白金製剤による治療終了後から再び白金製剤投与までの期間
- PFI（DFI）が6カ月以上の再発の場合は，白金感受性と判断でき，白金製剤を含む多剤併用療法が強く勧められる（グレードA）。
- PFI（DFI）が6カ月未満の再発の場合は，白金抵抗性と判断し，前回治療と交差耐性のない単剤治療が勧められる（グレードB）。
- 再発症例に対して，化学療法に加えてBmabの併用·維持療法を行うことが勧められる（グレードB）。

表6-4-3　白金製剤感受性再発卵巣がんの薬物療法

レジメン	薬剤	投与量（mg/m^2）	投与経路	投与スケジュール
GC	GEM	1,000	静注	Day 1，8，3週毎
	CBDCA	AUC4	静注	Day 1
PLD-CBDCA	リポソーム化ドキソルビシン	30	静注	Day 1，4週毎
	CBDCA	AUC5	静注	Day 1
CAP	CPA	500	静注	Day 1，3週毎
	ADM	30～50	静注	Day 1
	CDDP	50～75	静注	Day 1
GCB	GEM	1,000	静注	Day 1，8，3週毎
	CBDCA	AUC4	静注	Day 1
	Bmab	15mg/kg	静注	Day 1
オラパリブ	オラパリブ	1回300mg，1日2回	経口	連日

- BRCA1/2遺伝子変異を有する白金製剤感受性再発症例に対して，白金製剤を含む化学療法で奏効した後にオラパリブの維持療法を行うことが勧められる（グレードB）。
- オラパリブは，ポリアデノシン5'二リン酸リボースポリメラーゼ（PARP）阻害薬であり，BRCA変異などのDNA損傷応答（DDR）経路に異常をきたしたがん細胞に特異的に作用する。
- オラパリブの効能·効果は，白金系抗悪性腫瘍薬感受性の再発卵巣がんにおける維持療法，BRCA遺伝子変異陽性の卵巣がんにおける初回化学療法後の維持療法である。がん化学療法歴のあるBRCA遺伝子変異陽性かつHER2陰性の手術不能または再発乳がんにも適応がある。
- オラパリブの有害事象として，投与開始時に悪心・嘔吐の発現頻度が高い。また，Grade 3以上の貧血が20％に認められるため，定期的な血液検査が必要である。

表6-4-4　再発卵巣がんの二次薬物療法

薬剤	投与量（mg/m^2）	投与経路	投与スケジュール
CPT-11	100	静注	Day 1，8，15，4週毎
DTX	70～75	静注	Day 1，3週毎
PTX	175～180	静注	Day 1，3週毎
リポソーム化ドキソルビシン	40～50	静注	Day 1，4週毎
ノギテカン（トポテカン）	1.25～1.5	静注	Day 1～5，3週毎
GEM	1,000	静注	Day 1，8，15，4週毎
PTX	80	静注	Day 1，毎週
ETP	50	経口	Day 1～21，4週毎
単剤療法＋Bmab	Bmab：15mg/kg	静注	Bmab：Day 1，3週毎

5）卵巣がんの転移

- 腹腔内播種とリンパ行性転移であり，血行性転移はまれである。リンパ行性転移の中では傍大動脈リンパ節が最も多い。

5　予後（5年生存率）

- Ⅰ期：92％，Ⅱ期：74％，Ⅲ期：52％，Ⅳ期：30％
（2017年　日本産科婦人科学会年報）

4-1-2 胚細胞腫瘍

- 悪性卵巣腫瘍のうち胚細胞腫瘍（悪性腫瘍）は約4%である。
- 胚細胞腫瘍の中では悪性転化を伴う成熟嚢胞性奇形腫が最も多い。
- 好発年齢は10～20歳代の若年層である。
- 特異的腫瘍マーカーとして，卵黄嚢腫瘍でのAFP，絨毛がんでのhCGがあげられる。
- 化学療法による感受性が高いため，化学療法の用量強度を維持することが大切である。
- BLM + ETP + CDDP療法（BEP療法）が標準治療であり，強く推奨される（グレードA）（表6-4-5）。
- 初回化学療法後の再発例に対しては，CDDPにIFM，ETP，VBL，PTXなどを併用した3剤併用療法などが考慮される（グレードC1）。

表6-4-5　胚細胞腫瘍の薬物療法

レジメン	薬剤	投与量（mg/m^2）	投与経路	投与スケジュール
BEP	BLM	20mg/m^2あるいは30mg/body	静注	Day 2，9，16，3週毎（またはDay 1，8，15）
	ETP	100	静注	Day 1～5
	CDDP	20	静注	Day 1～5
		上記を3～4コース		

4-2 子宮体がん

ポイント

» 閉経前後が多く，好発年齢は 50 ～ 60 歳代である。
» 初期症状として不正性器出血があるため，早期で発見されることが多い。
» FIGO 進行期分類を理解する。
» 組織型は腺がんがほとんどで（95%），その中でも類内膜がんが多い（80%）。
» 子宮体がん治療の第一選択は手術療法である。
» 切除不能または残存病巣を有する進行・再発がんの進行症例には，ADM + CDDP 療法（AP 療法）が勧められる。

1　子宮体がんのガイドライン

- 日本婦人科腫瘍学会・編：子宮体がん治療ガイドライン　2018 年版

2　疫学

1）死亡数と罹患率

- 死亡数：2,526 人（2017 年），罹患数：16,304 人（2016 年）
- 年齢別にみた罹患率は，40 歳代後半から上昇し，50 ～ 60 歳代にピークを迎え，その後低下する。

2）リスクファクター

- 未経産，遅い閉経，肥満，糖尿病，エストロゲン製剤単独のホルモン補充療法，エストロゲン産生腫瘍，乳がん治療の目的によるタモキシフェン内服などがある。
- 家族性腫瘍として Lynch 症候群が知られている。

3）検診

- 無症状の人に有効なスクリーニング方法は確立していない。

3　診断

1）特徴と臨床症状

- 閉経後の発症が多いが90%に不正性器出血などの症状があり，一般的に早期に発見される。

- エストロゲンによって増殖するタイプ（Ⅰ型）とエストロゲンに関係なく発生するタイプ（Ⅱ型）に分けられる。
- Ⅰ型が子宮体がんの大部分を占め，分化度が高い類内膜がんは悪性度が低く予後は比較的良好である。Ⅱ型は腹膜播種が起きやすい漿液性がんや明細胞がんなどであり予後不良である。

2）診断方法

- 子宮鏡検査（ヒステロスコピー）にて直接がんを確認するが，確定診断には内膜組織診を行う。超音波検査，MRI/CT で腫瘍の進展，転移を評価し進行期を決定する。

3）FIGO 進行期分類

- FIGO 分類（2008）が一般的に用いられている（表 6-4-6）。

表 6-4-6　子宮体がんの FIGO 進行期分類（2008）

Ⅰ期	子宮体部に限局 ⅠA 期：筋層浸潤がないか 1/2 以内 ⅠB 期：筋層浸潤が 1/2 を超えるもの
Ⅱ期	子宮頸部間質に浸潤するが，子宮を超えていないもの
Ⅲ期	子宮外に進展しているが，小骨盤内に限局するもの，または所属リンパ節に広がるもの ⅢA 期：子宮漿膜浸潤か付属器浸潤 ⅢB 期：腟あるいは子宮傍結合織に浸潤 ⅢC1 期：骨盤内リンパ節転移 ⅢC2 期：傍大動脈リンパ節転移
Ⅳ期	小骨盤を越えて膀胱あるいは腸粘膜へ浸潤，または遠隔転移のあるもの ⅣA 期：膀胱あるいは腸粘膜に浸潤 ⅣB 期：腹腔内あるいは鼠径リンパ節転移を含む遠隔転移

4）腫瘍マーカー

- 進行例では，CA125 や CA19-9 などの腫瘍マーカーが上昇する。

5）組織学的分類

（1）腺がん（95％以上）

- 類内膜がん（80％），漿液性がん（10％），明細胞がん（4％），粘液性がん（1％）の割合である。

（2）その他（扁平上皮がんなど）（5％）

4　治療

1）手術療法

- 子宮体がん治療の第一選択は手術療法である。
- 手術療法としては子宮全摘出術＋両側付属器（卵巣，卵管）摘出術が基本である。
- 進行期決定のために，大網切除，骨盤内リンパ節，傍大動脈リンパ節の生検または郭清も行われる。

2）再発のリスク

- 術後療法は再発リスクの評価に基づいて決定される。再発リスク因子は，組織型，分化度，筋層浸潤，脈管侵襲，頸部間質浸潤，子宮外病変〔付属器，膣壁，基靭帯，リンパ節，膀胱，直腸，腹腔内・遠隔転移（子宮漿膜進展含む）〕，腹腔細胞診などがあげられる。これらの組み合わせから再発リスクは低リスク群，中リスク群，高リスク群に分類される（図6-4-1）。

3）放射線療法

- 高齢や合併症などの理由で手術適応にならない症例に対して放射線治療を提案する（グレードC1）。
- 子宮体がんのほとんどが腺がんであり，扁平上皮がんが多い子宮頸がんほど放射線療法は有効でない。

4）術後補助化学療法

- 再発高リスク群に対して術後化学療法を勧める（グレードB）。
- 再発中リスク群に対して術後化学療法を提案する（グレードC1）。
- 再発低リスク群に対して術後化学療法は勧めない（グレードD）。
- 術後化学療法として，再発高リスク群に対してAP療法（ADM＋CDDP療法）を勧め

	筋層浸潤なし	筋層浸潤あり（＜1/2）	脈管侵襲あり	筋層浸潤あり（1/2≦）	頸部間質浸潤あり	子宮外病変あり
類内膜がんG1/G2	低リスク	低リスク	中リスク	中リスク	高リスク	高リスク
類内膜がんG3	中リスク	中リスク	中リスク	高リスク	高リスク	高リスク
漿液性腺がん明細胞がん	中リスク	高リスク	高リスク	高リスク	高リスク	高リスク

（日本婦人科腫瘍学会・編：子宮体がん治療ガイドライン 2018年版，金原出版，2018を参考に作成）

図6-4-1　子宮体がん術後再発リスク分類

る（グレードB）。

- 再発高リスク群に対してタキサン製剤と白金製剤の併用療法も提案できる（グレードC1）。
- 再発中リスク群に対しては再発高リスク群と同様の薬剤を提案する（グレードC1）。

5）進行・再発がんの薬物療法（表6-4-7）

- 切除不能または残存病巣を有する進行症例には，AP療法を勧める（グレードB）。
- 進行症例には有効性・安全性からはTAP療法（PTX＋ADM＋CDDP療法），あるいはTC療法（PTX＋CBDCA療法）も考慮する（グレードC1）。
- 再発がんには，患者の状況および前治療で用いられた薬剤を勘案して，AP療法，TC療法あるいは単剤療法を提案する（グレードC1）。

表6-4-7　子宮体がんの薬物療法

レジメン	薬剤	投与量（mg/m^2）	投与経路	投与スケジュール
AP	ADM	60	静注	Day 1，3週毎
	CDDP	50	静注	Day 1
	上記を6コース			
TC	PTX	175	静注	Day 1，3週毎
	CBDCA	AUC5～6	静注	Day 1
	上記を6コース			
TAP	PTX	160	静注	Day 2，3週毎
	ADM	45	静注	Day 1
	CDDP	50	静注	Day 1
	＋G-CSF製剤予防投与			
	上記を7コース			

6）ホルモン療法

- 術後補助療法としての黄体ホルモン療法は勧められない（グレードD）。
- 黄体ホルモン療法は，類内膜がんG1あるいはエストロゲン受容体・プロゲステロン受容体陽性の進行・再発がんに対して考慮する（グレードC1）。

7）子宮体がんの転移

- 直接浸潤では，隣接する卵巣，膀胱，直腸あるいは腹膜播種することもある。転移はリンパ行性転移，血行性転移である。

5　予後（5年生存率）

- Ⅰ期：94%，Ⅱ期：89%，Ⅲ期：74%，Ⅳ期：27%

（2017年　日本産科婦人科学会年報）

4-3 子宮頸がん

ポイント

» 好発年齢は 20 歳代後半～ 40 歳代と若年層に多い。
» リスクファクターは HPV の感染，喫煙，多産，経口避妊薬の使用などである。
» 子宮頸がん患者の 90%以上に HPV が検出され，確立したリスク要因とされている。
» FIGO 進行期分類を理解する。
» 標準治療は手術療法，放射線療法，同時化学放射線療法（CCRT）であり，臨床進行期に準じて治療を行う。
» 放射線療法は扁平上皮がんの多い子宮頸がんに高い治療効果を発揮する。
» CCRT を施行する場合，CDDP を含むレジメンが推奨される。
» 再発がんに対して，白金製剤もしくは同剤を含む 2 剤併用療法が推奨される。

1 子宮頸がんのガイドライン

- 日本婦人科腫瘍学会・編：子宮頸癌治療ガイドライン　2017 年版

2 疫学

1）死亡数と罹患率

- 死亡数：2,795 人（2017 年），罹患数：11,283 人（2016 年）
- 好発年齢は 20 歳代後半から 40 歳前後をピークに低下し，70 歳代後半以降再び増加する。
- 死亡率は大きく減少したが，近年は若年層を中心に増加傾向にある。

2）リスクファクター

- 子宮頸がんの 90%以上にヒトパピロマーウイルス（HPV：human papilloma virus）の感染が検出される。その他，喫煙，多産，経口避妊薬の使用，低年齢での初性交，性交渉の相手が多いなどがある。

3）検診

- 子宮頸部擦過細胞診が子宮頸がんのスクリーニング法として広く普及している。
- 性交開始後 3 年以内もしくは 21 歳まで，その後，継続的な検診を受けることが推奨されている。

4）HPV ワクチン

- 女性生殖器関連のHPVは100種類以上が存在し，がんに関連する型をハイリスクHPVとよぶ。主なハイリスクHPVは16型と18型であり，約70%を占める。
- 初回性交前である10代前半での接種が望まれる。
- 16型／18型に対する2価HPVワクチンと，尖圭コンジローマに関連する6型／11型を加えた4価HPVワクチンが存在する。
- 副作用として，複合性局所疼痛症候群などがある。

3　診断

1）特徴と臨床症状

- 帯下異常や性交時出血などの不正性器出血があるが，初期段階では症状がないことが多い。

2）診断方法

- 子宮頸がんのスクリーニング法として子宮頸部擦過細胞診が行われ，異形成を認めた場合にはコルポスコピーおよび組織診が行われる。
- MRI，CT，超音波検査，PET/CTで腫瘍の進展，転移を評価する。

3）FIGO進行期分類（表6-4-8）

表6-4-8　子宮頸がんのFIGO進行期分類（2008）

Ⅰ期	子宮頸部に限局 ⅠA期：組織学的にのみ診断できる浸潤がん ⅠA1期：間質浸潤の深さが3mm以内で，広がりが7mmを超えない ⅠA2期：間質浸潤の深さが3mmを超えるが5mm以内で，広がりが7mmを超えない ⅠB期：臨床的に明らかな病巣が子宮頸部に限局，または臨床的に明らかではないがⅠA期を超える ⅠB1期：病巣が4cm以内 ⅠB2期：病巣が4cmを超える
Ⅱ期	子宮頸部を越えて広がるが，骨盤壁または腟壁下1/3には達していない ⅡA期：腟壁浸潤が認められるが，子宮傍組織浸潤は認められない ⅡA1期：病巣が4cm以内 ⅡA2期：病巣が4cmを超える ⅡB期：子宮傍組織浸潤が認められる
Ⅲ期	がん浸潤が骨盤壁まで達するもので，腫瘍塊と骨盤壁との間にcancer free spaceを残さないもの，または腟壁浸潤が下1/3に達する ⅢA期：腟壁浸潤が下1/3に達するが，子宮傍組織浸潤は骨盤壁にまで達していない ⅢB期：子宮傍組織浸潤が骨盤壁にまで達しているもの，または明らかな水腎症や無機能腎を認める
Ⅳ期	がんが小骨盤腔を越えて広がるか，膀胱・直腸の粘膜を侵す ⅣA期：膀胱や直腸粘膜への浸潤がある ⅣB期：小骨盤腔を越えて広がる

4）組織学的分類

- 扁平上皮がんが約70%，腺がんが約25%，腺扁平上皮がんが3～5%，その他（小細胞がんなど）である。
- 腺がんは扁平上皮がんに比べて，リンパ節転移，遠隔転移を起こしやすく，予後が悪い。

4 治療

- がん検診の普及により，前がん病変である子宮頸部上皮内腫瘍（CIN）1～3のCIN3や上皮内腺がん（AIS）が増加している。
- 術後再発リスク因子（骨盤リンパ節転移の有無，子宮傍結合組織浸潤，頸部間質浸潤の深さ，頸部の腫瘤の大きさ，リンパ管などへの侵襲，手術断端疑陽性の有無）を評価することにより，低リスク群，中リスク群，高リスク群に分けられる。

1）進行期別の治療法（表6-4-9）

- 子宮頸がんの標準治療は手術療法，放射線療法，同時化学放射線療法（CCRT）であり，臨床進行期に準じて治療を行う。放射線は扁平上皮がんに高い治療効果を発揮する。
- ⅠA2期：骨盤内リンパ節郭清を含む準広汎子宮全摘出術
- ⅠB1期・ⅡA1期：広汎子宮全摘出術あるいは放射線療法
- ⅠB2期・ⅡA2期・ⅡB期：広汎子宮全摘出術（＋補助療法）あるいはCCRT
- Ⅲ期～ⅣA期：CCRT。全身状態によってはⅣB期にもCCRTが適用される。

表6-4-9 子宮頸がんの進行期別治療法

FIGO分類	組織型	推奨される治療法	推奨グレード
ⅠB1期，ⅡA1期	扁平上皮がん	広汎子宮全摘出術あるいは放射線療法	グレードB
ⅠB2期，ⅡA2期	扁平上皮がん	広汎子宮全摘出術（＋補助療法）あるいは同時化学放射線療法（CCRT）	グレードB
ⅡB期	扁平上皮がん	広汎子宮全摘出術（＋補助療法）あるいは同時化学放射線療法（CCRT）	グレードB
ⅠB期，Ⅱ期	腺がん	広汎子宮全摘出術（＋補助療法）あるいは同時化学放射線療法（CCRT）	グレードC1
Ⅲ期，ⅣA期	扁平上皮がん／腺がん	同時化学放射線療法（CCRT）	グレードB
ⅣB期	扁平上皮がん／腺がん	化学療法	グレードC1

（日本婦人科腫瘍学会・編：子宮頸癌治療ガイドライン 2017年版，金原出版，2017を参考に作成）

2）初回治療（表6-4-10）

- 術後補助放射線治療を施行する場合，全骨盤照射が推奨される（グレードB）。
- 再発高リスク群にはCCRTが勧められる（グレードB）。

- 再発中リスク群にはリスク因子の数・程度によって，放射線治療あるいはCCRTが考慮される（グレードC1)。
- CCRTを施行する場合，CDDPを含むレジメンが推奨される（グレードA)。
- ⅣB期で全身状態が良好かつ臓器機能が保たれている症例に対しては，全身化学療法が考慮される（グレードC1)。
- ⅣB期に対して全身化学療法を行う際には，Bmabの併用が推奨される（グレードB)。
- ⅣB期において腫瘍関連合併症に伴う症状が強ければ，その原因となる病巣に対する緩和的放射線療法が推奨される（グレードB)。

3）再発治療（表6-4-10）

- 前治療として放射線療法が施行されていない場合，骨盤内に限局した再発に対して放射線治療が推奨される（グレードB)。
- 再発がんに対して，白金製剤もしくは同剤を含む2剤併用療法が推奨される（グレードB)。
- Bmabを含むレジメンが推奨される（グレードB）が，骨盤への放射線治療が行われている場合には，Bmab併用時に他がんに比べて瘻孔が起こる可能性がある。

表6-4-10　子宮頸がんの薬物療法

放射線療法併用	レジメン	薬剤	投与量（mg/m^2）	投与経路	投与スケジュール
有		CDDP	40	静注	Day 1，8，15，22，29，36
有	FP	CDDP	50	静注	Day 1，29
		5-FU	1,000	静注	Day 1～4，Day 29～33
無	TP	PTX	135	静注	Day 1（24時間持続），3週毎
		CDDP	50	静注	Day 1
		± Bmab	15	静注	Day 1
無	TC	PTX	175	静注	Day 1，3週毎
		CBDCA	AUC5	静注	Day 1

4）子宮頸がんの転移

- 骨盤内再発が最も多く，腟断端，膀胱，直腸，骨盤内リンパ節や骨盤壁に起こる。血行性から脳，骨，肺へも転移することもある。

5　予後（5年生存率）

- Ⅰ期：92%，Ⅱ期：74%，Ⅲ期：52%，ⅣA期：41%，ⅣB期：27%
（2017年　日本産科婦人科学会年報）

ここはチェック

<卵巣がん>

- □ 卵巣がんのリスクを下げる因子に，妊娠，経口避妊薬がある。
- □ 上皮性卵巣がんの腫瘍マーカーとしてCA125が有用である。
- □ 組織学的には上皮性卵巣腫瘍が約90%を占める。
- □ 後腹膜リンパ節転移の有無にかかわらず，最大径が2cm以下の腹腔内播種があればⅢB期である。
- □ 卵巣がんの転移様式の多くは，腹腔内播種とリンパ行性転移である。
- □ TC療法の主な副作用は，CBDCAによる血液毒性とPTXによる末梢神経障害である。
- □ dose-dense TC療法では，PTX 80mg/m^{2}を1時間かけて毎週投与，CBDCA（AUC6）は3週間間隔である。
- □ Ⅲ・Ⅳ期症例の初回薬物療法に，白金製剤を含む化学療法とBmabの併用＋Bmabの維持療法を行うことが勧められる。
- □ オラパリブの主な副作用に，悪心・嘔吐，貧血がある。
- □ 胚細胞腫瘍の標準療法はBLM＋ETP＋CDDP療法（BEP療法）である。

<子宮体がん>

- □ 子宮体がんのリスクファクターに，エストロゲン製剤のホルモン補充療法，タモキシフェン内服がある。
- □ エストロゲンによって増殖するタイプ（Ⅰ型）とエストロゲンに関係なく発生するタイプ（Ⅱ型）に分けられ，大部分がⅠ型である。
- □ 頸部間質浸潤があると再発高リスクとなる。
- □ 子宮体がんのほとんどが腺がんであり，放射線療法は有効でない。
- □ 子宮外に進展しているが，小骨盤内に限局し，骨盤内リンパ節転移があるとⅢC1期である。
- □ AP療法は，ADM 60mg/m^{2}とCDDP 50mg/m^{2}を3週ごとに投与する。

<子宮頸がん>

- □ 子宮頸部を越えて広がるが，骨盤壁または腟壁下1/3には達していないとⅡ期である。
- □ 16型／18型に対する2価HPVワクチンと，6型／11型を加えた4価HPVワクチンがある。
- □ 再発高リスク群にはCCRTが勧められる。
- □ CCRTを施行する場合，CDDPを含むレジメンが推奨され，CDDP投与量は40～50mg/m^{2}である。
- □ ⅣB期に対して全身化学療法を行う際には，Bmabの併用が推奨される。

文献

1）日本婦人科腫瘍学会・編：卵巣がん治療ガイドライン 2015 年版，金原出版，2015
2）日本婦人科腫瘍学会・編：子宮体がん治療ガイドライン 2018 年版，金原出版，2018
3）日本婦人科腫瘍学会・編：子宮頸癌治療ガイドライン 2017 年版，金原出版，2017
4）国立がん研究センター内科レジデント・編：がん診療レジデントマニュアル 第 7 版，医学書院，2016
5）日本臨床腫瘍学会編：新臨床腫瘍学 改訂第 5 版；がん薬物療法専門医のために，南江堂，2018
6）各社添付文書・インタビューフォーム
7）国立がんセンターがん対策情報センター：がん情報サービス：http://ganjoho.jp/public/index.html
8）2017 年 日本産科婦人科学会年報

5 造血器腫瘍

5-1 悪性リンパ腫

ポイント

- 悪性リンパ種は，ホジキンリンパ腫と非ホジキンリンパ腫に大別される（比率＝1：9）。
- 国際予後因子（IPI）を理解する。
- B症状は，発熱，体重の減少，寝汗である。
- 臨床病期における分類（Ann Arbor分類）を理解する。
- 非ホジキンリンパ腫の悪性度による分類（WF分類）を理解する。
- 非ホジキンリンパ腫は，悪性リンパ腫の約9割を占める疾患で一般的に高齢者に多い。
- 低悪性度リンパ腫（Indolent lymphoma）は年単位でゆっくり進行するが，治癒は難しい。放射線や化学療法の感受性は良いが，再発を繰り返す。
- 中悪性度リンパ腫（Aggressive lymphoma）は月単位で進行するが，もっとも治癒を期待できる。
- 非ホジキンリンパ腫に使用されるCHOP療法，R-CHOP療法，R-Bend療法を理解する。
- リツキシマブはヒトBリンパ球CD20に対する抗体でCD20陽性B細胞性非ホジキンリンパ腫に推奨される。
- ADMの生涯投与量は500mg/m^{2}まで，VCRの一回最大投与量は2mg/回である。
- ホジキンリンパ腫の標準治療はABVD療法が推奨される。
- 再発・難治性の古典的ホジキンリンパ腫に対して，抗PD-1抗体が使用される。
- ブレンキシマブベドチンは，微小管阻害薬を抗CD30モノクローナル抗体に結合させた抗体薬物複合体でCD30陽性ホジキンリンパ腫に有効である。
- モガムリズマブはヒト化抗CCR4モノクローナル抗体でCCR4陽性の成人T細胞白血病リンパ腫に奏効する。

1 造血器腫瘍のガイドライン

- 日本血液学会・編　造血器腫瘍診療ガイドライン 2018年版
- 造血器腫瘍 NCCN ガイドライン（悪性リンパ腫，白血病，多発性骨髄腫，共通）

2 特徴・疫学

- ホジキンリンパ腫（HL）と非ホジキンリンパ腫（NHL）に大別される。
- ホジキンリンパ腫は，悪性リンパ腫の約1割を占める疾患で欧米に比べて日本での発症数は少ない。放射線療法や化学療法に対する感受性が高く，他のがんと比べて死亡率は大幅に減少している。

1）死亡数／罹患数／好発年齢／男女比

(1) **死亡数**：12,473人（2017年）

(2) **罹患数**：34,240人（2016年）

(3) **好発年齢**

- ホジキンリンパ腫：結節硬化型の若年者層（20歳代）と混合細胞型の中年層（50～60歳代）
- 非ホジキンリンパ腫

①　濾胞性リンパ腫：約60歳

②　マントル細胞リンパ腫：約60歳

③　びまん性大細胞型B細胞リンパ腫：中高年齢層（60～70歳代）

④　バーキットリンパ腫：小児・若年成人

⑤　末梢性T細胞リンパ腫：ほとんどが成人

(4) **男女比**

- ホジキンリンパ腫：結節硬化型は男女比＝1：1，混合細胞型は男性に多い。
- 非ホジキンリンパ腫

①　濾胞性リンパ腫：男女比＝1：1.7

②　マントル細胞リンパ腫：男女比＝2：1

③　びまん性大細胞型B細胞リンパ腫：やや男性に多い。

④　バーキットリンパ腫：男女比＝2～3：1

⑤　末梢性T細胞リンパ腫：男女比＝2：1

2）臨床予後

(1) **ホジキンリンパ腫**：限局期では長期予後が90％程度

(2) **非ホジキンリンパ腫**：

- 濾胞性リンパ腫
  限局期：10年全生存率は，60％程度
  進行期：生存期間の中央値は，7～10年と長いが，治癒の困難な難治の経過をたどる。
- びまん性大細胞型B細胞リンパ腫（DLBCL：Diffuse large B-cell lymphoma）
  限局期：4年生存率は80％を超える。
  進行期：5年生存率58％
- マントル細胞リンパ腫

進行期の予後は不良で生存期間の中央値は3～5年

- MALTリンパ腫
病期によらず，生命予後は良好であり10年生存期間は80%

3）リスクファクター

- 確立された危険因子として，EBウイルス感染によるものがある。
- 胃に発生するMALTリンパ腫は，ヘリコバクターピロリ菌感染が90%に認められる。
- 成人T細胞白血病・リンパ腫（ATLL）は，HTLV-Iによる。

3　診断

1）組織分類

- リンパ腫はB細胞性，TまたはNK細胞性とホジキンリンパ腫に分けられる。

（1）**ホジキンリンパ腫**：結節性リンパ球優位型ホジキンリンパ腫（NLPHL：nodular lymphocyte predominant Hodgkin lymphoma）と古典的ホジキンリンパ腫（CHL：classical Hodgkin lymphoma）に大別

（2）**非ホジキンリンパ腫**：進行のスピードにより大別される。

表6-5-1　非ホジキンリンパ腫の悪性度による分類；Working Formulation（WF）分類

分類	特徴
①低悪性度（Indolent lymphoma）	『特徴』：年単位でゆっくり進行するが，なかなか治癒は難しい。放射線や化学療法の感受性は良いが，再発を繰り返す。 濾胞性リンパ腫（FL），MALTリンパ腫，マントル細胞リンパ腫（MCL），リンパ形質細胞性リンパ腫（LPL）など
②中悪性度（Aggressive lymphoma）	『特徴』：月単位で進行する。 びまん性大細胞型B細胞リンパ腫（DLBCL），成人T細胞白血病／リンパ腫（くすぶり型除く）など。DLBCLは，もっとも治癒を期待できる。
③高悪性度（Highly Aggressive lymphoma）	『特徴』：週単位で進行する。予後は不良である。 バーキットリンパ腫（BL），急速進行性NK細胞白血病など

2）病期分類

表6-5-2 悪性リンパ腫の臨床病期による分類；Ann Arbor分類

Ⅰ期	単独リンパ節領域の病変（Ⅰ）。またはリンパ節病変を欠く単独リンパ外臓器または部位の限局性病変（ⅠE）
Ⅱ期	横隔膜の同側にある2つ以上のリンパ節領域の病変（Ⅱ）。 または所属リンパ節病変と関連している単独リンパ外臓器または部位の限局性病変で，横隔膜の同側にあるその他のリンパ節領域の病変はあってもなくてもよい（ⅡE）。 病変のある領域の数は下付きで，例えば$Ⅱ_3$のように表してもよい。
Ⅲ期	横隔膜の両側にあるリンパ節領域の病変（Ⅲ）。それはさらに隣接するリンパ節病変と関連しているリンパ外進展を伴ったり（ⅢE），または脾臓病変を伴ったり（ⅢS），あるいはその両者（ⅢES）を伴ってもよい。
Ⅳ期	1つ以上のリンパ外臓器のびまん性または播種性病変で，関連するリンパ節病変の有無を問わない。または隣接する所属リンパ節病変を欠く孤立したリンパ外臓器病変であるが，離れた部位の病変を併せもつ場合

（例えば，首と足のつけ根にリンパ腫があり，継続した発熱があればⅢB期となる。）

3）全身症状

- 頸部，腋窩，鼠径部の無痛性のリンパ節腫脹（健康な時には大きさが2～3mmと小さく，指で触れることはできない）。
- 以下の3つの症状の有無によって，A（症状なし），B（症状あり）と区別される。

1）発熱（38度より高い理由不明の発熱）
2）体重の減少（6カ月以内に通常体重の10%を超す原因不明の体重減少）
3）寝汗（シーツなどの寝具を変えなければならない程のずぶ濡れになる汗）

ホジキンリンパ腫は皮膚そう痒感などの症状を呈することもある。

4）診断方法

(1) リンパ節生検

- リンパ節吸引細胞診では，診断に必要な細胞量が採取不能のため生検が必要である。
- 鎖骨上窩リンパ節や腹腔内および後腹膜リンパ節腫脹，リンパ節が$2.25cm^2$以上，硬く，無痛性，胸部X線所見に異常がある場合は適応である。

(2) FDG-PET

- 小さな病変が検出可能であり，病期診断，治療効果判定，再発診断を行う。
- ブドウ糖類似体の18F-フルオロデオキシグルコース（FDG）が腫瘍細胞内に蓄積する原理を利用している。
- 血糖値を下げるため検査前6時間程度の絶食が必要である。

(3) 病理組織学的検査

- 非ホジキンリンパ腫は細胞起源により B，T，NK 細胞性に分類され，さらにリンパ球の成熟段階，染色体異常に基づき WHO 分類では 60 種類以上を超える病型に分類される。そのため，フローサイトメトリー法での細胞表面形質検査，染色体分析，遺伝子解析などが必要となる。

5）予後因子

- 悪性リンパ腫における予後因子

(1) ホジキンリンパ腫：国際予後スコア（IPS：International Prognostic Score）

① 血清 ALB ＜ 4.0g/dL
② Hb 値＜ 10.5g/dL
③ 男性
④ 臨床病期Ⅳ
⑤ 年齢≧ 45 歳
⑥ 白血球数≧ 15,000／μL
⑦ リンパ球数＜ 600／μL または白血球分画＜ 8%
Score3 の 5 年の予測無増悪割合は 60% 以下

(2) 非ホジキンリンパ腫：国際予後因子（IPI：International Prognostic Index）

（診断時の危険因子）
① 年齢（≧ 61 歳）
② 血清 LDH（＞正常値）
③ PS（2 ～ 4）
④ 臨床病期（Ann Arbor 分類のⅢまたはⅣ）
⑤ 節外病変の数（≧ 2）
上記の 5 つのうちあてはまる数で判定する。

表 6-5-3　IPI の層別化

0 ～ 1	Low risk（低リスク）
2	Low-Intermediate risk（低中間リスク）
3	High-Intermediate risk（高中間リスク）
4 ～ 5	High risk（高リスク）

(3) RIT 時代の DLBCL に対する予後指標として National Comprehensive Cancer Network (NCCN)-IPI がある。

① 年齢（41 歳～ 60 歳：1，61 歳～ 75 歳：2，76 歳以上：3）
② 血清 LDH（＞正常値かつ≦正常値× 3：1，＞正常値× 3：2）
③ PS（≧ 2：1）
④ 臨床病期（Ann Arbor 分類のⅢまたはⅣ：1）

⑤　節外病変（骨髄，中枢神経，肝臓／消化管，肺：1）
上記の合計スコアで判定する。

表6-5-4　NCCN-IPIの層別化

0～1	Low risk（低リスク）
2～3	Low-Intermediate risk（低中間リスク）
4～5	High-Intermediate risk（高中間リスク）
6以上	High risk（高リスク）

(4) 濾胞性リンパ腫は，濾胞性リンパ腫国際予後因子（FLIPI）を用いて治療方針を決める。RIT登場後はFLIPI2が報告されている。

①　年齢（≧61歳）
②　β_2ミクログロブリン（＞正常値）
③　リンパ節最大径（＞6cm）
④　骨髄浸潤
⑤　Hb値＜12g/dL

表6-5-5　FLIPI2の層別化

0	Low risk（低リスク）
1～2	Intermediate risk（中間リスク）
3以上	High risk（高リスク）

4　治療

1. 悪性リンパ腫

1）ホジキンリンパ腫

- ホジキンリンパ腫（HL：Hodgkin lymphoma）では，病型あるいは臨床病期にて治療法が異なる。
- 古典的HL（CHL：classical Hodgkin lymphoma）と結節性リンパ球優位型HL（NLPHL：nodular lymphocyte-predominant Hodgkin lymphoma）の2つに大別され，化学療法単独または化学療法と放射線療法の併用が行われる。
- 限局期CHLに対する標準治療はABVD療法の化学療法と放射線療法の併用が推奨される（カテゴリー1）。Bulky病変を認めない場合，放射線療法を省略した単独療法が推奨される（カテゴリー2B）。
- 進行期CHLの標準治療はABVD療法（化学療法単独療法）が推奨される（カテゴリー1）。

- 化学療法によりCRが得られた症例へのIFRT（involved-field radiotherapy）は推奨されない（カテゴリー4）。PRの場合にはIFRTの追加が考慮される。
- 再発例や難治例に対しては，ブレンキシマブベドチン単独療法，ニボルマブ療法，ペムブロリズマブ療法あるいは造血幹細胞移植が検討される。

(1) ABVD療法

- 基本となる標準治療である（カテゴリー1）。

表6-5-6　ABVD療法

ABVD療法		Day1	・	Day15	・	Day28	備考
ADM	25mg/m^2	↓		↓			
BLM	10mg/m^2	↓		↓			最高投与量15mg/回，累積投与量180mgまで（添付文書では累積投与量300mgまで）。ただし，縦隔への放射線予定がある場合は120mgまで
VBL	6mg/m^2	↓		↓			最高投与量10mg/回
DTIC	375mg/m^2	↓		↓			遮光投与（日本人向けに250mg/m^{2}で施行されるABVd療法もある）

（Day1，15の2回で1コース，13日休薬し28日間隔で最大8コース）

(2) ブレンキシマブベドチン（アドセトリス®）

- 微小管阻害薬を抗CD30モノクローナル抗体に結合させた抗体薬物複合体である。未治療の患者に対しては，ABVD療法のBLMをブレンキシマブベドチンに置き換えたAAVD療法，再発患者に対しては単独療法（カテゴリー2A）が考慮される。

表6-5-7　AAVD療法

AAVD療法		Day1	・	Day15	・	Day28	備考
ADM	25mg/m^2	↓		↓			
Brentuximab Vedotin	1.2mg/kg	↓		↓			最高投与量120mg/回
VBL	6mg/m^2	↓		↓			最高投与量10mg/回
DTIC	375mg/m^2	↓		↓			遮光投与

（Day1，15の2回で1コース，13日休薬し28日間隔で最大6コース）

(3) ニボルマブ（オプジーボ®），ペムブロリズマブ（キイトルーダ®）

- 再発・難治性のCHLに対して，抗PD-1抗体は有効である（カテゴリー2A）。

2) 非ホジキンリンパ腫

- 非ホジキンリンパ腫では，臨床病期あるいは悪性度により治療法が異なる。

（1）低悪性度リンパ腫（濾胞性リンパ腫：FL）

- 初発限局期のFL
  - ①　Ⅰ期および隣接するⅡ期へは，放射線療法単独が推奨される（カテゴリー2A）。
  - ②　放射線治療のリスクがベネフィットを上回ると考えられる場合，進行期FLに準じた治療が推奨される（カテゴリー2B）。
- 初発進行期低腫瘍量のFL
  - ①　無治療経過観察（Watchful Waiting：注意深い観察で，症状が現れてから治療を開始）を選択肢してもよい（カテゴリー1）。
  - ②　リツキシマブ（RIT：リツキサン®）（カテゴリー2A）単独療法を選択肢してもよい。
- 初発進行期高腫瘍量のFL
  - ①　（R−）CVP（CHOP療法のADMを抜き）療法
  - ②　（R−）CHOP療法（最長8コースまで，アンスラサイクリ系の累積投与量に注意）
  - ③　（R−）ベンダムスチン（Bend：トレアキシン®）療法（RITとの併用時は用量と投与サイクルに注意）

    各療法はCD20陽性であればRIT併用が推奨される（カテゴリー1）。また，糖鎖改変型ヒト化抗CD20モノクローナル抗体であるオビヌツズマブ（ガザイバ®）も選択肢とされる。
- RIT維持療法
  - ①　初発進行期または高腫瘍量FLのRITにより奏効が得られた患者は，RIT維持療法（2カ月に一度で2年間，合計12回）が推奨される（カテゴリー1）。

表6-5-8　CHOP療法

CHOP療法		Day1	Day2	Day3	Day4	Day5	・	Day21	備考
CPA	750mg/m^2	↓							
ADM	50mg/m^2	↓							累積投与量500mg/m^{2}まで
VCR	1.4mg/m^2	↓							最高投与量2mg/回
PSL（経口）	100mg/body	⟶（Day1～5連日）							65歳以上60mg/m^2

（21日間隔で最大8コース）

表6-5-9　R-CHOP療法

R-CHOP療法		Day1	Day2	Day3	Day4	Day5	Day6	・	Day21	備考
RIT	375mg/m^2	↓								
CPA	750mg/m^2		↓							
ADM	50mg/m^2		↓							累積投与量500mg/m^{2}まで
VCR	1.4mg/m^2		↓							最高投与量2mg/回
PSL（経口）	100mg/body		⟶（Day2～6連日）							65歳以上60mg/m^2

（21日間隔で最大8コース）

表6-5-10 ベンダムスチン療法

ベンダムスチン療法		Day1	Day2	・	Day21
Bend	120mg/m^2	↓	↓		

（21日間隔で繰り返す）

表6-5-11 R-Bend 療法

R-Bend 療法		Day1	Day2	Day3	・	Day28
RIT	375mg/m^2	↓				
Bend	90mg/m^2		↓	↓		

（28日間隔で繰り返す）

- 初回再発時の FL

以下のさまざまな治療選択肢があるが，その優劣は明らかでない（カテゴリー 2)。

① 無治療経過観察

② RIT 単独療法

③ R-Bend 療法

④ （R-）フルダラビン（FLU：フルダラ®）療法

FLU は錠剤もあり，吐き気や脱毛などの副作用の頻度も非常に少ない。

⑤ R-CHOP 療法

⑥ 放射標識抗 CD20 モノクローナル抗体（ゼヴァリン®）

β線を放出するイットリウム（^{90}Y）をマウス型抗 CD20 抗体であるイブリツモマブにキレート剤であるチウキセタンで結合させたもの。

(2) 低悪性度リンパ腫（MALT リンパ腫）

- *H. pylori* 陽性限局期胃 MALT リンパ腫

① *H. pylori* 除菌療法が第一選択として推奨される（カテゴリー 2A)。

- *H. pylori* 陰性限局期胃 MALT リンパ腫

① 放射線療法単独が推奨される（カテゴリー 2B)。

② 進行期に対しては FL に準じて治療を行う。

- 胃以外の MALT リンパ腫

① 限局期の場合には，放射線治療，外科切除，慎重な経過観察などが推奨される（カテゴリー 2B)。

② 進行期の場合には，FL に準ずることが推奨される（カテゴリー 2B)。

(3) 低悪性度リンパ腫（マントル細胞リンパ腫：MCL）

① 初発進行期 MCL には化学療法とリツキシマブを併用することが推奨される（カテゴリー 1)。

② 65歳以下の初発進行期 MCL には，高用量シタラビン（Ara-C：キロサイド®）を含む治療強度を高めた強化型化学療法 hyper-CVAD/MA 療法が推奨される（カテゴリー 2A)。

③　66 歳以上，あるいは 65 歳以下でも強力な化学療法の適応とならない初発進行期 MCL には，R-CHOP（またはその類似療法），R-Bend 療法などが推奨される（カテゴリー 2A）。

④　再発・治療抵抗 MCL の標準治療は確立していないが，Bend，BOR，FLU，クラドリビン（2-CdA：ロイスタチン®）およびイブルチニブ（イムブルビカ®）などが推奨される（カテゴリー 2B）。

(4) 中悪性度（びまん性大細胞型 B 細胞リンパ腫：DLBCL）

• 初発限局期 DLBCL

①　Ⅰ期，Ⅱ期→ R-CHOP 療法× 3 ± 放射線療法が推奨される（カテゴリー 2A）。

②　Ⅱ期，Ⅲ期，Ⅳ期→ CHOP 療法× 6 ～ 8 が推奨される（カテゴリー 1）。

表 6-5-12　主なサルベージ療法

CHASE 療法		Day1	Day2	Day3	・	Day21
CPA	1,200mg/m²	↓				
ETP	100mg/m²	↓	↓	↓		
Ara-C	2g/m²（3 時間投与）		↓	↓		
DEX	40mg/body	↓	↓	↓		

（21 日間隔で繰り返す）

DHAP 療法		Day1	Day2	Day3	Day4	・	Day21
CDDP	100mg/m²	↓					
Ara-C	2g/m²/ 回を 1 日 2 回（3 時間投与）		↓× 2				
DEX	40mg/body	↓	↓	↓	↓		

（21 日間隔で繰り返す）

EPOCH 療法		Day1	Day2	Day3	Day4	Day5	・	Day21	備考
ETP	50mg/m²	↓	↓	↓	↓				24 時間持続投与
VCR	0.4mg/m²								
ADM	10mg/m²								
CPA	750mg/m²					↓			
PSL（経口）	60mg/m²	→（Day1 ～ 5 連日）							

（21 日間隔で繰り返す）

DeVIC 療法		Day1	Day2	Day3	・	Day21	備考
DEX	40mg/body	↓	↓	↓			
ETP	100mg/m²	↓	↓	↓			
IFM	1,500mg/m²	↓	↓	↓			
Mesna	300mg/m²/ 回を 1 日 3 回	↓× 3	↓× 3	↓× 3			IFM の 20%
CBDCA	300mg/m²	↓					

（21 日間隔で繰り返す）

- 初発進行期 DLBCL
  R-CHOP 療法×6～8が推奨される（カテゴリー1）。
- 再発・再燃 DLBCL
  ① サルベージ療法が行われるが，第一選択療法となるエビデンスはまだない。
  ② 原発性中枢神経系DLBCLはMTX大量療法を基盤とする化学療法が推奨される（カテゴリー2A）。
  65歳以下の再発・再燃DLBCLに対しては，救援療法に奏効が認められる場合は，自家造血幹細胞移植療法（auto-PBSCT：autologous peripheral blood stem cell transplantation）が推奨される（カテゴリー1）。同種造血幹細胞移植療法は，臨床試験での実施が推奨される（カテゴリー2B）。

表 6-5-13　LEED 療法

LEED 療法		Day −4	Day −3	Day −2	Day −1	Day0
L-PAM	130mg/m²				↓	移植日
ETP	500mg/m²	↓	↓	↓		
CPA	60mg/kg	↓	↓			
DEX	40mg/body	↓	↓	↓	↓	

(5) 中悪性度（成人T細胞白血病・リンパ腫：ATL）

① VCAP-AMP-VECP（LSG-15）療法が最も推奨される（カテゴリー1）。
② ヒト化抗CCR4（chemokine（C-C motif）receptor 4）モノクローナル抗体であるモガムリズマブ（ポテリジオ®）が併用される場合もあるが，毒性が高まる可能性がある。
③ 再発・難治例に対してはレナリドミドの有効性も示されている（カテゴリー2B）。

表 6-5-14　主なサルベージ療法

VCAP-AMP-VECP 療法		Day1	・	Day8	・	Day15	Day16	Day17	・	Day28	備考
VCR	1mg/m²	↓									最高投与量 2mg/回
CPA	350mg/m²	↓									
ADM	40mg/m²	↓									
PSL（経口）	40mg/m²	↓		↓		→（Day15～17 連日）					
ADM	30mg/m²			↓							
MCNU	60mg/m²			↓							
VDS	2.4mg/m²					↓					最高投与量 3mg/回
ETP	100mg/m²					↓	↓	↓			
CBDCA	250mg/m²					↓					

（28日間隔で最大6コース）

表6-5-15　VCAP-AMP-VECP（LSG-15）＋モガムリズマブ療法

1コース目		Day1	Day2	・	Day8	・	Day14	Day15	Day16	Day17	・	Day28	備考
VCR	1mg/m^2	↓											最高投与量2mg/回
CPA	350mg/m^2	↓											
ADM	40mg/m^2	↓											
PSL（経口）	40mg/m^2	↓			↓			⟶（Day15～17連日）					
ADM	30mg/m^2				↓								
MCNU	60mg/m^2				↓								
VDS	2.4mg/m^2							↓					最高投与量3mg/回
ETP	100mg/m^2							↓	↓	↓			
CBDCA	250mg/m^2							↓					
モガムリズマブ	1mg/kg		↓				↓						

（28日間隔で最大6コース）

2コース目以降		Day1	Day2	・	Day9	・	Day15	Day16	Day17	Day18	・	Day28
VCR	1mg/m^2		↓									
CPA	350mg/m^2		↓									
ADM	40mg/m^2		↓									
PSL（経口）	40mg/m^2		↓		↓			⟶（Day16～18連日）				
ADM	30mg/m^2				↓							
MCNU	60mg/m^2				↓							
VDS	2.4mg/m^2							↓				
ETP	100mg/m^2							↓	↓	↓		
CBDCA	250mg/m^2							↓				
モガムリズマブ	1mg/kg	↓					↓					

（28日間隔で最大6コース）

(6) 中悪性度（節外性 NK/T 細胞リンパ腫，鼻型：ENKL）

- SMILE 療法が推奨される（カテゴリー 2A）。アスパラギナーゼは，ショックがあらわれるおそれがあるので，本剤投与に先立って皮内反応試験を実施することが望ましい。

表 6-5-16　SMILE 療法

SMILE 療法		Day1	Day2	Day3	Day4	・	Day8, 10, 12, 14, 16, 18, 20	・	Day28
MTX	2g/m²	↓							
LV	15mg/ 回を 1 日 4 回		↓×4	↓×4	↓×4				
IFM	1,500mg/m²		↓	↓	↓				
Mesna	300mg/m²/ 回を 1 日 3 回		↓×3	↓×3	↓×3				
DEX	40mg/body		↓	↓	↓				
ETP	100mg/m²		↓	↓	↓				
L-asp	6,000 U/m²						↓		

（28 日間隔で最大 6 コース）

(7) 中悪性度（末梢性 T 細胞リンパ腫：PTCL）

- 二次治療には，以下の薬の有効性が示されている。
  ① ヒストン脱アセチル化酵素（HDAC）阻害剤であるボリノスタット（ゾリンザ®），ロミデプシン（イストダックス®）
  ② プリンヌクレオシドホスホリラーゼ（PNP）の阻害剤であるフォロデシン（ムンデシン®）

(8) 高悪性度リンパ腫（バーキットリンパ腫：BL）

① R-hyper-CVAD 療法が推奨される（カテゴリー 2A）。
② dose-adjusted（DA）-EPOCH-R 療法
- 骨髄抑制時の好中球数≧ 500 / μL の場合は，エトポシド，ドキソルビシン，シクロホスファミドを 20% ずつ増加する。
- 好中球数＜ 500 / μL が 4 日間以上継続し，血小板数＜ 2.5×10^4 / μL さらに FN を認めた場合，3 剤は 20% 減量する。

表6-5-17　R-hyper-CVAD療法

hyper-CVAD-A (1, 3, 5, 7 コース)		Day1	Day2	Day3	Day4	Day5	・	Day 12	Day 13	Day 14	Day 15	・	Day 21	備考
RIT	375mg/m^2	↓												
CPA	300mg/m^2/回を1日2回		↓×2	↓×2	↓×2									
Mesna	600mg/m^2/回を1日3回		↓×3	↓×3	↓×3									
VCR	1.4mg/m^2					↓		↓						最高投与量2mg/回
ADM	50mg/m^2					↓								累積投与量500mg/m^{2}まで
DEX	40mg/body		↓	↓	↓	↓		↓	↓	↓	↓			

hyper-CVAD-B（MA） (2, 4, 6, 8 コース)		Day1	Day2	Day3	Day4	Day5	・	Day 21	備考
RIT	375mg/m^2	↓							
MTX	200mg/m^2（2時間投与）		↓						
MTX	800mg/m^2（22時間投与）		↓						
LV	50mg/body			↓					MTX終了12間後に
LV	15mg/回を1日4回				↓×4	↓×4			<0.1μmol/Lまで
Ara-C	2g/m^2/回を1日2回（3時間投与）			↓×2	↓×2				

（21日間隔でhyper-CVAD-AとBを交互に最大4コース）

5-2 白血病

ポイント

» 白血病は，骨髄性とリンパ性，それぞれ急性と慢性の4つに分類される。
» 急性白血病の主な症状は，感染（発熱），貧血，出血である。
» 急性前骨髄球性白血病（APL）は，トレチノイン（ATRA：all-trans retinoic acid）の発明により飛躍的に寛解率が向上し，他の治療法と異なる。
» 小児の急性白血病は80％が急性リンパ性白血病（ALL），成人は急性骨髄性白血病（AML）が80％である。
» 慢性骨髄性白血病（CML）は，Bcr-ablのチロシンキナーゼ活性を阻害する分子標的薬が治療の中心である。
» 寛解導入療法は，完全寛解（CR：complete remission）を目的とした強力な治療である。
» 寛解導入療法ではAra-Cとアントラサイクリン系薬剤の併用がkey drugである。
» 寛解後療法は，体の中に残存する少量の白血病細胞を完全に根絶させ（total cell kill），寛解状態を維持し再発予防として行われる治療である。
» 髄腔内注射が可能な薬剤は，MTX，Ara-Cおよびステロイドのみである。
» 同種造血幹細胞移植方法には，同種骨髄移植（allo-BMT：allogeneic bone marrow transplantation），臍帯血移植（CBT：cord blood transplantation），同種末梢血幹細胞移植（allo-PBSCT：allogeneic peripheral blood stem cell transplantation）がある。

1　特徴・疫学

- 急速に進行する「急性白血病」（治療しないと数週間から2，3カ月以内で致死的に）と，ゆっくりと経過する「慢性白血病」（長期間無症状の時もあり，月から年の単位で致死的に）に分類される。
- 骨髄球系の細胞を起源とする「骨髄性白血病」と，リンパ球系の細胞から発生する「リンパ性白血病」とに分類される。

1）死亡数／罹患数／好発年齢／男女比

(1) 死亡数：8,570人（2017年）
(2) 罹患数：13,789人（2016年）
(3) 好発年齢

- AML は成人 75％（60 ～ 65 歳），小児 25％（10 歳前後）
- ALL は成人 20％（50 歳以降），小児 80％（2 ～ 5 歳）

(4) 男女比：6：4

2）臨床予後

- AML（APL を除く）：5 年生存率約 40％
- APL：6 年生存率約 84％
- ALL：5 年生存率約 30 ～ 40％（成人），約 80％（小児）

3）リスクファクター

- 白血病の原因は，まだ完全に解明されてはいないが，放射線，ベンゼンやトルエンなどの化学物質，アルキル化剤を含む抗がん薬などが白血病発症の要因の一つである。
- 九州や四国に多いとされる HTLV-I というウイルスは，成人 T 細胞白血病／リンパ腫（ATL）の原因とされている。
- 日本人の多くが感染している EB ウイルスも，バーキット型白血病／リンパ腫の原因になる可能性がある。

2　診断

1）組織分類

- 急性白血病に病期分類はないが，形態学的分類法である FAB（French-American-British）分類や特定の染色体や遺伝子変異を有する病型を組み込んだ WHO 分類がある。
- FAB 分類がある。

(1) 急性骨髄性白血病（AML：acute myeloid leukemia）

- AML は M0 ～ M7 に分類される。

(2) 急性前骨髄球性白血病（APL：acute promyeloid leukemia，AML の M3）

- AML の一病型であるが，活性型ビタミン A であるトレチノイン（ATRA：all-trans retinoic acid）と亜ヒ酸（ATO：arsenic trioxide）により飛躍的に寛解率が向上し，治療法が異なる。
- キメラ遺伝子 PML-RARA が陽性である。

(3) 急性リンパ性白血病（ALL：acute lymphoblastic leukemia）

- L1 ～ L3 に分類される。
- 成人 ALL の 25％に BCR/ABL 融合遺伝子を形成する Philadelphia（Ph）染色体がみられる。

(4) 慢性骨髄性白血病（CML：chronic myeloid leukemia）

- Philadelphia（Ph）染色体である融合遺伝子 BCR/ABL をもつ。
- 進行度によって慢性期，移行期および急性転化期に分類される。

表 6-5-18　急性白血病の FAB 分類

急性骨髄性白血病（AML）	
M0	最未分化型 AML
M1	未分化型 AML：芽球≧ 90%
M2	分化型 AML：芽球＜ 90%，顆粒球系≧ 10% かつ単球系＜ 20%
M3	急性前骨髄球性白血病（APL）
M4	急性骨髄単球性白血病：顆粒球系≧ 20% と単球系≧ 20% または末血単球≧ 5,000/mm^3 または血清／尿リゾチーム値≧正常の 3 倍
M5	急性単球性白血病：単球系≧ 80% そのうち芽球≧ 80% は M5a，＜ 80% は M5b
M6	急性赤白血病：赤芽球≧ 50%，それ以外の 30% 以上が芽球
M7	急性巨核芽球性白血病：巨核芽球≧ 30%
急性リンパ性白血病（ALL）	
L1	小型リンパ芽球主体（小児に多い）
L2	核小体明瞭で不均一，不整な大型芽球（成人に多い）
L3	核小体明瞭で均一な大型の芽球，好塩基性胞体で空胞が目立つ

(5) 慢性リンパ性白血病（CLL：chronic lymphocytic leukemia）

- CLL には，Rai 分類（0 ～ Ⅳ期）や Binet 分類（A ～ C 期）などがある。

2）全身症状

- 急性白血病は，骨髄の中で白血病細胞（がん細胞）が異常増殖するため，血液をつくる場所がなくなり，正常な血球（赤血球，白血球，血小板）が減少する。そのため主な臨床症状として，貧血（顔面蒼白，全身倦怠感，動悸，息切れ），感染（発熱），出血（紫斑）がある。
- APL では線溶系亢進を伴う播種性血管内凝固症候群（DIC）を合併しやすい。
- 慢性白血病は進行がゆっくりであるため，初期にはほとんど症状はない。

3）診断方法

- 血液検査で貧血，好中球減少症，血小板減少症，芽球の出現などを認め，骨髄穿刺による腫瘍細胞の形態，myeloperoxidase（MPO）染色，染色体解析などによって病型を診断する。

4）予後因子

- AML では年齢，全身状態，発症様式，染色体核型，遺伝子変異，寛解までに要した治療回数が重要な因子となる。

表6-5-19　急性白血病における予後因子

予後因子	良好群	不良群
年齢	50歳≦	60歳≧
全身状態（PS）	PS 2≦	PS 3≧
発症様式	*de novo*	二次性
染色体核型	t(8；21)，inv(16)，t(16；16)，t(15；17)	3q異常，5番・7番染色体の欠失または長腕欠失，複雑核型
遺伝子変異	NPM1変異，両アレルCEBPA変異	FLT3-ITD変異
寛解までの治療回数	1回	2回≧

3　治療

1）急性骨髄性白血病（AML：acute myeloid leukemia）（APL以外）

- AMLの治療は，寛解導入療法と寛解後療法（地固め療法→寛解維持療法，大量化学療法，あるいは造血幹細胞移植）が行われる。

(1) 寛解導入療法

- 末梢血液中や骨髄中に白血病細胞（芽球：blast）がない状態（正確には骨髄中の5%未満）を完全寛解（CR：complete remission）とよぶ。
- 寛解導入療法は，CRを目的とした強力な治療であり，1回でCRに入らない場合は繰り返し行われる。
- 寛解導入療法ではkey drugとなるAra-Cとアントラサイクリン系薬剤の併用療法である。
- 75歳以上あるいは60～74歳までの患者であっても重篤な併存疾患やPS 3以上の場合には，治療強度の低い治療法またはbest supportive careを選択すべきである。

表6-5-20　寛解導入療法

IDR Ara-C療法		Day1	Day2	Day3	Day4	Day5	Day6	Day7
IDR	12mg/m^2	↓	↓	↓				
Ara-C	100mg/m^2	↓	↓	↓	↓	↓	↓	↓

DNR Ara-C療法		Day1	Day2	Day3	Day4	Day5	Day6	Day7
DNR	50mg/m^2	↓	↓	↓	↓	↓		
Ara-C	100mg/m^2	↓	↓	↓	↓	↓	↓	↓

(2) 寛解後療法（地固め療法）

- 体の中に残存する少量の白血病細胞を完全に根絶させ（total cell kill），寛解状態を維持し再発予防として行われるのが寛解後療法である。

- 寛解後療法では60歳以下の予後良好群はAra-C大量化学療法も推奨される（カテゴリー2A）。それ以外は，Ara-Cとアントラサイクリン系薬剤の多剤併用化学療法4コース（AML201プロトコル）が推奨される（カテゴリー2B）。

表6-5-21 JALSG（Japanese Adult Leukemia Study Group）AML201 地固め療法

以下の4つを順に行う

1コース目

MIT Ara-C 療法		Day1	Day2	Day3	Day4	Day5
MIT	7mg/m²	↓	↓	↓		
Ara-C	200mg/m²	↓	↓	↓	↓	↓

2コース目

DNR Ara-C 療法		Day1	Day2	Day3	Day4	Day5
DNR	50mg/m²	↓	↓	↓		
Ara-C	200mg/m²	↓	↓	↓	↓	↓

3コース目

ACR Ara-C 療法		Day1	Day2	Day3	Day4	Day5
ACR	20mg/m²	↓	↓	↓	↓	↓
Ara-C	200mg/m²	↓	↓	↓	↓	↓

4コース目

A triple V 療法		Day1	Day2	Day3	Day4	Day5	・	Day8	・	Day10
ETP	100mg/m²	↓	↓	↓	↓	↓				
Ara-C	200mg/m²	↓	↓	↓	↓	↓				
VCR	0.8mg/m²							↓		
VDS	2mg/m²									↓

表6-5-22 シタラビン大量療法

HD-AC 療法		Day1	Day2	Day3	Day4	Day5
Ara-C	2g/m²/回を1日2回(3時間投与)	↓×2	↓×2	↓×2	↓×2	↓×2

（3コース行う）

(3) 再発・治療抵抗性急性骨髄性白血病の治療

- 基本的には，造血幹細胞移植療法が検討される。
- FLT3遺伝子変異陽性AMLにギルテリチニブ（ゾスパタ®）の有効性が示されている。

(4) 同種造血幹細胞移植

- 超大量化学療法，全身放射線照射（TBI：total body irradiation）にて骨髄破壊的前処置を行い腫瘍の根絶を図り，その後同種造血幹細胞を移植し造血能の回復を図る方法である。

- 同種移植片由来のリンパ球が，宿主の残存腫瘍細胞を異物として認識し免疫学的に排除する移植片対白血病（GVL：graft-versus-leukemia）効果がある。
- 移植前処置に関連する致死的な臓器障害，移植片対宿主病（GVHD：graft-versus-host disease），感染症などにより早期死亡例も多く，必ずしも全例に治療の第一選択肢とはならない。
- 同種造血幹細胞移植方法には，同種骨髄移植（allo-BMT：allogeneic bone marrow transplantation），臍帯血移植（CBT：cord blood transplantation），同種末梢血幹細胞移植（allo-PBSCT：allogeneic peripheral blood stem cell transplantation）がある。
- 同種移植は，ヒト白血球抗原（HLA：human lymphocyte antigen）適合者をドナーとする。同胞間で HLA が適合する確率は，両親から受け継いだ 4 種の HLA ハプロタイプの組合せがあるため，4 分の 1 となる。

表 6-5-23　移植前処置（骨髄破壊的治療法）

CY ＋ TBI 療法		Day1	Day2	Day3
CPA	60mg/kg	↓	↓	
TBI	2Gy/ 回を 1 日 2 回	↓× 2	↓× 2	↓× 2

BU（経口）＋ CY 療法		Day1	Day2	Day3	Day4
BU（経口）（6 時間毎）	1mg/kg/ 回を 1 日 4 回（6 時間毎）	⟶（Day1 ～ 4 連日）			
CPA	60mg/kg	↓	↓	↓	↓

BU（静注）＋ CY 療法		Day1	Day2	Day3	Day4
BU（静注）	3.2mg/kg	↓	↓	↓	↓
CPA	60mg/kg	↓	↓	↓	↓

2）急性前骨髄性白血病（APL：acute promyelocytic leukemia）

(1) 寛解導入療法

- 活性型ビタミン A のトレチノイン（ATRA：ベサノイド®）を内服して白血病細胞の分化（成熟）を誘導する「分化誘導療法」と化学療法の併用が推奨される（カテゴリー 1）。
- 治療前の末梢血および APL 細胞数により A 群，B 群，C 群で治療を開始する。治療途中で D 群を追加する場合もある。
- 三酸化ヒ素（ATO：トリセノックス®）と ATRA を併用した治療は，アントラサイクリン系と ATRA を主体とした化学療法に遜色はない（国内保険適用外）（カテゴリー 1）。

(2) 寛解後療法（地固め療法）

- 3 サイクルのアントラサイクリン系薬剤とシタラビン併用の地固め療法が推奨される（カテゴリー 1）。

表 6-5-24　JALSG APL204 寛解導入療法

WBC ＜ 3,000 かつ APL 細胞＜ 1,000

A 群		Day1 ～ 60
ATRA（経口）	45mg/m²/ 日を分 3	→ （最長 60 日まで）

3,000 ≦ WBC ＜ 10,000 あるいは APL 細胞≧ 1,000

B 群		Day1	Day2	Day3	Day4	Day5	•	Day60
IDR	12mg/m²	↓	↓					
Ara-C	100mg/m²	↓	↓	↓	↓	↓		
ATRA（経口）	45mg/m²/ 日を分 3	→ （最長 60 日まで）						

WBC ≧ 10,000

C 群		Day1	Day2	Day3	Day4	Day5	Day6	Day7	•	Day60
IDR	12mg/m²	↓	↓	↓						
Ara-C	100mg/m²	↓	↓	↓	↓	↓	↓	↓		
ATRA（経口）	45mg/m²/ 日を分 3	→ （最長 60 日まで）								

A 群において途中 APL 細胞≧ 1,000 のとき D 群を追加する

D 群		Day1	Day2	Day3	Day4	Day5	Day6	Day7	備考
IDR	12mg/m²	↓	↓	↓					B，C 群は Day1
Ara-C	100mg/m²	↓	↓	↓	↓	↓	↓	↓	B 群は Day1 ～ 2

表 6-5-25　JALSG APL204 地固め療法

以下の 3 つを順に行う

1 コース目

MIT Ara-C 療法		Day1	Day2	Day3	Day4	Day5
MIT	7mg/m²	↓	↓	↓		
Ara-C	200mg/m²	↓	↓	↓	↓	↓

2 コース目

DNR Ara-C 療法		Day1	Day2	Day3	Day4	Day5
DNR	50mg/m²	↓	↓	↓		
Ara-C	200mg/m²	↓	↓	↓	↓	↓

3 コース目

IDR Ara-C 療法		Day1	Day2	Day3	Day4	Day5
IDR	12mg/m²	↓	↓	↓		
Ara-C	140mg/m²	↓	↓	↓	↓	↓

(3) 維持療法

- 地固め療法後に ATRA またはタミバロテン（Am80：アムノレイク®）内服を中心とした維持療法が考慮される（カテゴリー 2B）。

(4) 再発時または難治例

- ATOが施行される。
- ATOを使用できない場合，ゲムツヅマブオゾガマイシン（GO：マロターグ®）またはAm80を含むレジメンが考慮される（カテゴリー2B）。

3）急性リンパ性白血病（ALL：acute lymphoblastic leukemia）

- AMLと同様に，寛解導入療法と寛解後療法が行われる。
- ALLにはVCR，PSL，ADM，DNR，L-ASP，CPA，MTX，Ara-C，6-MPなど多剤併用療法が行われる。しかし，成人に対する標準的な多剤併用化学療法は開発段階である。
- 思春期・若年成人ALLは，小児プロトコールによる治療が推奨される（カテゴリー2A）。
- 成人寛解後療法には，大量MTX療法は行うべきである（カテゴリー1）。
- 大量Ara-C療法も妥当な選択肢である（カテゴリー2B）。
- ALLやAMLの一部では，脳や中枢神経系（CNS：Central Nervous System）に白血病細胞が浸潤することがある。抗がん薬は，基本的に中枢神経に移行しにくいため，直接抗がん薬を投与する髄腔内注射を行うことがある。髄腔内注射が可能な薬剤は，MTX，Ara-Cおよびステロイド（PSL，DEXなど）のみである。
- 場合によっては，中枢神経に対して放射線療法を行うこともある。
- 成人ALLフィラデルフィア染色体陽性（Ph＋）患者（約30%）に，Bcr-Ablチロシンキナーゼ活性を阻害する分子標的薬イマチニブ（グリベック®）もしくは，ダサチニブ（スプリセル®）が推奨される（カテゴリー2A）。治療抵抗性またはBCR-ABL T315I変異陽性例に対しては，ポナチニブ（アイクルシグ®）の有効性が示されている。
- B細胞性ALLにB細胞上のCD19とT細胞上のCD3の二重特異性T細胞誘導抗体であるブリナツモマブ（ビーリンサイト®）の有効性が示されている。
- キメラ抗原受容体T細胞（CAR-T：Chimeric antigen receptor T-cell）療法へのチサゲンレクルユーセル（キムリア®）が承認された。

4）慢性骨髄性白血病（CML：chronic myeloid leukemia）

- Bcr-Ablチロシンキナーゼ活性を阻害する分子標的薬（TKI：tyrosine-kinase inhibitor）が推奨される（カテゴリー1）。
- わが国ではイマチニブ（グリベック®）にはじまり，第二世代のTKIとしてニロチニブ（タシグナ®），ダサチニブ（スプリセル®），ボスチニブ（ボシュリフ®）および第三世代のポナチニブ（アイクルシグ®）が承認されている。
- ニロチニブ，ダサチニブは初発時と再発時／難治性での投与量が異なる。
- ニロチニブの消化管からの吸収は，胃内pH，脂肪食の影響を受けるため空腹時に投与する必要がある。
- T315Iの遺伝子変異を有する症例には，ポナチニブのみ有効性が示されている。
- CMLの治療目標は，深い分子遺伝学的奏効（DMR：deep molecular response）を得ることができるようになった結果，長期間の treatment free remission（TFR）を得ることに変わりつつある。

5）慢性リンパ性白血病（CLL：chronic lymphocytic leukemia）

- CLL は経過の長い疾患であるため，活動性の病態がなく無症状の一部の病期，リスク群の場合は経過観察が推奨される（カテゴリー 1）。

（1）初回治療

- 化学療法には，FC（フルダラビン＋シクロホスファミド）療法が推奨される（カテゴリー 1）。また，ベンダムスチン（トレアキシン®）療法の有効性も示されている。RIT と併用の有効性も報告されているが，わが国では保険適応外である。
- イブルチニブ（イムブルビカ®）は，2018 年より初回治療も保険適応となり，17p 欠失／TP53 異常（変異と欠失）のある患者には推奨される（カテゴリー 1）。

（2）二次治療

- ヒト型抗 CD20 モノクローナル抗体であるオファツムマブ（アーゼラ®）の有効性が示されている。
- 抗 CD52 抗体薬であるアレムツズマブ（マブキャンパス®）もハイリスク患者に考慮される（カテゴリー 2A）。

5-3 多発性骨髄腫

ポイント

- 年齢が進むにつれて発症が増加している。
- がん化した形質細胞（骨髄腫細胞）が1種類のM蛋白を大量に作る。
- 臨床症状としてCRAB（C：高Ca血症，R：腎不全，A：貧血，B：骨病変）症状，発熱や感染症，出血傾向などがある。
- 65歳未満では，通常量化学療法を施行したのち，自家造血幹細胞移植併用大量化学療法を施行することが推奨される。
- 新規薬剤であるプロテアソーム阻害薬，免疫調節薬，抗体薬などが次々登場しており，それぞれの併用療法を理解する。
- 骨関連の臨床症状の軽減目的で，ビスホスホネート製剤の併用が推奨される。

1　特徴・疫学

- 多発性骨髄腫は，Bリンパ球が成熟した段階の形質細胞のがんである。
- 骨髄の至るところで増え続け，そのかたまりが腫瘍を作り形質細胞腫となる。
- 大きな特徴は，がん化した形質細胞（骨髄腫細胞）が1種類のいわば“できそこないの免疫グロブリン”（M蛋白）を大量に作ることがあげられる。

1）死亡数／罹患数／好発年齢／男女比

(1) **死亡数**：4,397人（2017年）
(2) **罹患数**：7,525人（2016年）
(3) **好発年齢**：40歳以上の成人，特に60～70歳代の高齢者
(4) **男女比**：1.2：1

2）臨床予後

- 5年生存率：約30%，新規薬剤登場により生存率は上がっている。
- 治療の進歩により生存期間は延長しつつある。造血幹細胞移植の成績で平均生存期間4～5年である。

3）リスクファクター

- 発病には，遺伝的素因，放射線，化学薬品，ダイオキシンなどの環境因子等があげられるがいずれも確定はされてはいない。
- 年齢が進むにつれて発症が増加しているため，加齢との間になんらかの因果関係が想定さ

れている。

2　診断

1）組織分類

- M 蛋白の種類により，IgG，IgA，IgD，ベンス・ジョーンズ型に分類される。
- 臨床病期分類には Durie & Salmon 分類，International Staging System（ISS）分類がある。プロテアソーム阻害薬や免疫調節薬が使用可能となり，患者予後が著明に改善した時代により即した病期分類として改訂国際病期分類（R-ISS：Revised-ISS）が提唱された。

表 6-5-26　多発性骨髄腫の臨床病期による分類；Durie & Salmon 分類

Ⅰ期	以下の項目をすべて満たす場合 1. ヘモグロビン＞ 10g/dL 2. 血清カルシウム：正常または 12mg/dL 以下 3. 骨 X 線像：正常または孤立性形質細胞腫のみ 4. M 蛋白量：IgG ＜ 5g/dL or IgA ＜ 3g/dL or 尿 BJP ＜ 4g/day
Ⅱ期	Ⅰ期ならびにⅢ期でもない
Ⅲ期	以下の項目を 1 つ以上満たす場合 1. ヘモグロビン＜ 8.5g/dL 2. 血清カルシウム＞ 12mg/dL 3. 骨 X 線像：進行した骨融解像 4. M 蛋白量：IgG ＞ 7g/dL or IgA ＞ 5g/dL or 尿 BJP ＞ 12g/day
亜分類（A，B）	A：腎機能が正常に近い（血清クレアチニン＜ 2.0mg/dL） B：腎機能異常（血清クレアチニン≧ 2.0mg/dL）

表 6-5-27　多発性骨髄腫の臨床病期による分類；International Staging System（ISS）分類

Ⅰ期	血清 β_2MG ＜ 3.5mg/L かつ血清アルブミン≧ 3.5g/dL
Ⅱ期	Ⅰ期ならびにⅢ期でもない
Ⅲ期	血清 β_2MG ≧ 5.5mg/L

表 6-5-28　多発性骨髄腫の臨床病期による分類；Revised international Staging System（R-ISS）分類

Ⅰ期	ISS stage Ⅰ かつ間期核 FISH にて standard-risk 染色体異常かつ血清 LDH 正常範囲
Ⅱ期	Ⅰ期ならびにⅢ期でもない
Ⅲ期	ISSⅢかつ high-risk 染色体異常または血清 LDH 高値

2）全身症状

- 臨床症状として最も多いのは，骨髄腫細胞が骨を壊す作用があることから腰，背中，肋骨などの骨の痛みや骨折などである。
- 血液中にCaが溶け出し，高Ca血症を引き起こすことがある。
- 骨髄腫細胞が骨髄での造血機能を妨げることにより，貧血症状（倦怠感，息切れ），発熱や感染症，出血傾向などが現れる。
- ベンス・ジョーンズ蛋白（BJP）が腎臓などに蓄積し，腎機能に悪影響を及ぼすこともある。
- 全身症状は，CRAB（C：高Ca血症，R：腎不全，A：貧血，B：骨病変）と称される。

3）診断方法

- 血清および尿中にM蛋白の増加
- 骨髄検査にて10％以上の形質細胞の検出
- X線による溶解性骨病変
- 軟部組織中の形質細胞の存在

4）予後因子

- 予後不良因子
- 染色体検査で13番染色体の欠失，t（4；14），t（14；16），17p13欠失
- 血液中のβ_2MG高値，CRP高値，LDH高値，ALB低値

3　治療

1）Ⅰ期

- Ⅰ期で症状がない場合は，原則治療は行わない。

2）Ⅱ期およびⅢ期

- プロテアソーム阻害薬（PI）のボルテゾミブ（BOR：ベルケイド®），免疫調節薬（IMiDs：Immunomodulatory drugs）のレナリドミド（LEN：レブラミド®）が初発患者から使用可能となり，デキサメタゾン（DEX）と合わせて第一選択薬として推奨される（カテゴリー1）。
- 再発時より使用可能であるPIのカルフィルゾミブ（CFZ：カイプロリス®）やイキサゾミブ（IXA：ニンラーロ®），IMiDsのポマリドミド（POM：ポマリスト®），ヒト型抗CD38モノクローナル抗体のダラツムマブ（DARA：ダラザレックス®）あるいはヒト化抗ヒトSLAMF7（signaling lymphocytic activation molecule family member 7）モノクローナル抗体のエロツズマブ（ELO：エムプリシティ®）などが登場し，新規薬剤併用

療法が推奨される（カテゴリー 1）。

- 65 歳未満では，通常量化学療法を施行したのち，auto-PBSCT 併用大量化学療法が推奨される（カテゴリー 1）。
- 65 歳以上では，通常量化学療法や内服薬による治療選択肢が広がっている。

(1) プロテアソーム阻害薬（PI）

- PI には，BOR，CFZ，経口薬である IXA などがある。
- 重篤な有害事象には，呼吸器合併症（急性肺障害），帯状疱疹，発疹，血小板減少症などの骨髄抑制，末梢神経障害，下痢，倦怠感などが報告されている。
- 帯状疱疹の発生率を減少させるためアシクロビルの予防内服が推奨される（カテゴリー 2A）。
- 治療を開始するにあたり，胸部 X 線検査，胸部 CT 検査などを実施し，異常の有無を確認したうえで，治療開始の可否を判断する必要がある。
- BOR は投与経路が静脈内投与と皮下投与により注射液の調製法が異なる。
- BOR による神経障害の発症リスクは皮下注射のほうが低い。
- CFZ と IXA は，少なくとも一つの標準的な治療が無効または治療後に再発した患者のみが対象である。
- CFZ は，LEN および DEX との併用または DEX との併用で使用されるが，投与量が異なる。
- CFZ は，心不全などの心障害に注意する。
- IXA は，LEN および DEX との併用で使用される。
- IXA は，重度の下痢に注意する。
- IXA は，経口投与で空腹時に内服する。

表 6-5-29　BD 療法

1～2 コース目		Day1	・	Day4	・	Day8	Day9	Day11	Day12	・	Day21
Bortezomib	1.3mg/m^2	↓		↓		↓		↓			
DEX（経口）	40mg/day	→（Day1～4 連日）					→（Day9～12 連日）				

（21 日間隔）

3 コース以降		Day1	・	Day4	・	Day8	・	Day11	・	Day21
Bortezomib	1.3mg/m^2	↓		↓		↓		↓		
DEX（経口）	40mg/day	→（Day1～4 連日）								

（21 日間隔で繰り返す）

Weekly BD		Day1	・	Day8	・	Day15	・	Day22	・	Day28
Bortezomib	1.3mg/m^2	↓		↓		↓		↓		
DEX（経口）	40mg/day	↓		↓		↓		↓		

（28 日間隔で繰り返す）

※ DEX を Day1，4，8，11 に BOR 投与と合わせて投与する場合もある。また，weekly に行う方法もある。

表 6-5-30　BLD（VRD）療法

		Day1	Day2	·	Day4	Day5	·	Day8	Day9	·	Day11	Day12	·	Day14	·	Day21
Bortezomib	1.3mg/m^2	↓			↓			↓			↓					
レナリドミド（経口）	25mg/day	⟶（Day1 ～ 14 連日）														
DEX（経口）	20mg/day	↓	↓		↓	↓		↓	↓		↓	↓				

（21 日間隔で繰り返す）

		Day1	·	Day4	·	Day8	·	Day11	·	Day14	Day15	·	Day21
Bortezomib	1.3mg/m^2	↓		↓		↓		↓					
レナリドミド（経口）	25mg/day	⟶（Day1 ～ 14 連日）											
DEX（経口）	40mg/day	↓				↓					↓		

（21 日間隔で繰り返す）

VRD-lite		Day1	Day2	·	Day8	Day9	·	Day15	Day16	·	Day21	Day22	Day23	·	Day35
Bortezomib	1.3mg/m^2	↓			↓			↓				↓			
レナリドミド（経口）	15mg/day	⟶（Day1 ～ 21 連日）													
DEX（経口）	20mg/day	↓	（↓）		↓	（↓）		↓	（↓）			↓	（↓）		

（＊ 75 歳以上は（　）を省略，35 日間隔で繰り返す）

※ DEX を Day1，8，15 と weekly に行う方法や減量した VRD-lite もある。

表 6-5-31　KRd 療法

1 コース目		Day1	Day2	·	Day8	Day9	·	Day15	Day16	·	Day21	Day22	·	Day28
Carfizomib	20mg/m^2	↓	↓											
Carfizomib	27mg/m^2				↓	↓		↓	↓					
レナリドミド（経口）	25mg/day	⟶（Day1 ～ 21 連日）												
DEX（経口）	40mg/day	↓			↓			↓				↓		

（28 日間隔）

2 ～ 12 コース目		Day1	Day2	·	Day8	Day9	·	Day15	Day16	·	Day21	Day22	·	Day28
Carfizomib	27mg/m^2	↓	↓		↓	↓		↓	↓					
レナリドミド（経口）	25mg/day	⟶（Day1 ～ 21 連日）												
DEX（経口）	40mg/day	↓			↓			↓				↓		

（28 日間隔）

13 コース目以降		Day1	Day2	·	Day8	Day9	·	Day15	Day16	·	Day21	Day22	·	Day28
Carfizomib	27mg/m^2	↓	↓					↓	↓					
レナリドミド（経口）	25mg/day	⟶（Day1 ～ 21 連日）												
DEX（経口）	40mg/day	↓			↓			↓				↓		

（28 日間隔で繰り返す）

表 6-5-32　**Kd 療法**

1 コース目		Day1	Day2	・	Day8	Day9	・	Day15	Day16	・	Day22	Day23	・	Day28
Carfizomib	20mg/m^2	↓	↓											
Carfizomib	56mg/m^2				↓	↓		↓	↓					
DEX（経口）	20mg/day	↓	↓		↓	↓		↓	↓		↓	↓		

（28 日間隔）

2 コース目以降		Day1	Day2	・	Day8	Day9	・	Day15	Day16	・	Day22	Day23	・	Day28
Carfizomib	56mg/m^2	↓	↓		↓	↓		↓	↓					
DEX（経口）	20mg/day	↓	↓		↓	↓		↓	↓		↓	↓		

（28 日間隔で繰り返す）

表 6-5-33　**IRd 療法**

		Day1	・	Day8	・	Day15	・	Day21	Day22	・	Day28
Ixazomib（空腹時に経口）	4mg/day	↓		↓		↓					
レナリドミド（経口）	25mg/day	⟶（Day1 ～ 21 連日）									
DEX（経口）	40mg/day	↓		↓		↓			↓		

（28 日間隔で繰り返す）

（2）免疫調節薬（IMiDs）

- IMiDs には，サリドマイド（THAL：サレド®），LEN，POM がある。
- IMiDs の骨髄腫に対する作用機序として，骨髄腫細胞の増殖因子の産生抑制，アポトーシスの誘導，抗骨髄腫免疫の活性化，骨髄腫細胞への血管新生抑制など，多くの機序が推測されているが，まだ明確ではない。
- 有害事象には深部静脈血栓症，末梢神経障害，便秘などが報告されており注意が必要である。
- 深部静脈血栓症（DVT）発症の予防に低用量アスピリンの予防内服が推奨される（カテゴリー 2A）。
- IMiDs はヒトでの催奇形性を有する可能性があることから，胎児への曝露を回避するため，THAL は TERMS®，LEN および POM は RevMate®により定められた適正管理手順に従い，確実な管理体制の元で使用する。
- THAL は連日投与の薬剤である。
- LEN は吸収が脂肪食に影響を受ける意味で，空腹時に投与するほうが望ましい。
- LEN は治療方法により，投与スケジュール（3 週投与 1 週休薬あるいは 2 週投与 1 週休薬）が異なる。
- 5 番染色体長腕部欠失を伴う骨髄異形成症候群にも適応があり，投与スケジュールは連日投与である。
- POM は DEX との併用で 3 週投与 1 週休薬の投与スケジュールである。

表 6-5-34　LD（RD）療法

LD 療法（低用量 DEX）		Day1	・	Day8	・	Day15	・	Day21	Day22	・	Day28
レナリドミド（経口）	25mg/day	→（Day1 ～ 21 連日）									
DEX（経口）	40mg/day	↓		↓		↓			↓		

（レナリドミドは 3 週投与 1 週休薬の 28 日間隔で繰り返す）

LD 療法（高用量 DEX）（1 ～ 4 コース）		Day1 ～ 4	・	Day9 ～ 12	・	Day17 ～ 20	Day21	・	Day28
レナリドミド（経口）	25mg/day	→（Day1 ～ 21 連日）							
DEX（経口）	40mg/day	→（Day1 ～ 4 連日）		→（Day9 ～ 12 連日）		→（Day17 ～ 20 連日）			

（レナリドミドは 3 週投与 1 週休薬の 28 日間隔）

LD 療法（高用量 DEX）（5 コース以降）		Day1 ～ 4	・	Day21	・	Day28
レナリドミド（経口）	25mg/day	→（Day1 ～ 21 連日）				
DEX（経口）	40mg/day	→（Day1 ～ 4 連日）				

（レナリドミドは 3 週投与 1 週休薬の 28 日間隔で繰り返す）

表 6-5-35　POM-D 療法

POM-D 療法		Day1	・	Day8	・	Day15	・	Day21	Day22	Day28
ポマリドミド（経口）	4mg/day	→（Day1 ～ 21 連日）								
DEX（経口）	40mg/day	↓		↓		↓			↓	

（ポマリドミドは 3 週投与 1 週休薬の 28 日間隔で繰り返す）

- POM による治療は，LEN および BOR の治療歴のある再発・難治性患者のみである。

※ THAL，LEN，POM の管理基準

厳格な管理の主たる目的は，胎児への曝露を避けることであり，妊娠の可能性のある女性もしくはパートナーとなりうる男性の服薬の防止が必須である。患者へ処方する際は共有・譲渡などにより他人の誤服薬がないよう厳格な管理を行うこと，服薬中（前後も一定期間）の妊娠回避の徹底を書面上で同意を得る必要がある。

(3) ヒト型抗 CD38 モノクローナル抗体

- DARA はヒト型免疫グロブリン G1κ モノクローナル抗体であり，造血器悪性腫瘍の腫瘍細胞表面に発現する CD38 抗原に結合し作用する。
- 半数以上に infusion reaction（IR）がみられるため，ステロイド，アセトアミノフェンおよび抗ヒスタミン薬の投与を行う。
- 投与 24 時間以降の遅発性 IR の発現もあるため注意が必要である。
- COPD もしくは気管支喘息のある患者またはそれらの既往のある患者へは，気管支拡

表 6-5-36　DLd 療法

1～2 コース		Day1	Day2	・	Day8	Day9	・	Day15	Day16	・	Day22	Day23	・	Day28
Daratumumab	16mg/kg	↓			↓			↓			↓			
レナリドミド（経口）	25mg/day	──→（Day1～21 連日）												
DEX（静注内又は経口）	20mg/day	↓	↓		↓	↓		↓	↓		↓	↓		

（28 日間隔）

3～6 コース		Day1	Day2	・	Day8	Day9	・	Day15	Day16	・	Day22	Day23	・	Day28
Daratumumab	16mg/kg	↓						↓						
レナリドミド（経口）	25mg/day	──→（Day1～21 連日）												
DEX（静注内又は経口）	20mg/day	↓	↓		↓（40mg）			↓	↓		↓（40mg）			

（28 日間隔）

7 コース以降		Day1	Day2	・	Day8	Day9	・	Day15	Day16	・	Day22	Day23	・	Day28
Daratumumab	16mg/kg	↓												
レナリドミド（経口）	25mg/day	──→（Day1～21 連日）												
DEX（静注内又は経口）	20mg/day	↓	↓		↓（40mg）			↓（40mg）			↓（40mg）			

（28 日間隔で繰り返す）

表 6-5-37　DBd 療法

1～3 コース		Day1	Day2	・	Day4	Day5	・	Day8	Day9	・	Day11	Day12	・	Day15	・	Day21
Daratumumab	16mg/kg	↓						↓						↓		
Bortezomib	1.3mg/m^2	↓			↓			↓			↓					
DEX（静注内又は経口）	20mg/day	↓	↓		↓	↓		↓	↓		↓	↓				

（21 日間隔）

4～8 コース		Day1	Day2	・	Day4	Day5	・	Day8	Day9	・	Day11	Day12	・	Day21
Daratumumab	16mg/kg	↓												
Bortezomib	1.3mg/m^2	↓			↓			↓			↓			
DEX（静注内又は経口）	20mg/day	↓	↓		↓	↓		↓	↓		↓	↓		

（21 日間隔）

9 コース以降		Day1	・	Day28
Daratumumab	16mg/kg	↓		
Bortezomib	1.3mg/m^2			
DEX（静注内又は経口）	20mg/day			

（28 日間隔で繰り返す）

張薬，吸入ステロイド薬を考慮する。
- 間接抗グロブリン（間接クームス）試験において偽陽性になることがあるため，投与前に不規則抗体スクリーニング検査を行う。

(4) ヒト化抗ヒトSLAMF7モノクローナル抗体

- ELOは，多発性骨髄腫細胞に高発現する細胞表面糖蛋白質であるSLAMF7に結合するヒト化IgG1モノクローナル抗体である。
- レナリドミドおよびデキサメタゾンとの併用で投与する。
- IRを軽減させるため抗ヒスタミン薬，H_2受容体拮抗薬およびアセトアミノフェンを投与する。

表6-5-38　ELd療法

1～2コース		Day1	・	Day8	・	Day15	・	Day22	・	Day28
Elotuzumab	10mg/kg	↓		↓		↓		↓		
レナリドミド（経口）	25mg/day	→ (Day1～21連日)								
DEX（3～24時間前に経口）	28mg/body	↓		↓		↓		↓		
DEX（45分前までに静注）	8mg/body	↓		↓		↓		↓		

（28日間隔）

3コース以降		Day1	・	Day8	・	Day15	・	Day22	・	Day28
Elotuzumab	10mg/kg	↓				↓				
レナリドミド（経口）	25mg/day	→ (Day1～21連日)								
DEX（3～24時間前に経口）	28mg/body	↓				↓				
DEX（経口）	40mg/body			↓				↓		
DEX（45分前までに静注）	8mg/body	↓				↓				

（28日間隔で繰り返す）

(5) パノビノスタット（ファリーダック®）

- ヒストン脱アセチル化酵素のアイソフォームを広く阻害し，骨髄腫細胞のアグリソーム経路を遮断し抗腫瘍作用を示す新規薬剤である。
- ボルテゾミブおよびデキサメタゾンとの併用にて使用される。
- 週3回内服，2週間投与1週休薬の投与スケジュールである。

(6) MP療法

- 大量化学療法が適応とならない高齢者などに従来施行されたが，新規薬剤の登場により使用頻度は少なくなっている。THALと併用した，MPT療法も施行される場合もある。

表 6-5-39　MPB 療法

（寛解導入療法）

1 ～ 4 コース目		Day1	Day2	Day3	Day4	Day8	Day11	Day22	Day25	Day29	Day32	・	Day42
Bortezomib	1.3mg/m²	↓			↓	↓	↓	↓	↓	↓	↓		
L-PAM（空腹時に経口）	9mg/m²	→（Day1 ～ 4 連日）											
PSL（経口）	60mg/m²	→（Day1 ～ 4 連日）											

（42 日間隔）

（維持療法）

5 コース目以降		Day1	Day2	Day3	Day4	Day8	Day11	Day22	Day25	Day29	・	Day42
Bortezomib	1.3mg/m²	↓				↓		↓		↓		
L-PAM（空腹時に経口）	9mg/m²	→（Day1 ～ 4 連日）										
PSL（経口）	60mg/m²	→（Day1 ～ 4 連日）										

（42 日間隔で繰り返す）

※日本では臨床上，毒性発現を考慮した治療スケジュールとして Day1 より MP 療法，weekly（Day1，8，15，22）に BOR を投与，4 週投与 1 週休薬（35 日間隔）を繰り返す場合がある。移植適応患者に対する導入療法としては，造血幹細胞採取効率の低下につながるため施行されない。

表 6-5-40　MP 療法

MP 療法		Day1	Day2	Day3	Day4	・	Day28 ～ 42
L-PAM（空腹時に経口）	6 ～ 9mg/m²	→（Day1 ～ 4 連日）					
PSL（経口）	40 ～ 60mg/m²	→（Day1 ～ 4 連日）					

（28 ～ 42 日間隔で繰り返す）

(7) シクロホスファミド大量療法

- 自家造血幹細胞移植のための幹細胞採取の前治療として行われる。
- 出血性膀胱炎のリスクがあり，メスナを併用する。

表 6-5-41　シクロホスファミド大量療法

HD-CY 療法		Day1	Day2
CPA	2,000mg/m²	↓	↓
Mesna	400mg/m²/ 回を 1 日 3 回	↓ × 3	↓ × 3

(8) メルファラン大量療法

- 自家造血幹細胞移植の前治療として推奨される。（カテゴリー 1）
- 消化器症状の副作用が強いため十分な管理が必要となる。

表6-5-42　メルファラン大量療法

HD-L-PAM療法		Day1	Day2
L-PAM	100mg/m^2	↓	↓

3）骨関連事象の予防

- 多発性骨髄腫による骨の脆弱化による骨折とそれに伴う疼痛は患者のQOLを大きく低下させる要因となる。
- 骨関連事象の予防にビスホスホネート製剤であるゾレドロン酸（ゾメタ®）などが推奨される（カテゴリー1）。
- ビスホスホネート製剤とは異なる機序の薬剤として，抗NF-κB活性化受容体リガンド（抗RANKL）ヒトIgG2モノクローナル抗体であるデノスマブ（ランマーク®）も推奨される（カテゴリー1）。
- ともに，顎骨壊死と低Ca血症が注意すべき有害事象としてあげられる。

表6-5-43　造血器腫瘍に対する薬物療法のまとめ

病名		主な化学療法
悪性リンパ腫	ホジキンリンパ腫（HL）	ABVD療法，AAVD療法，ブレンキシマブベドチン，ニボルマブ，ペムブロリズマブ
	非ホジキンリンパ腫（NHL）	（R-）CHOP療法，（R-）ベンダムスチン，リツキシマブ，放射標識抗CD20モノクローナル抗体，（R-）FLU，（R-）CHASE療法，（R-）DHAP療法，（R-）EPOCH療法，（R-）DeVIC療法 （T細胞の場合）モガムリズマブ，ボリノスタット，VCAP-AMP-VECP（LSG-15）療法
白血病	急性骨髄性白血病（AML）	IDR＋Ara-C，MIT＋Ara-C，DNR＋Ara-C，ACR＋Ara-C A triple V療法
	急性前骨髄球性白血病（APL：M3）	トレチノイン，IDR＋Ara-C，三酸化ヒ素，タミバロテン
	急性リンパ性白血病（ALL）	VCR，PSL，ADM，DNR，L-ASP，CPA，MTX，Ara-C，6-MPなど多剤併用療法，大量Ara-C療法，大量MTX療法 （Ph＋の場合）イマチニブ，ダサチニブ
	慢性骨髄性白血病（CML）	イマチニブ，ダサチニブ，ニロチニブ，ボスチニブ，ポナチニブ
	慢性リンパ性白血病（CLL）	FC療法，ベンダムスチン，イブルチニブ，アレムツズマブ
多発性骨髄腫（MM）		BD療法，BLD（VRD）療法，KRd療法，Kd療法，IRd療法，LD療法，POM-D療法，DLd療法，DBd療法，ELd療法，MPB療法

ここはチェック

＜悪性リンパ種＞

- □ 再発・難治性の古典的ホジキンリンパ腫に抗 PD-1 抗体であるニボルマブおよびペムブロリズマブは有効である。
- □ CD30 陽性ホジキンリンパ腫にブレンキシマブベドチンは有効である。
- □ 低悪性度リンパ腫に初発よりリツキシマブ+ベンダムスチン療法も推奨される。
- □ 成人 T 細胞白血病リンパ腫にヒト化抗 CCR4 モノクローナル抗体であるモガムリズマブが単独または併用療法で奏効する。
- □ ベンダムスチンは CHOP 療法に比べ，脱毛や血液毒性が少ない。
- □ 再発時低悪性度リンパ腫に放射標識抗 CD20 モノクローナル抗体であるイットリウムイブリツモマブチウキセタンは治療選択肢の一つとなる。
- □ びまん性大細胞型 B 細胞リンパ腫（DLBCL）は，R-CHOP 療法が推奨される。

＜白血病＞

- □ 急性骨髄性白血病は，シタラビンとアントラサイクリン系薬剤の併用療法である。
- □ 急性前骨髄球性白血病は，トレチノインまたは亜ヒ酸と化学療法の併用が推奨される
- □ 成人 ALL フィラデルフィア染色体陽性患者にイマチニブやダサチニブが推奨される。
- □ 慢性骨髄性白血病にイマチニブ，第二世代のニロチニブ，ダサチニブおよびボスチニブ，第三世代のポナチニブが推奨される。
- □ ニロチニブは空腹時に投与する。
- □ T315I の遺伝子変異を有する慢性骨髄性白血病患者は，ポナチニブのみ有効性が示されている。

＜多発性骨髄腫＞

- □ 臨床症状として CRAB（C：高 Ca 血症，R：腎不全，A：貧血，B：骨病変）症状がある。
- □ プロテアソーム阻害薬（PI）であるボルテゾミブ，カルフィルゾミブおよびイキサゾミブが推奨される。
- □ PI 使用時，帯状疱疹の発生率を減少させるためアシクロビルの予防内服が推奨される。
- □ イキサゾミブは，経口投与で空腹時に内服する。
- □ 免疫調節薬（IMiDs）であるサリドマイド，レナリドミド，ポマリドミドが推奨される。

- □ IMiDsはヒトでの催奇形性を有する。
- □ IMiDs使用時，深部静脈血栓症発症の予防に低用量アスピリンの予防内服が推奨される。
- □ ヒト型抗CD38モノクローナル抗体であるダラツムマブが推奨される。
- □ ヒト化抗ヒトSLAMF7モノクローナル抗体であるエロツズマブが推奨される。
- □ 骨関連事象の予防にビスホスホネート製剤が推奨される。

文献

1）日本血液学会・編：造血器腫瘍診療ガイドライン2018年版，金原出版，2018
2）押味和夫・編：白血病・リンパ腫・骨髄腫 今日の診断と治療 第4版，中外医学社，2011
3）飛内賢正・編：悪性リンパ腫治療マニュアル，南江堂，2015
4）ローラン T.スキール・編：癌化学療法ハンドブック 第6版，メディカル・サイエンス・インターナショナル，2009
5）日本臨床腫瘍学会・編：新臨床腫瘍学 改訂第5版；がん薬物療法専門医のために，南江堂，2018
6）国立がんセンター内科レジデント・編：がん診療レジデントマニュアル 第7版，医学書院，2016
7）各社添付文書・インタビューフォーム
8）国立がんセンターがん対策情報センター：がん情報サービス：https://ganjoho.jp/reg_stat/statistics/stat/summary.html
9）大津敦・総監修：エビデンスに基づいた癌化学療法ハンドブック，メディカルレビュー社，2018
10）直江知樹・編：血液腫瘍治療プロトコール集，医薬ジャーナル社，2011

6 泌尿器科領域がん

6-1 腎細胞がん

ポイント

- 腎細胞がんの組織型は，淡明細胞がんと非淡明細胞がんに分類される。
- 転移性腎がんの予後予測因子（MSKCC/IMDC リスク分類）を理解する。
- 手術療法が転移のない腎細胞がんに対する最も有用な治療法である。また，転移を有する場合でも原発巣摘除が予後を改善する。
- 淡明細胞がんのほとんどに VHL 遺伝子異常が認められ，VEGF の発現が亢進している。
- サイトカイン療法無効例に対して，分子標的治療により無増悪生存期間の延長が期待できる。
- 分子標的治療薬には血管内皮増殖因子受容体（VEGFR）などを阻害するチロシンキナーゼ阻害薬（TKI）と mTOR 阻害薬があり，各分子標的薬の特徴と有害事象について理解する。
- 免疫チェックポイント阻害薬のニボルマブ，イピリムマブが進行腎がんに対して使用される。

1 腎細胞がんのガイドライン

- 日本泌尿器科学会・編　腎癌診療ガイドライン　2017 年版
- 日本泌尿器科学会，日本病理学会，日本医学放射線学会・編　腎癌取扱い規約　第 4 版

2 疫学

1）死亡数／罹患数

- 腎などのがん：死亡数：9,470 人（2017 年），罹患数：29,152 人（2016 年）
- 腎・尿路がんの年齢階級別罹患率は 50 歳代から 70 歳代まで高齢になるほど増加し，やや男性に多い傾向にある。
- 年齢調整罹患率・死亡率ともに，増加傾向であるが，国際比較では日本は欧米諸国より低い傾向がある。人種間では黒人が高い。

2）リスクファクター

- 喫煙を代表する生活習慣や高血圧，肥満などの生活習慣病により発症リスクが上昇する。
- 職業や環境としては石油由来の有機溶媒やカドミウム，アスベストなどへの曝露が発症リスクを上げる。
- 遺伝因子として，von Hippel-Lindau（VHL）腫瘍抑制遺伝子や，Birt-Hogg-Dube（BHD）腫瘍抑制遺伝子の胚細胞変異により発がんリスクが上昇する。
- 慢性血液透析患者の一部は後天性腫胞性腎疾患（ACDK）を発症し，ACDKは通常と比較して腎がんの発症率が高い。

3　特徴と臨床症状

- 腎臓の悪性腫瘍は，腎実質に発生する腎細胞がん（約90%）と腎盂の尿路上皮由来の腎盂がんに大別され，通常，腎がんとは腎細胞がんのことをいう。
- 腎がんは,全体の70～80%を占める淡明細胞がんとそれ以外の組織型である乳頭状,嫌色素性,集合管（Bellini管），オンコサイトーマなどの非淡明細胞がんに分類され治療方針が検討される。
- 淡明細胞がんのほとんどにVHL遺伝子異常が認められ，VEGFの発現が亢進している。
- 三大徴候として，血尿，側腹部痛，側腹部腫瘤などがあるが，これらを呈する症例は10%以下と少なく，現在は人間ドッグや他の病気でCT，腹部超音波といった画像診断を行った際に無症状で偶然発見（偶発がん）される例が多い。
- 急速進行症例では全身状態の悪化，発熱，体重減少，倦怠感，食欲不振といった悪液質症状や，高カルシウム血症，CRP上昇，貧血，血小板増加，LDH上昇，肝機能障害の検査値異常を他のがんよりも早い段階で呈することがあるが，これらの患者の予後は一般に悪い。
- 転移性腎がんでは，肺転移や縦隔リンパ節転移による咳嗽や骨転移による骨痛，神経圧迫による麻痺症状など，転移部位によりさまざまな症状が出現する。
- 腎がんは容易に腎静脈や下大静脈に腫瘍栓を形成する特性がある。

4　病期診断

- 腎がんの画像診断は，造影CTが最も精度が高く推奨され，超音波検査やMRIを組み合わせることにより正確な診断ができる。
- 腎がんの遠隔転移臓器としては肺が最も頻度が高いため，胸部CTは必要である。
- PETについては，原発巣の質的診断よりもむしろ遠隔転移の検索，経過観察における再発の診断に有用性が期待できる。
- 転移性腎がんの予後予測としてMotzerらの提唱したMSKCCリスク分類とHengらの提唱したIMDCリスク分類（表6-6-1）がある。
- MSKCCリスク分類は一次治療にてサイトカイン療法を受けた患者，IMDCリスク分類は一次治療にて分子標的薬を受けた患者をもとに作成された。

表 6-6-1　予後予測因子の組み合わせによるリスク分類

	予後予測因子の数	MSKCC	IMDC
		生存期間の中央値	
Favorable risk	0 個	30 カ月	35.3 カ月
Intermediate risk	1～2 個	14 カ月	16.6 カ月
Poor risk	3 個以上	5 カ月	5.4 カ月

MSKCC の予後予測因子（5 項目）
① Karnofsky Performance Status < 80%
②ヘモグロビン<正常値下限
③腎がんの診断から治療開始まで 1 年未満
④補正カルシウム値> 10mg/dL
⑤ LDH（Lactate Dehydrogenase）≧正常値上限の 1.5 倍

IMDC の予後予測因子（6 項目）
① Karnofsky Performance Status < 80%
②ヘモグロビン<正常値下限
③腎がんの診断から治療開始まで 1 年未満
④補正カルシウム値> 10mg/dL
⑤血小板数>正常値上限
⑥好中球数>正常値上限

- 腎細胞がんの TNM 分類と解剖学的病期分類を表に示す。

表 6-6-2　腎細胞がんの TNM 分類

T（原発腫瘍）
TX：原発腫瘍の評価が不可能
T0：原発腫瘍を認めない
T1：最大径が 7cm 以下で，腎に限局する腫瘍
T1a：最大径が 4cm 以下
T1b：最大径が 4cm をこえるが 7cm 以下
T2：最大径が 7cm をこえ，腎に限局する腫瘍
T2a：最大径が 7cm をこえるが 10cm 以下
T2b：最大径が 10cm をこえ，腎に限局する腫瘍
T3：主静脈または腎周囲組織に進展するが，同側の副腎への進展がなく，Gerota 筋膜をこえない腫瘍
T3a：肉眼的に腎静脈やその他区域静脈（壁に筋組織を有する）に進展する腫瘍，または腎周囲および／または腎洞（腎盂周囲）脂肪組織に浸潤するが，Gerota 筋膜をこえない腫瘍
T3b：肉眼的に横隔膜下の大静脈内に進展する腫瘍
T3c：肉眼的に横隔膜上の大静脈内に進展，または大静脈壁に浸潤する腫瘍
T4：Gerota 筋膜をこえて浸潤する腫瘍（同側副腎への連続的進展を含む）

N（所属リンパ節）
NX：所属リンパ節転移の評価が不可能
N0：所属リンパ節転移なし
N1：1 個の所属リンパ節転移
N2：2 個以上の所属リンパ節転移

M（遠隔転移）
M0：遠隔転移なし
M1：遠隔転移あり

（日本泌尿器科学会，日本病理学会，日本医学放射線学会・編：泌尿器科・病理・放射線科 腎癌取扱い規約 第 4 版（2011 年 4 月），金原出版，2011，pp.40–41 より改変）

表 6-6-3　腎細胞がんの解剖学的病期分類

<table>
<tr><th colspan="2"></th><th>N0</th><th>N1</th><th>N2</th></tr>
<tr><td rowspan="4">M0</td><td>T1</td><td>I</td><td rowspan="2">III</td><td rowspan="3">IV</td></tr>
<tr><td>T2</td><td>II</td></tr>
<tr><td>T3</td><td colspan="2">III</td></tr>
<tr><td>T4</td><td colspan="3" rowspan="2">IV</td></tr>
<tr><td colspan="2">M1</td></tr>
</table>

（日本泌尿器科学会，日本病理学会，日本医学放射線学会・編：泌尿器科・病理・放射線科 腎癌取扱い規約 第4版，金原出版，2011，p.41を参考に作成）

5　病期ごとの治療選択と予後

Stage I ～ III は手術療法が一般的であり，根治的腎摘除術が行われる。Stage IV では薬物療法が治療の中心となる。手術可能である場合には，手術療法が選択されることもある。

1）治療法の種類

(1) 外科的治療

- 腎がんの治療は，可能な限りの外科的切除が原則である。
- 手術には腎摘除術と腎部分切除術があり，開腹手術と腹腔鏡手術がある。
- Stage I の腎がんに対する腹腔鏡下根治的腎摘除術は，標準術式として推奨される。
- 腎部分切除術は根治的腎摘除術と同等の制癌性であり，腎機能温存の観点から有用であり，推奨される。
- 腹腔鏡手術で腎部分切除困難患者に対しては，ロボット支援手術にて行われることもある。
- リンパ節腫大を認め転移が疑われる場合は，リンパ節郭清により正確な病期診断および生存率の向上が期待されるため推奨される。
- 転移を有する際に，PS が良好で無病期間が長く，完全切除可能な場合は転移巣に対する外科的治療は生存率の向上が期待される。

(2) 放射線治療

- 腎がんは放射線治療に対し感受性が低いが，緩和目的としては効果がある。
- 腎がんの脳転移に対して，ガンマナイフ，定位放射線療法は有効である。
- 腎がんの骨転移に対する放射線療法により，疼痛と QOL の改善を認める。

(3) 薬物療法

① 免疫療法

ア）サイトカイン療法

- 進行腎がんに対するサイトカイン療法は一次治療として推奨される（グレード C1）。
- 進行腎がんに対して，インターフェロン-α（IFN-α）とインターロイキン-2（IL-2）

が用いられ，奏効率は5～27%である。
- 分子標的薬の登場により使用機会は減ってきている。
- 肺転移患者に対しては，IFN-αとIL-2の併用療法は効果が認められる。
- poorリスクや進行例では効果は期待できない。

イ）免疫チェックポイント阻害薬

- PD-1に対するヒト型IgG4モノクローナル抗体であるニボルマブと細胞傷害性Tリンパ球抗原-4（CTLA-4）に対するヒト型抗ヒトCTLA-4モノクローナル抗体であるイピリムマブがある。
- ニボルマブは，進行腎がんに対して，血管新生阻害薬による治療後の二次治療（以降）として推奨される（グレードA）。
- 2018年8月に根治切除不能または転移性の腎細胞がんの一次治療にニボルマブとイピリムマブによる併用療法が承認された。
- 化学療法未治療の根治切除不能または転移性の腎細胞がんで，IMDCリスク分類がintermediateまたはpoorリスクの患者を対象に，ニボルマブ1回240mg，イピリムマブ1回1mg/kg（体重）を3週間隔で4回点滴し，その後はニボルマブ1回240mgを2週間隔で点滴する。
- 副作用に免疫関連有害事象（irAE）があるため注意する。

②　分子標的薬

- 進行腎がん患者に対して腫瘍縮小効果，生存期間の延長が期待できる。
- サイトカイン療法無効例に対して，分子標的治療により無増悪生存期間の延長が期待できる。
- VEGFRやPDGFRなどを阻害するチロシンキナーゼ阻害薬（TKI）のソラフェニブ，スニチニブ，アキシチニブ，パゾパニブとmTOR阻害薬のエベロリムス，テムシロリムスがある。
- 進行腎がんに対する一次分子標的治療で，MSKCC分類favorable risk，intermediate riskの淡明細胞型腎細胞がんについては，スニチニブ，パゾパニブが推奨される（グレードA）。
- 進行腎がんに対する一次分子標的治療で，MSKCC分類poor riskの淡明細胞型腎細胞がんについては，テムシロリムスとスニチニブが推奨される（グレードB）。
- 二次薬物療法として，サイトカイン療法あるいは分子標的治療に抵抗性となった進行腎がんに対するアキシチニブを用いた分子標的治療は無増悪生存期間の延長が期待でき，推奨される（グレードA）。
- 二次薬物療法として，サイトカイン療法あるいは分子標的治療に抵抗性となった進行腎がんに対して，アキシチニブが使用しにくい状況ではソラフェニブも推奨される（グレードC1）。
- 二次薬物療法として，サイトカイン療法に抵抗性となった進行腎がんに対するスニチニブあるいはパゾパニブを用いた分子標的治療は無増悪生存期間の延長が期待でき，推奨される（グレードB）。

- 二次薬物療法として，チロシンキナーゼ阻害薬に抵抗性となった進行腎がんに対するエベロリムスを用いた分子標的治療は無増悪生存期間の延長が期待でき，推奨される（グレードB）。
- 進行淡明細胞型腎細胞がんの三次治療として，前治療が2種類のVEGFR-TKIであればエベロリムスが推奨される（グレードB）。
- 進行淡明細胞型腎細胞がんの三次治療として，前治療が1種類のVEGFR-TKIと1種類のmTOR阻害薬であればソラフェニブなどのVEGFR-TKIが推奨される（グレードC1）。
- 非淡明細胞型腎細胞がんに対する薬物療法はスニチニブを中心とした血管新生阻害薬が推奨される（グレードC1）。
- 非淡明細胞型腎細胞がんに対する薬物療法に対してテムシロリムスは血管新生阻害薬が使用しにくい状況では推奨される（グレードC1）。

表6-6-4　進行腎細胞がんに対する薬物療法の選択基準

<table>
<tr><th></th><th colspan="2">分類</th><th>推奨治療薬</th><th>代替治療薬※</th></tr>
<tr><td rowspan="8">一次治療</td><td colspan="2">淡明細胞型腎細胞がん</td><td></td><td></td></tr>
<tr><td>Favorable リスク</td><td>（MSKCC リスク分類）</td><td rowspan="2">スニチニブ
パゾパニブ</td><td rowspan="2">ソラフェニブ
インターフェロン-α
低用量 IL-2</td></tr>
<tr><td rowspan="2">Intermediate リスク</td><td>（MSKCC リスク分類）</td></tr>
<tr><td>（IMDC リスク分類）</td><td>ニボルマブ+イピリムマブ</td><td></td></tr>
<tr><td rowspan="2">Poor リスク</td><td>（IMDC リスク分類）</td><td></td><td></td></tr>
<tr><td>（MSKCC リスク分類）</td><td>スニチニブ
テムシロリムス</td><td></td></tr>
<tr><td colspan="2">非淡明細胞型腎細胞がん</td><td>スニチニブ
テムスロリムス</td><td></td></tr>
<tr><td rowspan="3">二次治療</td><td colspan="2">チロシンキナーゼ阻害薬後</td><td>アキシチニブ
ニボルマブ</td><td>エベロリムス
ソラフェニブ</td></tr>
<tr><td colspan="2">サイトカイン療法後</td><td>アキシチニブ
ソラフェニブ</td><td>スニチニブ
パゾパニブ</td></tr>
<tr><td colspan="2">mTOR 阻害薬後</td><td>臨床試験等</td><td></td></tr>
<tr><td rowspan="3">三次治療</td><td colspan="2">チロシンキナーゼ阻害薬 2 剤後</td><td>ニボルマブ</td><td>エベロリムス</td></tr>
<tr><td colspan="2">チロシンキナーゼ阻害薬／ mTOR 阻害薬後</td><td>ソラフェニブ
アキシチニブ</td><td>スニチニブ
パゾパニブ</td></tr>
<tr><td colspan="2">その他</td><td>臨床試験等</td><td></td></tr>
</table>

※標準推奨薬の投与が適さない場合
（日本泌尿器科学会・編：腎癌診療ガイドライン 2017年版，メディカルレビュー社，2017，p.6を参考に作成）

表 6-6-5　腎細胞がんの薬物療法

薬剤	投与量	投与経路	投与スケジュール
IFN-γ-1a	1 回 200 ～ 300 万 JRU/m^2 1 回 1,000 万 JRU/m^2	点滴静注 点滴静注	1 日 1 回連日投与 5 日間連日投与後 9 日間休薬 2 回繰り返し，その後隔日 3 回投与，9 日間休薬を 2 回以上繰り返す
IFN-α	1 回 300 ～ 600 万 IU	皮下・筋注	1 日 1 回
IL-2	1 日 70 万 IU（1 日 210 万）	点滴静注	1 日 1 ～ 2 回分割，連日投与
スニチニブ	1 回 50mg　1 日 1 回	経口	4 週間投与後 2 週間休薬
ソラフェニブ	1 回 400mg　1 日 2 回	経口	連日内服
アキシチニブ	1 回 5mg，1 回 10mg まで増量可能 1 日 2 回	経口	連日内服
パゾパニブ	1 回 800mg　1 日 1 回　食事の 1 時間以上前または食後 2 時間以降	経口	連日内服
エベロリムス	1 回 10mg　1 日 1 回	経口	連日内服
テムシロリムス	1 回 25mg	点滴静注	1 週間に 1 回
ニボルマブ	1 回 240mg	点滴静注	2 週間に 1 回
ニボルマブ イピリムマブ	1 回 240mg 1 回 1mg/kg（体重）	点滴静注 点滴静注	3 週間に 1 回 3 週間に 1 回 計 4 回

2）予後（5 年相対生存率）

- Ⅰ期：95%以上，Ⅱ期：75 ～ 95%，Ⅲ期：59 ～ 70%，Ⅳ期：約 20%

ここはチェック

- □ von Hippel-Lindau（VHL）病では発症リスクが非常に高いため，早期発見・治療が予後を改善する。
- □ 腎がんの70～80%が淡明細胞がんであり，ほとんどがVHL遺伝子の異常がみられる。
- □ 腎がんの遠隔転移臓器としては肺が最も頻度が高いため，胸部CTは必要である。
- □ 腎がんは放射線治療に対し感受性は低いが，脳転移や骨転移に対して緩和目的にて使用される。
- □ サイトカイン療法無効例に対して，分子標的治療により無増悪生存期間の延長が期待できる。
- □ MSKCC分類favorable risk，intermediate riskの淡明細胞型腎細胞がんの一次治療はスニチニブ（1日1回50mg内服／4投2休）またはパゾパニブ（1日1回800mg内服）が使用される。
- □ MSKCC分類Poor riskの淡明細胞型腎細胞がんの一次治療はテムシロリムス（25mg/1週間に1回点滴）またはスニチニブ（1日1回50mg内服／4投2休）が使用される。
- □ 二次薬物療法として，サイトカイン療法あるいは分子標的治療に抵抗性となった進行腎がんに対してアキシチニブが推奨される。
- □ 非淡明細胞型腎細胞がんにはスニチニブを中心とした血管新生阻害薬が使用され，血管新生阻害薬が使用しにくい場合にテムシロリムスが使用される。
- □ 化学療法未治療の根治切除不能または転移性の腎細胞がんの場合，IMDCリスク分類がintermediateまたはpoorリスクの患者を対象にニボルマブとイピリムマブを併用して使用する。

文献

1) 日本泌尿器科学会・編：腎癌診療ガイドライン，2017年版，メディカルレビュー社，2017
2) NCCN腫瘍学臨床診療ガイドライン「腎癌」（National Comprehensive Cancer Network）2018年 第4版
3) 日本臨床腫瘍学会・編：新臨床腫瘍学 改訂第5版；がん薬物療法専門医のために，南江堂，2018
4) 国立がん研究センター内科レジデント・編：がん診療レジデントマニュアル 第7版，医学書院，2016
5) 各社添付文書・インタビューフォーム
6) 薬局：増刊号 病気と薬，南山堂，2018
7) 国立がん研究センターがん対策情報センター：がん情報サービス：http://ganjoho.ncc.go.jp/public/index.html

6-2 前立腺がん

ポイント

» 前立腺がんは高齢者に多く，罹患率は65歳前後から顕著に高くなる。
» 前立腺がんの遠隔転移は骨への転移が多く80%以上を占める。
» PSAの測定は，最も簡便で高い精度を有しており，前立腺がんのスクリーニング検査として推奨される。
» 去勢と非ステロイド性抗アンドロゲン薬の併用（CAB療法：combined androgen blockade）は，精巣および副腎の双方からのアンドロゲンを抑制し，転移性前立腺がんに対する一次ホルモン療法として推奨される。
» 去勢抵抗性前立腺がん（CRPC：castration resistant prostate cancer）に対する新規の抗アンドロゲン薬であるエンザルタミド，アビラテロンの作用機序，副作用について理解する。
» 転移性CRPCに対して，DTX 70～75 mg/m^2＋プレドニゾロン5 mg×2/day が推奨される。
» カバジタキセルはDTXの治療歴を有するCRPCに用いられるが，好中球減少などの骨髄抑制が強いため，G-CSF製剤との併用が推奨される。

1　前立腺がんのガイドライン

- 日本泌尿器科学会・編　前立腺癌診療ガイドライン　2016年版
- 日本泌尿器科学会・編　前立腺がん検診ガイドライン　2018年版
- 日本泌尿器科学会，日本病理学会，日本医学放射線学会・編　前立腺癌取扱い規約　第4版　2010年12月
- NCCN腫瘍学臨床診療ガイドライン「前立腺癌」（National Comprehensive Cancer Network）

2　疫学

1）死亡数／罹患数

- 死亡数：12,013人（2017年），罹患数：89,717人（2016年）
- 日本における前立腺がんによる死亡数は，男性がん死亡全体の約5%を占める。
- 前立腺がんは高齢者に多く，罹患率は65歳前後から顕著に高くなる。
- 日本の男性の年齢調整罹患率は，胃がん，肺がん，大腸がんに次いで高い。

2）リスクファクター

- 確立した危険因子には，年齢（高齢者），人種（黒人），遺伝的要因がある。遺伝的要因は確実な危険因子と考えられており，第一親等の罹患者の存在やその発症年齢が若年であることによって発症リスクが高まる。
- 環境因子としては乳製品，肉類，肥満，糖尿病，飲酒，喫煙，有機塩素化合物などがある。
- HOXB13 G84E 変異保因者は罹患リスクが高い。

3　特徴と臨床症状

- 前立腺がんは早期では無症状であるが，以前まで進行がんでは下部尿路症状（排尿困難，血尿など）や骨転移による疼痛を契機に発見されていた。
- 近年は検診などで前立腺特異抗原（PSA：prostate specific antigen）の上昇を指摘され発見されるため，無症状の早期前立腺がん患者が増加している。
- 前立腺がんの進行は非常にゆっくりのため，生命に影響を及ぼさない可能性があり，高齢者の約30%は前立腺がんであったとしても，それ以外の原因で死亡する。
- 前立腺がんの転移は，背骨や肋骨，骨盤などの骨への転移が最も多く，80%以上を占める。
- 骨転移の次に多いのがリンパ節転移で約40%を占め，骨盤の中の前立腺の周りのリンパ節に多くみられる。そのほか肺転移は5%程度，肝転移は2%程度である。

4　病期診断

1）スクリーニング検査

- PSAの測定は，最も簡便で高い精度を有しており，前立腺がんのスクリーニング検査として推奨される。
- PSAは前立腺肥大症や前立腺炎などでも上昇するため，注意が必要である。
- PSA検査を基盤とした前立腺がん検診の実施により，進行がんや転移がんの罹患率が低下し，前立腺がん死亡率が低下する。
- 日本人男性のPSA基準値は，64歳以下：3.0ng/mL，65～69歳：3.5ng/mL，70歳以上：4.0ng/mL以下である。
- PSA値が0.0～1.0ng/mLの場合は3年ごと，1.1ng/mL～基準値上限では毎年の検診が推奨される。
- 直腸診（DRE：digital rectal examination）はPSA検査を組み合わせることにより，早期前立腺がんの発見率が上昇する。安全で簡便に行うことができるが，客観性と再現性に乏しい。

2）診断

(1) 確定診断（病理診断）

- 経直腸的超音波ガイド下の 18G 針による前立腺生検がスタンダードである。標準的な 6 カ所生検に辺縁領域外側 4 ～ 6 カ所を加えた 10 ～ 12 カ所の生検が推奨される。

(2) 病期診断

- 原発巣の T stage の決定に直腸診と MRI が有用であり，リンパ節転移に関しては MRI と CT が，遠隔転移には CT や骨シンチグラフィーが用いられる。
- 直腸診は局所浸潤を過小評価しがちで，直腸診と病理学的病期との一致率は 50%以下であり，画像診断を併用する。
- 経直腸的超音波検査（TRUS：transrectal ultrasound）や CT は，前立腺被膜や精嚢への広がりの様子や浸潤の有無の確認が可能である。
- 骨シンチグラフィーは，未治療症例で PSA 値が 10.0ng/mL を超え，直腸診陽性の症

表 6-6-6　前立腺がんの TNM 病期分類

T（原発腫瘍）
- TX：原発腫瘍の評価が不可能
- T0：原発腫瘍を認めない
- T1：触知不能，または画像診断不可能な臨床的に明らかでない腫瘍
  - T1a：組織学的に切除組織の 5%以下の偶発的に発見される腫瘍
  - T1b：組織学的に切除組織の 5%をこえる偶発的に発見される腫瘍
  - T1c：前立腺特異抗原（PSA）の上昇などのため，針生検により確認される腫瘍
- T2：前立腺に限局する腫瘍
  - T2a：片葉の 1/2 以内の進展
  - T2b：片葉の 1/2 をこえ広がるが，両葉には及ばない
  - T2c：両葉への進展
- T3：前立腺被膜をこえて進展する腫瘍
  - T3a：被膜外へ進展する腫瘍（一側性，または両側性），顕微鏡的な膀胱頸部への浸潤を含む
  - T3b：精嚢に浸潤する腫瘍
- T4：精嚢以外の隣接組織（外括約筋，直腸，挙筋，および／または骨盤壁）に固定，または浸潤する腫瘍

N（所属リンパ節）
- NX：所属リンパ節転移の評価が不可能
- N0：所属リンパ節転移なし
- N1：所属リンパ節転移あり

M（遠隔転移）
- M0：遠隔転移なし
- M1：遠隔転移あり
  - M1a：所属リンパ節以外のリンパ節転移
  - M1b：骨転移
  - M1c：リンパ節，骨以外の転移

（日本泌尿器科学会，日本病理学会，日本医学放射線学会・編：泌尿器科・病理・放射線科 前立腺癌取扱い規約 第 4 版（2010 年 12 月），金原出版，2010，pp.40–41 より改変）

表 6-6-7　前立腺がんの解剖学的病期／予後分類

病期	T	N	M	PSA	Gleason score
I	T1a ～ c	N0	M0	＜ 10	≦ 6
	T2a	N0	M0	＜ 10	≦ 6
	T1 ～ T2a	N0	M0	不明	不明
ⅡA	T1a ～ c	N0	M0	＜ 20	7
	T1a ～ c	N0	M0	≧ 10　＜ 20	≦ 6
	T2a	N0	M0	＜ 20	≦ 7
	T2b	N0	M0	＜ 20	≦ 7
	T2b	N0	M0	不明	不明
ⅡB	T2c	N0	M0	問わない	問わない
	T1 ～ 2	N0	M0	≧ 20	問わない
	T1 ～ 2	N0	M0	問わない	≧ 8
Ⅲ	T3a ～ b	N0	M0	問わない	問わない
Ⅳ	T4	N0	M0	問わない	問わない
	すべての T	N1	M0	問わない	問わない
	すべての T	すべての N	M1	問わない	問わない

（AJCC Cancer Staging Manual 第 7 版および NCCN ガイドライン version 3.2016 より作成）

例または Gleason score が 8 以上で，骨転移を疑う症例に有用である。

(3) グリーソンスコア（GS：Gleason score）

- グリーソン分類とは前立腺がんを組織学的形態と浸潤増殖様式から悪性度の低い「1」～最も高い「5」に分類する組織学的分類法である。
- 5 段階に分類した細胞について，最も多くの面積を占める組織像の点数と 2 番目に多くの面積を占める組織像の点数の合計を GS とし，最も予後良好「2」から，最も予後不良「10」までの 9 段階に分類される。
- GS は「○＋△＝□」の形式で記載する。
- 前立腺がん臨床の変遷に伴い，グリーソン分類の問題点を解決するため，グレードグループ分類が提唱された。

表 6-6-8　グレードグループ分類とグリーソンスコア

グレードグループ	グリーソンスコア	予後
1	2 ～ 6	良好
2	3 ＋ 4 ＝ 7	↕
3	4 ＋ 3 ＝ 7	
4	8	
5	9，10	不良

（日本泌尿器科学会・編：前立腺癌診療ガイドライン　2016 年版，メディカルレビュー社，2016，pp.63-65 を参考に作成）

(4) リスク分類（臨床病期，PSA，Gleason score）

- 限局性前立腺がん再発の可能性や生命予後を予測，評価し，治療方針を決定するための指針として，PSA 値，生検，GS と臨床病期を用いたリスク分類がわが国でも広く用いられている。
- 代表的な D'Amico と NCCN のリスク分類を掲載する（表 6-6-9）。

表 6-6-9　転移のない前立腺がんのリスク分類

		T 病期		治療前 GS		治療前 PSA 値
D'Amico	低リスク	T1 ～ T2a	and	≦ 6	and	≦ 10ng/mL
	中リスク	T2b	and/or	7	and/or	10 ～ 20ng/mL
	高リスク	T2c	or	8 ～ 10	or	＞ 20ng/mL
NCCN	超低リスク	T1c	and	≦ 6	and	＜ 10ng/mL
	and 陽性コア数＜ 3，各コアのがん占拠率≦ 50% and PSA density ＜ 0.15ng/mL/g					
	低リスク	T1 ～ T2a	and	≦ 6	and	＜ 10ng/mL
	中リスク	T2b ～ T2c	or	7	or	10 ～ 20ng/mL
	高リスク	T3a	or	8 ～ 10	or	＞ 20ng/mL
	超高リスク	T3b ～ T4（局所進行症例）				

1）D'Amico AV, et al. JAMA 1998；280：969–974.
2）NCCN ガイドライン version 3.2016

5　治療選択と予後

1）治療方法

- 前立腺がんの治療方針は限局性／局所進行前立腺がんと転移性前立腺がんに大きく分けて考えられる。
- 限局性前立腺がんや転移性前立腺がんであっても，各患者の予後はさまざまであり，治療選択にあたっては各患者の予後予測を行い決定される。

(1) 限局性／局所進行前立腺がんの治療

① 監視療法

- 主に低リスク前立腺がんに対して積極的に無治療で経過を観察し，性機能温存あるいは過剰治療を避けることを目的とする。
- 日本泌尿器学会では，PSA 10ng/mL 以下，臨床病期 pT2 以下，陽性コア数 2 本以下，GS 6 以下，PSA 濃度 0.2 未満あるいは 0.15ng/mL/mL 未満の患者が適応となる（グレード B）。
- PSA･直腸診は 3～6 カ月ごと，生検は 1～3 年ごとに経過観察を行う（グレード B）。
- 治療開始基準は，再生検の結果で GS の上昇や陽性コア数の増加，および臨床病期の進行が認められた場合である（グレード B）。

② **手術療法**

- 期待余命が10年以上の低～中リスク限局性前立腺がん患者（グレードA），一部の高リスク限局性前立腺がん患者（グレードB）に対して前立腺全摘除術の適応がある。
- 中間～高リスク症例では拡大リンパ節郭清を行う（グレードB）。
- 期待余命15年以上のpT3N0M0，特に精嚢浸潤例に対しては，術後アジュバント放射線療法が推奨される（グレードB）。
- リンパ節転移陽性例に対しては，ホルモン療法（アンドロゲン遮断療法）が推奨される（グレードB）。

③ **放射線療法**

- 外照射療法と組織内照射療法がある。
- 外照射療法には通常照射，三次元原体照射（3D-CRT），強度変調放射線治療（IMRT）のほか，粒子線治療（陽子線・重粒子線）がある。
- 根治を目的とした外部照射では最低72Gy以上の線量が必要とされる。
- 組織内照射療法の代表的なものとして125Iによる永久挿入密封小線源治療法（LDR）および192Irによる高線量率組織内照射（HDR）がある。

(2) 転移性前立腺がんの治療

① **内分泌療法**

- 男性ホルモンの約95%は精巣由来，約5%は副腎由来で作られる。
- 転移を有する進行性前立腺がんの標準治療である外科的（精巣摘出術）または内科的（LH-RHアゴニストまたはアンタゴニスト）去勢によるアンドロゲン遮断療法は，精巣由来のアンドロゲンの抑制は可能であるが，前立腺細胞内のアンドロゲンのうち約40%が副腎由来と報告されている。
- 去勢と非ステロイド性抗アンドロゲン薬の併用（CAB療法：combined androgen blockade）は，精巣および副腎の双方からのアンドロゲンを抑制し，転移性前立腺がんに対する一次ホルモン療法として推奨される（グレードB）。
- LH-RHアゴニスト投与初期に，一過性にテストステロン値が上昇するフレアアップ現象が起こる。
- フレアアップ現象による尿路閉塞，転移巣に由来する骨痛，脊髄圧迫などが懸念される場合は，抗アンドロゲン薬の先行投与あるいは併用療法を考慮する。
- Gn-RHアンタゴニストであるデガレリクスは，Gn-RH受容体の結合を阻害することでテストステロンの産生を低下させ，フレアアップ現象の頻度が低減されたことにより，前立腺がんの一次ホルモン療法として推奨される（グレードB）。
- 転移性前立腺がんに対して，初回ホルモン療法にDTXを併用することで，予後が改善することが報告された（グレードB）。
- 臨床的再発の遠隔転移に対して，ホルモン補充療法が推奨される（グレードA）。
- 再燃がんと判断された場合でも，抗アンドロゲン薬のみを中止することで一過性に病勢の低下を認める。いわゆる抗アンドロゲン薬除去症候群（AWS：anti-androgen withdrawal syndrome）が経験されることがある。

- 去勢抵抗性前立腺がん（CRPC：castration resistant prostate cancer）に対する非ステロイド性抗アンドロゲン薬の交替療法は，再度PSAの下降が期待できる。
- CRPCに対する治療としてエンザルタミドが推奨される（グレードA）。
- 転移のあるCRPCに対して，化学療法前またはのちにアビラテロンとプレドニゾロンの併用療法が推奨される（グレードA）。

■エンザルタミド（イクスタンジ®）

- 去勢抵抗性前立腺がんに適応
- アンドロゲン受容体シグナル伝達阻害薬としての作用のほか，アンドロゲン受容体の核内移行とDNA結合，活性化補助因子の動員を抑制する。
- 1日1回160mgを経口投与する。
- 重大な副作用：痙攣発作

■アビラテロン（ザイティガ®）

- 去勢抵抗性前立腺がん，内分泌療法未治療のハイリスクの予後因子を有する前立腺がんに適応
- アンドロゲン合成酵素であるCYP17を選択的に阻害することで，テストステロンやジヒドロテストステロンの産生を抑制し，精巣や副腎だけでなく前立腺がんの組織内にも作用し抗腫瘍効果を示す。
- 1日1回1,000mgを空腹時に経口投与する。
- 同時にコルチゾールの産生も減少させるためプレドニゾロンの併用が必要である。
- 副作用：コルチゾールの減少によりACTHが上昇するため，低カリウム血症，高血圧，体液貯留・浮腫などの鉱質コルチコイド過剰症状の発現がある。

■アパルタミド（アーリーダ®）

- 遠隔転移を有しない去勢抵抗性前立腺がんに適応
- アンドロゲン受容体のリガンド結合部位への結合を競合的に阻害するとともに，アンドロゲン受容体の核内移行，転写因子結合領域への結合および標的遺伝子の転写を阻害することにより抗腫瘍作用を示す。
- 1日1回240mgを経口投与する。
- 副作用：痙攣発作，皮膚障害，心臓障害，骨折，疲労，甲状腺機能低下症など

＊前立腺がんの内分泌療法薬については，第2章「5 内分泌療法」の項（108頁）を参照

② 薬物療法

- DTX治療前または後のCRPCに対してエンザルタミドは全生存期間の延長が示されている（グレードA）。
- 転移性CRPCに対して，DTX 70～75mg/m^2＋プレドニゾロン5mg×2/dayが推奨される（グレードA）。
- DTXの治療歴を有するCRPCに対してプレドニゾロンを併用し，カバジタキセル25mg/m^{2}の3週ごとの投与にて全生存期間の延長が示されている（グレードA）。
- カバジタキセルの副作用として好中球減少症が必発であり，発熱性好中球減少症の予防のため，G-CSF製剤との併用が推奨される（グレードA）。

表6-6-10　前立腺がんの薬物療法レジメン

薬剤	投与量	投与経路	投与スケジュール
DTX＋プレドニゾロン	DTX：75mg/m^2 プレドニゾロン：1回5mg　1日2回	点滴静注 経口	day1：3週毎 連日内服
カバジタキセル＋プレドニゾロン	カバジタキセル：25mg/m^2 プレドニゾロン：1回5mg　1日2回	点滴静注 経口	day1：3週毎 連日内服

③　骨転移に対する治療法

- 前立腺がんの骨転移は，疼痛や病的骨折，脊髄圧迫，高カルシウム血症など骨関連事象（SRE：skeletal related event）が原因となりADLやQOLを大きく低下させる。
- 骨転移を伴うCRPCに対して，ゾレドロン酸やデノスマブといった骨修飾薬（BMA：bone modifying agents）が強く推奨される（グレードB）。
- 経口ビスホスホネート製剤は腸管から吸収されにくいため，SRE発生の抑制効果は認められていない。
- 抗RANKLモノクロナール抗体であるデノスマブはゾレドロン酸よりSRE抑制効果が高く，腎機能低下患者にも使用できる利点があるが，低カルシウム血症や顎骨壊死などの有害事象の頻度が高い。
- デノスマブによる低カルシウム血症の予防にビタミンD製剤およびカルシウム製剤の投与は必須である。
- ストロンチウム-89（89Sr）は，有痛性の骨転移に対する疼痛緩和を，ラジウム-223（223Ra）は骨転移を有するCRPC患者の全生存期間の延長を目的とした放射性医薬品である。

2）予後

- 低リスク前立腺がんでは治療の如何にかかわらず予後は健常人とほぼ同じである。
- 中・高リスク前立腺がんでは根治療法後でも内分泌療法をサルベージ療法とすることで再度寛解が得られることが多い。
- 転移を有する進行性前立腺がんの5年生存率は30％程度である。
- 5年相対生存率はⅠ期：100％，Ⅱ期：100％，Ⅲ期：100％，Ⅳ期：64.1％である。

ここはチェック

- □ PSA は前立腺肥大症での偽陽性率が高く，直腸診と PSA を組み合わせることにより，早期の前立腺がんの発見率が上昇する。
- □ 前立腺がんの遠隔転移は骨への転移が最も多く，次いでリンパ節の転移である。頻度は低いが肺や肝臓に転移する場合もある。
- □ グリーソン分類では，最も予後良好「2」から，最も予後不良「10」までの 9 段階に分類される。
- □ Gn-RH アンタゴニストであるデガレリクスは，Gn-RH 受容体の結合を阻害することでテストステロンの産生を低下させる。そのためフレアアップ現象の頻度が低減された。
- □ アビラテロンはアンドロゲン合成酵素である CYP17 を選択的に阻害することで，テストステロンやジヒドロテストステロンの産生を抑制し，精巣や副腎だけでなく前立腺がんの組織内にも作用し抗腫瘍効果を示す。
- □ アビラテロンは内分泌療法未治療のハイリスク予後因子を有する前立腺がんに対しても有効性を示す。
- □ 転移性 CRPC に対して，DTX 70 ～ 75mg/m^2 ＋プレドニゾロン 5mg × 2/day が推奨される。
- □ カバジタキセルは DTX の治療歴を有する CRPC に用いられるタキサン系抗がん薬で，好中球減少などの骨髄抑制が強いため，G-CSF 製剤との併用が推奨される。
- □ 骨転移に対してゾレドロン酸やデノスマブが用いられ，骨関連事象の発生を有意に抑制する。

文献

1) 日本泌尿器科学会・編：前立腺癌診療ガイドライン，2016 年版，メディカルレビュー社，2016
2) 日本泌尿器科学会・編：前立腺がん検診ガイドライン，2018 年版，メディカルレビュー社，2018
3) 日本泌尿器科学会，日本病理学会，日本医学放射線学会・編 ： 前立腺癌取扱い規約 第 4 版，金原出版，2010
4) 日本臨床腫瘍学会・編：新臨床腫瘍学 改定第 5 版；がん薬物療法専門医のために，南江堂，2018
5) 国立がん研究センター内科レジデント・編：がん診療レジデントマニュアル 第 7 版，医学書院，2016
6) 薬局：増刊号　病気と薬，南山堂，2018
7) 泌尿器 Care & Cure Uro-Lo ； まるごと基礎～最新まですべてがわかる！前立腺がん Up-to-date，2019 年 1 号，メディカ出版
8) 各社添付文書・インタビューフォーム
9) 国立がん研究センターがん対策情報センター：がん情報サービス：http://ganjoho.jp/public/index.html

6-3 膀胱がん

ポイント

- 膀胱がんの90%以上が尿路上皮がん（移行上皮がん）であり，残り約5%が扁平上皮がん，1～2%が腺がんである。
- 膀胱がんの確定診断は，膀胱鏡検査や経腹的超音波検査により腫瘍を確認し，経尿道的膀胱腫瘍切除術（TURBT）により採取した腫瘍組織にて行われる。
- T stagingには，膀胱壁内筋層への浸潤の有無（筋層非浸潤がんと筋層浸潤がん）が重要であり，治療方針が大きく異なる。
- 上皮内がん（CIS：carcinoma *in situ*）は表在性がんに分類されるが，悪性度が高く高頻度で浸潤がんに進展する。
- 筋層非浸潤性膀胱がんに対しての抗がん薬即時注入ではMMC，ADM，EPI，THP-ADMなどが使用され，これらの間で優劣はない。
- 転移のない筋層浸潤性膀胱がん（Stage Ⅱ・Ⅲ）の標準治療は，根治的膀胱全摘術＋骨盤リンパ節郭清＋尿路変向である。
- 転移を有する膀胱がん（Stage Ⅳ）に対して，GC療法が第一選択である。
- 初回の化学療法後に増悪した二次治療に免疫チェックポイント阻害薬であるペムブロリズマブの有効性が認められている。

1　膀胱がんのガイドライン

- 日本泌尿器科学会・編　膀胱癌診療ガイドライン　2015年版
- 日本泌尿器科学会，日本病理学会，日本医学放射線学会・編　腎盂・尿管・膀胱癌取扱い規約　第1版

2　疫学

1）死亡数／罹患数

- 死亡数：8,780人（2017年），罹患数：23,422人（2016年）
- 膀胱がんの罹患数は男性が女性の約3倍である。
- 年齢階級別罹患率は男女とも60歳以降で増加し，40歳未満の若年では低くなっている。
- 膀胱がんの罹患数は尿路がんの中で最も多く，累積罹患率の国際比較では，欧米白人で高く，日本人を含むアジア系民族は低い傾向にある。
- 尿路がん（腎盂，尿管，膀胱）の死亡数では膀胱がんが最も多く，6～7割程度を占める。

2）リスクファクター

- 最も重要な危険因子は喫煙である（男性の50％以上，女性の30％）。
- 職業性発がん物質（ナフチルアミン，ベンジジン，アミノビフェニルなど）への曝露。
- ビルハルツ住血吸虫症は扁平上皮がん発症に関与している。
- 尿路の慢性炎症，シクロホスファミドやフェナセチンなどの医薬品，放射線治療の際の膀胱への曝露も危険因子として報告されている。
- 禁煙，乳酸桿菌（*Lactobacillus casei* strain Shirota）の摂取は発症予防効果が報告されている。

3　特徴と臨床症状

- 膀胱がんの90％以上が尿路上皮（移行上皮）がんであり，残り約5％が扁平上皮がん，1～2％が腺がんである。
- 膀胱と同様に尿路上皮粘膜を有する腎盂・尿管・前立腺部尿道などの他の尿路にも病変を合併することが多い。
- 血尿（無症候性肉眼的血尿，顕微鏡的血尿），膀胱刺激症状（頻尿，排尿時痛，残尿感など）がみられ，血尿は膀胱がんの80％以上に認められる。また，遠隔転移に伴う症状で発見されることもある。
- 無症候性肉眼的血尿は，最も頻度が高く13～28％が膀胱がんと診断される。
- 膀胱刺激症状は，膀胱がんの3分の1で認められ，膀胱壁内筋層に進展する筋層浸潤がんや，高異型がん細胞が粘膜表層に広がる上皮内がん（CIS：carcinoma *in situ*）に伴うことが多い。
- 上皮内がん（CIS）は表在性がんに分類されるが，悪性度が高く高頻度で浸潤がんに進展する。

4　診断

1）初期診断

- 膀胱がんの確定診断は，膀胱鏡検査や経腹的超音波検査により腫瘍を確認し，経尿道的膀胱腫瘍切除術（TURBT）により採取した腫瘍組織にて行われる。
- 尿細胞診検査の感度は40～60％，特異度は90～100％と報告される。
- 膀胱鏡検査による腫瘍の肉眼的形態の確認は診断治療計画を決定するうえで重要である。
- 膀胱鏡検査により腫瘍表面および基部の形態は，乳頭状・非乳頭状，有茎性・広基性に分類される。
- CT検査は，深達度の評価，リンパ節転移や他の臓器への遠隔転移の有無の確認に有用であり，CT検査が施行できない患者はMRI検査が有効である。

2）病期診断

- 膀胱がんが確認されたら，上部尿路腫瘍の有無の評価と病期診断を行う。
- 上部尿路は，経腹的超音波検査，静脈性尿路造影法（IVU），腹部 CT により，水腎症の有無や腎盂・尿管における陰影欠損像の有無などの評価が行われる。
- T staging には，膀胱壁内筋層への浸潤の有無（筋層非浸潤がんと筋層浸潤がん）が重要であり，膀胱鏡検査，CT，MRI による画像診断が有用な検査となる。
- 筋層浸潤を確実に診断するには TURBT が必要であり，診断と治療を兼ねてほぼ全例施行される。
- 膀胱壁外への浸潤の評価やリンパ節転移の有無の診断（N staging）には，CT，MRI が有効である。
- 遠隔転移の好発部位として，肝臓，肺，骨などがあり，遠隔転移診断（M staging）には，胸部・腹部 CT，胸部 X 線検査が必要である。

表 6-6-11　膀胱がんの TNM 病期分類

T（原発腫瘍の壁内深達度）
TX：原発腫瘍の評価が不可能
T0：原発腫瘍を認めない
Ta：乳頭状非浸潤癌
Tis：上皮内癌（CIS）：「flat tumour」
T1：上皮下結合組織に浸潤する腫瘍
T2：筋層に浸潤する腫瘍
　T2a：浅筋層に浸潤する腫瘍（内側 1/2）
　T2b：深筋層に浸潤する腫瘍（外側 1/2）
T3：膀胱周囲脂肪組織に浸潤する腫瘍
　T3a：顕微鏡的
　T3b：肉眼的（膀胱外の腫瘤）
T4：次のいずれかに浸潤する腫瘍：前立腺間質，精嚢，子宮，腟，骨盤壁，腹壁
　T4a：前立腺間質，精嚢，または子宮または腟に浸潤する腫瘍
　T4b：骨盤壁，または腹壁に浸潤する腫瘍

N（所属リンパ節）
NX：所属リンパ節の評価が不可能
N0：所属リンパ節転移なし
N1：小骨盤内の 1 個のリンパ節（下腹，閉鎖リンパ節，外腸骨および前仙骨リンパ節）への転移
N2：小骨盤内の多発性リンパ節（下腹，閉鎖リンパ節，外腸骨および前仙骨）転移
N3：総腸骨リンパ節転移

M（遠隔転移）
M0：遠隔転移なし
M1：遠隔転移あり

（日本泌尿器科学会，日本病理学会，日本医学放射線学会・編：泌尿器科・病理・放射線科 腎盂・尿管・膀胱癌取扱い規約 第 1 版（2011 年 4 月），金原出版，2011，pp.61–62 より改変）

表 6-6-12　膀胱がんの臨床分類

<table>
<tr><th colspan="3"></th><th>N0</th><th>N1</th><th>N2</th><th>N3</th></tr>
<tr><td rowspan="9">M0</td><td colspan="2">Ta</td><td>0a</td><td rowspan="10" colspan="3">Ⅳ</td></tr>
<tr><td colspan="2">Tis</td><td>0is</td></tr>
<tr><td colspan="2">T1</td><td>Ⅰ</td></tr>
<tr><td rowspan="2">T2</td><td>T2a</td><td rowspan="2">Ⅱ</td></tr>
<tr><td>T2b</td></tr>
<tr><td rowspan="2">T3</td><td>T3a</td><td rowspan="3">Ⅲ</td></tr>
<tr><td>T3b</td></tr>
<tr><td rowspan="2">T4</td><td>T4a</td></tr>
<tr><td>T4b</td><td rowspan="2">Ⅳ</td></tr>
<tr><td colspan="3">M1</td></tr>
</table>

（日本泌尿器科学会，日本病理学会，日本医学放射線学会・編：泌尿器科・病理・放射線科 腎盂・尿管・膀胱癌取扱い規約 第 1 版（2011 年 4 月），金原出版，2011，p.63）

5　病期ごとの治療選択と予後

1）病期別における治療方法

- 転移を認めない膀胱がんでは，粘膜下層（T1）までにとどまる「筋層非浸潤性膀胱がん」と筋層に浸潤する「筋層浸潤性膀胱がん」では治療方針が大きく異なる。

（1）筋層非浸潤性膀胱がん（Ta，T1，CIS）

- 膀胱がんの約 70% を占める Ta–T1 の筋層非浸潤性膀胱がんに対し，TURBT による腫瘍の完全切除を行うが，腫瘍残存の可能性があり，T1 high grade 症例は 2nd TUR が推奨される。
- 腫瘍の臨床的・病理学的因子から，再発と進展を予知し，術後の治療戦略を立てることが必要で，低・中・高リスクの 3 つに分類され，治療方針が決定される（表 6-6-13）。
- 基本的に初期治療として TURBT による膀胱温存を目的とした治療方針がとられ，可視的腫瘍を可能な限りすべて切除することが推奨される。
- 高リスクで進展リスクの高い症例，BCG（Bacillus Calmette Guerin）不応例に対して膀胱全摘除が推奨される。

表 6-6-13　筋層非浸潤性膀胱がんのリスク分類と基本的な治療方針

	リスク因子	基本的な治療方針
低リスク（Low risk）群	初発，単発，3cm 未満，Ta，low grade，併発 CIS なしのすべてを満たすもの	抗がん薬即時単回注入
中リスク（Intermediate risk）群	Ta–1，low grade，併発 CIS なし，多発性あるいはサイズが 3cm 以上	抗がん薬あるいは BCG のいずれかの維持注入
高リスク（High risk）群	T1，high grade，CIS（併発 CIS も含む），多発，再発，のいずれかを含むもの	BCG 維持注入あるいは膀胱全摘除術を選択

- 低リスク群であっても，TURBTのみでは膀胱内再発が高頻度に認められるため，TURBT後の抗がん薬即時単回注入が有用である（グレードA）。
- 抗がん薬としてアントラサイクリン系抗がん薬（ADM，EPI，THP-ADM）やMMCなどが使用され，これらの薬剤間で優劣はない。
- 中リスク群に対するTURBT後の補助療法は抗がん薬即時注入に続いて維持投与が推奨される（グレードA）。
- 中・高リスク群に対するTURBT後のBCG膀注療法は，再発抑制効果があり，病期進展も抑制する報告もあり，BCG膀注維持療法が推奨されている（グレードB）。
- CISに対するBCG膀胱内注入療法は高い治療効果があり，導入療法（推奨グレードB）に1～3年の維持療法（グレードA）が推奨される。

■ BCG膀注療法

- BCG膀注療法の基本レジメンは，投与量が日本株で1回80mg，コンノート株で1回81mgを週1回，6～8週投与が一般的である。
- 副作用の発現頻度が高く，完遂率も16～29%と低く，注入レジメンについて検討されている。
- BCGの刺激症状は頻尿，排尿痛などで頻度が高い（90%）。
- 全身性の副作用としては発熱，悪寒，関節痛があり，まれではあるが全身結核や間質性肺炎などの重篤なものもある。

(2) 転移のない筋層浸潤性膀胱がん（Stage Ⅱ・Ⅲ）

- 膀胱全摘術＋骨盤リンパ節郭清術＋尿路変向術が標準治療である（男性：膀胱，精嚢，前立腺，女性：膀胱，尿道，子宮，腟前壁，リスクの高い場合には尿道摘除）。
- 術後の5年生存率は50%程度であり，周術期化学療法としてM-VAC療法などCDDPを含む術前化学療法は生存率改善に有効性が示されている（グレードA）。

(3) 転移・再発膀胱がん（Stage Ⅳ）

- M-VAC療法とGC療法が未治療尿路上皮がんの標準治療レジメンである。
- M-VAC療法とGC療法を比較した無作為化比較試験の結果，両者の治療効果は同等であることが示され，有害事象については，GC療法のほうでGrade3/4の好中球減少症，口内炎，脱毛が少なく，生活の質についても，体重減少，PS，倦怠感においてGC療法が優れていた。
- GC療法が尿路上皮がんの第一選択薬である（グレードA）。
- 心・肺・腎機能に問題のあるときの化学療法は，標準治療であるGC療法の組み合わせのうちCDDPをCBDCAやタキサン系に変更するか，CDDPの投与量を分割投与するか，あるいはPTX単剤で実施されているが，効果はGC療法に比べ劣る（グレードC1）。
- 二次治療として確立された治療はなかったが，免疫チェックポイント阻害薬のペムブロリズマブが2017年12月に「がん化学療法後に増悪した根治切除不能な尿路上皮がん」に適応が追加となった。

表 6-6-14　膀胱がんの薬物療法レジメン

レジメン	薬剤	投与量	投与経路	投与スケジュール
M-VAC 療法	MTX	30mg/m^2	点滴静注	Day1，15，22
	VBL	3mg/m^2	点滴静注	Day2，15，22
	ADM	30mg/m^2	点滴静注	Day2
	CDDP	70mg/m^2	点滴静注	Day2　4 週毎
GC 療法	CDDP	70mg/m^2	点滴静注	Day2
	GEM	1,000mg/m^2	点滴静注	Day1, 8, 15　4 週毎
ペムブロリズマブ療法	ペムブロリズマブ	200mg/body	点滴静注	Day1　3 週毎

(4) 放射線治療

- 筋層浸潤性膀胱がんに対する膀胱温存を目的とした根治的放射線治療，および骨転移や局所浸潤に伴う痛みや血尿などの症状改善を目的とした対症的放射線治療が行われる。

2) 予後（5 年相対生存率）

- Ⅰ期：91.7%，Ⅱ期：73.7%，Ⅲ期：60.7%，Ⅳ期：15.9%

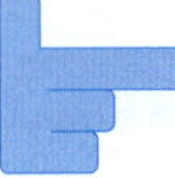

ここはチェック

- □ 膀胱がんの90%以上が尿路上皮がん（移行上皮がん）であり，残り約5%が扁平上皮がん，1～2%が腺がんである。
- □ 膀胱がんの確定診断は，膀胱鏡検査や経腹的超音波検査により腫瘍を確認し，経尿道的膀胱腫瘍切除術（TURBT）により採取した腫瘍組織にて行われる。
- □ 浸潤性膀胱がんは膀胱全摘除を行っても予後不良であり，肝臓，肺，骨などへの遠隔転移を来しやすい。
- □ 血尿（無症候性肉眼的血尿，顕微鏡的血尿），膀胱刺激症状（頻尿，排尿時痛，残尿感など）がみられ，血尿は膀胱がんの80%以上に認められる。
- □ 筋層非浸潤性膀胱がんの初期治療としてTURBTによる膀胱温存を目的とした治療方針がとられ，可視的腫瘍を可能な限りすべて切除することが推奨される。
- □ 低リスク群であっても，TURBTのみでは再発率が高頻度に認められるため，TURBT後の抗がん薬即時単回注入が有用である。
- □ 筋層非浸潤性膀胱がんの中リスクにおける治療基本方針は，抗がん薬あるいはBCGのいずれかの維持注入である。
- □ BCGの刺激症状は頻尿，排尿痛などがあり，頻度は90%と高い。
- □ 転移を有する膀胱がんに対するCDDP + GEM（GC）療法はM-VAC療法と同等の生存期間であるが，血液毒性や口内炎，脱毛などの有害事象はGC療法が低く，第一選択薬である。
- □ 再発・転移症例に対する二次治療として免疫チェックポイント阻害薬のペムブロリズマブが使用される。

文献

1) 日本泌尿器科学会・編：膀胱癌診療ガイドライン　2015年版，医学図書出版，2015
2) 日本泌尿器科学会，日本病理学会，日本医学放射線学会・編：腎盂・尿管・膀胱癌取扱い規約 第1版，金原出版，2011
3) 日本臨床腫瘍学会・編：新臨床腫瘍学 改定第5版：がん薬物療法専門医のために，南江堂，2018
4) 国立がん研究センター内科レジデント・編：がん診療レジデントマニュアル　第7版，医学書院，2016
5) 堀江重郎，山口雷藏，武藤智，米瀬淳二，納谷幸男，三木淳・編：膀胱癌診療最前線，メディカルレビュー社，2017
6) 薬局：増刊号　病気とくすり 2018 ―基礎と実践 Expert' s Guid―，南山堂，2018
7) 各社添付文書・インタビューフォーム
8) 国立がん研究センターがん対策情報センター：がん情報サービス http://ganjoho.ncc.go.jp/public/index.html

7 頭頸部がん

ポイント

- » 頭頸部がんにおいては，甲状腺がんを除くと，組織学的には扁平上皮がんが 80 ～ 90%を占める。
- » 切除不能局所進行頭頸部扁平上皮がんに対する標準治療は，化学放射線治療である。
- » 再発・転移頭頸部扁平上皮がんに対する初回化学療法として CDDP ＋ 5-FU に Cmab を併用することは，生存率の向上が認められている。
- » 抗 PD-1 抗体であるニボルマブは白金抵抗性頭頸部扁平上皮がんに対して有用である。
- » 甲状腺分化がんにおける根治的治療法は外科的切除であり，その他の放射性ヨード内用療法，甲状腺ホルモン療法は補助療法として使用される。
- » 甲状腺分化がんの再発転移高リスク群において，術後アブレーションは局所再発の抑制と生存率の向上に寄与する。
- » 根治切除不能な甲状腺がんに対してソラフェニブ（現在は分化型のみ適応）やレンバチニブが用いられる。
- » 根治切除不能な甲状腺髄様がんに対してバンデタニブが用いられる。

1 頭頸部がんのガイドライン

- 日本頭頸部癌学会・編：頭頸部癌診療ガイドライン 2018 年版
- 日本臨床腫瘍学会・編：頭頸部がん薬物療法ガイダンス　第 2 版

2 疫学

1）死亡数／罹患数

(1) 死亡数（2017 年）

- 口腔・咽頭がん：7,454 人（男性 5,328 人，女性 2,126 人）
- 喉頭がん：879 人（男性 808 人，女性 71 人）
- 甲状腺がん：1,733 人（男性 531 人，女性 1,202 人）

(2) 罹患数（2016 年）

- 口腔・咽頭がん：21,601 人（男性 15,205 人，女性 6,396 人）

- 喉頭がん：5,285 人（男性 4,892 人，女性 393 人）
- 甲状腺がん：18,807 人（男性 4,772 人，女性 14,035 人）

2）リスクファクター

- 口腔がん，喉頭がん，咽頭がん（中・下咽頭がん）：喫煙と飲酒
- 中咽頭がん：ヒト・パピローマウイルス
- 上咽頭がん：EB ウイルス（Epstein−Barr virus）
- 甲状腺がん：乳幼児時期の放射線被曝，甲状腺肥大

3　特徴と臨床症状

- 頭頸部は，鎖骨より上方の頭頸部領域のうち，脳や脊髄など中枢神経系や眼窩内を除く部位をいう。
- 頭頸部がんが全がんに占める割合は約 5％にすぎない。
- 甲状腺がんを除くと，組織学的には扁平上皮がんが 80 ～ 90％を占める。

1）口腔がん

- 口腔がんには舌がん，口腔底がん，歯肉がん，硬口蓋がんなどがあり，舌がんは最も発症頻度が高い（約 60％）。
- 自己観察しやすい臓器であるため，約 2/3 は比較的早期の状態で発見される。
- 出血，嚥下障害，疼痛が現れる。
- 舌がんの典型的な症状は，舌の側縁にできるしこりである。進行すると痛みを伴い，潰瘍を作る場合は出血することもある。さらに進行すると食べ物が摂りにくい，話しづらいといった症状が出る。

2）咽頭がん

- 咽頭がんは，発生部位によって上咽頭がん，中咽頭がん，下咽頭がんに分類される。

（1）上咽頭がん

- 組織学的には，ほとんどの場合が低分化型扁平上皮がんであり，頸部リンパ節に転移することが多い。
- 中国南部や東南アジアで罹患率が高く，EB ウイルス陽性例が多い。
- 鼻出血，鼻閉，構音障害が現れる。
- 耳の閉塞感や鼻づまりが最初にみられることが多く，進行すると痛みや周囲の神経を侵して，眼球の動きに障害が出たり，舌や咽頭の動きが低下したりする。

（2）中咽頭がん

- 悪性リンパ腫や腺がんなどもみられるが，他の頭頸部がんと同様に扁平上皮がんが最も多い。
- ヒト・パピローマウイルスの感染率が約 50％であり，タイプとして 16 型が 90％を占

めるとされている。

- 嚥下時痛，咽頭痛，嚥下障害，構音障害，出血，血痰が現れる。
- 初期の症状は軽度で，のどの異物感，違和感，嚥下時のしみる感じである。進行するとともにのどの痛み，飲み込みにくい，喋りにくいなどの症状が強くなる。さらに進行すると，激しい痛みや出血，ふくみ声，呼吸困難などの症状も出てくる。

(3) 下咽頭がん

- 頭頸部がんの中でも予後の悪い疾患の一つである。
- 下咽頭は肉眼的に直接見ることが困難な部位にある。また広がりやすいこと，頸部リンパ節転移しやすいことから，他のがんに比べて進行がんで発見されることが多い。
- 嚥下時痛，嚥下障害，嗄声，呼吸困難，耳痛，喀血などが現れる。
- 初期の症状としては，のどの痛みや食べ物のつかえなどがある。進行すると嗄声や息苦しさを訴えることがある。

3）喉頭がん

- 喉頭がんは，声門上部がん，声門がん，声門下部がんの３つに分類され，発生頻度は声門がんが最も多く喉頭がんの６割以上を占める。
- 頭頸部領域では口腔がんとともに頻度が多い悪性腫瘍である。
- 発症には喫煙が強く関与しており，喫煙による危険度の高さは肺がん以上に高いと考えられている。その他，飲酒や口腔内の不衛生なども発症誘因になる。
- 喉頭がんの治癒率は約70％と高く，早期に発見すれば発声を失うことなく治癒可能である。
- 嗄声，咽頭違和感，血痰，嚥下時痛，喘鳴，呼吸困難が現れる。
- 声門がんは，早期から嗄声がみられることが多いため早期がんで発見されることが多い。

4）甲状腺がん

- 無痛性で硬い前頸部腫瘤や頸部リンパ節腫脹として指摘されることが多い。
- 甲状腺がんは，甲状腺から発生するがん腫であり，その発生頻度は全がんの1％程度である。
- 組織型によって分化がん（乳頭がん，濾胞がん），低分化がん，未分化がん，髄様がん，悪性リンパ腫に分類される。
- 分化がん（特に高分化がん）は予後が良好であるが，未分化がんでは有効な治療が確立されておらず，予後が悪い。

(1) 乳頭がん

- 日本のようなヨード摂取充足地域（海藻類などをよく食べる国々）では，甲状腺がんの90％以上を乳頭がんが占める。
- 女性に多く，10～80代まで幅広い年代にみられる。
- リンパ節転移が多く，血行性転移はまれである。

(2) 濾胞がん

- 日本では甲状腺がん全体の約5％を占める。乳頭がん同様，あらゆる年代に起こり，男女比は１対２～３程度である。

- 血行性の遠隔転移を肺や骨に起こしやすい傾向がある。

(3) 低分化がん

- 甲状腺がんの中でも1%未満とまれであり，高分化がんと未分化がんの中間的な特徴を示す。
- 高分化がんと比較して，遠隔転移の頻度が高い性質をもつ。

(4) 髄様がん

- 乳頭がん，濾胞がんは甲状腺ホルモンを作る濾胞細胞からできるがんであるが，髄様がんはカルシトニンを分泌する傍濾胞細胞から発生する。
- 甲状腺がん全体の1～2%程度とまれである。
- 髄様がんでは血液中のカルシトニンとCEAの測定値が上昇する。

(5) 未分化がん

- 全甲状腺がんの1～2%程度とまれであるが,非常に予後の悪いがんで,急速に進行する。
- 60歳以上に多く，男女比はほぼ1対1である。
- 多くは，もともと甲状腺内にあった分化がん（乳頭がんや濾胞がん）が長い経過の中で未分化転化して発生するものと考えられている。

(6) 悪性リンパ腫

- 未分化がんと同様，頻度が少なく，高齢者に多い甲状腺内のリンパ球由来の悪性腫瘍である。
- 多くはもともと橋本病（慢性甲状腺炎）のある人に発生する。

4　病期診断（甲状腺がん）

ここでは，甲状腺がんの病期診断について示す。

1）診断

- 甲状腺機能検査と超音波検査を行い，腫瘍が疑われれば穿刺吸引細胞診を追加する。
- 穿刺吸引細胞診は甲状腺結節の良悪性の鑑別診断に有効で乳頭がんのほか，髄様がん，悪性リンパ腫，未分化がんの診断にも有用とされている。

2）病期

- 甲状腺がんのTNM分類および病期分類を示す（表6-7-1，表6-7-2）。

表 6-7-1 甲状腺がんの TNM 分類

T 分類

TX：原発腫瘍の評価が不可能

T0：原発腫瘍を認めない

T1：甲状腺に限局し最大径が 2 cm 以下の腫瘍

T1a：甲状腺に限局し最大径が 1 cm 以下の腫瘍

T1b：甲状腺に限局し最大径が 1 cm をこえるが 2 cm 以下の腫瘍

T2：甲状腺に限局し最大径が 2 cm をこえるが 4 cm 以下の腫瘍

T3：甲状腺に限局し最大径が 4 cm をこえる腫瘍，または前頸筋群（胸骨舌骨筋，胸骨甲状筋，または肩甲舌骨筋）にのみ浸潤する甲状腺外進展が確認できる腫瘍

T3a：甲状腺に限局し，最大径が 4cm をこえる腫瘍

T3b：大きさに関係なく，前頸筋群（胸骨舌骨筋，胸骨甲状筋，または肩甲舌骨筋）に浸潤する腫瘍

T4a：甲状腺の被膜をこえて進展し，皮下軟部組織，喉頭，気管，食道，反回神経のいずれかに浸潤する腫瘍

T4b：椎前筋膜，縦隔内の血管に浸潤する腫瘍，または頸動脈を全周性に取り囲む腫瘍

注：乳頭癌および濾胞癌，低分化癌，Hürthle 細胞癌，未分化癌を含む。

N 分類

NX：領域リンパ節転移の評価が不可能

N0：領域リンパ節転移なし

N1：領域リンパ節転移あり

N1a：レベルⅥ（気管前および気管傍リンパ節，喉頭前／ Delphian リンパ節），または上縦隔リンパ節への転移

N1b：その他の同側頸部リンパ節，両側または対側の頸部リンパ節（レベルⅠ，Ⅱ，Ⅲ，Ⅳ，Ⅴ）または咽頭後リンパ節への転移

（日本頭頸部癌学会・編：頭頸部癌診療ガイドライン 2018 年版，金原出版，2017，pp.62–63）

表 6-7-2　甲状腺がんの病期分類

■ 55 歳未満乳頭癌および濾胞癌*

Ⅰ期	T に関係なく	N に関係なく	M0
Ⅱ期	T に関係なく	N に関係なく	M1

■ 55 歳以上の乳頭癌または濾胞癌

Ⅰ期	T1a, T1b, T2	N0	M0
Ⅱ期	T3	N0	M0
	T1, T2, T3	N1	M0
Ⅲ期	T4a	N に関係なく	M0
ⅣA 期	T4b	N に関係なく	M0
ⅣB 期	T に関係なく	N に関係なく	M1

■髄様癌

Ⅰ期	T1a, T1b	N0	M0
Ⅱ期	T2, T3	N0	M0
Ⅲ期	T1, T2, T3	N1a	M0
ⅣA 期	T1, T2, T3	N1b	M0
	T4a	N に関係なく	M0
ⅣB 期	T4b	N に関係なく	M0
ⅣC 期	T に関係なく	N に関係なく	M1

■未分化癌

ⅣA 期	T1, T2, T3a	N0	M0
ⅣB 期	T1, T2, T3a	N1	M0
	T3b, T4a, T4b	N0, N1	M0
ⅣC 期	T に関係なく	N に関係なく	M1

注：＊乳頭癌および濾胞癌，低分化癌，Hürthle 細胞癌を含む。

（日本頭頸部癌学会・編：頭頸部癌診療ガイドライン　2018 年版，金原出版，2017，p.63）

5　治療

1）頭頸部がんの薬物療法（表 6-7-3）

- 根治切除不能な局所進行頭頸部扁平上皮がんに対して，放射線治療を行う場合に，化学療法を同時併用することは生存率の向上に寄与する（グレード A）。
- 切除可能局所進行頭頸部扁平上皮がんに対して，放射線治療を行う場合に，化学療法を併用することは喉頭温存率の向上に寄与する（グレード A）。
- 頭頸部扁平上皮がん術後再発高リスク患者に対して，CDDP 併用術後化学放射線療法を行うことが勧められる（グレード A）。
- 切除不能局所進行頭頸部扁平上皮がんに対する導入化学療法において，TPF 療法（DTX + CDDP + 5-FU）を化学放射線療法に加えることで生存率を向上させるという報告は

表 6-7-3　頭頸部がんの薬物療法

レジメン	薬剤	投与量	投与経路	投与スケジュール
CDDP ＋ RT 療法	CDDP	80 ～ 100mg/m^2	静注	Day1，3 週毎 RT：5 回／週× 6 ～ 7 週間（2Gy/ 回× 30 ～ 35 回）（総量 60 ～ 70Gy）
TPF（DTX ＋ CDDP ＋ 5-FU）療法	DTX	75mg/m^2	静注	Day1
	CDDP	75 ～ 100mg/m^2	静注	Day1
	5-FU	750 ～ 1,000mg/m^2	24h 静注	Day1 ～ 4（or 5），3 ～ 5 週毎
PF（CDDP ＋ 5-FU）療法	CDDP	80 ～ 100mg/m^2	静注	Day1
	5-FU	800 ～ 1,000mg/m^2	24h 静注	Day1 ～ 4（or 5），3 ～ 4 週毎
CDDP ＋ 5-FU ＋ Cmab 療法	CDDP	100mg/m^2	静注	Day1
	5-FU	1,000mg/m^2	24h 静注	Day1 ～ 4
	Cmab	400mg/m^2（Day1） 250mg/m^2（Day8 以降）	静注	Day1, 8, 15，3 週毎
CDDP ＋ S-1 療法	CDDP	60 ～ 70mg/m^2	静注	Day8
	S-1	40mg/m^2/ 回，1 日 2 回	経口	Day1 ～ 14，4 週毎
Cmab ＋ RT 療法	Cmab	400mg/m^2（Day1） 250mg/m^2（Day8 以降）	静注	Day1，放射線治療期間中（約 7 週間）週 1 回
ニボルマブ	ニボルマブ	240mg/ 回	静注	Day1，2 週毎
ソラフェニブ単剤療法	ソラフェニブ	400mg/ 回，1 日 2 回	経口	連日投与
レンバチニブ単剤療法	レンバチニブ	24mg/ 回，1 日 1 回	経口	連日投与
バンデタニブ単剤療法	バンデタニブ	300mg/ 回，1 日 1 回	経口	連日投与

乏しく，慎重に適応を判断する必要がある（グレード C2）。

- 局所進行頭頸部がんに対して，放射線治療単独と比較して，放射線治療と Cmab の併用は生存への追加効果を認めており行うことを勧めるが，毒性の管理と適応の判断など注意すべき点がある（グレード B）。
- 局所進行頭頸部がんに対して，導入化学療法後における放射線治療と Cmab の併用において，生存への追加効果は不明であるが，喉頭温存療法としては有望な可能性がある（グレード C1）。
- 局所進行頭頸部がんに対して，化学放射線療法における Cmab の併用は生存への寄与は示さず，毒性の増強が認められており，推奨されない（グレード D）。
- 再発・転移頭頸部扁平上皮がんに対する初回化学療法として CDDP ＋ 5-FU に Cmab を併用することは，生存率の向上が認められており行うよう勧められる（グレード B）。

- 再発・転移頭頸部扁平上皮がんに対する初回化学療法としてCDDP + 5-FU以外のレジメンにおけるCmabの併用については，患者の状況と有効性と安全性の報告を考慮して選択してもよい（グレードC2）。
- 抗PD-1抗体であるニボルマブは白金抵抗性頭頸部扁平上皮がんに対して有用であり，その使用が勧められる（グレードB）。

2）甲状腺がんの治療

- 治療法には，外科的切除，放射性ヨード内用療法，外照射，甲状腺ホルモン療法（TSH抑制療法）があるが，このうち分化がんにおける根治的治療法は外科的切除であり，その他は補助療法として使用される。

(1) 甲状腺分化がん（乳頭がん，濾胞がん）に対する治療

- 手術が根治的標準治療である。
- 再発転移高リスク群において術後アブレーションは局所再発の抑制と生存率の向上に寄与するとされる（グレードB）。
- 残存甲状腺組織の除去を目的としたアブレーションを30mCiの放射性ヨード内用療法で行う。
- 甲状腺分化がんの遠隔転移巣に対して，外科的切除が適応とならない場合に，大量（100mCi）放射性ヨード内用療法を行う。
- 甲状腺ホルモン療法（TSH抑制療法）は，甲状腺ホルモン薬を投与してTSH分泌を低下させ（血中TSH測定感度0.1mU/L以下），分化がんの再発率を減らそうとするものである。
- 放射性ヨウ素不応分化型甲状腺がんに対する分子標的薬は有効であり，その使用を考慮してよい（グレードC1）。

(2) 髄様がんに対する治療

- 手術が中心で，甲状腺切除とリンパ節郭清を行う。
- 切除不能転移再発甲状腺髄様がんに対する分子標的薬は有用であり，その使用を考慮してよい（グレードC1）。

(3) 未分化がん

- 極めて予後不良なうえ，症例数も少ない未分化がんに対する治療法は確立していない。
- 甲状腺未分化がんに対する分子標的薬の使用については十分なコンセンサスは得られていない（グレードC2）。

■ソラフェニブ（ネクサバール®）

- 根治切除不能な甲状腺がんに適応がある。ほかに，根治切除不能または転移性の腎細胞がん，切除不能な肝細胞がんにも適応がある。
- 甲状腺未分化がん，放射性ヨウ素による治療歴のない分化型甲状腺がんには使用できない。
- マルチキナーゼ阻害薬である。
- 1回400mgを1日2回経口投与する。

- 主な副作用：手足症候群，発疹，高血圧，下痢，など

■**レンバチニブ（レンビマ®）**

- 根治切除不能な甲状腺がんに適応がある。ほかに，切除不能な肝細胞がんにも適応がある。
- 放射性ヨウ素による治療歴のない分化型甲状腺がんには使用できない。未分化がんには使用できる。
- マルチキナーゼ阻害薬である。
- 1日1回24mgを経口投与する。
  （切除不能な肝細胞がんの場合は，60kg以上12mg，60kg未満8mgを1日1回）
- 主な副作用：高血圧，下痢，食欲減退，悪心・嘔吐，口内炎，手足症候群，など

■**バンデタニブ（カプレルサ®）**

- 根治切除不能な甲状腺髄様がんに適応がある。
- マルチキナーゼ阻害薬である。
- 1回300mgを1日1回，経口投与する。
- 主な副作用：皮膚症状，下痢，高血圧，悪心，など

6　予後（甲状腺がん）

- 甲状腺がんは比較的予後が良く，約90%を占める乳頭がんの場合では良好である。
- 5年相対生存率：Ⅰ期：100%，Ⅱ期：98.6%，Ⅲ期：99.0%，Ⅳ期：73.2%
  ＊全国がんセンター協議会の生存率共同調査（2018年7月集計による）

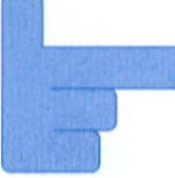

ここはチェック

- □ 口腔がんの中では，舌がんが最も発症頻度が高い（約60％）。
- □ 上咽頭がんのリスクファクターにEBウイルス感染がある。
- □ 切除可能局所進行頭頸部扁平上皮がんに対して，化学放射線療法は喉頭温存率の向上に寄与する。
- □ 局所進行頭頸部がんに対して，放射線治療とCmabの併用は推奨される。
- □ 局所進行頭頸部がんに対して，化学放射線療法におけるCmabの併用は推奨されない。
- □ 甲状腺がんの90％以上を乳頭がんが占める。
- □ 甲状腺がんのうち分化がんは予後良好であるが，未分化がんでは有効な治療が確立されておらず，予後が悪い。
- □ 残存甲状腺組織の除去を目的としたアブレーションを30mCiの放射性ヨード内用療法で行う。
- □ 甲状腺ホルモン（TSH）療法は，甲状腺ホルモン薬を投与してTSH分泌を低下させ，分化がんの再発を減らそうとするものである。
- □ レンバチニブの根治切除不能な甲状腺がんに対する投与量は1日1回24mgである。
- □ レンバチニブは，未分化がんにも使用できる。
- □ バンデタニブは，根治切除不能な甲状腺髄様がんに適応がある。

文献

1）日本頭頸部癌学会・編：頭頸部癌診療ガイドライン 2018年版，金原出版，2018
2）日本臨床腫瘍学会・編：頭頸部がん薬物療法ガイダンス 第2版，金原出版，2018
3）国立がん研究センターがん対策情報センター：がん情報サービス：http://ganjoho.ncc.go.jp/public/index.html
3）日本臨床腫瘍学会・編：新臨床腫瘍学 改訂第5版；がん薬物療法専門医のために，南江堂，2018
4）国立がん研究センター内科レジデント・編：がん診療レジデントマニュアル 第7版，医学書院，2016
5）日本頭頸部癌学会ホームページ，http://www.jshnc.nmin.jp
6）各社添付文書・インタビューフォーム

8 皮膚がん

ポイント

(悪性黒色腫)

- メラニン色素を産生し神経堤に由来する細胞であるメラノサイトに発生する悪性腫瘍である。
- 年間推定罹患数は約 4,000 人であり，人口 10 万人あたり年間約 1 ～ 2 人の割合とされている。
- リンパ行性，血行性に転移しやすく，悪性度が高い。
- 腫瘍の厚さ，潰瘍の有無などが予後因子である。
- 臨床診断は臨床所見とダーモスコピーが有用である。
- 日本では進行期に対する標準的な化学療法はダカルバジンであったが，分子標的薬および免疫チェックポイント阻害薬の登場により治療法は大きく変化している。
- 免疫チェックポイント阻害薬および低分子性分子標的薬などの新薬について理解する。

皮膚がんには基底細胞がん（BCC ： basal cell carcinoma），有棘細胞がん（SCC ： squamous cell carcinoma）（初期病変の日光角化症，Bowen 病を含む），悪性黒色腫（MM ： malignant melanoma）の3つが代表的で，ほかに乳房外Paget 病，菌状息肉腫などがある。悪性度は，悪性黒色腫＞有棘細胞がん＞基底細胞がんの順で，発生頻度は，基底細胞がん＞有棘細胞がん＞悪性黒色腫の順である。

1 皮膚がんのガイドライン

- 皮膚悪性腫瘍診療ガイドライン　第 2 版（2015 年）
- 皮膚悪性腫瘍取扱い規約　第 2 版（2010 年）
- NCCN ガイドライン（2018 年度版）
- NCI-PDQ ガイドライン　がん情報サイト（http://cancerinfo.tri-kobe.org/）
- 日本皮膚悪性腫瘍学会　悪性黒色腫（メラノーマ）薬物療法の手引き　version 1. 2017

2　疫学

1）死亡数／罹患率

- 皮膚がん全体としての死亡数は1,583人（男性797人，女性786人）（2017年），罹患数は24,507人（男性12,238人，女性12,269人）（2016年）である。
- 悪性黒色腫の年間推定罹患数は約4,000人であり，人口10万人あたり年間約1～2人の割合とされている。
- 基底細胞がんは，日本人の皮膚がんにおいて最も多く，全体の約24%を占める。皮膚の基底細胞がんと新たに診断される人数は，1年間に10万人あたり約4人。

2）リスクファクター（悪性黒色腫）

- 白色人種が有色人種よりも発生率が高く，紫外線の強い地域に住む白色人種の発生率はさらに高いことから，紫外線の関与が示唆されている。
- 免疫抑制患者（臓器移植患者，非ホジキンリンパ腫，HIV感染／AIDS患者）
- 悪性黒色腫の発がんと進展の分子機序には，CDKN24欠失，NRASとBRAFの変異，色素細胞特異的転写因子MITFとCDK2の活性化が関与している。
- 悪性黒色腫の主な遺伝子変異には，BRAF変異，NRAS変異，KIT変異，PTEN変異，GNAQ・GNA11変異があり，BRAF変異は悪性黒色腫の遺伝子変異で最も多くみられ，変異率は白人患者で約50～70%，日本人患者で約30%と報告されている。
- BRAF変異の80～90%がV600E変異で，10～20%がV600K変異である。

3　特徴と臨床症状

1）基底細胞がん

- 初期には，黒色から黒褐色の軽い隆起で，通常は数年で徐々に大きくなり腫瘤を形成し，進行すると中心は潰瘍となり，その周辺は堤防のように盛り上がって縁取るように並ぶ。
- 潰瘍の部分は出血しやすい状態となる。まぶた，鼻，上口唇の周りに多く発生する。
- 薄い紅色や白色で瘢痕に似た形のものや，ピンク色で表面にかさぶたがついたような湿疹に似た形のものもあり，一見がんには見えないような場合もある。痛みや痒みはない。

2）有棘細胞がん

- 形の不整な紅色をした皮膚の腫瘤が一般的である。表面にびらんや潰瘍を伴って出血しやすく，つまむとしこりに触れる。大きくなると腫瘍の形はカリフラワーに例えられることもある。
- 腫瘍の表面がもろくなって細菌感染を起こしやすく，膿や悪臭を伴うこともある。
- 紫外線，慢性刺激，ウイルスなどが関与しており，前駆病変や発生母地から生じることが多い。母地としては，発熱病変，褥瘡などが，前駆病変としてはBowen病，日光角化症などがあり，近年は日光角化症からの例が増加している。

3）悪性黒色腫

- 悪性黒色腫（メラノーマ）は，皮膚のメラノサイトまたは母斑細胞（ほくろの細胞）が悪性化した腫瘍と考えられている。その発生原因は不明だが，紫外線や外的刺激の影響が関与しているといわれている。悪性黒色腫の発症部位は皮膚が最も多いが，メラノサイトの存在する口腔・鼻腔・食道・直腸・外陰部などの粘膜や眼に発症することもある。
- 転移は主にリンパ行性に起こり，原発巣周囲に衛星病巣を形成，所属リンパ節転移を起こし，肺，骨，肝臓，脳などに遠隔転移する。

4　病期診断（悪性黒色腫）

1）特徴

- 臨床的所見に5つの特徴（ABCDE基準）がある。

A：Asymmetry（非対称性の病変）形が左右非対称である
B：Border（不規則な外形）形の輪郭がぎざぎざして境界が不鮮明。色のにじみがある
C：Color（多彩な色調）色むらがある
D：Diameter（大型の病変）長径が6mm以上である
E：Evolving（経過の変化）大きさが拡大，色・形・症状が変化してくる

2）分類

- 病型分類としてはClark分類が広く用いられている（表6-8-1）。臨床症状と病理所見より4つに分類されるが，中間型や分類不能例も存在する。末端黒子型の占める割合が最も高い。いずれも黒色で辺縁不鮮明，色調に濃淡のある病変である。
- 予後は病型ではなく，腫瘍の厚さにより規定される。
- 悪性黒色腫のTNM分類，病期分類を示す（表6-8-2，表6-8-3）。

表6-8-1　Clark分類

病型	特徴
表在拡大型黒色腫（SSM）	白人の悪性黒色腫の大多数を占める。体幹や末端部以外の四肢に好発。
末端黒子型黒色腫（ALM）	日本人など非白人で最も多い。足底に生じることが多く，手のひらや手足の爪に生じることもある。色素斑から始まり，中央部の黒色が強くなり，結節や潰瘍が生じる。
悪性黒子型黒色腫（LMM）	主に高齢者の顔面，頸部，手背など日光照射部位に好発。黒褐色の色素斑として生じ，進行すると結節を生じる。
結節型黒色腫（NM）	全身のどこでも発生し，はじめから立体構造をしていることが多く，周囲には色素斑は伴わない。

表 6-8-2　悪性黒色腫の TNM 分類

pT 分類（原発腫瘍の評価）

TX：原発腫瘍の評価が不可能
T0：原発腫瘍が認められない
Tis：上皮内黒色腫（melanoma *in situ*）
T1：厚さ 1mm 以下の悪性黒色腫
　T1a：厚さ 0.8mm 未満で潰瘍なし
　T1b：厚さ 0.8mm 未満で潰瘍あり，または厚さ 0.8 〜 1.0mm 潰瘍あり，またはなし
pT2：厚さ 1mm を超え，2mm 以下の悪性黒色腫
　pT2a：厚さ 1mm を超え，2mm 以下で潰瘍なし
　pT2b：厚さ 1mm を超え，2mm 以下で潰瘍あり
pT3：厚さ 2mm を超え，4mm 以下の悪性黒色腫
　pT3a：厚さ 2mm を超え，4mm 以下で潰瘍なし
　pT3b：厚さ 2mm を超え，4mm 以下で潰瘍あり
pT4：厚さが 4mm を超える悪性黒色腫
　pT4a：厚さ 4mm を超えて潰瘍なし
　pT4b：厚さ 4mm を超えて潰瘍あり

N 分類（所属リンパ節の評価）

NX：所属リンパ節の評価が不可能
N0：所属リンパ節に転移を認めない
N1：1 個の所属リンパ節転移を認める
　N1a：臨床的に潜在性の（顕微鏡的*）転移
　N1b：臨床的に明確な（肉眼的*）転移
N2：2 〜 3 個の所属リンパ節転移を認めるか，リンパ節転移を伴わず所属部位のリンパ管内に限局した転移
　N2a：2 〜 3 個の臨床的に潜在性の（顕微鏡的*）転移
　N2b：2 〜 3 個の臨床的に明確な（肉眼的†）転移
　N2c：リンパ節転移を伴わない衛星病巣もしくは in-transit 転移**
N3：4 個以上の所属リンパ節転移，または互いに癒着したリンパ節転移，または所属リンパ節転移を伴う in-transit 転移もしくは衛星病巣，のいずれか

M 分類（遠隔転移の評価）

MX：遠隔転移の評価が不可能
M0：遠隔転移を認めない
M1：遠隔転移あり
　M1a：皮膚，皮下組織または遠隔リンパ節への転移
　M1b：肺転移
　M1c：脳転移以外のすべての内臓転移
　M1d：脳転移

＊　顕微鏡的転移はセンチネルリンパ節生検またはリンパ節郭清により診断する。
†　肉眼的リンパ節転移とは臨床的に検出されリンパ節郭清により確認されたリンパ節転移，または著しいリンパ節被膜外進展を呈するリンパ節
＊＊衛星病巣は原発病巣 2cm 以内に存在する腫瘍，in-transit 転移は原発巣から 2cm を超えて所属リンパ節の間まで存在する皮内または皮下の転移

（The American Joint Committee on Cancer Staging Manual, 8th Ed. 2017 を参考に作成）

表 6-8-3　悪性黒色腫の病期分類（AJCC，2017）

臨床病期分類				病理病期分類			
Stage 0	Tis	N0	M0	Stage 0	Tis	N0	M0
Stage I A	T1a	N0	M0	Stage I A	T1a	N0	M0
Stage I B	T1b	N0	M0		T1b	N0	M0
	T2a	N0	M0	Stage I B	T2a	N0	M0
Stage II A	T2b	N0	M0	Stage II A	T2b	N0	M0
	T3a	N0	M0		T3a	N0	M0
Stage II B	T3b	N0	M0	Stage II B	T3b	N0	M0
	T4a	N0	M0		T4a	N0	M0
Stage II C	T4b	N0	M0	Stage II C	T4b	N0	M0
Stage III	Any T，Tis	≧ N1	M0	Stage III A	T1a/b，T2a	N1a，N2a	M0
				Stage III B	T0	N1b，N1c	M0
					T1a/b，T2a	N1b/c，N2b	M0
					T2b，T3a	N1a/b/c，N2a/b	M0
				Stage III C	T0	N2b/c，N3b/c	M0
					T1a/b，T2a/b，T3a	N2c,N3a/b/c	M0
					T3b，T4a	Any N ≧ N1	M0
					T4b	N1a/b/c，N2a/b/c	M0
				Stage III D	T4b	N3a/b/c	M0
Stage IV	Any T	Any N	M1	Stage IV	Any T，Tis	Any N	M1

（The American Joint Committee on Cancer Staging Manual, 8th Ed. 2017 を参考に作成）

3）診断法

(1) ダーモスコピー（グレード A）

- 特殊なルーペを用いて病変部を 10 倍から 30 倍程度に拡大し，反射光のない状態で明るく照らして観察する検査。メラノーマ（tumor thickness が 1mm 未満の早期病変が大多数を占める）の診断においてダーモスコピーを用いた診断と肉眼による診察とを比較したところ，相対診断オッズ比がダーモスコピーの使用によって高くなることが示されている。ダーモスコピーに習熟した医師が用いればメラノーマの早期診断に役立つため，使用が強く勧められる。

(2) 皮膚生検（グレード C1）

- 悪性黒色腫原発巣の部分生検は，局所再発率，生存率に影響しないというエビデンスレベルは比較的高いため，全切除生検が困難な場合には部分生検を行ってもよい。しかし，頭頸部原発の悪性黒色腫患者では部分生検によって生存率が低下する危険性があるので注意を要する。
- 部分生検は，腫瘍全体の組織構築を観察できずtumor thicknessが低く見積もられ，拡大切除の範囲の不足や後日センチネルリンパ節生検が必要となるおそれもあり，組織診断の精度は低下する。

(3) 血清腫瘍マーカー（グレードC2）

- 悪性黒色腫の血清腫瘍マーカーとしてはLDH，S100-β，melanoma inhibitory activity（MIA），neuron-specific enolase（NSE），メラニン代謝産物である5-S-cysteinyldopa（5-S-CD）などが知られているが，これらは一般に進行期の患者血清でのみ異常値を示し，早期診断には役立たない。

(4) 画像診断

- 高周波エコー（20～100 MHz）はメラノーマ原発巣におけるtumor thicknessの術前評価として比較的正確に予測できるため，その実施を考慮してもよい（グレードC1）。
- MRIではtumor thicknessの測定誤差が生じることがあるため，その実施は勧められない（グレードC2）。
- 転移の症候のない症例に対し，リンパ節転移，遠隔転移を発見する目的で，胸部X線，超音波検査，CT，PETを一律的に実施することは推奨されない。

5　病期ごとの治療選択と予後（悪性黒色腫）

- 悪性黒色腫の代表的なステージ分類としては，American Joint Committee on Cancer（AJCC）分類がある。初発部位のみに腫瘍を認めるステージⅠとステージⅡ，所属リンパ節転移を認めるステージⅢ，遠隔臓器転移や転移所属リンパ節を越えた領域に皮膚転移，皮下転移，リンパ節転移を認めるステージⅣに分類される。対応は病期によって分けることができる。

0～ⅠA期：原発巣切除
ⅠB～Ⅱ期：原発巣切除＋センチネルリンパ節生検
Ⅲ期：原発巣切除＋所属リンパ節の根治的郭清術
Ⅳ期：手術適応は少ない。化学療法や放射線療法，免疫療法など

1）手術療法

- 原発巣に対する手術療法は，根治が期待できる最も重要な治療法である。原発巣を切除することで，局所再発率の減少，生存率の向上が期待できる。
- 遠隔転移が単発で完全切除が可能な場合には，その転移巣の切除により患者の生存期間が延長する可能性がある。
- 原発巣の厚さが0.76～4.0mm，0.76～1.0mmにおいては特に潰瘍がある場合，年齢が40歳以下，生検組織の深部断端が陽性，リンパ管浸潤を認める場合，ClarkレベルⅣ以上，あるいは1個/mm^2以上の核分裂像のいずれかがさらにあればセンチネルリンパ節生検が推奨・考慮される。

• センチネルリンパ節生検によって顕微鏡的なリンパ節転移が早期に発見され，根治的リンパ節郭清により約1/3の症例で生存に寄与する。

2）放射線療法

• 放射性感受性が低いために手術困難例，遠隔転移がある場合に症状緩和を目的として推奨される。

3）化学療法

(1) 進行期悪性黒色腫の化学療法

• わが国では，DAV フェロン療法などインターフェロンβを，ダカルバジン（DTIC）中心の殺細胞性抗がん薬に加えたレジメンを免疫療法として悪性黒色腫の治療において使用してきた。
• 近年，免疫チェックポイント阻害薬・低分子性分子標的薬の新規薬剤の登場により，アジュバントを含め治療法が大きく変化している。
• BRAF 遺伝子変異陰性の場合，抗 PD−1 抗体であるニボルマブ，ペムブロリズマブおよび抗 CTLA−4 抗体であるイピリムマブが使用できる。
• BRAF 遺伝子変異陽性の場合，免疫チェックポイント阻害薬に加え，低分子性分子標的薬であるBRAF阻害薬単剤療法もしくはMEK阻害薬との併用療法が使用可能である。

(2) 術後補助化学療法

• わが国ではDAV Feron 療法やインターフェロンβの局注のみを行うフェロン療法が頻用されてきたが，科学的根拠は乏しい。
• ペグインターフェロンα−2b がステージⅢの悪性黒色腫に対し承認されているが，あまり実施されていない。一方でダブラフェニブ・トラメチニブ併用療法がステージⅢ以降の術後補助療法に認可されるなど変化しつつある。
• 術後補助療法に保険適応があるのは，インターフェロンβ，ペグインターフェロンα−2b，ニボルマブ，ペムブロリズマブ，ダブラフェニブ・トラメチニブ併用療法である。

(3) インターフェロン療法

• 術後補助療法として化学療法と併用してインターフェロン療法が行われている。また，術後補助療法の後に，さらに補助的維持療法としてフェロン維持療法が行われる場合がある。

① インターフェロンβ（フェロン®）

② ペグインターフェロンα−2b（ペグイントロン®）

• 悪性黒色腫における術後補助療法に適応がある。Stage Ⅲの患者が対象となる。
• 8 週目までは 1 回 6μg/kg を週 1 回，9 週目以降は 1 回 3μg/kg を週 1 回，皮下投与

(4) 免疫チェックポイント阻害薬

① ニボルマブ（オプジーボ®）

• ヒト PD−1 に対するヒト型 IgG4 モノクローナル抗体
• 適応は悪性黒色腫，その他，複数のがん腫に適応あり

• 1回240mgを2週間間隔で点滴静注。術後補助療法の場合は，投与期間は12カ月間まで
• 根治切除不能な悪性黒色腫に対してイピリムマブと併用する場合は，1回80mgを3週間間隔で4回点滴静注し，その後は1回240mgを2週間間隔で点滴静注
• 併用療法の可否を判断する場合，PD-L1発現状況を確認することが望ましい。PD-L1発現率が1%以上であることが確認された患者においては，原則，ニボルマブ単独投与を優先する。

② イピリムマブ（ヤーボイ®）

• ヒト細胞傷害性Tリンパ球抗原-4（CTLA-4）に対するヒト型抗ヒトCTLA-4モノクローナル抗体
• 適応は根治切除不能な悪性黒色腫，根治切除不能または転移性の腎細胞がん
• 1回3mg/kgを3週ごとに全4回点滴静注

③ ペムブロリズマブ（キイトルーダ®）

• ヒト化抗ヒトPD-1モノクローナル抗体
• 適応は悪性黒色腫，その他，複数のがん腫に適応あり
• 1回200mgを3週ごとで点滴静注。術後補助療法の場合は，投与期間は12カ月間まで

＊いずれの薬剤も，副作用として免疫関連有害事象（irAE）に注意する。

(5) 低分子性分子標的薬

① ベムラフェニブ（ゼルボラフ®）

• 適応はBRAF遺伝子変異を有する根治切除不能な悪性黒色腫
• 1回960mgを1日2回経口投与
• 食事の1時間前から食後2時間までの間の服用は避けることが望ましい。
• 重大な副作用として有棘細胞がん，ケラトアカントーマ，主な副作用に関節痛，発疹，筋骨格痛，脱毛症，疲労などがある。

② ダブラフェニブ（タフィンラー®）

• 適応はBRAF遺伝子変異を有する根治切除不能な悪性黒色腫，BRAF遺伝子変異を有する切除不能な進行・再発の非小細胞肺がん
• 1回150mgを1日2回，空腹時に経口投与。術後補助療法の場合には，トラメチニブと併用し，投与期間は12カ月間まで
• 食事の1時間前から食後2時間までの間の服用は避けること
• トラメチニブとの併用時の重大な副作用として，有棘細胞がん，ケラントアカントーマ，悪性腫瘍（二次発がん），心障害，肝機能障害，深部静脈血栓症，肺塞栓症，脳血管障害などがある。

③ トラメチニブ（メキニスト®）

• 適応はBRAF遺伝子変異を有する根治切除不能な悪性黒色腫，BRAF遺伝子変異を有する切除不能な進行・再発の非小細胞肺がん
• MAPK経路のMEK1とMEK2の活性化およびキナーゼ活性を阻害するMEK阻害薬

表 6-8-4　悪性黒色腫の薬物療法レジメン

レジメン	薬剤	投与量（mg/m²）	投与経路	投与スケジュール
DTIC 単独療法	DTIC	200 ～ 250	静注	Day1 ～ 5
		850 ～ 1,000	静注	Day1 28 日毎
DAV Feron 療法	DTIC	80 ～ 140	静注	Day1 ～ 5
	ACNU	50 ～ 80	静注	Day1
	VCR	0.5 ～ 0.8	静注	Day1
	IFN−β	300 万単位	局注	Day1 ～ 5 ないし 10 28 日毎
DAC Tam 療法	CDDP	25	静注	Day1 ～ 3
	DTIC	220	静注	Day1 ～ 3
	ACNU	60	静注	Day1
	TAM	10mg/ 回，1 日 2 回	経口	連日内服 28 日毎
ニボルマブ	ニボルマブ （オプジーボ®）	240mg/ 回	静注	Day1 14 日毎 術後補助療法の場合は， 投与期間は 12 カ月間まで
イピリムマブ	イピリムマブ （ヤーボイ®）	3mg/kg/ 回	静注	Day1 21 日毎　全 4 回
ニボルマブ・イピリムマブ併用療法	ニボルマブ （オプジーボ®） イピリムマブ （ヤーボイ®）	80mg/ 回 3mg/kg/ 回	静注	Day1 21 日毎　全 4 回
ペムブロリズマブ	ペムブロリズマブ （キイトルーダ®）	200mg/ 回	静注	Day1 21 日毎 術後補助療法の場合は， 投与期間は 12 カ月間まで
ベムラフェニブ	ベムラフェニブ （ゼルボラフ®）	960mg/ 回，1 日 2 回	経口	連日内服
ダブラフェニブ	ダブラフェニブ （タフィンラー®）	150mg/ 回，1 日 2 回	経口空腹時	連日内服 術後補助療法の場合には， トラメチニブと併用し， 投与期間は 12 カ月間まで
ダブラフェニブ・トラメチニブ併用療法	ダブラフェニブ （タフィンラー®） トラメチニブ （メキニスト®）	150mg/ 回，1 日 2 回 2mg/ 回，1 日 1 回	経口空腹時	連日内服 術後補助療法の場合には， 投与期間は 12 カ月間まで
エンコラフェニブ・ビニメチニブ併用療法	エンコラフェニブ （ビラフトビ®） ビニメチニブ （メクトビ®）	450mg/ 回，1 日 1 回 45mg/ 回，1 日 2 回	経口	連日内服

- BRAF阻害薬と併用投与することで，単剤投与と比較して強力な抗腫瘍効果が得られる。さらにBRAF阻害薬の耐性獲得には，MAPK経路の再活性化の関与が示唆されていることからも，併用によりBRAF阻害薬に対する耐性獲得の遅延および副作用発現が減少する。
- ダブラフェニブとの併用において，1回2mg，1日1回空腹時に経口投与。術後補助療法の場合には，投与期間は12カ月間まで
- 食事の1時間前から食後2時間までの間の服用は避けること
- 重大な副作用に心障害，肝機能障害，間質性肺疾患，横紋筋融解症，深部静脈血栓症，肺塞栓症，脳血管障害がある。

④エンコラフェニブ（ビラフトビ®）

- 適応はBRAF遺伝子変異を有する根治切除不能な悪性黒色腫
- BRAF阻害薬
- ビニメチニブとの併用において，1回450mg，1日1回経口投与
- 重大な副作用に皮膚悪性腫瘍，眼障害，心機能障害，肝機能障害，横紋筋融解症，高血圧，手掌・足底発赤知覚不全症候群などがある。

⑤ビニメチニブ（メクトビ®）

- 適応はBRAF遺伝子変異を有する根治切除不能な悪性黒色腫
- エンコラフェニブとの併用において，1回45mg，1日2回経口投与
- MEK阻害薬
- 重大な副作用に眼障害，心機能障害，肝機能障害，横紋筋融解症，高血圧，出血などがある。

4）予後（悪性黒色腫）

- 5年相対生存率はStage Ⅰ：86.2%，Stage Ⅱ：79.6%，Stage Ⅲ：53.1%，Stage Ⅳ：11.0%

ここはチェック

- □ 悪性黒色腫（メラノーマ）は，皮膚のメラノサイトまたは母斑細胞（ほくろの細胞）が悪性化した腫瘍である。
- □ 悪性黒色腫の発症部位は皮膚が最も多いが，メラノサイトの存在する粘膜や眼に発症することもある。
- □ 悪性黒色腫はClark分類が使用される。結節型，表在拡大型，末端黒子型，悪性黒子型の4病型に分類され，予後は病型ではなく，腫瘍の厚さにより規定される。
- □ 悪性黒色腫の主な遺伝子変異には，BRAF変異，NRAS変異，KIT変異，PTEN変異，GNAQ・GNA11変異があり，BRAF変異は悪性黒色腫の遺伝子変異でもっとも多くみられる。
- □ わが国において術後補助療法に保険適応があるのは，インターフェロンβ，ペグインターフェロンα-2b，ニボルマブ，ペムブロリズマブ，ダブラフェニブ・トラメチニブ併用療法である。
- □ ニボルマブは術後補助療法の場合は，投与期間は12カ月間までである。
- □ ニボルマブを根治切除不能な悪性黒色腫に対してイピリムマブと併用する場合は，1回80mgを3週間間隔で4回，その後は1回240mgを2週間間隔である。
- □ ニボルマブ・イピリムマブ併用療法の可否を判断する場合，PD-L1発現率が1%以上であることが確認された患者においては，原則，ニボルマブ単独投与を優先する。
- □ イピリムマブはヒト型抗ヒトCTLA-4モノクローナル抗体で，全4回点滴静注のみの使用である。
- □ ペムブロリズマブは，ヒト化抗PD-1モノクローナル抗体で，術後補助療法の場合は，投与期間は12カ月間である。
- □ ダブラフェニブは，術後補助療法の場合には，トラメチニブと併用し，投与期間は12カ月間までである。
- □ トラメチニブはBRAF阻害薬と併用投与することで，単剤投与と比較して強力な抗腫瘍効果が得られる。

■ 文献

1) 日本皮膚科学会，日本癌治療学会・編：皮膚悪性腫瘍診療ガイドライン 第 2 版，金原出版，2015
2) 日本皮膚悪性腫瘍学会・編：皮膚悪性腫瘍取扱い規約 第 2 版，金原出版，2010
3) NCCN ガイドライン（2018 年度版）
4) NCI-PDQ ガイドラン がん情報サイト（http://cancerinfo.tri-kobe.org/）
5) 国立がん研究センターがん対策情報センター：がん情報サービス：http://ganjoho.ncc.go.jp/public/index.html
6) 各社添付文書・インタビューフォーム
7) 日本臨床腫瘍学会・編：新臨床腫瘍学 改訂第 5 版；がん薬物療法専門医のために，南江堂，2018
8) 国立がん研究センター内科レジデント・編：がん診療レジデントマニュアル 第 7 版，医学書院，2016
9) 日本癌治療学会・編：がん診療ガイドライン　http://jsco-cpg.jp/guideline/21.html
10) 日本皮膚悪性腫瘍学会・編：悪性黒色腫（メラノーマ）薬物療法の手引き version 1.2017 Skin Cancer Vol.32 No. 1，2017

付 録　抗がん薬一覧

付録 抗がん薬一覧

番号	分類	小分類	一般名	略語	ページ
1	アルキル化薬	ナイトロジェンマスタード類	イホスファミド	IFM	381
2	アルキル化薬	ナイトロジェンマスタード類	シクロホスファミド	CPA	381
3	アルキル化薬	ナイトロジェンマスタード類	ベンダムスチン		382
4	アルキル化薬	ナイトロジェンマスタード類	メルファラン	L-PAM	383
5	アルキル化薬	ニトロソウレア類	カルムスチン	BCNU	384
6	アルキル化薬	ニトロソウレア類	ストレプトゾシン		384
7	アルキル化薬	ニトロソウレア類	ニムスチン	ACNU	385
8	アルキル化薬	ニトロソウレア類	ラニムスチン	MCNU	385
9	アルキル化薬	その他	ダカルバジン	DTIC	386
10	アルキル化薬	その他	テモゾロミド	TMZ	386
11	アルキル化薬	その他	トラベクテジン		387
12	代謝拮抗薬	シタラビン系	エノシタビン	BH-AC	387
13	代謝拮抗薬	シタラビン系	ゲムシタビン	GEM	388
14	代謝拮抗薬	シタラビン系	シタラビン	Ara-C	389
15	代謝拮抗薬	フッ化ピリミジン系	カペシタビン	CAP	389
16	代謝拮抗薬	フッ化ピリミジン系	テガフール・ウラシル配合剤	UFT	390
17	代謝拮抗薬	フッ化ピリミジン系	テガフール・ギメラシル・オテラシルカリウム配合剤	S-1	391
18	代謝拮抗薬	フッ化ピリミジン系	フルオロウラシル	5-FU	392
19	代謝拮抗薬	プリン拮抗薬	クラドリビン	2-CdA	392
20	代謝拮抗薬	プリン拮抗薬	クロファラビン	CLO，CFB	393
21	代謝拮抗薬	プリン拮抗薬	ネララビン	NEL，Ara-G	394
22	代謝拮抗薬	プリン拮抗薬	フルダラビン	FLU	394
23	代謝拮抗薬	プリン拮抗薬	ペントスタチン	DCF	395
24	代謝拮抗薬	プリン拮抗薬	メルカプトプリン	6-MP	396
25	代謝拮抗薬	葉酸拮抗薬	プララトレキサート		396
26	代謝拮抗薬	葉酸拮抗薬	ペメトレキセド	PEM	397
27	代謝拮抗薬	葉酸拮抗薬	メトトレキサート	MTX	397
28	代謝拮抗薬	PNP 阻害薬	フォロデシン		398
29	代謝拮抗薬	ヌクレオシド系	トリフルリジン・チピラシル配合剤	FTD・TPI	398
30	代謝拮抗薬	その他	アザシチジン	AZA	399
31	代謝拮抗薬	その他	ヒドロキシカルバミド	HU，HC	400
32	抗腫瘍性抗生物質	アントラサイクリン系	アクラルビシン	ACR	400
33	抗腫瘍性抗生物質	アントラサイクリン系	アムルビシン	AMR	401
34	抗腫瘍性抗生物質	アントラサイクリン系	イダルビシン	IDR	401
35	抗腫瘍性抗生物質	アントラサイクリン系	エピルビシン	EPI	402
36	抗腫瘍性抗生物質	アントラサイクリン系	ダウノルビシン	DNR	402

番号	分類	小分類	一般名	略語	ページ
37	抗腫瘍性抗生物質	アントラサイクリン系	ドキソルビシン	ADM，DXR，ADR	403
38	抗腫瘍性抗生物質	アントラサイクリン系	ピラルビシン	THP	404
39	抗腫瘍性抗生物質	アントラサイクリン系	リポソーム化ドキソルビシン	PLD	404
40	抗腫瘍性抗生物質	アントラキノン系	ミトキサントロン	MIT	405
41	抗腫瘍性抗生物質	その他	アクチノマイシン D	ACT-D	406
42	抗腫瘍性抗生物質	その他	ブレオマイシン	BLM	406
43	抗腫瘍性抗生物質	その他	ペプロマイシン	PEP	407
44	抗腫瘍性抗生物質	その他	マイトマイシン C	MMC	408
45	植物アルカロイド	タキサン系	アルブミン懸濁型パクリタキセル	nab-PTX	408
46	植物アルカロイド	タキサン系	カバジタキセル	CAB，CAZ	409
47	植物アルカロイド	タキサン系	ドセタキセル	DTX，DOC，TXT	410
48	植物アルカロイド	タキサン系	パクリタキセル	PTX，TXL	411
49	植物アルカロイド	トポイソメラーゼⅠ阻害薬	イリノテカン	CPT-11	412
50	植物アルカロイド	トポイソメラーゼⅠ阻害薬	ノギテカン	NGT	412
51	植物アルカロイド	トポイソメラーゼⅡ阻害薬	エトポシド	ETP，VP-16	413
52	植物アルカロイド	ビンカアルカロイド系	ビノレルビン	VNB，VNR	414
53	植物アルカロイド	ビンカアルカロイド系	ビンクリスチン	VCR	414
54	植物アルカロイド	ビンカアルカロイド系	ビンデシン	VDS	415
55	植物アルカロイド	ビンカアルカロイド系	ビンブラスチン	VBL，VLB	416
56	植物アルカロイド	その他	エリブリン	HAL	416
57	白金製剤		オキサリプラチン	L-OHP	417
58	白金製剤		カルボプラチン	CBDCA	417
59	白金製剤		シスプラチン	CDDP	418
60	白金製剤		ネダプラチン	CDGP，NDP	419
61	抗体薬	抗 CD20 モノクローナル抗体	リツキシマブ	RIT	420
62	抗体薬	放射標識抗 CD20 モノクローナル抗体	インジウム（^{111}In） イブリツモマブ チウキセタン		420
63	抗体薬	放射標識抗 CD20 モノクローナル抗体	イットリウム（^{90}Y） イブリツモマブ チウキセタン		421
64	抗体薬	抗 HER2 ヒト化モノクローナル抗体	トラスツズマブ	Tmab	422
65	抗体薬	抗 HER2 ヒト化モノクローナル抗体	ペルツズマブ		422
66	抗体薬	抗 HER2 抗体チューブリン重合阻害剤複合体	トラスツズマブ エムタンシン	T-DM1	423
67	抗体薬	抗 VEGF ヒト化モノクローナル抗体	ベバシズマブ	BV，Bmab	424

番号	分類	小分類	一般名	略語	ページ
68	抗体薬	VEGF 阻害薬	アフリベルセプト　ベータ		424
69	抗体薬	ヒト型抗 VEGFR-2 モノクローナル抗体	ラムシルマブ	RAM	425
70	抗体薬	抗ヒト EGFR モノクローナル抗体	セツキシマブ	Cmab	426
71	抗体薬	ヒト型抗 EGFR モノクローナル抗体	パニツムマブ	Pmab	426
72	抗体薬	ヒト化抗 CCR4 モノクローナル抗体	モガムリズマブ		427
73	抗体薬	ヒト化抗 CD52 モノクローナル抗体	アレムツズマブ		428
74	抗体薬	ヒト型抗 CD20 モノクローナル抗体	オファツムマブ		428
75	抗体薬	ヒト化抗 CD20 モノクローナル抗体	オビヌツズマブ		429
76	抗体薬	ヒト化抗 CD38 モノクローナル抗体	ダラツムマブ		430
77	抗体薬	ヒト化抗ヒト SLAMF7 モノクローナル抗体	エロツズマブ		430
78	抗体薬	ヒト型抗 RANKL モノクローナル抗体製剤	デノスマブ		431
79	抗体薬	抗腫瘍性抗生物質結合抗 CD33 モノクローナル抗体	ゲムツズマブ　オゾガマイシン	GO	432
80	抗体薬	抗腫瘍性抗生物質結合抗 CD22 モノクローナル抗体	イノツズマブ　オゾガマイシン		433
81	抗体薬	微小管阻害薬結合抗 CD30 モノクローナル抗体	ブレンツキシマブ　ベドチン		434
82	抗体薬	二重特異性抗体薬	ブリナツモマブ		434
83	小分子化合物	ALK 阻害薬	アレクチニブ		435
84	小分子化合物	ALK 阻害薬	クリゾチニブ		436
85	小分子化合物	ALK 阻害薬	セリチニブ		436
86	小分子化合物	ALK 阻害薬	ロルラチニブ		436
87	小分子化合物	BCR-ABL/c-kit 阻害薬	イマチニブ		437
88	小分子化合物	BCR-ABL 阻害薬	ダサチニブ		438
89	小分子化合物	BCR-ABL 阻害薬	ニロチニブ		438
90	小分子化合物	BCR-ABL 阻害薬	ボスチニブ		439
91	小分子化合物	BCR-ABL 阻害薬	ポナチニブ		439
92	小分子化合物	BRAF 阻害薬	ベムラフェニブ		440
93	小分子化合物	BRAF 阻害薬	ダブラフェニブ		440
94	小分子化合物	BRAF 阻害薬	エンコラフェニブ		441
95	小分子化合物	BTK 阻害薬	イブルチニブ		441
96	小分子化合物	CDK4/6 阻害薬	アベマシクリブ		442

番号	分類	小分類	一般名	略語	ページ
97	小分子化合物	CDK4/6 阻害薬	パルボシクリブ		442
98	小分子化合物	EGFR/HER2 阻害薬	ラパチニブ		443
99	小分子化合物	EGFR 阻害薬	アファチニブ		443
100	小分子化合物	EGFR 阻害薬	エルロチニブ		444
101	小分子化合物	EGFR 阻害薬	オシメルチニブ		445
102	小分子化合物	EGFR 阻害薬	ゲフィチニブ		445
103	小分子化合物	FLT3 阻害薬	ギルテリチニブ		446
104	小分子化合物	HDAC 阻害薬	パノビノスタット		446
105	小分子化合物	HDAC 阻害薬	ボリノスタット		446
106	小分子化合物	HDAC 阻害薬	ロミデプシン		447
107	小分子化合物	JAK 阻害薬	ルキソリチニブ		448
108	小分子化合物	MEK 阻害薬	トラメチニブ		448
109	小分子化合物	MEK 阻害薬	ビニメチニブ		449
110	小分子化合物	mTOR 阻害薬	エベロリムス		449
111	小分子化合物	mTOR 阻害薬	シロリムス		450
112	小分子化合物	mTOR 阻害薬	テムシロリムス		451
113	小分子化合物	PARP 阻害薬	オラパリブ		451
114	小分子化合物	VEGFR 阻害薬	アキシチニブ		452
115	小分子化合物	プロテアソーム阻害薬	イキサゾミブ		453
116	小分子化合物	プロテアソーム阻害薬	カルフィルゾミブ		453
117	小分子化合物	プロテアソーム阻害薬	ボルテゾミブ	BOR	454
118	小分子化合物	マルチキナーゼ阻害薬	スニチニブ		454
119	小分子化合物	マルチキナーゼ阻害薬	ソラフェニブ		455
120	小分子化合物	マルチキナーゼ阻害薬	パゾパニブ		456
121	小分子化合物	マルチキナーゼ阻害薬	バンデタニブ		456
122	小分子化合物	マルチキナーゼ阻害薬	レゴラフェニブ		457
123	小分子化合物	マルチキナーゼ阻害薬	レンバチニブ		457
124	免疫チェックポイント阻害薬	ヒト型抗ヒト PD-1 モノクローナル抗体	ニボルマブ		458
125	免疫チェックポイント阻害薬	ヒト化抗ヒト PD-1 モノクローナル抗体	ペムブロリズマブ		458
126	免疫チェックポイント阻害薬	抗 PD-L1 ヒト化モノクローナル抗体	アテゾリズマブ		459
127	免疫チェックポイント阻害薬	ヒト型抗ヒト PD-L1 モノクローナル抗体	アベルマブ		460
128	免疫チェックポイント阻害薬	ヒト型抗ヒト PD-L1 モノクローナル抗体	デュルバルマブ		460
129	免疫チェックポイント阻害薬	ヒト型抗ヒト CTLA-4 モノクローナル抗体	イピリムマブ		461
130	ホルモン治療薬	LH-RH アゴニスト	ゴセレリン		462
131	ホルモン治療薬	LH-RH アゴニスト	リュープロレリン	LEU	462

番号	分類	小分類	一般名	略語	ページ
132	ホルモン治療薬	GnRH アンタゴニスト	デガレリクス		463
133	ホルモン治療薬	抗エストロゲン薬	タモキシフェン	TAM	464
134	ホルモン治療薬	抗エストロゲン薬	トレミフェン	TOR	464
135	ホルモン治療薬	抗エストロゲン薬	フルベストラント		465
136	ホルモン治療薬	プロゲステロン	メドロキシプロゲステロン	MPA	465
137	ホルモン治療薬	アロマターゼ阻害薬 / ステロイド型	エキセメスタン	EXE	465
138	ホルモン治療薬	アロマターゼ阻害薬 / 非ステロイド型	アナストロゾール	ANA	466
139	ホルモン治療薬	アロマターゼ阻害薬 / 非ステロイド型	レトロゾール	LET	466
140	ホルモン治療薬	抗アンドロゲン薬	アビラテロン		467
141	ホルモン治療薬	抗アンドロゲン薬	エンザルタミド		467
142	ホルモン治療薬	抗アンドロゲン薬 / ステロイド型	クロルマジノン	CMA	468
143	ホルモン治療薬	抗アンドロゲン薬 / 非ステロイド型	ビカルタミド	BCT	468
144	ホルモン治療薬	抗アンドロゲン薬 / 非ステロイド型	フルタミド	FLU	468
145	ホルモン治療薬	卵胞ホルモン・アルキル化薬	エストラムスチン	EP，EMP	469
146	その他	レチノイド	タミバロテン	Am-80	469
147	その他	レチノイド	トレチノイン	ATRA	470
148	その他	レチノイド	ベキサロテン		470
149	その他	サリドマイド関連薬	サリドマイド	THAL	471
150	その他	サリドマイド関連薬	ポマリドミド	POM	472
151	その他	サリドマイド関連薬	レナリドミド	Len，LEN，REV	472
152	その他	酵素製剤	L-アスパラギナーゼ	L-ASP	473
153	その他	その他	三酸化ヒ素	ATO	473
154	その他	再生医療等製品	チサゲンレクルユーセル		474

イホスファミド（IFM）　アルキル化薬（ナイトロジェンマスタード類）

商品名　**注射用イホマイド1g**

注意度分類　Ⅰ　**漏出時リスク分類**　irritant

適応

下記疾患の自覚的並びに他覚的症状の寛解
肺小細胞癌，前立腺癌，子宮頸癌，骨肉腫，再発又は難治性の胚細胞腫瘍（精巣腫瘍，卵巣腫瘍，性腺外腫瘍），悪性リンパ腫
以下の悪性腫瘍に対する他の抗悪性腫瘍剤との併用療法
悪性骨・軟部腫瘍，小児悪性固形腫瘍（ユーイング肉腫ファミリー腫瘍，横紋筋肉腫，神経芽腫，網膜芽腫，肝芽腫，腎芽腫等）

作用機序

生体内で活性化された後，腫瘍細胞の DNA 合成を阻害

体内動態　代謝：肝　排泄：腎

調製法・投与法

調製法：
1.　イホスファミド 1g（1 瓶）に生理食塩液又は注射用水 25mL を加えて溶解する。
2.　冷所保存では 24 時間以内，室温保存では 6 時間以内に使用する。
投与法：
添付文書参照

副作用

重大な副作用：骨髄抑制，出血性膀胱炎，排尿障害，ファンコニー症候群，急性腎不全，意識障害，幻覚，錯乱，錐体外路症状，脳症，間質性肺炎，肺水腫，心筋障害，不整脈，SIADH，急性膵炎
主な副作用：食欲不振，悪心，白血球減少，出血性膀胱炎，排尿障害など

備考

併用禁忌：ペントスタチン（コホリン）
出血性膀胱炎等の泌尿器系障害の防止のため，投与終了の翌日まで十分な尿量（3L/ 日以上）を確保するように，頻回かつ大量の経口水分摂取を行い，更に輸液を投与するとともにメスナを併用するなど適切な処置を行う。
投与時：ポリカーボネート製の三方活栓や延長チューブ等を経由して使用した場合，コネクター部分にひび割れが発生し，血液及び薬液漏れ，空気混入等の可能性があるので注意する。

シクロホスファミド（CPA）　アルキル化薬（ナイトロジェンマスタード類）

商品名　**エンドキサン錠50mg／経口用エンドキサン原末100mg**
注射用エンドキサン100mg／注射用エンドキサン500mg

注意度分類　Ⅰ　**漏出時リスク分類**　irritant

適応

＜注射＞
1.　下記疾患の自覚的並びに他覚的症状の緩解
多発性骨髄腫，悪性リンパ腫（ホジキン病，リンパ肉腫，細網肉腫），肺癌，乳癌急性白血病，真性多血症，子宮頸癌，子宮体癌，卵巣癌，神経腫瘍（神経芽腫，網膜芽腫），骨腫瘍
ただし，下記の疾患については，他の抗悪性腫瘍剤と併用することが必要である。
慢性リンパ性白血病，慢性骨髄性白血病，咽頭癌，胃癌，膵癌，肝癌，結腸癌，睾丸腫瘍，絨毛性疾患（絨毛癌，破壊胞状奇胎，胞状奇胎），横紋筋肉腫，悪性黒色腫
2.　以下の悪性腫瘍に対する他の抗悪性腫瘍剤との併用療法
乳癌（手術可能例における術前，あるいは術後化学療法）
3.　褐色細胞腫
4.　下記疾患における造血幹細胞移植の前治療
急性白血病，慢性骨髄性白血病，骨髄異形成症候群，重症再生不良性貧血，悪性リンパ腫，遺伝性疾患（免疫不全，先天性代謝障害及び先天性血液疾患：Fanconi 貧血，Wiskott-Aldrich 症候群，Hunter 病等）
5.　腫瘍特異的 T 細胞輸注療法の前処置
再生医療等製品の用法及び用量又は使用方法に基づき使用する。

6. 治療抵抗性の下記リウマチ性疾患
　全身性エリテマトーデス，全身性血管炎（顕微鏡的多発血管炎，多発血管炎性肉芽腫症，結節性多発動脈炎，好酸球性多発血管炎性肉芽腫症，高安動脈炎等），多発性筋炎 / 皮膚筋炎，強皮症，混合性結合組織病，及び血管炎を伴う難治性リウマチ性疾患

<内服>
1. 下記疾患の自覚的並びに他覚的症状の緩解
　多発性骨髄腫，悪性リンパ腫（ホジキン病，リンパ肉腫，細網肉腫），乳癌，急性白血病，真性多血症，肺癌，神経腫瘍（神経芽腫，網膜芽腫），骨腫瘍
　ただし，下記の疾患については，他の抗腫瘍剤と併用することが必要である。
　慢性リンパ性白血病，慢性骨髄性白血病，咽頭癌，胃癌，膵癌，肝癌，結腸癌，子宮頸癌，子宮体癌，卵巣癌，睾丸腫瘍，絨毛性疾患（絨毛癌，破壊胞状奇胎，胞状奇胎），横紋筋肉腫，悪性黒色腫
2. 治療抵抗性の下記リウマチ性疾患
　全身性エリテマトーデス，全身性血管炎（顕微鏡的多発血管炎，ヴェゲナ肉芽腫症，結節性多発動脈炎，Churg-Strauss 症候群，大動脈炎症候群等），多発性筋炎 / 皮膚筋炎，強皮症，混合性結合組織病，及び血管炎を伴う難治性リウマチ性疾患
3. ネフローゼ症候群（副腎皮質ホルモン剤による適切な治療を行っても十分な効果がみられない場合に限る。）

作用機序

シクロホスファミドは生体内で活性化された後，腫瘍細胞の DNA 合成を阻害

体内動態　代謝：肝　排泄：腎

調製法・投与法

調製法：
<注射>
1. シクロホスファミド（無水物換算）100mg あたり 5mL の生理食塩液，注射用水等を加えて溶解する。
2. 静脈内等へのワンショット投与の場合には，溶液が低張となるため注射用水を使用しない。点滴静注の場合には，溶解後適当な補液で希釈する。

<原末>
1. シクロホスファミド（無水物換算）100mg（1 瓶）あたり 5mL の精製水等を，シリンジを用いてバイアル内に注入し，薬剤を溶解させる。
2. シリンジを用いて薬液を回収し，投薬瓶に移した後，単シロップで 10mL に調製する。
3. 冷蔵庫で保管，調製後 4 週間以内に服用させる。

投与法：添付文書参照

副作用

重篤な副作用：骨髄抑制，出血性膀胱炎，排尿障害，イレウス，胃腸出血，間質性肺炎，肺線維症，心筋障害，心不全，SIADH，中毒性表皮壊死融解症，皮膚粘膜眼症候群，肝機能障害，黄疸，急性腎不全，横紋筋融解症
主な副作用：白血球減少，悪心・嘔吐，脱毛，下痢，口内炎など

備考

併用禁忌：ペントスタチン（コホリン）
造血幹細胞移植の前治療に投与する場合には投与終了後 24 時間は 150mL/ 時間以上の尿量を保つように，1 日 3L 以上の輸液を投与するとともにメスナを併用すること。

ベンダムスチン

アルキル化薬（ナイトロジェンマスタード類）

商品名　**トレアキシン点滴静注用 100mg**

注意度分類	Ⅰ	漏出時リスク分類	irritant

適応

1. 低悪性度 B 細胞性非ホジキンリンパ腫及びマントル細胞リンパ腫
2. 慢性リンパ性白血病
3. 腫瘍特異的 T 細胞輸注療法の前処置

作用機序

アルキル化作用により DNA を損傷し，p53 依存性及び非依存性のアポトーシス誘導，並びに有糸分裂期のチェックポイント阻害による分裂期崩壊誘導といった複数の機序を介して，殺細胞作用を示す。

体内動態　代謝：肝　排泄：尿（36.5%），糞（49.0%）

調製法・投与法

調製法：
1. 本剤 1 バイアルあたり 40mL の注射用水で溶解する。
2. 患者の体表面積から換算した投与量を生理食塩液で希釈し，最終投与液を 250mL に調製する。
3. 調製後は，3 時間以内に投与を終了する。

投与法：添付文書参照

副作用

重大な副作用：骨髄抑制，感染症，間質性肺疾患，腫瘍崩壊症候群，重篤な皮膚症状

主な副作用：悪心，食欲不振，便秘，嘔吐，疲労，発疹，発熱，静脈炎，骨髄抑制，LDH 上昇，C- 反応性蛋白増加，IgM 低下，AST・ALT 上昇，体重減少，IgA 低下など

備考

メルファラン（L-PAM）

アルキル化薬（ナイトロジェンマスタード類）

商品名 **アルケラン静注用50mg／アルケラン錠2mg**

注意度分類	Ⅰ	漏出時リスク分類	irritant

適応

<注射>
下記疾患における造血幹細胞移植時の前処置
　白血病，悪性リンパ腫，多発性骨髄腫，小児固形腫瘍

<錠剤>
下記疾患の自覚的並びに他覚的症状の寛解
　多発性骨髄腫

作用機序

ヒト多発性骨髄腫細胞の DNA 合成開始を抑制することによりその増殖を抑制。細胞内に取りこまれた後に DNA 鎖間又は DNA 鎖内架橋形成あるいは DNA- 蛋白架橋形成を通して抗腫瘍作用や骨髄抑制作用を示す。

体内動態　代謝：非酵素的加水分解　排泄：尿（30%），糞（30%）

調製法・投与法

調製法：
<注射>
1. メルファラン 50mg（1 バイアル）に専用溶解液 10mL を加え激しく振盪して完全に溶解し，希釈する場合には 100mL 以上の日局生理食塩液を用いる。
2. 本剤は室温（約 25℃）で用時調製し，溶解後又は希釈後に混濁又は結晶が認められる場合には使用しない。
3. 室温においては少なくとも調製から 1.5 時間以内に投与を終了する。

投与法：
添付文書参照

副作用

<注射>重大な副作用：感染症，出血，胃腸障害，重篤な肝機能障害，黄疸，心筋症，不整脈，間質性肺炎，肺線維症，溶血性貧血

主な副作用：下痢，口内炎・粘膜炎，悪心・嘔吐，肝機能障害，直腸潰瘍，心筋症，不整脈，感染症，咽頭炎など

備考

<注射>投与前日から投与終了後 24 時間は，水分補給及び利尿剤の投与を行い十分な尿量を確保する。補液量は 2,000mL/ 日以上，確保すべき尿量は 100mL/h 以上を目安とし，患者の年齢及び状態を勘案し調整する。直接末梢静脈に投与すると薬液の漏出による局所の組織障害を起こすおそれがあるので，中心静脈よりゆっくりと投与することが望ましい。

カルムスチン（BCNU）

アルキル化薬（ニトロソウレア類）

商品名　**ギリアデル脳内留置用剤 7.7mg**

注意度分類　I　　**漏出時リスク分類**　—

適応

悪性神経膠腫

作用機序

DNA をアルキル化し，核酸合成を阻害することで，細胞周期の停止及びアポトーシスを誘導すると考えられている。

体内動態　代謝：肝　排泄：尿（60%），糞（1%），呼気（6%）

調製法・投与法

投与法：

腫瘍切除腔の大きさや形状に応じて，本剤 8 枚 (カルムスチンとして 61.6mg) 又は適宜減じた枚数を脳腫瘍切除術時の切除面を被覆するように留置する。

副作用

重大な副作用：痙攣，大発作痙攣，脳浮腫，頭蓋内圧上昇，水頭症，脳ヘルニア，創傷治癒不良，感染症，血栓塞栓症，出血

主な副作用：脳浮腫，発熱，リンパ球数減少，片麻痺，悪心，嘔吐，食欲減退，頭痛，ALT 増加など

備考

ストレプトゾシン

アルキル化薬（ニトロソウレア類）

商品名　**ザノサー点滴静注用 1g**

注意度分類　II　　**漏出時リスク分類**　vesicant irritant

適応

膵・消化管神経内分泌腫瘍

作用機序

ニトロソウレア系薬剤であり，DNA をアルキル化し鎖間架橋を形成し，DNA 合成を阻害することにより殺細胞作用を示すと考えられている。

体内動態　代謝：　排泄：尿（80%），呼気（5%），糞（1%）

調製法・投与法

調製法：

日局生理食塩液 9.5mL を加え，十分転倒混和させた後，澄明で均一な溶液となるまで数分間静置する。この溶液 1mL 中には 100mg のストレプトゾシンを含有する。

投与法：

いずれの投与量においても 1 回量を 30 分～ 2 時間かけて点滴静脈内投与する。

用法・用量：

＜ 5 日間連日投与法＞

ストレプトゾシンとして 1 回 500mg/m^2（体表面積）を 1 日 1 回 5 日間連日点滴静脈内投与し，37 日間休薬する。

＜ 1 週間間隔投与法＞

ストレプトゾシンとして 1 回 1,000mg/m^2（体表面積）を 1 週間ごとに 1 日 1 回点滴静脈内投与する。適宜増減（1 回の投与量は 1,500mg/m^2（体表面積）を超えない）。

副作用

重大な副作用：腎障害，骨髄抑制，耐糖能異常，肝障害

主な副作用：血管障害（血管痛），悪心，便秘，γ-GTP 増加，倦怠感，味覚異常，尿中ブドウ糖陽性など

備考

投与の際は，腎毒性を軽減するために輸液を行い，尿量確保に注意する。

ニムスチン（ACNU）

アルキル化薬（ニトロソウレア類）

商品名 **ニドラン注射用25mg／ニドラン注射用50mg**

注意度分類 I　**漏出時リスク分類** non-vesicant

適応
脳腫瘍，消化器癌（胃癌，肝臓癌，結腸・直腸癌），肺癌，悪性リンパ腫，慢性白血病

作用機序
水溶性のニトロソ尿素誘導体であり，細胞内の DNA アルキル化による DNA の低分子化，DNA 合成阻害

体内動態 代謝：　排泄：尿

調製法・投与法
調製法：
5mg 当たり日本薬局方注射用水 1mL に溶解し，静脈内又は動脈内に投与する。
用法・用量：
ニムスチン塩酸塩として 2 ～ 3mg/kg を 1 回投与し，投与後末梢血液所見により 4 ～ 6 週間休薬する。ニムスチン塩酸塩として 1 回 2mg/kg を 1 週間隔で 2 ～ 3 週投与し，投与後末梢血液所見により 4 ～ 6 週間休薬する。なお，年齢・症状により適宜増減する。

副作用
重大な副作用：骨髄抑制，汎血球減少，間質性肺炎，肺線維症
主な副作用：造血器障害，嘔吐，食欲不振，悪心，嘔気

備考

ラニムスチン（MCNU）

アルキル化薬（ニトロソウレア類）

商品名 **注射用サイメリン50mg／注射用サイメリン100mg**

注意度分類 I　**漏出時リスク分類** vesicant

適応
膠芽腫，骨髄腫，悪性リンパ腫，慢性骨髄性白血病，真性多血症，本態性血小板増多症

作用機序
癌細胞の DNA・蛋白・RNA をアルキル化し，特に DNA 合成を強く阻害，DNA 単鎖を切断。また RNA プロセシング阻害をきたすことで癌細胞の増殖阻害，殺細胞阻害を示す。

体内動態 代謝：　排泄：尿（71.7%），糞（5.1%），呼気（15.6%）

調製法・投与法
調製法：
1. 下記用量を生理食塩液又は 5%ブドウ糖注射液 100 ～ 250mL に溶解し，30 ～ 90 分で点滴静注するか，又は 10 ～ 20mL に溶解し，ゆっくり（30 ～ 60 秒）静脈内に投与する。
2. 中性～アルカリ性を示す薬剤との配合では分解しやすく，また，構造上アミノ基を有する化合物を含む薬剤との配合では反応生成物が認められることがあるので注意する。

投与法：
1. 1 回投与量は 50 ～ 90mg/m^2 とし，次回の投与は血液所見の推移にしたがって 6 ～ 8 週後に行う。
2. 悪性リンパ腫のうち成人 T 細胞白血病リンパ腫に対して他の抗悪性腫瘍剤と本剤を併用する場合は，投与間隔は 4 週間以上とする。

副作用
重大な副作用：骨髄抑制，間質性肺炎
主な副作用：骨髄抑制，食欲不振，悪心・嘔吐，AST・ALT 上昇，全身倦怠感など

備考

ダカルバジン（DTIC）
アルキル化薬（その他）

商品名　**ダカルバジン注用100**

注意度分類　I　**漏出時リスク分類**　irritant

適応

悪性黒色腫，ホジキン病（ホジキンリンパ腫），褐色細胞腫

作用機序

生体内代謝で生じるジアゾメタンを介して，アルキル化作用により抗腫瘍効果を発現すると考えられている。細胞周期に対する影響では低濃度の場合はG1期細胞，高濃度の場合はG2期細胞にも作用する。

体内動態　代謝：肝　排泄：尿

調製法・投与法

調製法：

1. 100mgに，日局注射用水10mLを加えて溶解する。溶解後は遮光することが望ましい。
2. 溶解後速やかに使用，更に希釈する場合には日局生理食塩液又は日局5%ブドウ糖注射液を用いる。希釈後も遮光し速やかに使用する。

用法・用量：

1. 悪性黒色腫：1日量100～200mgを5日間連日静脈内投与し，以後約4週間休薬。
2. ホジキン病（ホジキンリンパ腫）：他の抗悪性腫瘍剤との併用において，ダカルバジンとして1日1回375mg/m^2（体表面積）を静脈内投与し，13日間休薬。これを2回繰り返すことを1コースとし，繰り返し投与する。
3. 褐色細胞腫：シクロホスファミド水和物とビンクリスチン硫酸塩との併用において，ダカルバジンとして1日1回600mg/m^2（体表面積）を2日間連日静脈内投与し，少なくとも19日間休薬する。

副作用

重大な副作用：骨髄抑制，重篤な肝障害

主な副作用：嘔気，嘔吐，血管痛，肝機能障害，食欲不振など

備考

テモゾロミド（TMZ）
アルキル化薬（その他）

商品名　**テモダールカプセル20mg／テモダールカプセル100mg／テモダール点滴静注用100mg**

注意度分類　I　**漏出時リスク分類**　irritant

適応

悪性神経膠腫，再発又は難治性のユーイング肉腫

作用機序

DNAのグアニンの6位の酸素原子をメチル化することによりDNA損傷を引き起こし，細胞周期の停止及びアポトーシスを誘導することにより細胞増殖抑制作用を示す（*in vitro*）。

体内動態　代謝：非酵素的加水分解　排泄：尿

調製法・投与法

調製法：

<注射>

1. 本剤1バイアルに注射用水41mLを加え，穏やかに円を描くように回して溶解する（テモゾロミド2.5mg/mL）。その際，振り混ぜないこと。
2. 調製後は14時間以内に投与を終了する。

投与法：

注射剤の場合は90分かけて点滴静注する。カプセルの場合は空腹時に投与することが望ましい。

1. 初発の悪性神経膠腫の場合：放射線照射との併用にて，テモゾロミドとして1回75mg/m^2（体表面積）を1日1回連日42日間投与し，4週間休薬する。その後，本剤単独にて，テモゾロミドとして1回150mg/m^{2}を1日1回連日5日間，経口投与し，23日間休薬する。この28日を1クールとし，次クールでは1回200mg/m^{2}に増量することができる。
2. 再発の悪性神経膠腫の場合：テモゾロミドとして1回150mg/m^2（体表面積）を1日1回連日5日間，経口投与し，23日間休薬する。
3. 再発又は難治性のユーイング肉腫の場合：イリノテカンとの併用において，テモゾロミドとして1回100mg/m^{2}を1日1回連日5日間投与し，16日間以上休薬する。

副作用

重大な副作用：骨髄抑制，ニューモシスチス肺炎，感染症，間質性肺炎，脳出血，肝機能障害，黄疸，中毒性表皮壊死融解症，皮膚粘膜眼症候群

主な副作用：骨髄抑制，便秘，悪心，ALT 上昇，疲労，食欲不振，頭痛など

備考

禁忌：ダカルバジンに対し過敏症の既往歴のある患者

<内服>食後投与において t_{max} が約 1 時間（1.07 時間から 2.25 時間に）遅延し，C_{max} 及び AUC はそれぞれ約 32%及び 9%低下するため，本剤は空腹時に投与することが望ましい。

トラベクテジン

アルキル化薬（その他）

商品名　**ヨンデリス点滴静注用 0.25mg／ヨンデリス点滴静注用 1mg**

注意度分類　I　　**漏出時リスク分類**　irritant

適応

悪性軟部腫瘍

作用機序

DNA の副溝部分に結合し，ヌクレオチド除去修復機構を阻害すること等により細胞死及び細胞周期停止を誘導し，腫瘍の増殖を抑制する。

体内動態　代謝：肝　排泄：糞（57.6%），尿（5.8%）

調製法・投与法

調製法：

本剤の投与時には生理食塩液（点滴静注用 0.25mg：5mL，点滴静注用 1mg：20mL）により溶解してトラベクテジン 0.05mg/mL の濃度にした後，必要量を注射筒で抜き取り，500mL 以上の生理食塩液で希釈すること。

投与法：

1. 溶解液及び希釈液は調製後速やかに使用すること。溶解から 30 時間以内に投与を終了すること。
2. 静脈内投与に際し，薬液が血管外に漏れると，注射部位に硬結・壊死を起こすことがあるので，薬液が血管外に漏れないように投与すること。
3. 必ず中心静脈からの点滴投与とし，末梢静脈，皮下，筋肉内には投与しないこと。

用法・用量：

トラベクテジンとして 1 回 1.2mg/m^2(体表面積) を 24 時間かけて点滴静注し，少なくとも 20 日間休薬する。適宜減量。

副作用

重大な副作用：肝不全，肝機能障害，骨髄抑制，横紋筋融解症，重篤な過敏症，感染症，心機能障害

主な副作用：悪心，好中球減少，ALT 上昇

備考

本剤は細胞毒性を有するため，調製時には手袋を着用することが望ましい。皮膚に本剤，溶解液及び希釈液が付着した場合は，直ちに多量の流水及び石けんでよく洗い流すこと。

エノシタビン（BH-AC）

代謝拮抗薬（シタラビン系）

商品名　**サンラビン点滴静注用 150mg／サンラビン点滴静注用 200mg／サンラビン点滴静注用 250mg**

注意度分類　I　　**漏出時リスク分類**　non-vesicant

適応

急性白血病（慢性白血病の急性転化を含む）

作用機序

ヒトの肝，脾，腎及び白血病細胞で活性物質（シタラビン等）に徐々に変換・代謝され DNA 合成阻害により抗腫瘍作用を示す。

体内動態　代謝：肝，脾，腎　排泄：尿（72%）

調製法・投与法

調製法：

1. エノシタビン 10mg に対し，日局注射用水を 1mL の割合で加える。バイアルを溶解ラックに入れ，あらかじめ沸騰させた水浴中で約 10 分間加熱する。その間，3 回沸騰水浴中から取り出し，強く振り混ぜる（各回 10 秒間に 10 ～ 15 回程度）。沸騰水浴中から取り出し，小さな塊あるいは透明なゲル状物のない均一な乳白色の液が得られたことを確認する。乳白色の液が得られない場合は，再度上記の操作を行う。バイアルを熱い溶解ラックごと，好ましくは氷水中（流水中でも可）で約 3 分間振り混ぜながら急冷すると無色澄明な液が得られる。この溶液 1.1mL には約 10mg のエノシタビンが含まれる。
2. 本剤の水溶液（輸液希釈前）をやむを得ず保存する場合は，5℃以下で保存し，48 時間以内に使用する。

投与法：

ポリ塩化ビニール製の点滴セット，カテーテル等から，可塑剤である DEHP〔di-(2-ethylhexyl) phthalate：フタル酸ジ-(2- エチルヘキシル)〕が溶出するので，ポリ塩化ビニール製の点滴セット，カテーテル等の使用を避ける。

用法・用量：

1 日量，体重 1kg 当たり 3.5 ～ 6.0mg を 5%ブドウ糖注射液，5%果糖注射液，5%キシリット注射液，生理食塩液，リンゲル液又は糖電解質注射液に混合し，静脈内に 2 ～ 4 時間で 1 日 1 回又は 2 回に分割し点滴注射する。通常 10 ～ 14 日間連続投与を行うか，又は 6 ～ 10 日間連続投与後休薬期間をおいて同様の投与をくり返す。

副作用

重大な副作用：血液障害

主な副作用：悪心，嘔吐，食欲不振，肝機能障害，貧血，発熱など

備考

ゲムシタビン（GEM）

代謝拮抗薬（シタラビン系）

商品名　**ジェムザール注射用200mg／ジェムザール注射用1g**

注意度分類　Ⅱ　　**漏出時リスク分類**　irritant

適応

非小細胞肺癌，膵癌，胆道癌，尿路上皮癌，手術不能又は再発乳癌，がん化学療法後に増悪した卵巣癌，再発又は難治性の悪性リンパ腫

作用機序

細胞内で代謝されて活性型のヌクレオチドである二リン酸化物（dFdCDP）及び三リン酸化物（dFdCTP）となり，これらが DNA 合成を直接的及び間接的に阻害することにより殺細胞作用を示す。直接的には，dFdCTP がデオキシシチジン三リン酸（dCTP）と競合しながら DNA ポリメラーゼにより DNA 鎖に取り込まれた後，細胞死（アポトーシス）を誘発する。また，dFdCDP はリボヌクレオチドレダクターゼを阻害することにより，細胞内の dCTP 濃度を低下させるため，間接的に DNA 合成阻害が増強される。

体内動態　代謝：肝，血液，その他の組織　排泄：尿（99%）

調製法・投与法

調製法：

200mg バイアルは 5mL 以上，1g バイアルは 25mL 以上の生理食塩液に溶解して用いる。

投与法：

1. 30 分間で点滴静脈内投与する。
2. 室温（15 ～ 30℃）で保存し，24 時間以内に使用する。

用法・用量：

1. 非小細胞肺癌，膵癌，胆道癌，尿路上皮癌，がん化学療法後に増悪した卵巣癌，再発又は難治性の悪性リンパ腫の場合：1 回 1,000mg/m^2 を 30 分かけて点滴静注し，週 1 回投与を 3 週連続し，4 週目は休薬する。
2. 手術不能又は再発乳癌の場合：1 回 1,250mg/m^2 を 30 分かけて点滴静注し，週 1 回投与を 2 週連続し，3 週目は休薬する。

副作用

重大な副作用：骨髄抑制，間質性肺炎，心筋梗塞，うっ血性心不全，肺水腫，気管支痙攣，成人呼吸促迫症候群，腎不全，溶血性尿毒症症候群，皮膚障害，肝機能障害，黄疸，白質脳症（可逆性後白質脳症症候群を含む）

主な副作用：骨髄抑制，AST 上昇，ALT 上昇，倦怠感，脱毛，悪心，食欲不振，血管障害，関節痛，感覚鈍麻，味覚異常，筋痛など

備考

併用禁忌：胸部放射線照射

シタラビン（Ara-C）

代謝拮抗薬（シタラビン系）

商品名 **キロサイド注20mg／キロサイド注40mg／キロサイド注60mg／キロサイド注100mg／キロサイド注200mg／キロサイドN注400mg／キロサイドN注1g**

注意度分類 Ⅰ　**漏出時リスク分類** non-vesicant

適応

＜キロサイド注＞
1. 急性白血病（赤白血病，慢性骨髄性白血病の急性転化例を含む）。
2. 消化器癌（胃癌，膵癌，肝癌，結腸癌等），肺癌，乳癌，女性性器癌（子宮癌等）等。ただし他の抗腫瘍剤（フルオロウラシル，マイトマイシンC，シクロホスファミド水和物，メトトレキサート，ビンクリスチン硫酸塩，ビンブラスチン硫酸塩等）と併用する場合に限る。
3. 膀胱腫瘍

＜キロサイドN注＞
1. シタラビン大量療法再発又は難治性の下記疾患
   急性白血病（急性骨髄性白血病，急性リンパ性白血病），悪性リンパ腫
   ただし，急性リンパ性白血病及び悪性リンパ腫については他の抗腫瘍剤と併用する場合に限る。
2. 腫瘍特異的T細胞輸注療法の前処置

作用機序

DNA合成過程におけるCDPreductaseレベルとDNApolymeraseレベルでの阻害

体内動態 代謝：肝，血液　排泄：尿

調製法・投与法

投与法：
シタラビン大量療法：12時間毎に3時間かけて静脈内投与する。
用法・用量：
添付文書参照

副作用

重大な副作用：
＜キロサイド注＞骨髄機能抑制に伴う血液障害，消化管障害，急性呼吸促迫症候群，間質性肺炎，急性心膜炎，心のう液貯留，中枢神経障害
＜キロサイドN注＞骨髄抑制，シタラビン症候群，急性呼吸促迫症候群，間質性肺炎，肝機能障害，黄疸，不整脈，心不全，消化管障害，中枢神経障害，肝膿瘍，急性膵炎，肺浮腫，有痛性紅斑
主な副作用：
＜大量療法＞食欲不振，嘔気，嘔吐，下痢，発熱，全身倦怠感，CRP上昇，敗血症，感染，ALT上昇，AST上昇など
＜キロサイド注＞悪心・嘔吐，食欲不振，腹痛，下痢など

備考

点滴時間は本剤の有効性及び安全性に関与しており，時間の短縮は血中濃度の上昇により中枢神経系毒性の増加につながるおそれがあり，時間の延長は患者の負担も大きく，薬剤の曝露時間増加により骨髄抑制の遷延に伴う感染症・敗血症の増加につながるおそれがある。

カペシタビン（CAP）

代謝拮抗薬（フッ化ピリミジン系）

商品名 **ゼローダ錠300**

注意度分類 Ⅱ　**漏出時リスク分類** —

適応

- 手術不能又は再発乳癌
- 結腸・直腸癌
- 胃癌

作用機序

肝臓でカルボキシルエステラーゼにより5'-DFCRに代謝される。次に主として肝臓や腫瘍組織に存在するシチジンデアミナーゼにより5'-DFURに変換される。更に，腫瘍組織に高レベルで存在するチミジンホスホリラーゼにより活性体である5-FUに変換され抗腫瘍効果を発揮する。

体内動態 代謝：肝　排泄：尿

調製法・投与法

投与法・用法・用量：

手術不能又は再発乳癌にはA法又はB法を使用する。結腸・直腸癌における補助化学療法にはB法を使用し，治癒切除不能な進行・再発の結腸・直腸癌には他の抗悪性腫瘍剤との併用でC法を使用する。直腸癌における補助化学療法で放射線照射と併用する場合にはD法を使用する。胃癌には白金製剤との併用でC法を使用する。

<A法>体表面積にあわせて次の投与量を朝食後と夕食後30分以内に1日2回，21日間連日経口投与し，その後7日間休薬する。これを1コースとして投与を繰り返す。

<B法>体表面積にあわせて次の投与量を朝食後と夕食後30分以内に1日2回，14日間連日経口投与し，その後7日間休薬する。これを1コースとして投与を繰り返す。適宜減量。

体表面積　1.33m^{2}未満：1,500mg/回
1.33m^{2}以上1.57m^{2}未満：1,800mg/回
1.57m^{2}以上1.81m^{2}未満：2,100mg/回
1.81m^{2}以上：2,400mg/回

<C法>体表面積にあわせて次の投与量を朝食後と夕食後30分以内に1日2回，14日間連日経口投与し，その後7日間休薬する。これを1コースとして投与を繰り返す。適宜減量。

体表面積　1.36m^{2}未満：1,200mg/回
1.36m^{2}以上1.66m^{2}未満：1,500mg/回
1.66m^{2}以上1.96m^{2}未満：1,800mg/回
1.96m^{2}以上：2,100mg/回

<D法>体表面積にあわせて次の投与量を朝食後と夕食後30分以内に1日2回，5日間連日経口投与し，その後2日間休薬する。これを1コースとして投与を繰り返す。

体表面積　1.31m^{2}未満：900mg/回
1.31m^{2}以上1.64m^{2}未満：1,200mg/回
1.64m^{2}以上：1,500mg/回

☆各用法の開始用量（1回用量）は以下の体表面積あたり用量から算出

A法，D法：825mg/m^2，B法：1,250mg/m^2，C法：1,000mg/m^2

副作用

重大な副作用：脱水症状，手足症候群，心障害，肝障害，黄疸，腎障害，骨髄抑制，口内炎，間質性肺炎，重篤な腸炎，重篤な精神神経系障害（白質脳症等），血栓塞栓症，皮膚粘膜眼症候群

主な副作用：手足症候群，悪心，骨髄抑制，下痢，血中ビリルビン増加，口内炎など

備考

併用禁忌：S-1（S-1投与中及び投与中止後7日以内の患者）

テガフール・ウラシル配合剤（UFT）

代謝拮抗薬（フッ化ピリミジン系）

商品名　**ユーエフティ配合カプセルT100／ユーエフティE配合顆粒T100／ユーエフティE配合顆粒T150／ユーエフティE配合顆粒T200**

注意度分類　I　　**漏出時リスク分類**　—

適応

<テガフール・ウラシル通常療法>

次の疾患の自覚的並びに他覚的症状の寛解：

頭頸部癌，胃癌，結腸・直腸癌，肝臓癌，胆のう・胆管癌，膵臓癌，肺癌，乳癌，膀胱癌，前立腺癌，子宮頸癌

<ホリナート・テガフール・ウラシル療法>

結腸・直腸癌

作用機序

ユーエフティの抗腫瘍効果は体内でテガフールから徐々に変換される5-FUに基づいている。

体内動態　代謝：肝　排泄：尿（24.7%）

調製法・投与法

投与法：

<テガフール・ウラシル通常療法>

1日量として，テガフール300～600mg相当量を1日2～3回に分割経口投与する。子宮頸癌については，1日量として，テガフール600mg相当量を1日2～3回に分割経口投与する。他の抗悪性腫瘍剤との併用の場合は上記に準じて投与する。

<ホリナート・テガフール・ウラシル療法>

結腸･直腸癌に対して，1 日量として，テガフール 300 ～ 600mg 相当量(300mg/m^2 を基準)を 1 日 3 回に分けて(約 8 時間ごとに)，食事の前後 1 時間を避けて経口投与する。ホリナートの投与量はホリナートとして 75mg を，1 日 3 回に分けて(約 8 時間ごとに)，テガフール･ウラシル配合剤と同時に経口投与する。以上を 28 日間連日経口投与し，その後 7 日間休薬する。

副作用

重大な副作用：骨髄抑制・溶血性貧血等の血液障害，肝障害，肝硬変，脱水症状，重篤な腸炎，白質脳症等を含む精神神経障害，狭心症，心筋梗塞，不整脈，急性腎不全，ネフローゼ症候群，嗅覚脱失，間質性肺炎，急性膵炎，重篤な口内炎，消化性潰瘍，消化管出血，皮膚粘膜眼症候群，中毒性表皮壊死症

主な副作用：食欲不振，悪心，嘔吐，下痢，血液障害，肝障害，色素沈着，倦怠感，腹痛など

備考

併用禁忌：テガフール・ギメラシル・オテラシルカリウム配合剤投与中の患者及び投与中止後 7 日以内の患者

テガフール・ギメラシル・オテラシルカリウム配合剤（S-1）

代謝拮抗薬（フッ化ピリミジン系）

商品名 **ティーエスワン配合OD錠T20／ティーエスワン配合OD錠T25**
ティーエスワン配合カプセル T20 ／ティーエスワン配合カプセル T25
ティーエスワン配合顆粒 T20 ／ティーエスワン配合顆粒 T25

注意度分類 Ⅰ　　**漏出時リスク分類** —

適応

胃癌，結腸・直腸癌，頭頸部癌，非小細胞肺癌，手術不能又は再発乳癌，膵癌，胆道癌

作用機序

TS-1 は FT，CDHP 及び Oxo の三成分を含有する製剤であり，経口投与後の抗腫瘍効果は体内で FT から徐々に変換される 5-FU に基づいている。

体内動態 代謝：肝　排泄：尿

調製法・投与法

投与法：

初回投与量（1 回量）を体表面積に合せて次の基準量とし，朝食後及び夕食後の 1 日 2 回，28 日間連日経口投与し，その後 14 日間休薬する。

<初回標準 1 回量>

1.25m^2 未満：40mg
1.25m^2 以上～ 1.5m^2 未満：50mg
1.5m^2 以上：60mg
適宜増減（最低投与量は 40mg/ 回）。

副作用

重大な副作用：骨髄抑制，溶血性貧血，DIC，重篤な肝障害，脱水症状，重篤な腸炎，間質性肺炎，心筋梗塞，狭心症，不整脈，心不全，重篤な口内炎，消化性潰瘍・出血・穿孔，急性腎不全，ネフローゼ症候群，中毒性表皮壊死融解症，皮膚粘膜眼症候群，白質脳症を含む精神神経障害，急性膵炎，横紋筋融解症，嗅覚脱失，涙道閉塞

主な副作用：骨髄抑制，肝機能異常，食欲不振，悪心，嘔吐，下痢，全身倦怠感，口内炎，色素沈着，発疹など

備考

併用禁忌：フッ化ピリミジン系抗悪性腫瘍剤，フッ化ピリミジン系抗真菌剤（7 日以上の間隔をあける）

空腹時投与ではオテラシルカリウムのバイオアベイラビリティが変化し，フルオロウラシルのリン酸化が抑制されて抗腫瘍効果の減弱が起こることが予想されるので食後投与とする。

フルオロウラシル（5-FU）　代謝拮抗薬（フッ化ピリミジン系）

商品名 **5-FU注250mg／5FU注1,000mg／5-FU錠50協和／5-FU錠100協和／5-FU軟膏5%協和**

注意度分類 I　**漏出時リスク分類** irritant

適応

<注射>

下記疾患の自覚的並びに他覚的症状の緩解

　胃癌，肝癌，結腸・直腸癌，乳癌，膵癌，子宮頸癌，子宮体癌，卵巣癌

ただし，下記の疾患については，他の抗悪性腫瘍剤又は放射線と併用することが必要である。

　食道癌，肺癌，頭頸部腫瘍

以下の悪性腫瘍に対する他の抗悪性腫瘍剤との併用療法

　頭頸部癌

レボホリナート・フルオロウラシル持続静注併用療法

　結腸・直腸癌，小腸癌，治癒切除不能な膵癌

<内服>

下記諸疾患の自覚的および他覚的症状の緩解

　消化器癌（胃癌，結腸・直腸癌），乳癌，子宮頸癌

<軟膏>

　皮膚悪性腫瘍（有棘細胞癌，基底細胞癌，皮膚附属器癌，皮膚転移癌，ボーエン病，パジェット病，放射線角化腫，老人性角化腫，紅色肥厚症，皮膚細網症，悪性リンパ腫の皮膚転移）

作用機序

主としてDNAの合成阻害に基づくと考えられており，腫瘍細胞内に取り込まれた5-FUがウラシルと同じ経路で代謝を受けて生じるF-deoxy UMPがチミジル酸合成酵素上で，deoxy UMPと拮抗してチミジル酸の合成を抑制することにより，DNAの合成が阻害されると考えられている。他方，5-FUはウラシルと同じくRNAにも組み込まれてF-RNAを生成することや，リボゾームRNAの形成を阻害することも知られており，これらのことも本剤の抗腫瘍効果発現に関与すると考えられている。

体内動態　代謝：肝　排泄：呼気（57%），尿（18%）

調製法・投与法

添付文書参照

副作用

重大な副作用：<注射>激しい下痢，脱水症状，重篤な腸炎，骨髄抑制，白質脳症，うっ血性心不全，心筋梗塞，安静狭心症，急性腎不全，急性腎障害，間質性肺炎，肝機能障害，黄疸，肝不全，消化管潰瘍，重篤な口内炎，急性膵炎，意識障害を伴う高アンモニア血症，肝・胆道障害，手足症候群，嗅覚障害など

主な副作用：<注射>食欲不振，下痢・軟便，全身倦怠感，悪心・嘔吐，白血球減少，口内炎，色素沈着，脱毛など

備考

併用禁忌：テガフール・ギメラシル・オテラシルカリウム配合剤投与中の患者及び投与中止後7日以内の患者

クラドリビン（2-CdA）　代謝拮抗薬（プリン拮抗薬）

商品名 **ロイスタチン注8mg**

注意度分類 I　**漏出時リスク分類** non-vesicant

適応

1. ヘアリーセル白血病
2. 再発・再燃又は治療抵抗性の下記疾患
   低悪性度又はろ胞性B細胞性非ホジキンリンパ腫，マントル細胞リンパ腫

作用機序

deoxycytidine kinaseによってリン酸化を受け，2-chloro-2'-deoxy-β-D-adenosine monophosphate（2-CdAMP）となる。クラドリビンは，adenosine deaminaseによる脱アミノ化に抵抗性であり，またリンパ球及び単球中には5'-nucleotidaseがほとんど存在しないことから，2-CdAMPは細胞内に蓄積し，さらに活性体のdeoxynucleoside triphosphateである2chloro-2'-deoxy-β-D-adenosine triphosphate（2-CdATP）にまで変換され細胞毒性を発現する。したがって，deoxycytidine kinase活性が高く5'-nucleotidase活性の低い細胞（リンパ球，単球）に対して，本剤は選択的な殺細胞効果を有すると考えられる。

体内動態　代謝：ほとんど代謝を受けない　排泄：尿

調製法・投与法

調製法：

本剤を希釈する場合，生理食塩液を用い，他の希釈液は使用しない。

投与法：

静脈内にのみ投与する。調製後は速やかに投与を開始する。低温では沈殿が生じることがあるが，その場合は，加熱を避け溶液を自然に室温に戻し，激しく振盪して再溶解する。

用法・用量：

＜適応 1 ＞クラドリビンとして，1 日量 0.09mg/kg の 7 日間持続点滴静注を 1 コースとする。

＜適応 2 ＞①7 日間持続点滴静注：クラドリビンとして，1 日量 0.09mg/kg を 7 日間持続点滴静注し，3 ~ 5 週間休薬する。②2 時間点滴静注・5 日間連日投与：通常，成人にはクラドリビンとして，1 日量 0.12mg/kg を 1 日 1 回 2 時間かけて点滴静注する。これを 5 日間連日行い，少なくとも 23 日間休薬する。

副作用

重大な副作用：骨髄抑制，重症日和見感染，進行性多巣性白質脳症，消化管出血，重篤な神経毒性，腫瘍崩壊症候群，間質性肺炎，重篤な皮膚障害，急性腎障害

主な副作用：感染症，悪心，発疹，頭痛，体重減少，発熱，骨髄抑制，ALT 上昇，IgM 減少，好酸球増多，蛋白尿，総蛋白減少，IgG 減少，ALP 上昇，IgA 減少，下痢，便秘，胃炎，疲労など

備考

クロファラビン（CLO，CFB）

代謝拮抗薬（プリン拮抗薬）

商品名　**エボルトラ点滴静注 20mg**

注意度分類	Ⅱ	漏出時リスク分類	non-vesicant

適応

再発又は難治性の急性リンパ性白血病

作用機序

デオキシシチジンキナーゼ（dCK）によりクロファラビン三リン酸に変換され，DNA ポリメラーゼαを阻害することで，DNA の合成を阻害する。また，リボヌクレオチドレダクターゼを阻害することで，細胞内のデオキシリボヌクレオチド三リン酸（dNTP）を枯渇させ，DNA の合成を阻害する。ミトコンドリアに作用し，チトクローム C 及び他のアポトーシス誘導因子を介して，アポトーシスを誘導する。

体内動態　代謝：　排泄：尿（85%）

調製法・投与法

調製法：

本剤を滅菌済みシリンジフィルター（孔径 0.2μm）でろ過し，5%ブドウ糖注射液又は生理食塩液で希釈して最終的に 0.15 ~ 0.4mg/mL の濃度に調製する。

用法・用量：

クロファラビンとして 52mg/m^2（体表面積）を 1 日 1 回 2 時間以上かけて点滴静注する。これを 5 日間連日投与し，少なくとも 9 日間休薬する。

副作用

重大な副作用：骨髄抑制，感染症，全身性炎症反応症候群，毛細血管漏出症候群，肝不全，肝機能障害，黄疸，静脈閉塞性肝疾患，腎不全，腫瘍崩壊症候群，中毒性表皮壊死融解症，皮膚粘膜眼症候群，心障害

主な副作用：AST 上昇，ALT 上昇，貧血，悪心，嘔吐，食欲減退，嘔吐，発熱性好中球減少症，頭痛など

備考

ネララビン（NEL，Ara-G）

代謝拮抗薬（プリン拮抗薬）

商品名 アラノンジー静注用250mg

注意度分類 Ⅱ　**漏出時リスク分類** non-vesicant

適応

再発又は難治性の下記疾患
　T 細胞急性リンパ性白血病，T 細胞リンパ芽球性リンパ腫

作用機序

アデノシンデアミナーゼによって速やかに ara-G に脱メチル化された後，デオキシグアノシンキナーゼ及びデオキシシチジンキナーゼによって細胞内で 5'-1 リン酸化体にリン酸化される。5'-1 リン酸化体はさらに細胞内で活性 5'-3 リン酸化体の ara-GTP にリン酸化される。白血病芽球内に ara-GTP が蓄積すると，デオキシリボ核酸（DNA）に ara-GTP が優先的に取り込まれ，そのために DNA 合成が阻害されて，最終的に細胞死が誘導される。

体内動態 代謝：肝　排泄：腎

調製法・投与法

調製法：
本剤は希釈せずに使用する。

用法・用量：
成人には，ネララビンとして 1,500mg/m^2（体表面積）を 1 日 1 回 2 時間以上かけて点滴静注する。これを 1，3，5 日目に投与し，その後 16 日間休薬する。
小児には，ネララビンとして 650mg/m^2（体表面積）を 1 日 1 回 1 時間以上かけて点滴静注する。これを 5 日間連日投与し，その後 16 日間休薬する。

副作用

重大な副作用：神経系障害，血液障害，錯乱状態，感染症，腫瘍崩壊症候群，横紋筋融解症，劇症肝炎，肝機能障害，黄疸
主な副作用：貧血，血小板減少症，好中球減少症，疲労，傾眠，悪心，リンパ球数減少，AST 増加，ALT 増加，ヘモグロビン減少，尿潜血陽性など

備考

神経毒性は本剤の用量規制因子である。

フルダラビン（FLU）

代謝拮抗薬（プリン拮抗薬）

商品名 フルダラ錠10mg／フルダラ静注用50mg

注意度分類 Ⅰ　**漏出時リスク分類** non-vesicant

適応

＜内服・注射＞
1.　再発又は難治性の下記疾患
　　低悪性度 B 細胞性非ホジキンリンパ腫，マントル細胞リンパ腫
2.　貧血又は血小板減少症を伴う慢性リンパ性白血病
＜注射のみ＞
3.　下記疾患における同種造血幹細胞移植の前治療
　　急性骨髄性白血病，骨髄異形成症候群，慢性骨髄性白血病，慢性リンパ性白血病，悪性リンパ腫，多発性骨髄腫
4.　腫瘍特異的T 細胞輸注療法の前処置

作用機序

DNA ポリメラーゼ，RNA ポリメラーゼなどを阻害し，DNA 及び RNA 合成並びに DNA 修復を阻害することにより，増殖細胞及び静止細胞のいずれにも抗腫瘍効果を発揮する。また，リンパ球減少に伴う免疫抑制作用を有する。

体内動態 代謝：血液　排泄：尿

調製法・投与法

調製法：
＜注射＞通常2.5mL の注射用水にて溶解し（フルダラビンリン酸エステル20mg/mL），体表面積より計算した必要量をとり，日局生理食塩液100mL 以上に希釈する。

用法・用量：
＜内服＞
フルダラビンリン酸エステルとして，40mg/m^2（体表面積）を1日1回5日間連日経口投与し，23日間休薬する。
＜注射＞
適応1，2：1日量20mg/m^2（体表面積）を5日間連日点滴静注（約30分）し，23日間休薬する。
適応3：1日量30mg/m^2（体表面積）を6日間連日点滴静注（約30分）する。
適応4：再生医療等製品の用法及び用量又は使用方法に基づき使用する。

副作用

重大な副作用：骨髄抑制，間質性肺炎，精神神経障害，腫瘍崩壊症候群，重症日和見感染，自己免疫性溶血性貧血，自己免疫性血小板減少症，赤芽球癆，脳出血，肺出血，消化管出血，出血性膀胱炎，重篤な皮膚障害，心不全，進行性多巣性白質脳症
主な副作用：発熱，悪心，疲労，脱力感，嘔吐，食欲不振，下痢，血尿，頭痛，上気道炎，便秘，発疹など

備考

併用禁忌：ペントスタチン（コホリン）

ペントスタチン（DCF）

代謝拮抗薬（プリン拮抗薬）

商品名 **コホリン静注用7.5mg**

注意度分類 Ⅱ　**漏出時リスク分類** non-vesicant

適応

下記疾患の自覚的並びに他覚的症状の緩解
1. 成人T細胞白血病リンパ腫
2. ヘアリーセル白血病

作用機序

アデノシンデアミナーゼ（ADA）を強力に阻害し，デオキシアデノシン等の抗腫瘍効果を有するアデノシン誘導体を出現させ，これらが抗腫瘍効果を発揮する。

体内動態 代謝：ほとんど代謝を受けない　排泄：腎

調製法・投与法

調製法：
1バイアルに添付の溶解液7.5mLを注入して溶解する。
投与法：
1. pH6以下では安定性が低下するので，点滴静注の場合は，調製後2時間以内に投与する。
2. 尿中への排泄を促進するため，投与前後にそれぞれ500～1000mL輸液を行うことが望ましい。

用法・用量：
＜適応1＞ペントスタチンとして4～5mg/m^2（体表面積）を1週間間隔で4回静脈内投与する。
この方法を1クールとし，2～3クール繰り返す。
＜適応2＞ペントスタチンとして4～5mg/m^{2}を1～2週間に1回静脈内投与する。
いずれの場合にも，腎障害がある場合には，クレアチニンクリアランスを測定し，59～40mL/分の場合には2～4mg/m^{2}に，39～25mL/分の場合には1～3mg/m^{2}に減量し，それぞれ低用量から始めて安全性を確認しながら慎重に投与する。

副作用

重大な副作用：重篤な腎障害，骨髄抑制
主な副作用：骨髄抑制，食欲不振，発熱，嘔吐，倦怠感，悪心，AST・ALT増加など

備考

併用禁忌：ビダラビン注射剤，シクロホスファミド，イホスファミド，フルダラビンリン酸エステル

メルカプトプリン（6-MP）

代謝拮抗薬（プリン拮抗薬）

商品名 **ロイケリン散10%**

注意度分類 Ⅰ　　**漏出時リスク分類** —

適応

下記疾患の自覚的並びに他覚的症状の緩解
　急性白血病，慢性骨髄性白血病

作用機序

細胞増殖に重要な意義をもつ核酸の生合成を阻害する。細胞内で nosinic acid のチオ同族体 thioinosinic acid（TIMP）に変換し，この TIMP は主として inosinic acid からの adenylosuccinic acid 及び xanthylic acid への転換を阻害し，adenine, guanine ribonucleotide の生合成を阻害するとされている。

体内動態　代謝：　排泄：尿（11%）

調製法・投与法

投与法：
緩解導入量としては，メルカプトプリン水和物として，1 日 2 ～ 3mg/kg を単独又は他の抗腫瘍剤と併用して経口投与する。緩解後は緩解導入量を下回る量を単独又は他の抗腫瘍剤と併用して経口投与する。

副作用

重篤な副作用：骨髄抑制，肝障害，感染症・出血傾向

備考

併用禁忌：生ワクチン，フェブキソスタット，トピロキソスタット

プララトレキサート

代謝拮抗薬（葉酸拮抗薬）

商品名 **ジフォルタ注射液20mg**

注意度分類 Ⅱ　　**漏出時リスク分類** non-vesicant

適応

再発又は難治性の末梢性 T 細胞リンパ腫

作用機序

葉酸代謝拮抗薬の構造類似体で葉酸からジヒドロ葉酸，及びジヒドロ葉酸からテトラヒドロ葉酸への還元反応を触媒するジヒドロ葉酸還元酵素（DHFR）を競合的に阻害することにより，腫瘍細胞の DNA 合成を阻害し，腫瘍の増殖を抑制する。還元型葉酸キャリア -1（REC-1）を介して速やかに細胞内に取り込まれ，長く滞留するように改良されている。

体内動態　代謝：該当資料なし（ヒトで肝代謝を受けないと考えられる）　排泄：尿

調製法・投与法

用法・用量：
　プララトレキサートとして，1 日 1 回 30mg/m^2（体表面積）を 3 ～ 5 分間かけて，週 1 回，静脈内投与する。
　これを 6 週連続で行い，7 週目は休薬する。適宜減量。

副作用

重大な副作用：口内炎，骨髄抑制，感染症，重度の皮膚障害，腫瘍崩壊症候群，間質性肺疾患
主な副作用：口内炎，血小板減少症，ALT 増加，貧血（ヘモグロビン減少を含む），リンパ球減少症，好中球減少症，白血球減少症，AST 増加，悪心，疲労

備考

本剤による副作用を軽減するため，以下のように葉酸及びビタミン B_{12} を投与すること。

1. 本剤初回投与日の 10 日以上前から，葉酸として 1 日 1 回 1.0 ～ 1.25mg を連日経口投与する。本剤の投与終了日から 30 日間は投与を継続する。
2. 本剤初回投与日の 10 日以上前から，ビタミン B_{12} として 1 回 1mg を 8 ～ 10 週ごとに筋肉内投与する。本剤投与中は，投与を継続する。

ペメトレキセド（PEM）
代謝拮抗薬（葉酸拮抗薬）

商品名 **アリムタ注射用100mg／アリムタ注射用500mg**

注意度分類 Ⅱ　**漏出時リスク分類** non-vesicant

適応
悪性胸膜中皮腫，切除不能な進行・再発の非小細胞肺癌

作用機序
複数の葉酸代謝酵素を同時に阻害することによりDNA合成を阻害して抗腫瘍効果を発揮する。
細胞内に取り込まれた後に，ポリグルタミン酸化を受け，チミジル酸シンターゼ（TS），ジヒドロ葉酸レダクターゼ（DHFR），グリシンアミドリボヌクレオチドホルミルトランスフェラーゼ（GARFT）などを阻害する。

体内動態 代謝：ほとんど代謝を受けない　排泄：尿（75.2%）

調製法・投与法
調製法：
1. 1バイアルに日局生理食塩液を，アリムタ注射用100mgの場合4.2mL，アリムタ注射用500mgの場合20mLを注入して十分に溶解する。溶解後のペメトレキセド濃度は25mg/mL（実測値）である。
2. 投与量に応じて必要量の溶解液を抜き取り，日局生理食塩液に混和して100mLとして用いる。

用法・用量：
1. 悪性胸膜中皮腫：シスプラチンとの併用において，ペメトレキセドとして，1日1回500mg/m^2（体表面積）を10分間かけて点滴静注し，少なくとも20日間休薬する。
2. 切除不能な進行・再発の非小細胞肺癌：ペメトレキセドとして，1日1回500mg/m^2（体表面積）を10分間かけて点滴静注し，少なくとも20日間休薬する。

副作用
重大な副作用：骨髄抑制，感染症，間質性肺炎，重度の下痢，脱水，腎不全，中毒性表皮壊死融解症，皮膚粘膜眼症候群
主な副作用：悪心，嘔吐，食欲不振，骨髄抑制，倦怠感，血中尿素増加，AST・ALT上昇，LDH上昇，発疹など

備考
本剤による重篤な副作用の発現を軽減するため，以下を投与すること。
葉酸：本剤初回投与の7日以上前から葉酸として1日1回0.5mgを連日経口投与する。なお，本剤の投与を中止又は終了する場合には，本剤最終投与日から22日目まで可能な限り葉酸を投与する。
ビタミンB_{12}：本剤初回投与の少なくとも7日前に，ビタミンB_{12}として1回1mgを筋肉内投与する。その後，本剤投与期間中及び投与中止後22日目まで9週ごと（3コースごと）に1回投与する。

メトトレキサート（MTX）
代謝拮抗薬（葉酸拮抗薬）

商品名 **メソトレキセート錠2.5mg／注射用メソトレキセート5mg／注射用メソトレキセート50mg／メソトレキセート点滴静注液200mg／メソトレキセート点滴静注液1,000mg**

注意度分類 Ⅰ　**漏出時リスク分類** non-vesicant

適応
＜メトトレキサート通常療法＞
下記疾患の自覚的並びに他覚的症状の緩解
急性白血病，慢性リンパ性白血病，慢性骨髄性白血病，絨毛性疾患（絨毛癌，破壊胞状奇胎，胞状奇胎）
＜CMF療法＞
乳癌
＜メトトレキサート・ロイコボリン救援療法＞
肉腫（骨肉腫，軟部肉腫等），急性白血病の中枢神経系及び睾丸への浸潤に対する寛解
悪性リンパ腫の中枢神経系への浸潤に対する寛解
＜メトトレキサート・フルオロウラシル交代療法＞
胃癌に対するフルオロウラシルの抗腫瘍効果の増強
＜M-VAC療法＞
尿路上皮癌
＊規格により適応が異なる。（添付文書参照）

作用機序
葉酸を核酸合成に必要な活性型葉酸に還元させる酵素 dihydrofolate reductase（DHFR）の働きを阻止し，チミジル酸合成及びプリン合成系を阻害して，細胞増殖を抑制する。

体内動態 代謝：肝 排泄：腎

調製法・投与法 添付文書参照

副作用
重大な副作用：骨髄抑制，感染症，劇症肝炎，肝不全，急性腎不全，尿細管壊死，重症ネフロパチー，間質性肺炎，肺線維症，胸水，皮膚粘膜眼症候群，中毒性表皮融解症，出血性腸炎，壊死性腸炎，膵炎，骨粗鬆症，脳症（白質脳症を含む）<注射のみ>中枢神経障害，ギランバレー症候群
主な副作用：食欲不振，嘔気・嘔吐，ALT 上昇，AST 上昇，口内炎，脱毛など

備考
メトトレキサート・ロイコボリン救援療法においては尿を経時的にチェックし pH7.0 以上に維持，アセタゾラミドの投与，メトトレキサートの血中濃度を経時的に測定する。通常，ロイコボリン救援投与はメトトレキサート投与終了 3 時間後から開始し，72 時間行うこと。しかし，投与開始後 24 時間のメトトレキサートの濃度が 1×10^{-5} モル濃度，48 時間の濃度が 1×10^{-6} モル濃度，72 時間の濃度が 1×10^{-7} モル濃度以上の時，重篤な副作用が発現する危険性が高いので，ロイコボリンの増量投与・ロイコボリン救援投与の延長等の処置を行う。

フォロデシン

代謝拮抗薬（PNP 阻害薬）

商品名 **ムンデシンカプセル 100mg**

注意度分類 Ⅳ　**漏出時リスク分類** —

適応
再発又は難治性の末梢性 T 細胞リンパ腫

作用機序
Purine Nucleoside Phosphorylase（PNP）を阻害し，細胞内に蓄積された 2'-デオキシグアノシン（dGuo）がリン酸化され，2'-デオキシグアノシン三リン酸（dGTP）が蓄積されることにより，アポトーシスを誘導し，腫瘍の増殖を抑制する。

体内動態 代謝：該当資料なし（ほとんど代謝されないと考えられる） 排泄：尿

調製法・投与法
用法・用量：フォロデシンとして 1 回 300mg を 1 日 2 回経口投与する。適宜減量。

副作用
重大な副作用：感染症，骨髄抑制，エプスタイン・バーウイルス（EBV）関連悪性リンパ腫
主な副作用：骨髄抑制，鼻咽頭炎，頭痛，帯状疱疹，低アルブミン血症，発疹，ALT･AST 増加，尿中蛋白陽性，便秘，サイトメガロウイルス感染，不眠症

備考

トリフルリジン・チピラシル配合剤（FTD・TPI）

代謝拮抗薬（ヌクレオシド系）

商品名 **ロンサーフ配合錠 T15／ロンサーフ配合錠 T20**

注意度分類 Ⅱ　**漏出時リスク分類** —

適応
治癒切除不能な進行・再発の結腸・直腸癌

作用機序
ヒト腫瘍由来細胞株を皮下移植したヌードマウスにおいて，DNA に取り込まれた FTD の量と腫瘍増殖抑制効果が相関したことから，本剤の腫瘍増殖抑制効果は FTD に基づき，また，DNA に FTD が取り込まれることによって腫瘍増殖抑制効果が発揮されると推測される。また，サルに FTD を単独で経口投与した場合，血中に FTD はほとんど認められないが，FTD の分解酵素である TPase を阻害する TPI を併用することにより FTD の血中濃度が維持された。

体内動態 代謝：肝 排泄：尿

調製法・投与法

投与法：

空腹時に投与した場合，食後投与と比較してトリフルリジン（FTD）の C_{max} の上昇が認められることから，空腹時投与を避ける。

用法・用量：

初回投与量（1 回量）を体表面積に合わせて添付文書の表参照とし（トリフルリジンとして約 35mg/m²/ 回），朝食後及び夕食後の 1 日 2 回，5 日間連続経口投与したのち 2 日間休薬する。これを 2 回繰り返したのち 14 日間休薬する。最低投与量は 30mg/ 日までとする。

副作用

重大な副作用：骨髄抑制，感染症，間質性肺疾患

主な副作用：骨髄抑制，悪心，食欲減退，疲労，下痢，赤血球減少，嘔吐，血中ビリルビン増加，感染症，口内炎など

備考

アザシチジン（AZA）

代謝拮抗薬（その他）

商品名　**ビダーザ注射用 100mg**

注意度分類　Ⅱ　　**漏出時リスク分類**　irritant

適応

骨髄異形成症候群

作用機序

DNA 及び RNA に取り込まれることで，主にタンパク質合成を阻害し，殺細胞作用を示す。なお，MDS では，がん抑制遺伝子プロモーター領域の DNA の高メチル化，及び当該がん抑制遺伝子の発現抑制が報告されており，DNA に取り込まれたアザシチジンは，DNA のメチル化を阻害することにより，細胞増殖抑制作用を示す可能性も報告されている。

体内動態　代謝：　排泄：尿

調製法・投与法

調製法：

＜皮下投与＞

1. 1 バイアルにつき注射用水 4mL を注入し，バイアルを激しく振り混ぜて均一に懸濁させる。投与直前に再度均一な懸濁液とする。投与量に応じて，複数箇所に分けて投与する。
2. 皮下投与では，投与直前に注射用シリンジ内の懸濁液を，両掌に挟んで激しく転がすなどの方法で均一に懸濁させる。なお，皮下投与では，懸濁液を冷蔵条件下（2 ～ 8℃）で 8 時間まで保存することができる。冷蔵条件から取り出した懸濁液は，30 分以内に投与することとし，室温に戻した後，投与直前に上記の方法で再度懸濁させて投与する。

＜点滴静注＞

1. 1 バイアルにつき注射用水 10mL を注入し，バイアルを激しく振り混ぜて完全に溶解する。
2. 溶解液の必要量を生理食塩液（0.9%塩化ナトリウム注射液）又は乳酸リンゲル液 50mL に混合する。
3. 本剤は用時調製し，調製から 1 時間以内に投与を終了する。

投与法：

アザシチジンとして 75mg/m²(体表面積)を 1 日 1 回 7 日間皮下投与又は 10 分かけて点滴静注し，3 週間休薬する。

副作用

重大な副作用：骨髄抑制，感染症，出血，間質性肺疾患，心障害，肝機能障害，黄疸，腎不全，腎尿細管性アシドーシス，低血圧

主な副作用：骨髄抑制，便秘，注射部位反応（紅斑，発疹，そう痒感，硬結等），倦怠感，発熱，ALT・AST 増加，ALP 増加，食欲不振，血中アルブミン減少など

備考

ヒドロキシカルバミド（HU，HC）

代謝拮抗薬（その他）

商品名　**ハイドレアカプセル500mg**

注意度分類　Ⅰ　　**漏出時リスク分類**　—

適応
慢性骨髄性白血病，本態性血小板血症，真性多血症

作用機序
細胞周期上のＳ期の細胞に作用し，リボヌクレオチドをデオキシリボヌクレオチドに変換する酵素であるリボヌクレオチドレダクターゼを阻害することによりDNAの合成を阻害するとされている。

体内動態　代謝：　排泄：尿

調製法・投与法
用法・用量：
ヒドロキシカルバミドとして，１日500mg～2,000mgを１～３回に分けて経口投与する。寛解後の維持には１日500mg～1,000mgを１～２回に分けて経口投与する。

副作用
重大な副作用：骨髄機能抑制，間質性肺炎，皮膚潰瘍
主な副作用：発疹・皮疹，嘔気・嘔吐，ALT・AST上昇，Al-P上昇，ビリルビン上昇，クレアチニン上昇，骨髄抑制など

備考

アクラルビシン（ACR）

抗腫瘍性抗生物質（アントラサイクリン系）

商品名　**アクラシノン注射用20mg**

注意度分類　Ⅲ　　**漏出時リスク分類**　irritant

適応
胃癌，肺癌，乳癌，卵巣癌，悪性リンパ腫，急性白血病の自覚的ならびに他覚的症状の寛解および改善

作用機序
細胞周期非特異的癌
細胞のDNAに結合して核酸合成，特にRNA合成を強く阻害する。

体内動態　代謝：肝，肺，心臓　排泄：尿（0.2～5.6%）

調製法・投与法
調製法：
１バイアルに日局生理食塩液または5%ブドウ糖液10mLを加えて溶解する。溶解時のpHが高いと濁りを生じることがあるので，pH7以上の注射剤との配合は避けること。
用法・用量：
①固形癌及び悪性リンパ腫
1）アクラルビシン塩酸塩として１日量40～50mg（力価）（0.8～1.0mg（力価）/kg）を１週間に２回，１，２日連日または１，４日に静脈内へワンショット投与または点滴投与する。
2）アクラルビシン塩酸塩として１日量20mg（力価）（0.4mg（力価）/kg）を７日間連日静脈内へワンショット投与または点滴投与後，７日間休薬し，これを反復する。

②急性白血病
アクラルビシン塩酸塩として１日量20mg（力価）（0.4mg（力価）/kg）を10～15日間連日静脈内へワンショットまたは点滴投与する。

副作用
重大な副作用：心筋障害，骨髄抑制
主な副作用：骨髄抑制，食欲不振，悪心，嘔吐，全身倦怠感，脱毛，下痢，肝機能異常，心電図異常など

備考
総投与量が600mg（力価）以上になる症例では心電図異常の発現が増加するので注意すること。

アムルビシン（AMR）

抗腫瘍性抗生物質（アントラサイクリン系）

商品名 **カルセド注射用20mg／カルセド注射用50mg**

注意度分類 Ⅱ　**漏出時リスク分類** vesicant

適応

非小細胞肺癌，小細胞肺癌

作用機序

アムルビシン塩酸塩及び活性代謝物アムルビシノールは，DNA インターカレーション活性，トポイソメラーゼⅡ阻害作用，トポイソメラーゼⅡによる cleavable complex の安定化を介した DNA 切断作用，ラジカル産生作用を示した。

体内動態 代謝：肝　排泄：糞（75%），尿（10%）

調製法・投与法

調製法：

1. 本剤は溶解時の pH により力価の低下及び濁りを生じることがある。特に pH が 3 を超えると，力価の低下や経時的に濁りを認めることがあるので，他の薬剤との混注を避け，日局生理食塩液又は 5%ブドウ糖注射液に溶解して投与すること。
2. 注射用水は溶解時の生理食塩液に対する浸透圧比が約 0.2 であり，投与時に疼痛などの刺激性が懸念されるため，溶解液としては望ましくない。

用法・用量：

アムルビシン塩酸塩として 45mg（力価）/m^2（体表面積）を約 20mL の日局生理食塩液あるいは 5%ブドウ糖注射液に溶解し，1 日 1 回 3 日間連日静脈内に投与し，3 ～ 4 週間休薬する。

副作用

重大な副作用：骨髄抑制，間質性肺炎，胃・十二指腸潰瘍

主な副作用：骨髄抑制，消化管障害，脱毛，肝機能障害，発熱など

備考

禁忌：他のアントラサイクリン系薬剤等心毒性を有する薬剤による前治療が限界量（ダウノルビシン塩酸塩では総投与量が 25mg/kg，ドキソルビシン塩酸塩では総投与量が 500mg/m^2，エピルビシン塩酸塩では総投与量が 900mg/m^2，ピラルビシン塩酸塩では 950mg/m^2 等）に達している患者（心筋障害増強のおそれ）

尿中排泄により尿が赤色になることがある。

イダルビシン（IDR）

抗腫瘍性抗生物質（アントラサイクリン系）

商品名 **イダマイシン静注用5mg**

注意度分類 Ⅰ　**漏出時リスク分類** vesicant

適応

急性骨髄性白血病（慢性骨髄性白血病の急性転化を含む）

作用機序

細胞周期非特異的（トポイソメラーゼⅡ阻害作用は S ～ G2 期に特異的）

ダウノルビシンの 4 位が脱メトキシル化された構造のため，脂溶性が増し，その結果，速やかに，かつ高濃度に細胞内へ取り込まれる。DNA と結合した後，核酸ポリメラーゼ活性を阻害し，また，トポイソメラーゼⅡ阻害により DNA 鎖を切断する。

体内動態 代謝：肝　排泄：尿

調製法・投与法

調製法：

1. 1 バイアル 5mg（力価）に 5mL の日局注射用水を加え溶解する。
2. 溶解時の pH により安定性が低下したり，他の薬剤と混合することにより沈殿を生じることがあるので，混注を避け，日局注射用水に溶解して投与する。
3. 調製した溶液は 2 ～ 8℃で 48 時間，常温で 24 時間は化学的に安定であるが，2 ～ 8℃でも 24 時間以上保存しないことが望ましい。

用法・用量：

イダルビシン塩酸塩として 12mg（力価）/m^2（体表面積）を 1 日 1 回，3 日間連日静脈内投与する。

骨髄機能が回復するまで休薬し，投与を繰り返す。

副作用

重大な副作用：心筋障害，骨髄抑制，口内炎，不整脈
主な副作用：骨髄抑制，悪心・嘔吐，食欲不振，下痢，口内炎，発熱，脱毛など

備考

禁忌：他のアントラサイクリン系薬剤等，心毒性を有する薬剤による前治療が限界量（塩酸ダウノルビシンでは総投与量が体重当たり25mg/kg，塩酸エピルビシンでは総投与量がアントラサイクリン系薬剤未治療例で体表面積当たり900mg/m^2等）に達している患者［心筋障害が増強されるおそれがある。］
尿中排泄により尿が赤色になることがある。

エピルビシン（EPI）

抗腫瘍性抗生物質（アントラサイクリン系）

商品名　**ファルモルビシン注射用10mg／ファルモルビシン注射用50mg**
ファルモルビシンRTU注射液10mg／ファルモルビシンRTU注射液50mg

注意度分類　Ⅰ　　**漏出時リスク分類**　vesicant

適応

1. 下記疾患の自覚的並びに他覚的症状の緩解
   急性白血病，悪性リンパ腫，乳癌，卵巣癌，胃癌，肝癌，尿路上皮癌（膀胱癌，腎盂・尿管腫瘍）
2. 以下の悪性腫瘍に対する他の抗悪性腫瘍剤との併用療法
   乳癌（手術可能例における術前，あるいは術後化学療法）

作用機序

細胞周期非特異的
ADMの立体異性体
腫瘍細胞のDNAとcomplexを形成することにより，DNA polymerase反応，RNA polymerase反応を阻害し，DNA，RNAの双方の生合成を抑制することによって，抗腫瘍効果を示す。

体内動態　**代謝：**肝　**排泄：**胆汁（35%），尿（20%）

調製法・投与法

調製法：
1. 溶解時のpHにより安定性が低下することがあるので，日局注射用水又は日局生理食塩液に溶解して投与すること。
2. RTU注は冷所保存によりエピルビシン塩酸塩が自己会合を起こし，粘性が増すことがあるので，使用前20～30分間常温に放置するか，又はゆるやかに振り混ぜてから使用する。

用法・用量：
添付文書参照

副作用

重大な副作用：心筋障害，骨髄抑制，間質性肺炎，萎縮膀胱，肝・胆道障害，胃潰瘍，十二指腸潰瘍，消化化管出血
主な副作用：悪心・嘔吐，白血球減少，食欲不振，脱毛，頻尿，排尿痛，血尿，尿沈渣，尿蛋白など

備考

禁忌：他のアントラサイクリン系薬剤等心毒性を有する薬剤による前治療が限界量（ドキソルビシン塩酸塩では総投与量が体表面積当たり500mg/m^2，ダウノルビシン塩酸塩では総投与量が体重当たり25mg/kg等）に達している患者［うっ血性心不全があらわれるおそれがある。］
アントラサイクリン系薬剤未治療例で，本剤の総投与量が900mg/m^2（体表面積）を超えると，うっ血性心不全を起こすことが多くなるので注意する。
本剤の総投与量が900mg/m^2以下であっても，うっ血性心不全を起こすことがある。特に，他のアントラサイクリン系薬剤等心毒性を有する薬剤による前治療歴のある患者及び心臓部あるいは縦隔に放射線療法を受けた患者では心機能検査を行い，慎重に投与する。
尿が赤色になることがある。

ダウノルビシン（DNR）

抗腫瘍性抗生物質（アントラサイクリン系）

商品名　**ダウノマイシン静注用20mg**

注意度分類　Ⅰ　　**漏出時リスク分類**　vesicant

適応

急性白血病（慢性骨髄性白血病の急性転化を含む）

作用機序
細胞の核酸合成過程に作用し直接 DNA と結合しその結合部位は purine 及び pyrimidine 環上にあると考えられ，このため DNA 合成と DNA 依存 RNA 合成反応を阻害する。

体内動態 代謝： 排泄：尿

調製法・投与法
調製法：
使用に際しては，1 バイアル 20mg（力価）に 10mL の日局生理食塩液を加え軽く振盪して完全に溶かしてから静脈内注射する。
用法・用量：
成人はダウノルビシン塩酸塩として 1 日量体重 1kg 当たり 0.4 ～ 1.0mg（力価）を，小児はダウノルビシン塩酸塩として 1 日量体重 1kg 当たり 1.0mg（力価）を連日あるいは隔日に 3 ～ 5 回静脈内又は点滴静注し，約 1 週間の観察期間をおき，投与を反復する。

副作用
重大な副作用：心筋障害，心不全，骨髄抑制，ネフローゼ症候群
主な副作用：消化管障害，発熱，悪寒，倦怠感，胸内苦悶，脱毛，発疹，心不全，頻脈，血管炎，血管痛，血液障害，骨髄組織障害，肝障害，腎障害など

備考
アントラサイクリン系薬剤未治療例で，本剤の総投与量が 25mg/kg を超えると重篤な心筋障害を起こすことが多いので注意すること。特に他のアントラサイクリン系の抗悪性腫瘍剤投与後症例への本剤の投与には十分注意すること。
尿中排泄により尿が赤色になることがある。

ドキソルビシン（ADM，DXR，ADR） 抗腫瘍性抗生物質（アントラサイクリン系）

商品名 **アドリアシン注用10／アドリアシン注用50**

注意度分類 Ⅰ　**漏出時リスク分類** vesicant

適応
＜ドキソルビシン塩酸塩通常療法＞
下記諸症の自覚的及び他覚的症状の緩解
　悪性リンパ腫，肺癌，消化器癌（胃癌，胆のう・胆管癌，膵臓癌，肝癌，結腸癌，直腸癌等），乳癌，膀胱腫瘍，骨肉腫
以下の悪性腫瘍に対する他の抗悪性腫瘍剤との併用療法
　乳癌（手術可能例における術前，あるいは術後化学療法），子宮体癌（術後化学療法，転移・再発時化学療法），悪性骨・軟部腫瘍，悪性骨腫瘍，多発性骨髄腫，小児悪性固形腫瘍（ユーイング肉腫ファミリー腫瘍，横紋筋肉腫，神経芽腫，網膜芽腫，肝芽腫，腎芽腫等）
＜M-VAC 療法＞
尿路上皮癌

作用機序
細胞周期非特異的（トポイソメラーゼⅡ阻害作用は S ～ G2 期に特異的）
腫瘍細胞の DNA と complex を形成することによって，DNA polymerase 反応，RNA polymerase 反応を阻害し，DNA，RNA の双方の生合成を抑制することによって抗腫瘍効果を示す。

体内動態 代謝：肝 排泄：糞尿

調製法・投与法
調製法：
1. 溶解時の pH により安定性が低下することがあるので，他の薬剤との混注を避け，日局注射用水又は日局生理食塩液に溶解すること。
2. フルオロウラシル注射液等のアルカリ性薬剤の調剤に使用したシリンジ（注射筒）を本剤の調製時に使用すると不溶性の凝集物を形成するので避けること。
3. 日局生理食塩液で溶解する場合は，ドキソルビシン塩酸塩として 10mg（力価）当たり 1mL 以上で速やかに行うこと。[微量の日局生理食塩液で溶解を開始すると溶けにくくなることがある。]

投与法：
添付文書参照

副作用
重大な副作用：心筋障害，心不全，骨髄抑制，感染症，出血傾向，間質性肺炎，萎縮膀胱
主な副作用：脱毛，骨髄抑制，悪心・嘔吐，食欲不振，口内炎，心電図異常など

備考
アントラサイクリン系薬剤未治療例で，本剤の総投与量が 500mg/m^2 を超えると重篤な心筋障害を起こすことが多くなるので注意する。
尿中排泄により尿が赤色になることがある。

ピラルビシン（THP）
抗腫瘍性抗生物質（アントラサイクリン系）

商品名 **テラルビシン注射用 10mg／テラルビシン注射用 20mg**
ピノルビン注射用 10mg／ピノルビン注射用 20mg／ピノルビン注射用 30mg

注意度分類 Ⅰ　**漏出時リスク分類** vesicant

適応
下記疾患の自覚的・他覚的症状の寛解並びに改善
頭頸部癌，乳癌，胃癌，尿路上皮癌（膀胱癌，腎盂・尿管腫瘍），卵巣癌，子宮癌，急性白血病，悪性リンパ腫

作用機序
癌細胞へ速やかに取り込まれ，核画分に移行して核酸合成を阻害し，細胞に障害を与える。
細胞分裂の G2 期で細胞回転を止めて癌細胞を致死させると考えられる。

体内動態 代謝：各組織　排泄：糞（77.2%），尿（5.3%），呼気（9.2%）

調製法・投与法
調製法：
1. ピラルビシンとして 10mg（力価）当たり 5mL 以上の 5%ブドウ糖注射液，注射用水又は生理食塩液を加えて溶解する。
2. 溶解後，室温保存では 6 時間以内に使用すること。

用法・用量：
添付文書参照

副作用
重大な副作用：心筋障害，心不全，骨髄抑制，間質性肺炎，萎縮膀胱
主な副作用：骨髄抑制，食欲不振，悪心，嘔吐，脱毛，全身倦怠，排尿痛，頻尿

備考
アントラサイクリン系薬剤未治療例で，本剤の総投与量が 950mg/m^2（体表面積）を超えると，うっ血性心不全を起こすことが多くなるので十分に注意すること。
他のアントラサイクリン系薬剤等心毒性を有する薬剤による前治療歴のある患者，心臓部あるいは縦隔に放射線療法を受けた患者及び本剤の総投与量が 700mg/m^2 を超える患者では心機能検査を行い慎重に投与すること。
尿が赤色になることがある。
禁忌：他のアントラサイクリン系薬剤等心毒性を有する薬剤による前治療が限界量（ドキソルビシン塩酸塩では総投与量が体表面積当たり 500mg/m^2，ダウノルビシン塩酸塩では総投与量が体重当たり 25mg/kg 等）に達している患者［心筋障害があらわれることがある。］

リポソーム化ドキソルビシン（PLD）
抗腫瘍性抗生物質（アントラサイクリン系）

商品名 **ドキシル注 20mg**

注意度分類 Ⅰ　**漏出時リスク分類** irritant

適応
がん化学療法後に増悪した卵巣癌
エイズ関連カポジ肉腫

作用機序
細胞周期非特異的（トポイソメラーゼⅡ阻害作用は S ～ G2 期に特異的）
細胞の 2 本鎖 DNA を架橋することによって，DNA 合成と RNA 合成反応を阻害し，更にトポイソメラーゼⅡ阻害作用により，DNA 鎖を切断することによって抗腫瘍作用を示す。

体内動態 代謝：肝　排泄：糞尿

調製法・投与法

調製法：
1. 本剤の投与量が90mg未満の場合：5%ブドウ糖注射液250mLで希釈する。
2. 本剤の投与量が90mg以上の場合：5%ブドウ糖注射液500mLで希釈する。

投与法：
1. 急速な投与によりinfusion reaction発現の危険性が高くなるおそれがあるため，急速静脈内投与又は希釈しない溶液での投与は行わない。
2. 本剤投与の際は，インラインフィルターを使用しないこと。また，投与ラインの急速なフラッシュは避ける。

用法・用量：
1. がん化学療法後に増悪した卵巣癌：ドキソルビシン塩酸塩として1日1回50mg/m^{2}を1mg/分の速度で静脈内投与し，その後4週間休薬する。
2. エイズ関連カポジ肉腫：ドキソルビシン塩酸塩として1日1回20mg/m^{2}を1mg/分の速度で静脈内投与し，その後2～3週間休薬する。

副作用

重大な副作用：心筋障害，骨髄抑制，infusion reaction，手足症候群，口内炎，肝機能障害，間質性肺炎，肺塞栓症，深部静脈血栓症

主な副作用：骨髄抑制，手足症候群，口内炎，悪心，血中LDH増加，食欲不振，発疹，血中アルブミン減少，体重減少，無力症，低色素性貧血，発熱，脱毛症，Al-P増加，嘔吐，下痢，口腔モニリア症など

備考

ドキソルビシン塩酸塩の総投与量が500mg/m^{2}を超えると，心筋障害によるうっ血性心不全が生じる可能性がある。
ドキソルビシン塩酸塩の総投与量については，他のアントラサイクリン系薬剤や関連化合物による前治療又は併用を考慮すること。
尿が赤色となることがある。
大豆アレルギーのある患者には慎重投与［本剤の添加物に大豆由来の成分が含まれている。］

ミトキサントロン（MIT）

抗腫瘍性抗生物質（アントラキノン系）

商品名 **ノバントロン注10mg／ノバントロン注20mg**

注意度分類 Ⅰ　**漏出時リスク分類** vesicant

適応

急性白血病（慢性骨髄性白血病の急性転化を含む），悪性リンパ腫，乳癌，肝細胞癌

作用機序

細胞周期非特異的（トポイソメラーゼⅡ阻害作用はS～G2期に特異的）
DNA鎖と架橋形成し，腫瘍細胞の核酸合成を阻害する。また，トポイソメラーゼ-Ⅱによる DNA切断作用を阻害することが確認されている。

体内動態 代謝：肝　排泄：尿（5.17%）

調製法・投与法

調製法・投与法：

<静脈内投与>

本剤の必要量を，注射用蒸留水，生理食塩液又は5%ブドウ糖液20mL以上で希釈し，3分間以上かけてゆっくり静脈内投与する。

点滴静脈内投与：本剤の必要量を，生理食塩液又は5%ブドウ糖液100mL以上で希釈し，30分以上かけて点滴静脈内投与する。なお，注射用蒸留水で希釈した場合は低張となるので使用しないこと。

用法・用量：
1. 急性白血病（慢性骨髄性白血病の急性転化を含む）：ミトキサントロンとして1日1回2～5mg/m^2（本剤1～2.5mL/m^2）を5日間連日，3～4週間隔で静脈内にゆっくり投与する。
2. 悪性リンパ腫，乳癌：ミトキサントロンとして1日1回2～4mg/m^2（本剤1～2mL/m^2）を5日間連日あるいは1回8～14mg/m^2（本剤4～7mL/m^2）を，3～4週間隔で静脈内にゆっくり投与する。
3. 肝細胞癌：ミトキサントロンとして1日1回6～12mg/m^2（本剤3～6mL/m^2）を，3～4週間隔で静脈内にゆっくり投与する。

副作用

重大な副作用：うっ血性心不全，心筋障害，心筋梗塞，骨髄抑制，汎血球減少，間質性肺炎

主な副作用：骨髄抑制，悪心・嘔吐，食欲不振，うっ血性心不全など

備考

従前にアントラサイクリン系薬剤を使用していない症例では，本剤の総投与量が 160mg/m^2，及び従前にアントラサイクリン系薬剤を使用した症例では，本剤の総投与量が 100mg/m^2 を超える場合にうっ血性心不全等の重篤な心障害を起こすことがある。
本剤の投与により皮膚や強膜が一過性に青色を呈したり，尿が青～緑色になることがあるので，あらかじめ患者に説明しておくこと。

アクチノマイシン D（ACT-D）

抗腫瘍性抗生物質（その他）

商品名 **コスメゲン静注用0.5mg**

注意度分類 Ⅰ　**漏出時リスク分類** vesicant

適応

1. ウイルムス腫瘍，絨毛上皮腫，破壊性胞状奇胎
2. 以下の悪性腫瘍に対する他の抗悪性腫瘍剤との併用療法
   小児悪性固形腫瘍（ユーイング肉腫ファミリー腫瘍，横紋筋肉腫，腎芽腫その他腎原発悪性腫瘍）

作用機序

DNA と結合し，RNA polymerase による DNA の転写反応を抑制

体内動態 代謝：ほとんど代謝を受けない　排泄：尿（20%），糞（14%）

調製法・投与法

調製法：
1. 1 バイアルにつき 1.1mL の注射用水（保存剤を含まないもの）を加え，溶解する。この溶解液は，1mL 中にアクチノマイシン D を約 0.5mg 含有する。
2. 1.1mL の生理食塩液では完全に溶解せず白濁するので，必ず注射用水で溶解すること。

用法・用量：添付文書参照

副作用

重大な副作用：骨髄抑制，呼吸困難，肝静脈閉塞症，DIC，中毒性表皮壊死融解症，皮膚粘膜眼症候群
主な副作用：食欲不振，悪心・嘔吐，口内炎，骨髄抑制，脱毛，色素沈着，全身倦怠感，神経過敏など

備考

ブレオマイシン（BLM）

抗腫瘍性抗生物質（その他）

商品名 **ブレオ注射用5mg／ブレオ注射用15mg／ブレオＳ軟膏5mg/g**

注意度分類 Ⅱ　**漏出時リスク分類** non-vesicant

適応

＜注射＞
皮膚癌，頭頸部癌（上顎癌，舌癌，口唇癌，咽頭癌，喉頭癌，口腔癌等），肺癌（特に原発性及び転移性扁平上皮癌），食道癌，悪性リンパ腫，子宮頸癌，神経膠腫，甲状腺癌，胚細胞腫瘍（精巣腫瘍，卵巣腫瘍，性腺外腫瘍）
＜軟膏＞皮膚悪性腫瘍

作用機序

G2 期特異的
DNA 合成阻害および DNA 鎖切断作用

体内動態 代謝：ほとんど代謝を受けない　排泄：尿

調製法・投与法

用法・用量：
＜注射＞
1. 静脈内注射：ブレオマイシン塩酸塩として 15mg ～ 30mg（力価）を生理食塩液又は，ブドウ糖液等の適当な静脈用注射液約 5 ～ 20mL に溶解し，緩徐に静注する。
   発熱の著しい場合は 1 回量を 5mg（力価）又はそれ以下とする。

2. 筋肉内注射，皮下注射：ブレオマイシン塩酸塩として 15mg ～ 30mg（力価）を生理食塩液等の適当な溶解液約 5mL に溶解し，筋注又は皮下注する。患部の周辺に皮下注射する場合はブレオマイシン塩酸塩として 1mg（力価）/1mL 以下の濃度とする。
3. 動脈内注射：ブレオマイシン塩酸塩として 5mg ～ 15mg（力価）を生理食塩液又はブドウ糖液等の適当な注射液に溶解し，シングルショット又は連続的に注射する。

注射の頻度：1 週 2 回を原則とし，症状に応じて 1 日 1 回（連日）ないし 1 週間 1 回に適宜増減する。

＜軟膏＞患部に 1 日 1 回 Occlusive Dressing Therapy（以下 ODT と略す）（閉鎖密封療法）する。
ODT が困難な場合は 1 日 2 ～ 3 回単純塗布する。
標準的な用量は病巣の大きさ，状態にもよるが，患部 100cm^2（10cm × 10cm）につき 1 ～ 2.5g（ブレオマイシン硫酸塩として 5 ～ 12.5mg（力価））とする。

副作用

重大な副作用：
＜注射＞間質性肺炎，肺線維症，出血
＜軟膏＞間質性肺炎，肺線維症

主な副作用：
＜注射＞肺症状，皮膚の硬化・色素沈着，発熱，悪寒，脱毛，食欲不振・体重減少，全身倦怠感，悪心・嘔吐，口内炎，爪の変化など
＜軟膏＞塗布部の疼痛，発赤，皮膚炎，色素沈着など

備考

併用禁忌：胸部及びその周辺部への放射線照射を受けている患者

総投与量は腫瘍の消失を目標とし，300mg（力価）以下とする。ただし，胚細胞腫瘍に対し，確立された標準的な他の抗癌剤との併用療法にあっては 360mg（力価）以下とする。

ペプロマイシンを投与された患者に対するブレオマイシンの投与量は，原則として投与されたペプロマイシン量とブレオマイシン量の和でもって総投与量とする。

ペプロマイシン（PEP）

抗腫瘍性抗生物質（その他）

商品名 **ペプレオ注射用 5mg／ペプレオ注射用 10mg**

注意度分類	Ⅱ	漏出時リスク分類	non-vesicant

適応

皮膚癌，頭頸部悪性腫瘍（上顎癌，舌癌・その他の口腔癌，咽頭癌，喉頭癌），肺癌（扁平上皮癌），前立腺癌，悪性リンパ腫

作用機序

DNA 合成阻害作用及び DNA 鎖切断作用で，その強さはブレオマイシンと同等である。

体内動態 代謝：　排泄：尿

調製法・投与法

調製法：
生理食塩液，ブドウ糖液等に溶解後できるだけ速やかに使用すること。

用法・用量：
1. 静脈内注射：ペプロマイシン硫酸塩として 5 ～ 10mg（力価）を生理食塩液又はブドウ糖液等の適当な静脈用注射液約 5 ～ 20mL に溶解し，緩徐に静注する。
2. 筋肉内注射：ペプロマイシン硫酸塩として 5 ～ 10mg（力価）を生理食塩液等の適当な溶解液約 5mL に溶解し筋注する。
3. 動脈内注射：ペプロマイシン硫酸塩として 5 ～ 10mg（力価）をヘパリン等の血液凝固阻止剤を加えた生理食塩液等の適当な動脈用注射液 3 ～ 25mL に溶解し，ワンショット動注，又は持続動注する。

注射の頻度：通常 1 週 2 ～ 3 回投与とし，症状に応じて 1 日 1 回連日投与から週 1 回投与まで適宜増減する。週間投与量 20 ～ 30mg（力価）を標準とする。

副作用

重篤な副作用：間質性肺炎，肺線維症
主な副作用：間質性肺炎・肺線維症，発熱，口内炎，食欲不振，脱毛，倦怠感，嘔気など

備考

併用禁忌：胸部及びその周辺部への放射線照射を受けている患者
90mg（力価）までに明らかな制癌効果の認められない場合には，原則としてそれ以上の投与は行わないようにする。
総投与量は150mg（力価）を超えないようにする。
ブレオマイシンを投与された患者に対するペプロマイシンの投与量は，原則として投与されたブレオマイシン量とペプロマイシン量の和でもって総投与量とする。

マイトマイシンC（MMC）

抗腫瘍性抗生物質（その他）

商品名　**マイトマイシン注用2mg／マイトマイシン注用10mg**

注意度分類　Ⅰ　　**漏出時リスク分類**　vesicant

適応

下記疾患の自覚的並びに他覚的症状の緩解
慢性リンパ性白血病，慢性骨髄性白血病，胃癌，結腸・直腸癌，肺癌，膵癌，肝癌，子宮頸癌，子宮体癌，乳癌，頭頸部腫瘍，膀胱腫瘍

作用機序

細胞周期非特異的
腫瘍細胞のDNAと結合し，二重鎖DNAへの架橋形成を介してDNAの複製を阻害し抗腫瘍効果を示すと考えられている。なお，DNA合成前期（G1）後半からDNA合成期（S）前半の細胞は本剤に高い感受性を示すことが確認されている。

体内動態　代謝：肝　排泄：尿（4.3%～8.8%）

調製法・投与法

調製法：
1. マイトマイシンC 2mg（力価）当たり，5mLの割合に日局注射用水を加えて溶解する。
2. pHの低い溶解液を使用する場合には力価の低下を来すおそれがあるので，溶解後速やかに使用することが望ましい。
3. pHの低い注射剤との配合は避けることが望ましい。

用法・用量：
1. 間歇投与法：マイトマイシンCとして，1日4～6mg（力価）を週1～2回静脈内に注射する。
   また，必要に応じて動脈内，髄腔内又は胸・腹腔内に1日2～10mg（力価）を適宜注入する。
2. 連日投与法：マイトマイシンCとして，1日2mg（力価）を連日静脈内に注射する。
   また，必要に応じて動脈内，髄腔内又は胸・腹腔内に1日2～10mg（力価）を適宜注入する。
3. 大量間歇投与法：マイトマイシンCとして，1日10～30mg（力価）を1～3週間以上の間隔で静脈内に注射する。
4. 他の抗悪性腫瘍剤との併用：マイトマイシンCとして，1日2～4mg（力価）を週1～2回他の抗悪性腫瘍剤と併用して投与する。また，必要に応じて動脈内，髄腔内又は胸・腹腔内に通常成人1日2～10mg（力価）を適宜注入する。
5. 膀胱腫瘍の場合：再発予防には通常マイトマイシンCとして，1日1回あるいは隔日に4～10mg（力価）を膀胱内に注入する。治療には通常マイトマイシンCとして，1日1回10～40mg（力価）を膀胱内に注入する。

副作用

重大な副作用：溶血性尿毒症症候群，微小血管症性溶血性貧血，急性腎不全等の重篤な腎障害，骨髄抑制，間質性肺炎，肺線維症，肝・胆道障害
主な副作用：白血球減少，血小板減少，食欲不振，悪心・嘔吐，全身倦怠感，体重減少，出血傾向，貧血など

備考

アルブミン懸濁型パクリタキセル（nab-PTX）

植物アルカロイド（タキサン系）

商品名　**アブラキサン点滴静注用100mg**

注意度分類　Ⅰ　　**漏出時リスク分類**　vesicant

適応

乳癌，胃癌，非小細胞肺癌，治癒切除不能な膵癌

作用機序

微小管蛋白重合を促進することにより微小管の安定化・過剰形成を引き起こし，紡錘体の機能を障害することにより細胞分裂を阻害して抗腫瘍活性を発揮する。

体内動態 代謝：肝　排泄：糞

調製法・投与法

調製法：

1. 1バイアル当たり生理食塩液20mLをバイアルの内壁伝いに，直接，内容物にかけないよう泡立ちに注意しながらゆっくりと注入する。（この操作は，泡立ちの発生を最小限にするため重要である。）
2. 内容物が確実に濡れるよう5分間以上バイアルを静置する。
3. 内容物が十分に濡れたら，均一な白色ないし黄色の懸濁液になるまで，静かに円弧を描くように回したり，緩やかに上下に転倒を繰り返して混和する（泡立ちに注意する）。
4. 調製した懸濁液は必要量をバイアルから抜き取り，事前に用意した空の点滴バッグ等にゆっくりと注入する。

用法・用量：乳癌にはA法を，胃癌にはA法又はD法を，非小細胞肺癌にはB法を，治癒切除不能な膵癌にはC法を使用する。インラインフィルターは使用しない。

＜A法＞パクリタキセルとして，1日1回260mg/m^2（体表面積）を30分かけて点滴静注し，少なくとも20日間休薬する。

＜B法＞パクリタキセルとして，1日1回100mg/m^2（体表面積）を30分かけて点滴静注し，少なくとも6日間休薬する。週1回投与を3週間連続し，これを1コースとして，投与を繰り返す。

＜C法＞ゲムシタビンとの併用において，パクリタキセルとして，1日1回125mg/m^2（体表面積）を30分かけて点滴静注し，少なくとも6日間休薬する。週1回投与を3週間連続し，4週目は休薬する。

＜D法＞パクリタキセルとして，1日1回100mg/m^2（体表面積）を30分かけて点滴静注し，少なくとも6日間休薬する。週1回投与を3週間連続し，4週目は休薬する。

副作用

重大な副作用：骨髄抑制，末梢神経障害，麻痺，脳神経麻痺，間質性肺炎，肺線維症，急性呼吸窮迫症候群，心筋梗塞，うっ血性心不全，心伝導障害，脳卒中，肺塞栓，肺水腫，血栓性静脈炎，難聴，耳鳴，消化管壊死，消化管穿孔，消化管出血，消化管潰瘍，重篤な腸炎，腸管閉塞，腸管麻痺，肝機能障害，黄疸，膵炎，急性腎不全，中毒性表皮壊死融解症，皮膚粘膜眼症候群，DIC

主な副作用：脱毛，末梢神経障害，骨髄抑制，関節痛，筋肉痛，発疹，食欲不振，悪心，ALT･AST上昇，口内炎，鼻出血，高血圧など

備考

特定生物由来製品に該当することから，本剤を投与した場合は医薬品名，製造番号，使用年月日，患者氏名・住所等を記録し，少なくとも20年間保存する。

カバジタキセル（CAB，CAZ）

植物アルカロイド（タキサン系）

商品名 **ジェブタナ点滴静注60mg**

注意度分類 Ⅰ　　**漏出時リスク分類** irritant

適応

前立腺癌

作用機序

チューブリンの重合を促進し，微小管を安定化することにより細胞分裂を阻害する。

体内動態 代謝：肝　排泄：糞（76%）

調製法・投与法

調製法：

添付溶解液全量に溶解して10mg/mLの濃度とした後，最終濃度が0.10～0.26mg/mLとなるよう必要量を注射筒で抜き取り，直ちに生理食塩液又は5%ブドウ糖液と混和し，1時間かけて点滴静注する。

投与法：

1. 0.2又は0.22μmのインラインフィルターを通して投与する。
2. ポリ塩化ビニル製の輸液バッグ及びポリウレタン製の輸液セットの使用は避ける。

用法・用量：

プレドニゾロンとの併用において，1日1回，カバジタキセルとして25mg/m^2（体表面積）を1時間かけて3週間間隔で点滴静注する。

副作用

重大な副作用：骨髄抑制，腎不全，消化管出血，消化管穿孔，イレウス，重篤な腸炎，重篤な下痢，感染症，不整脈，心不全，末梢神経障害，肝不全，肝機能障害，DIC，急性膵炎，皮膚粘膜眼症候群，心タンポナーデ，浮腫，体液貯留，心筋梗塞，静脈血栓塞栓症，間質性肺疾患

主な副作用：好中球減少症，発熱性好中球減少症，疲労，悪心，下痢，食欲減退，貧血，味覚異常，嘔吐，無力症など

備考

投与時にあらわれることがある過敏反応を軽減させるために，本剤投与の 30 分前までに，抗ヒスタミン剤，副腎皮質ホルモン剤，H_2 受容体拮抗剤等の前投与を行う。

ドセタキセル（DTX，DOC，TXT）

植物アルカロイド（タキサン系）

商品名 **タキソテール点滴静注用 80mg／タキソテール点滴静注用 20mg**
ワンタキソテール点滴静注 20mg/1mL／ワンタキソテール点滴静注 80mg/4mL

注意度分類 Ⅰ　**漏出時リスク分類** vesicant

適応

1. 乳癌，非小細胞肺癌，胃癌，頭頸部癌
2. 卵巣癌
3. 食道癌，子宮体癌
4. 前立腺癌

作用機序

PTX の誘導体細胞分裂を G2 + M 期で停止
チューブリンの重合を促進し，安定な微小管を形成するとともに，その脱重合を抑制する。また，細胞内においては形態的に異常な微小管束を形成する。以上の作用により細胞の有糸分裂を停止させる。

体内動態 代謝：肝　排泄：糞（74.1%），尿（6.0%）

調製法・投与法

調製法：

1. 添付溶解液全量（80mg バイアル：約 7mL，20mg バイアル：約 1.8mL）を加えて澄明で均一になるまでゆっくりと泡立てないように転倒混和する（約 45 秒間）。溶液が均一であることを確認後，ある程度泡が消えるまで数分間放置する。この溶液（プレミックス液）は 1mL 中に 10mg のドセタキセルを含有する。プレミックス液から必要量を注射筒で抜き取り，生理食塩液又は 5%ブドウ糖液に混和する。
2. （アルコールに過敏な患者に投与する場合）タキソテール点滴静注用の 80mg バイアルには 7mL，20mg バイアルには 1.8mL の生理食塩液又は 5%ブドウ糖液を加え，液が澄明で均一になるまで激しく振り混ぜる。ある程度泡が消えるまでバイアルを倒立させて放置（約 10 分間）し，溶液が均一であることを確認する。均一でない場合は均一になるまで混和を繰り返す。この溶液（プレミックス液）は 1mL 中に 10mg のドセタキセルを含有する。プレミックス液から必要量を注射筒で抜き取り，生理食塩液又は 5%ブドウ糖液に混和する。

＊タキソテールとワンタキソテール（プレミックス液）は薬剤濃度が異なる。（タキソテール 10mg/mL，ワンタキソテール 20mg/mL）

用法・用量：

<適応 1> 1 日 1 回，ドセタキセルとして 60mg/m^2（体表面積）を 1 時間以上かけて 3 ～ 4 週間間隔で点滴静注する。ただし，1 回最高用量は 75mg/m^2 とする。

<適応 2> 1 日 1 回，ドセタキセルとして 70mg/m^2（体表面積）を 1 時間以上かけて 3 ～ 4 週間間隔で点滴静注する。ただし，1 回最高用量は 75mg/m^2 とする。

<適応 3> 1 日 1 回，ドセタキセルとして 70mg/m^2（体表面積）を 1 時間以上かけて 3 ～ 4 週間間隔で点滴静注する。

<適応 4> 1 日 1 回，ドセタキセルとして 75mg/m^2（体表面積）を 1 時間以上かけて 3 週間間隔で点滴静注する。

副作用

重大な副作用：骨髄抑制，黄疸，肝不全，肝機能障害，急性腎障害，間質性肺炎，肺線維症，心不全，DIC，腸管穿孔，胃腸出血，虚血性大腸炎，大腸炎，イレウス，急性呼吸促迫症候群，急性膵炎，皮膚粘膜眼症候群，中毒性表皮壊死症，多形紅斑，心タンポナーデ，肺水腫，浮腫・体液貯留，心筋梗塞，静脈血栓塞栓症，感染症，SIADH など

主な副作用：食欲不振，脱毛，全身倦怠感，悪心，嘔吐，骨髄抑制など

備考

パクリタキセル（PTX，TXL）

植物アルカロイド（タキサン系）

商品名 **タキソール注射液30mg／タキソール注射液100mg**

注意度分類 Ⅰ **漏出時リスク分類** vesicant

適応

卵巣癌，非小細胞肺癌，乳癌，胃癌，子宮体癌，再発又は遠隔転移を有する頭頸部癌，再発又は遠隔転移を有する食道癌，血管肉腫，進行又は再発の子宮頸癌，再発又は難治性の胚細胞腫瘍（精巣腫瘍，卵巣腫瘍，性腺外腫瘍）

作用機序

細胞周期をG2＋M期でブロックする。
微小管蛋白重合を促進することにより微小管の安定化・過剰形成を引き起こし，紡錘体の機能を障害することにより細胞分裂を阻害して抗腫瘍活性を発揮する。

体内動態 代謝：肝 排泄：胆汁，尿

調製法・投与法

調製法：
5%ブドウ糖注射液及び生理食塩液を除く他の薬剤とは混注しないこと。
投与法：
1. 本剤の希釈液は，過飽和状態にあるためパクリタキセルが結晶として析出する可能性があるので，本剤投与時には，0.22ミクロン以下のメンブランフィルターを用いたインラインフィルターを通して投与する。
2. 点滴用セット等で本剤の溶解液が接触する部分に，可塑剤としてDEHP〔di-(2-ethylhexyl) phthalate：フタル酸ジ-(2-エチルヘキシル)〕を含有しているものの使用を避ける。

用法・用量：
非小細胞肺癌及び子宮体癌にはA法を使用する。
乳癌にはA法又はB法を使用する。
卵巣癌にはA法又はカルボプラチンとの併用でC法を使用する。
胃癌にはA法又はE法を使用する。
再発又は難治性の胚細胞腫瘍には他の抗悪性腫瘍剤と併用でA法を使用する。
再発又は遠隔転移を有する頭頸部癌，再発又は遠隔転移を有する食道癌，血管肉腫にはB法を使用する。
進行又は再発の子宮頸癌にはシスプラチンとの併用において，D法を使用する。
＜A法＞パクリタキセルとして，1日1回210mg/m^2（体表面積）を3時間かけて点滴静注し，少なくとも3週間休薬する。
＜B法＞パクリタキセルとして，1日1回100mg/m^2(体表面積)を1時間かけて点滴静注し，週1回投与を6週連続し，少なくとも2週間休薬する。
＜C法＞パクリタキセルとして，1日1回80mg/m^2(体表面積)を1時間かけて点滴静注し，週1回投与を3週連続する。
＜D法＞パクリタキセルとして，1日1回135mg/m^2（体表面積）を24時間かけて点滴静注し，少なくとも3週間休薬する。
＜E法＞パクリタキセルとして，1日1回80mg/m^2(体表面積)を1時間かけて点滴静注し，週1回投与を3週連続し，少なくとも2週間休薬する。

副作用

重大な副作用：骨髄抑制，末梢神経障害，麻痺，間質性肺炎，肺線維症，急性呼吸窮迫症候群，心筋梗塞，うっ血性心不全，心伝導障害，肺塞栓，血栓性静脈炎，脳卒中，肺水腫，難聴，耳鳴，消化管壊死，消化管穿孔，消化管出血，消化管潰瘍，重篤な腸炎，腸管閉塞，腸管麻痺，肝機能障害，黄疸，膵炎，急性腎障害，中毒性表皮壊死融解症，皮膚粘膜眼症候群，DICなど
主な副作用：筋肉痛・関節痛，末梢神経障害，消化器症状，脱毛，発熱，骨髄抑制，肝機能検査値異常，腎機能検査値異常など

備考

併用禁忌：（本剤はアルコールを含んでいるため）ジスルフィラム，シアナミド，カルモフール，プロカルバジン塩酸塩
- シスプラチンと併用する場合は本剤をシスプラチンの前に投与すること。ドキソルビシンと併用する場合はドキソルビシンの後に本剤を投与すること。（骨髄抑制増強の恐れがあるため）
- 前投薬：過敏症の予防のため，本剤投与30分前までに必ず前投薬を行う。A法：デキサメタゾン20mg＋ジフェンヒドラミン塩酸塩50mg＋ラニチジン50mg又はファモチジン20mg。B法，C法，D法及びE法：デキサメタゾン8mg＋ジフェンヒドラミン塩酸塩50mg＋ラニチジン50mg又はファモチジン20mg，デキサメタゾンは過敏症状がなければ8mg→4mg→2mg→1mgまで減量可能。

イリノテカン（CPT-11）　植物アルカロイド（トポイソメラーゼⅠ阻害薬）

商品名 **カンプト点滴静注40mg／カンプト点滴静注100mg**
トポテシン点滴静注40mg／トポテシン点滴静注100mg

注意度分類 Ⅱ　**漏出時リスク分類** irritant

適応
小細胞肺癌，非小細胞肺癌，子宮頸癌，卵巣癌，胃癌（手術不能又は再発），結腸・直腸癌（手術不能又は再発），乳癌（手術不能又は再発），有棘細胞癌，悪性リンパ腫（非ホジキンリンパ腫），小児悪性固形腫瘍，治癒切除不能な膵癌

作用機序
Ⅰ型DNAトポイソメラーゼを阻害することによって，DNA合成を阻害する。殺細胞効果は細胞周期のS期に特異的であり，制限付時間依存性に効果を示す薬剤である。

体内動態 代謝：肝及び各組織　排泄：胆汁，尿，糞

調製法・投与法
用法・用量：
小細胞肺癌，非小細胞肺癌，乳癌（手術不能又は再発）及び有棘細胞癌はA法を，子宮頸癌，卵巣癌，胃癌（手術不能又は再発）及び結腸・直腸癌（手術不能又は再発）はA法又はB法を使用する。また，悪性リンパ腫（非ホジキンリンパ腫）はC法を，小児悪性固形腫瘍はD法を，治癒切除不能な膵癌はE法を使用する。
＜A法＞イリノテカン塩酸塩水和物として，1日1回，100mg/m^{2}を1週間間隔で3～4回点滴静注し，少なくとも2週間休薬する。
＜B法＞イリノテカン塩酸塩水和物として，1日1回，150mg/m^{2}を2週間間隔で2～3回点滴静注し，少なくとも3週間休薬する。
＜C法＞イリノテカン塩酸塩水和物として，1日1回，40mg/m^{2}を3日間連日点滴静注する。これを1週毎に2～3回繰り返し，少なくとも2週間休薬する。
＜D法＞イリノテカン塩酸塩水和物として，1日1回，20mg/m^{2}を5日間連日点滴静注する。これを1週毎に2回繰り返し，少なくとも1週間休薬する。
＜E法＞イリノテカン塩酸塩水和物として，1日1回，180mg/m^{2}を点滴静注し，少なくとも2週間休薬する。

副作用
重大な副作用：骨髄抑制，重症感染症，DIC，高度な下痢，腸炎，腸管穿孔，消化管出血，腸閉塞，間質性肺炎，肝機能障害，黄疸，急性腎障害，血栓塞栓症，脳梗塞，心筋梗塞，狭心症発作，心室性期外収縮
主な副作用：骨髄抑制，下痢，悪心・嘔吐，食欲不振，腹痛，脱毛など

備考
併用禁忌：硫酸アタナビザル
本剤の活性代謝物（SN-38）の主な代謝酵素であるUDP-グルクロン酸転移酵素（UDP-glucuronosyltransferase, UGT）の2つの遺伝子多型（*UGT1A1*6*，*UGT1A1*28*）について，いずれかをホモ接合体（*UGT1A1*6/*6*，*UGT1A1*28/*28*）又はいずれもヘテロ接合体（*UGT1A1*6/*28*）としてもつ患者では，UGT1A1のグルクロン酸抱合能が低下し，SN-38の代謝が遅延することにより，重篤な副作用（特に好中球減少）発現の可能性が高くなることが報告されているため，十分注意する。

ノギテカン（NGT）　植物アルカロイド（トポイソメラーゼⅠ阻害薬）

商品名 **ハイカムチン注射用1.1mg**

注意度分類 Ⅱ　**漏出時リスク分類** irritant

適応
小細胞肺癌，がん化学療法後に増悪した卵巣癌，小児悪性固形腫瘍，進行又は再発の子宮頸癌

作用機序
DNAと複合体を形成したⅠ型トポイソメラーゼに選択的に結合し，その構造を安定化させ，DNA超ラセン構造の弛緩阻害とDNAの断片化を引き起こし細胞死を誘導する。

体内動態 代謝：　排泄：尿

調製法・投与法
投与法：
1. 100mLの生理食塩液に混和し，30分かけて点滴静注する。
2. 腎障害（Ccr20～39mL/分）の初回投与量は通常用量の半量とする。

用法・用量：
1. 小細胞肺癌：ノギテカンとして，1 日 1 回，1.0mg/m^2（体表面積）を 5 日間連日点滴静注し，少なくとも 16 日間休薬する。
2. がん化学療法後に増悪した卵巣癌：ノギテカンとして，1 日 1 回，1.5mg/m^2（体表面積）を 5 日間連日点滴静注し，少なくとも 16 日間休薬する。
3. 小児悪性固形腫瘍：他の抗悪性腫瘍剤との併用でノギテカンとして，1 日 1 回，0.75mg/m^2（体表面積）を 5 日間連日点滴静注し，少なくとも 16 日間休薬する。
4. 進行又は再発の子宮頸癌：シスプラチンとの併用で，ノギテカンとして，1 日 1 回，0.75mg/m^2（体表面積）を 3 日間連日点滴静注し，少なくとも 18 日間休薬する。

副作用

重大な副作用：骨髄抑制，消化管出血，間質性肺炎，肺塞栓症，深部静脈血栓症

主な副作用：悪心・嘔吐，食欲不振，脱毛，発熱，易疲労感，骨髄抑制，口内炎，下痢，頻脈，体重減少，味覚異常，発熱性好中球減少症，上腹部痛，総蛋白減少，ALB 減少，BUN 増加，疼痛など

備考

エトポシド（ETP，VP-16）

植物アルカロイド（トポイソメラーゼⅡ阻害薬）

商品名 **ラステット注 100mg/5mL**
ラステット S カプセル 25mg ／ラステット S カプセル 50mg

注意度分類 Ⅱ　　**漏出時リスク分類** irritant

適応

<注射>
1. 肺小細胞癌，悪性リンパ腫，急性白血病，睾丸腫瘍，膀胱癌，絨毛性疾患，胚細胞腫瘍（精巣腫瘍，卵巣腫瘍，性腺外腫瘍）
2. 以下の悪性腫瘍に対する他の抗悪性腫瘍剤との併用療法
   小児悪性固形腫瘍（ユーイング肉腫ファミリー腫瘍，横紋筋肉腫，神経芽腫，網膜芽腫，肝芽腫その他肝原発悪性腫瘍，腎芽腫その他腎原発悪性腫瘍等）
3. 腫瘍特異的 T 細胞輸注療法の前処置

<内服>
肺小細胞癌，悪性リンパ腫，子宮頸癌，がん化学療法後に増悪した卵巣癌

作用機序

トポイソメラーゼⅡによる DNA 切断作用を阻害。S 期および G2/M 期の細胞に対して高い感受性を示す。殺細胞作用は作用濃度と作用時間の双方に依存して増強する。

体内動態 代謝：肝　排泄：尿，胆汁，糞

調製法・投与法

<注射>

調製法：
本剤は溶解時の濃度により，結晶が析出することがあるので 0.4mg/mL 濃度以下になるよう生理食塩液等の輸液に溶解して投与すること。

投与法：
急速静脈内投与により一過性血圧低下，不整脈等が報告されている。これを防ぐため，30 ～ 60 分かけてゆっくり点滴静注する。
1. 1.0mg/mL 以上の高濃度でのポリウレタン製のカテーテルの使用を避ける。
2. 可塑剤として DEHP を含むポリ塩化ビニル製の点滴セット，カテーテル等の使用を避ける。
3. 1.0mg/mL 以上の高濃度でのセルロース系のフィルターの使用を避ける。
4. 本剤を希釈せずに用いる場合はアクリル又は ABS 樹脂製のプラスチック器具の使用を避ける。
5. ポリカーボネート製の三方活栓や延長チューブ等を使用した場合，そのコネクター部分にひび割れが発生し，血液及び薬液漏れ，空気混入等の可能性があるので注意すること。

用法・用量：
1. エトポシドとして，1 日量 60 ～ 100mg/m^2（体表面積）を 5 日間連続点滴静注し，3 週間休薬する。
2. 胚細胞腫瘍：確立された標準的な他の抗悪性腫瘍剤との併用療法を行い，エトポシドとして，1 日量 100mg/m^2（体表面積）を 5 日間連続点滴静注し，16 日間休薬する。

3. 小児悪性固形腫瘍（ユーイング肉腫ファミリー腫瘍, 横紋筋肉腫, 神経芽腫, 網膜芽腫, 肝芽腫その他肝原発悪性腫瘍, 腎芽腫その他腎原発悪性腫瘍等）に対する他の抗悪性腫瘍剤との併用療法の場合：他の抗悪性腫瘍剤との併用において, エトポシドの投与量及び投与方法は, 1日量100～150mg/m^2（体表面積）を3～5日間連続点滴静注し, 3週間休薬する。
4. 腫瘍特異的T細胞輸注療法の前処置の場合：再生医療等製品の用法及び用量又は使用方法に基づき使用する。

＜内服＞添付文書参照

副作用

重大な副作用：骨髄抑制, 間質性肺炎

主な副作用：骨髄抑制, 食欲不振, 脱毛, 嘔気, 嘔吐, 倦怠感, 発熱, 口内炎, 下痢, 便秘, AST/ALT上昇, γ-GTP上昇など

備考

ビノレルビン（VNB, VNR）

植物アルカロイド（ビンカアルカロイド系）

商品名　**ナベルビン注10／ナベルビン注40**

注意度分類　Ⅰ　　**漏出時リスク分類**　vesicant

適応

非小細胞肺癌, 手術不能又は再発乳癌

作用機序

M期特異的

有糸分裂微小管の構成蛋白質チュブリンに選択的に作用し, その重合を阻害することにより抗腫瘍効果を示す。

体内動態　代謝：肝　排泄：糞尿

調製法・投与法

調整法：

1. 本剤をあらかじめ約50mLの日局生理食塩液, 日局5%ブドウ糖注射液, 日局リンゲル液又は乳酸リンゲル液で希釈すること。
2. 投与は開始から10分以内に終了することが望ましい。なお, 投与後は補液等により, 薬液を十分洗い流すこと。

用法・用量：

1. 非小細胞肺癌：ビノレルビンとして1回20～25mg/m^{2}を1週間間隔で静脈内に緩徐に注射する。適宜増減（1回最高用量は25mg/m^2）。
2. 手術不能又は再発乳癌：ビノレルビンとして1回25mg/m^{2}を1週間間隔で2週連続投与し, 3週目は休薬する。

副作用

重大な副作用：骨髄抑制, 間質性肺炎, 肺水腫, 気管支痙攣, イレウス, 心不全, 心筋梗塞, 狭心症, 肺塞栓症, SIADH, 急性腎不全, 急性膵炎

主な副作用：骨髄抑制, 食欲不振, 全身倦怠感, 脱毛, 嘔気, 発熱, 嘔吐, 静脈炎, 口内炎, 便秘, 下痢, 知覚異常・腱反射減弱など

備考

ビンクリスチン（VCR）

植物アルカロイド（ビンカアルカロイド系）

商品名　**オンコビン注射用1mg**

注意度分類　Ⅰ　　**漏出時リスク分類**　vesicant

適応

1. 白血病（急性白血病, 慢性白血病の急性転化時を含む）
2. 悪性リンパ腫（細網肉腫, リンパ肉腫, ホジキン病）
3. 小児腫瘍（神経芽腫, ウィルムス腫瘍, 横紋筋肉腫, 睾丸胎児性癌, 血管肉腫等）
4. 以下の悪性腫瘍に対する他の抗悪性腫瘍剤との併用療法
   多発性骨髄腫
   悪性星細胞腫, 乏突起膠腫成分を有する神経膠腫
5. 褐色細胞腫

作用機序
M期特異性
紡錘体を形成している微小管のチュブリンに結合することにより，細胞周期を分裂中期で停止させると考えられている。

体内動態 代謝：肝　排泄：糞（69%），尿（12%）

調製法・投与法
調製法：
1. 本剤1バイアルに通常，注射用水，生理食塩液又は5%ブドウ糖注射液10mLを加えて溶解する。
2. 本剤の注射液調製にあたり，注射用水，生理食塩液又は5%ブドウ糖注射液以外の溶解液の使用は望ましくない。

用法・用量：
添付文書参照。副作用を避けるため，1回量2mgを超えないものとする。

副作用
重大な副作用：末梢神経障害，骨髄抑制，錯乱，昏睡，イレウス，消化管出血･穿孔，SIADH，心筋虚血，脳梗塞，難聴，呼吸困難，気管支痙攣，間質性肺炎，肝機能障害，黄疸
主な副作用：しびれ感，脱毛，下肢深部反射減弱・消失，倦怠感，四肢疼痛，筋委縮，眩暈，排尿困難など

備考
ドキソルビシン塩酸塩，デキサメタゾンリン酸エステルナトリウムとの併用において，24時間持続静脈注射を実施する場合は，中心静脈カテーテルを留置して投与すること。
禁忌：髄腔内投与

ビンデシン（VDS）

植物アルカロイド（ビンカアルカロイド系）

商品名 **注射用フィルデシン1mg／注射用フィルデシン3mg**

注意度分類 Ⅰ　**漏出時リスク分類** vesicant

適応
下記疾患の自覚的並びに他覚的症状の寛解
急性白血病（慢性骨髄性白血病の急性転化を含む），悪性リンパ腫，肺癌，食道癌

作用機序
微小管あるいはその構成蛋白であるチュブリンに関連したものであると考えられている。

体内動態 代謝：肝　排泄：糞（76%），尿（16%）

調製法・投与法
調製法：
ビンデシン硫酸塩1mg（1瓶）又は3mg（1瓶）に，1mg当たり1mLの割合で注射用水又は生理食塩液を加えて溶解する。

用法・用量：
1. 急性白血病，悪性リンパ腫：成人にはビンデシン硫酸塩として1回3mg（0.06mg/kg），小児には1回0.07～0.1mg/kgを1週間間隔で静脈内に注射する。
2. 肺癌，食道癌：成人にはビンデシン硫酸塩として1回3～4.5mg（0.06～0.09mg/kg）を1週間間隔で静脈内に注射する。

副作用
重大な副作用：骨髄抑制，SIADH，麻痺性イレウス，消化管出血，間質性肺炎，心筋虚血，脳梗塞，神経麻痺，痙攣，聴覚異常，筋力低下，知覚障害，末梢神経障害
主な副作用：骨髄抑制，脱毛など

備考

ビンブラスチン（VBL，VLB）

植物アルカロイド（ビンカアルカロイド系）

商品名 **エクザール注射用10mg**

注意度分類 Ⅰ

漏出時リスク分類 vesicant

適応

<通常療法>

下記疾患の自覚的並びに他覚的症状の緩解

悪性リンパ腫，絨毛性疾患（絨毛癌，破壊胞状奇胎，胞状奇胎），再発又は難治性の胚細胞腫瘍（精巣腫瘍，卵巣腫瘍，性腺外腫瘍），ランゲルハンス細胞組織球症

< M-VAC 療法>

尿路上皮癌

作用機序

M 期特異性

紡錘体を形成している微小管のチュブリンに結合することにより，細胞周期を分裂中期で停止させると考えられている。

体内動態 代謝：肝　排泄：尿（13.6%），糞（9.9%）

調製法・投与法

調製法：

ビンブラスチン硫酸塩 1mg 当たり 1mL の割合に注射用水又は生理食塩液を加えて溶解する。

用法・用量：添付文書参照

副作用

重大な副作用：骨髄抑制，知覚異常，末梢神経炎，痙攣，昏蒙，錯乱，昏睡，消化管出血，イレウス，心筋虚血，脳梗塞，難聴，呼吸困難，気管支痙攣，SIADH

主な副作用：白血球減少，血小板減少，知覚異常，末梢神経炎，痙攣，イレウス，消化管出血など

備考

エリブリン（HAL）

植物アルカロイド（その他）

商品名 **ハラヴェン静注1mg**

注意度分類 Ⅰ

漏出時リスク分類 non-vesicant

適応

手術不能又は再発乳癌，悪性軟部腫瘍

作用機序

チューブリンの重合を阻害して微小管の伸長を抑制することで正常な紡錘体形成を妨げる。その結果，G2/M 期で細胞分裂を停止させてアポトーシスによる細胞死を誘導し，腫瘍増殖抑制作用を示す。

体内動態 代謝：大部分が未変化　排泄：尿（8.9%），糞（77.6%）

調製法・投与法

調製法：

5%ブドウ糖注射液で希釈した場合，反応生成物が検出されるため，希釈する場合は日本薬局方生理食塩液を使用すること。また，0.01mg/mL 未満の濃度に希釈しないこと。

用法・用量：

エリブリンメシル酸塩として，1 日 1 回 1.4mg/m^2（体表面積）を 2 ～ 5 分間かけて，週 1 回，静脈内投与する。これを 2 週連続で行い，3 週目は休薬する。

副作用

重大な副作用：骨髄抑制，感染症，末梢神経障害，肝機能異常，間質性肺炎，皮膚粘膜眼症候群，多形紅斑

主な副作用：骨髄抑制，脱毛症，疲労，食欲減退，悪心，口内炎，味覚異常，AST・ALT 上昇，CK 上昇，発熱，末梢神経障害，γGTP 上昇，耐糖能異常，嘔吐，頭痛，発熱性好中球減少，下痢，LDH 上昇，Al-P 上昇，倦怠感，筋肉痛，発疹，便秘，血中 ALB 低下，鼻咽頭炎，蛋白尿，上気道感染，血中リンの低下，肝機能障害，無力症など

備考

オキサリプラチン（L-OHP）　白金製剤

商品名 **エルプラット点滴静注液50mg／エルプラット点滴静注液100mg／エルプラット点滴静注液200mg**

注意度分類 Ⅰ　**漏出時リスク分類** irritant

適応

治癒切除不能な進行・再発の結腸・直腸癌，結腸癌における術後補助化学療法
治癒切除不能な膵癌，胃癌，小腸癌

作用機序

ヒトにおいて，生体内変換体（ジクロロ1, 2-ジアミノシクロヘキサン（DACH）白金，モノアクオモノクロロDACH白金，ジアクオDACH白金）を形成し，癌細胞内のDNA鎖と共有結合することでDNA鎖内及び鎖間の両者に白金-DNA架橋を形成する。これらの架橋がDNAの複製及び転写を阻害する。

体内動態 代謝：非酵素的な物理化学的過程　排泄：尿

調製法・投与法

調製法：

1. 15℃以下で保存した場合，結晶を析出することがある。析出した場合は振盪するなどして，溶解させた後に使用する。
2. 5%ブドウ糖注射液に注入し，250～500mLとして，静脈内に点滴投与する。皮下，筋肉内には投与しない。
3. 塩化物含有溶液により分解するため，生理食塩液等の塩化物を含む輸液との配合を避ける。
4. 塩基性溶液により分解するため，塩基性溶液との混和あるいは同じ点滴ラインを用いた同時投与は行わない。
5. アルミニウムとの接触により分解することが報告されているため，調製時あるいは投与時にアルミニウムが用いられている機器（注射針等）は使用しない。

用法・用量：

治癒切除不能な進行・再発の結腸・直腸癌及び結腸癌における術後補助化学療法にはA法又はB法を，治癒切除不能な膵癌及び小腸癌にはA法を，胃癌にはB法を使用する。

＜A法＞他の抗悪性腫瘍剤との併用において，オキサリプラチンとして85mg/m^2（体表面積）を1日1回静脈内に2時間で点滴投与し，少なくとも13日間休薬する。

＜B法＞他の抗悪性腫瘍剤との併用において，オキサリプラチンとして130mg/m^2（体表面積）を1日1回静脈内に2時間で点滴投与し，少なくとも20日間休薬する。

副作用

重大な副作用：末梢神経症状，間質性肺炎，肺線維症，骨髄機能抑制，溶血性尿毒症症候群，薬剤誘発性血小板減少症，溶血性貧血，視野欠損，視野障害，視神経炎，視力低下，血栓塞栓症，心室性不整脈，心筋梗塞，肝静脈閉塞症，急性腎不全，白質脳症，高アンモニア血症，横紋筋融解症など

主な副作用：末梢神経症状，骨髄抑制，食欲不振，悪心，嘔吐，注射部位反応，下痢，便秘，肝機能異常，疲労，口内炎など

備考

手，足や口唇周囲部等の感覚異常又は知覚不全（末梢神経症状）が，本剤の投与直後からほとんど全例にあらわれる。また，咽頭喉頭の絞扼感（咽頭喉頭感覚異常）があらわれることがある。これらの末梢神経症状，咽頭喉頭感覚異常は，特に低温又は冷たいものへの曝露により誘発又は悪化するため，冷たい飲み物や氷の使用を避け，低温時には皮膚を露出しないよう指導する。

カルボプラチン（CBDCA）　白金製剤

商品名 **パラプラチン注射液50mg／パラプラチン注射液150mg／パラプラチン注射液450mg**

注意度分類 Ⅰ　**漏出時リスク分類** irritant

適応

頭頸部癌，肺小細胞癌，睾丸腫瘍，卵巣癌，子宮頸癌，悪性リンパ腫，非小細胞肺癌，乳癌
以下の悪性腫瘍に対する他の抗悪性腫瘍剤との併用療法
　小児悪性固形腫瘍（神経芽腫・網膜芽腫・肝芽腫・中枢神経系胚細胞腫瘍，再発又は難治性のユーイング肉腫ファミリー腫瘍・腎芽腫）

作用機序

癌細胞内のDNA鎖と結合し，DNA合成及びそれに引き続く癌細胞の分裂を阻害するものと考えられている。

体内動態 代謝：　排泄：尿（57～82%）

調製法・投与法

調製法：

1. 本剤は，イオウを含むアミノ酸（メチオニン及びシスチン）輸液中で分解が起こるため，これらのアミノ酸輸液との配合を避ける。
2. 生理食塩液等の無機塩類（NaCl, KCl, CaCl2 等）を含有する輸液に混和するときは，8 時間以内に投与を終了する。
3. アルミニウムと反応して沈殿物を形成し，活性が低下するので，使用にあたってはアルミニウムを含む医療器具を用いない。

投与法：

投与量に応じて 250mL 以上のブドウ糖注射液又は生理食塩液に混和し，30 分以上かけて点滴静注する。

用法・用量：添付文書参照

副作用

重大な副作用：骨髄抑制，間質性肺炎，急性腎障害，ファンコニー症候群，肝不全，肝機能障害，黄疸，消化管壊死・穿孔・出血・潰瘍，出血性腸炎，偽膜性大腸炎，麻痺性イレウス，脳梗塞，肺梗塞，血栓・塞栓症，心筋梗塞，うっ血性心不全，溶血性尿毒症症候群，急性呼吸窮迫症候群，DIC，急性膵炎，難聴，白質脳症，腫瘍崩壊症候群

主な副作用：嘔気・嘔吐，食欲不振，全身倦怠感，脱毛，発熱，骨髄抑制，ALT・AST 上昇，好中級減少，BUN 上昇，クレアチニン・クリアランス低下，血清クレアチニン上昇など

備考

シスプラチン（CDDP）　白金製剤

商品名　**ブリプラチン注 10mg／ブリプラチン注 25mg／ブリプラチン注 50mg**
ランダ注 10mg/20mL ／ランダ注 25mg/50mL ／ランダ注 50mg/100mL

注意度分類　Ⅰ　　**漏出時リスク分類**　irritant

適応

シスプラチン通常療法

睾丸腫瘍，膀胱癌，腎盂・尿管腫瘍，前立腺癌，卵巣癌，頭頸部癌，非小細胞肺癌，食道癌，子宮頸癌，神経芽細胞腫，胃癌，小細胞肺癌，骨肉腫，胚細胞腫瘍（精巣腫瘍，卵巣腫瘍，性腺外腫瘍），悪性胸膜中皮腫，胆道癌

以下の悪性腫瘍に対する他の抗悪性腫瘍剤との併用療法

悪性骨腫瘍，子宮体癌（術後化学療法，転移・再発時化学療法），再発・難治性悪性リンパ腫，小児悪性固形腫瘍（横紋筋肉腫，神経芽腫，肝芽腫その他肝原発悪性腫瘍，髄芽腫等）

M-VAC 療法

尿路上皮癌

作用機序

癌細胞内の DNA 鎖と結合し，DNA 合成及びそれに引き続く癌細胞の分裂を阻害するものと考えられている。殺細胞効果は，濃度依存性である。

体内動態　代謝：　排泄：尿

調製法・投与法

調製法：

1. 点滴静注する際，クロールイオン濃度が低い輸液を用いる場合には，活性が低下するので必ず生理食塩液に混和する。
2. アミノ酸輸液，乳酸ナトリウムを含有する輸液を用いると分解が起こるので避ける。

投与法：

1. 生理食塩液又はブドウ糖－食塩液に混和後，できるだけ速やかに投与する。
2. 光により分解するので直射日光を避ける。
3. 点滴時間が長時間に及ぶ場合には遮光して投与する。
4. アルミニウムと反応して沈殿物を形成し，活性が低下するので，使用にあたってアルミニウムを含む医療用器具を用いない。

用法・用量：添付文書参照

副作用

重大な副作用：急性腎不全，骨髄抑制，聴力低下・難聴，耳鳴，うっ血乳頭，球後視神経炎，皮質盲，脳梗塞，一過性脳虚血発作，溶血性尿毒症症候群，心筋梗塞，狭心症，うっ血性心不全，不整脈，溶血性貧血，間質性肺炎，SIADH，劇症肝炎，肝機能障害，黄疸，消化管出血，消化性潰瘍，消化管穿孔，急性膵炎，高血糖，糖尿病の悪化，横紋筋融解症，白質脳症，静脈血栓塞栓症

主な副作用：嘔気・嘔吐，食欲不振，全身倦怠感，脱毛，白血球減少，貧血，血小板減少，BUN 上昇，クレアチニン・クリアランス値低下，血清クレアチニン上昇など

備考

本剤の投与時には腎毒性を軽減する為に下記の処置を行うこと。

成人の場合

1. 本剤投与前，1,000 ～ 2,000mL の適当な輸液を 4 時間以上かけて投与する。
2. 本剤投与時，投与量に応じて 500 ～ 1,000mL の生理食塩液またはブドウ糖－食塩液に混和し，2 時間以上かけて点滴静注する。
3. 本剤投与終了後，1,000 ～ 2,000mL の適当な輸液を 4 時間以上かけて投与する。
4. 本剤投与中は，尿量確保に注意し，必要に応じてマンニトール及びフロセミド等の利尿剤を投与すること。

ネダプラチン（CDGP，NDP）

白金製剤

商品名　**アクプラ静注用 10mg／アクプラ静注用 50mg／アクプラ静注用 100mg**

注意度分類　I　　**漏出時リスク分類**　irritant

適応

頭頸部癌，肺小細胞癌，肺非小細胞癌，食道癌，膀胱癌，精巣（睾丸）腫瘍，卵巣癌，子宮頸癌

作用機序

細胞内に入った後，グリコレート配位子のアルコール性酸素と白金の結合が切れて，白金に水が付加したイオン種（活性種，すなわちアコ錯体）を生成する。次に，一方が外れたグリコレート配位子は不安定になって脱離し，種々のイオン種に変化し，これらのイオン種が DNA と結合する。このように本薬はシスプラチンと同様の経路で DNA と結合し，その結果，DNA の複製を阻害することにより抗腫瘍作用を示すと考えられる。

体内動態　代謝：ほとんど代謝を受けない　排泄：腎

調製法・投与法

調製法：

1. アミノ酸輸液，pH5 以下の酸性輸液（電解質補液，高カロリー輸液用基本液，5%果糖注射液等）を用いると分解が起こるので避ける。
2. アルミニウムと反応して沈殿物を形成し，活性が低下するので，使用にあたってアルミニウムを含む医療器具を用いない。

投与法：

300mL 以上の生理食塩液又は 5%キシリトール注射液に溶解し，60 分以上かけて点滴静注する。

本剤の投与に引き続き 1,000mL 以上の輸液を点滴静注する。

用法・用量：ネダプラチンとして 1 日 1 回 80 ～ 100mg/m^2（体表面積）を投与し，少なくとも 4 週間休薬する。

副作用

重篤な副作用：骨髄抑制，腎不全，アダムス・ストークス発作，難聴，聴力低下，耳鳴，間質性肺炎，SIADH

主な副作用：悪心，嘔吐，食欲不振，脱毛，骨髄抑制，腎機能異常，肝機能異常など

備考

リツキシマブ（RIT）

抗体薬（抗 CD20 モノクローナル抗体）

商品名 **リツキサン注100mg/10mL／リツキサン注500mg/50mL**

注意度分類 Ⅳ　**漏出時リスク分類** non-vesicant

適応

1. CD（cluster of differentiation）20 陽性の B 細胞性非ホジキンリンパ腫
2. CD20 陽性の慢性リンパ性白血病
3. 免疫抑制状態下の CD20 陽性の B 細胞性リンパ増殖性疾患
4. 多発血管炎性肉芽腫症，顕微鏡的多発血管炎
5. 難治性のネフローゼ症候群（頻回再発型あるいはステロイド依存性を示す場合）
6. 慢性特発性血小板減少性紫斑病
7. 腎移植，肝移植の ABO 血液型不適合移植における抗体関連型拒絶反応の抑制
8. インジウム（^{111}In）イブリツモマブチウキセタン（遺伝子組換え）注射液及びイットリウム（^{90}Y）イブリツモマブチウキセタン（遺伝子組換え）注射液投与の前投与

作用機序

1. 補体依存性細胞傷害作用（complementdependent-cytotoxicity，CDC）：ヒト補体の存在下，2.2μg/mL の濃度で SB 細胞（ヒト由来 CD20 陽性細胞）の 50％を溶解したが，HSB 細胞（ヒト由来 CD20 陰性細胞）は溶解せず，CD20 抗原を有する細胞に対して補体依存性細胞傷害作用を有することが確認された。また，ヒト補体存在下，造血幹細胞（CD34 陽性細胞）のコロニー形成能に影響しなかった。
2. 抗体依存性細胞介在性細胞傷害作用（antibody-dependentcell-mediated cytotoxicity，ADCC）：ヒトエフェクター細胞の存在下，3.9μg/mL の濃度で SB 細胞の 50％を溶解したが，HSB 細胞は溶解せず，CD20 抗原を有する細胞に対して抗体依存性細胞介在性細胞傷害作用を有することが確認された。

体内動態 代謝：免疫グロブリンと同様　排泄：尿

調製法・投与法

調製法：

1. 生理食塩液又は 5％ブドウ糖注射液にて 10 倍に希釈調製し使用する。
2. 抗体が凝集するおそれがあるので，希釈時及び希釈後に泡立つような激しい振動を加えない。

投与法：

初回投与時は，最初の 30 分は 50mg/ 時の速度で点滴静注を開始し，患者の状態を十分観察しながら，その後注入速度を 30 分毎に 50mg/ 時ずつ上げて，最大 400mg/ 時まで速度を上げることができる。また，2 回目以降の注入開始速度は，初回投与時に発現した副作用が軽微であった場合，100mg/ 時まで上げて開始し，その後 30 分毎に 100mg/ 時ずつ上げて，最大 400mg/ 時まで上げることができる。急速静注，静脈内大量投与はしない。

用法・用量：添付文書参照

副作用

重大な副作用：アナフィラキシー様症状，肺障害，心障害，腫瘍崩壊症候群，B 型肝炎ウイルスによる劇症肝炎，肝炎の増悪，肝機能障害，黄疸，皮膚粘膜症状，骨髄抑制，感染症，進行性多巣性白質脳症，間質性肺炎，腎障害，消化管穿孔，血圧下降，可逆性後白質脳症症候群等の脳神経症状

主な副作用：発熱，悪寒，そう痒，頭痛，ほてり，血圧上昇，頻脈，多汗，発疹，骨髄抑制，肝機能異常など

備考

投与時に頻発してあらわれる infusion reaction（発熱，悪寒，頭痛等）を軽減させるために，本剤投与の 30 分前に抗ヒスタミン剤，解熱鎮痛剤等の前投与を行う。また，副腎皮質ホルモン剤と併用しない場合は，副腎皮質ホルモン剤の前投与を考慮する。

インジウム（^{111}In）イブリツモマブ チウキセタン

抗体薬（放射標識抗 CD20 モノクローナル抗体）

商品名 **ゼヴァリンインジウム（^{111}In）静注用セット**

注意度分類 Ⅰ　**漏出時リスク分類** vesicant～irritant

適応

イブリツモマブチウキセタン（遺伝子組換え）の集積部位の確認

作用機序
B細胞上のCD20抗原に対して強い抗原特異的結合能を示す。キレート剤であるチウキセタン(^{111}Inと強力に結合)は，露出したリジンアミノ基及び抗体内のアルギニンと共有結合する。
ガンマ線放出核種の^{111}Inで抗体を標識することにより，抗体の生体内分布をガンマカメライメージングにより確認できる。

体内動態 代謝：免疫グロブリンと同様の代謝　排泄：尿

調製法・投与法
調製法：添付文書参照
投与法：
リツキシマブを点滴静注後，速やかに，インジウム（^{111}In）イブリツモマブチウキセタン（遺伝子組換え）として130MBqを，0.22ミクロン径の静注フィルター（蛋白低吸着性）を介して静脈内に10分間かけて投与する。急速静注はしない。その後，10mL以上の生理食塩液を同じ注射筒及び静注ラインを通じて静注する。

副作用
重大な副作用：骨髄抑制，重篤な皮膚障害，感染症
主な副作用：倦怠感，頭痛，便秘，口内炎，発熱，悪心，下痢，食欲不振，胃不快感，皮下出血，鼻咽頭炎，骨髄抑制，ビリルビン増加，AST・ALT増加，尿中血陽性など

備考

イットリウム（^{90}Y）イブリツモマブ チウキセタン

抗体薬（放射標識抗CD20モノクローナル抗体）

商品名 **ゼヴァリンイットリウム（^{90}Y）静注用セット**

注意度分類 I　　**漏出時リスク分類** vesicant

適応
CD20陽性の再発又は難治性の下記疾患
低悪性度B細胞性非ホジキンリンパ腫，マントル細胞リンパ腫

作用機序
B細胞上のCD20抗原に対して強い抗原特異的結合能を示す。キレート剤であるチウキセタン（^{90}Yと強力に結合）は，露出したリジンアミノ基及び抗体内のアルギニンと共有結合する。リツキシマブ（遺伝子組換え）と同様にCD20抗原に結合し，アポトーシスの誘発及び^{90}Yからのベータ線放出により，細胞傷害を誘発する。

体内動態 代謝：免疫グロブリンと同様の代謝　排泄：尿

調製法・投与法
調製法：添付文書参照
投与法：
リツキシマブ（遺伝子組換え）を点滴静注後，速やかに，イットリウム（^{90}Y）イブリツモマブチウキセタン（遺伝子組換え）として14.8MBq/kg（最大1184MBq）を0.22ミクロン径の静注フィルター（蛋白低吸着性）を介して10分間かけて静脈内投与する。その後，10mL以上の生理食塩液を同じ注射筒及び静注ラインを通じて静注する。

副作用
重大な副作用：イブリツモマブチウキセタンと同様
骨髄抑制，重篤な皮膚障害，感染症など
主な副作用：イブリツモマブチウキセタンと同様

備考

トラスツズマブ（Tmab）

抗体薬（抗 HER2 ヒト化モノクローナル抗体）

商品名 **ハーセプチン注射用60／ハーセプチン注射用150**

注意度分類 Ⅲ	**漏出時リスク分類** non-vesicant

適応

HER2 過剰発現が確認された乳癌
HER2 過剰発現が確認された治癒切除不能な進行・再発の胃癌

作用機序

HER2 に特異的に結合した後，NK 細胞，単球を作用細胞とした抗体依存性細胞障害作用（ADCC）により抗腫瘍効果を発揮する。

体内動態 代謝：ヒト IgG1 と同様の代謝を受ける　排泄：尿

調製法・投与法

調製法：

1. 添付の日局注射用水により溶解してトラスツズマブ 21mg/mL の濃度とした後，必要量を抜き取り，直ちに日局生理食塩液 250mL に希釈し，点滴静注する（ブドウ糖溶液と混合した場合，蛋白凝集が起こる）。
2. 調製時は日局注射用水，日局生理食塩液以外は使用せず，溶解時は静かに転倒混和し，ほぼ泡が消えるまで数分間放置する（本剤はポリソルベートを含有しているので，泡立ちやすい）。

用法・用量：

HER2 過剰発現が確認された乳癌には A 法又は B 法を使用する。HER2 過剰発現が確認された治癒切除不能な進行・再発の胃癌には他の抗悪性腫瘍剤との併用で B 法を使用する。

＜A 法＞ 1 日 1 回，トラスツズマブ（遺伝子組換え）として初回投与時には 4mg/kg（体重）を，2 回目以降は 2mg/kg を 90 分以上かけて 1 週間間隔で点滴静注する。

＜B 法＞ 1 日 1 回，トラスツズマブ（遺伝子組換え）として初回投与時には 8mg/kg（体重）を，2 回目以降は 6mg/kg を 90 分以上かけて 3 週間間隔で点滴静注する。

なお，初回投与の忍容性が良好であれば，2 回目以降の投与時間は 30 分まで短縮できる。

副作用

重大な副作用：心障害，間質性肺炎，肺障害，骨髄抑制，肝不全，黄疸，肝炎，肝障害，腎障害，昏睡，脳血管障害，脳浮腫，敗血症，腫瘍崩壊症候群

主な副作用：発熱，悪心・嘔吐，悪寒，倦怠感，頭痛，駆出率低下，爪の障害など

備考

- 本剤投与中又は投与開始後 24 時間以内に多くあらわれる Infusion reaction（症状：発熱，悪寒，悪心，嘔吐，疼痛，頭痛，咳嗽，めまい，発疹，無力症等）が約 40%の患者において報告されている（HER2 過剰発現が確認された転移性乳癌の承認時）。主に初回投与時にあらわれやすく，患者の状態を十分に観察し異常が認められた場合には，適切な処置（解熱鎮痛剤，抗ヒスタミン剤の投与等）を行うとともに症状が回復するまで患者の状態を十分に観察する。ただし Infusion reaction の発現回避等を目的とした前投薬（抗ヒスタミン剤，副腎皮質ホルモン剤等）に関する有用性は確認されていない。
- 心不全等の重篤な心障害があらわれることがあるので，必ず本剤投与開始前には，患者の心機能を確認する。

ペルツズマブ

抗体薬（抗 HER2 ヒト化モノクローナル抗体）

商品名 **パージェタ点滴静注420mg/14mL**

注意度分類 Ⅲ	**漏出時リスク分類** non-vesicant

適応

HER2 陽性の乳癌

作用機序

HER2 のダイマー形成に必須な領域である細胞外領域のドメインⅡに特異的に結合し，リガンド刺激による HER2/HER3 のダイマー形成を阻害する。その結果として，リガンド刺激による HER2 のリン酸化，その下流に位置する PI3K-Akt 及び MAPK の両キナーゼの活性化を阻害することで，細胞の増殖を抑制すると考えられる。標的細胞として KPL-4 細胞，エフェクター細胞としてヒト末梢血単核球を用いた試験系では，抗体依存性細胞障害活性が認められた。

体内動態 代謝：　排泄：

調製法・投与法

調製法および投与法：
日局生理食塩液 250mL に添加し，全量を点滴静注する（日局生理食塩液以外は使用しない）。
静脈内大量投与，急速静注をしない。

用法・用量：
トラスツズマブと他の抗悪性腫瘍剤との併用において，1 日 1 回，ペルツズマブとして初回投与時には 840mg を，2 回目以降は 420mg を 60 分かけて 3 週間間隔で点滴静注する。ただし，術前・術後薬物療法の場合には，投与期間は 12 カ月間までとする。なお，初回投与の忍容性が良好であれば，2 回目以降の投与時間は 30 分間まで短縮できる。

副作用

重大な副作用：好中球減少症，白血球減少症，Infusion reaction，アナフィラキシー，過敏症，間質性肺疾患，腫瘍崩壊症候群

主な副作用：下痢，脱毛症，けん怠感，好中球減少症，悪心，爪の異常，ニューロパチー，発疹，筋骨格痛，口内炎など

備考

何らかの理由により予定された投与が遅れた場合
1. 前回投与日から 6 週間未満のときには，420mg を投与する。
2. 前回投与日から 6 週間以上のときには，改めて初回投与量の 840mg で投与を行う。なお，次回以降は 420mg を 3 週間間隔で投与する。

トラスツズマブ　エムタンシン（T-DM1）

抗体薬（抗 HER2 抗体チューブリン重合阻害剤複合体）

商品名　**カドサイラ点滴静注用 100mg／カドサイラ点滴静注用 160mg**

注意度分類　I　　**漏出時リスク分類**　irritant

適応

HER2 陽性の手術不能又は再発乳癌

作用機序

トラスツズマブと同様に，HER2 及び Fcγ受容体との結合活性を示し，HER2 細胞外ドメインの遊離（シェディング）抑制，PI3K/AKT 経路のシグナル伝達阻害及び抗体依存性細胞傷害活性を示す。また，本剤は，HER2 に結合して細胞内に取り込まれた後，DM1 含有代謝物を遊離し，G2/M 期での細胞周期停止及びアポトーシスを誘導する。

体内動態　代謝：　排泄：糞（50%），尿（8.2%）

調製法・投与法

調製法：
1. 添付の日局注射用水により溶解してトラスツズマブ　エムタンシン 20mg/mL の濃度にした後，必要量を抜き取り，直ちに日局生理食塩液 250mL に希釈し，点滴静注する。
2. 調製時には，日局注射用水，日局生理食塩液以外は使用しない。

投与法：
1. 初回投与時は 90 分かけて投与する。初回投与の忍容性が良好であれば，2 回目以降の投与時間は 30 分間まで短縮できる。静脈内大量投与，急速静注をしない。
2. 0.2 又は 0.22μm インラインフィルター（ポリエーテルスルホン製又はポリスルホン製）を通して投与する。

用法・用量：トラスツズマブ　エムタンシンとして 1 回 3.6mg/kg（体重）を 3 週間間隔で点滴静注する。

副作用

重大な副作用：間質性肺疾患，心障害，過敏症，Infusion reaction，肝機能障害，肝不全，血小板減少，末梢神経障害

主な副作用：倦怠感，鼻出血，悪心，発熱，食欲減退，血小板数減少，AST 増加など

備考

ベバシズマブ（BV，Bmab）

抗体薬（抗 VEGF ヒト化モノクローナル抗体）

商品名 **アバスチン点滴静注用 100mg/4mL／アバスチン点滴静注用 400mg/16mL**

注意度分類 Ⅱ　**漏出時リスク分類** non-vesicant

適応

1. 治癒切除不能な進行・再発の結腸・直腸癌
2. 扁平上皮癌を除く切除不能な進行・再発の非小細胞肺癌
3. 卵巣癌
4. 進行又は再発の子宮頸癌
5. 手術不能又は再発乳癌
6. 悪性神経膠腫

作用機序

ヒト VEGF と特異的に結合することにより，VEGF と血管内皮細胞上に発現している VEGF 受容体との結合を阻害する。ベバシズマブは VEGF の生物活性を阻止することにより，腫瘍組織での血管新生を抑制し，腫瘍の増殖を阻害する。また，VEGF により亢進した血管透過性を低下させ，腫瘍組織で亢進した間質圧を低減する。

体内動態 代謝：　排泄：

調製法・投与法

調製法：

1. 必要量を注射筒で抜き取り，日局生理食塩液に添加して約 100mL とする。
2. ブドウ糖溶液との混合を避け，同じ点滴ラインを用いた同時投与も行わない（ベバシズマブの力価の減弱が生じるおそれがある）。

投与法：

初回投与時は 90 分かけて点滴静注する。急速静注は行わない。初回投与の忍容性が良好であれば，2 回目の投与は 60 分間で行ってもよい。2 回目の投与においても忍容性が良好であれば，それ以降の投与は 30 分間投与とすることができる。

用法・用量：

＜適応 1 ＞①他の抗悪性腫瘍剤との併用において，ベバシズマブとして 1 回 5mg/kg（体重）又は 10mg/kg（体重）を点滴静脈内注射する。投与間隔は 2 週間以上とする。②他の抗悪性腫瘍剤との併用において，ベバシズマブとして 1 回 7.5mg/kg（体重）を点滴静脈内注射する。投与間隔は 3 週間以上とする。

＜適応 2, 3, 4 ＞他の抗悪性腫瘍剤との併用において，ベバシズマブとして 1 回 15mg/kg（体重）を点滴静脈内注射する。投与間隔は 3 週間以上とする。

＜適応 5 ＞パクリタキセルとの併用において，ベバシズマブとして 1 回 10mg/kg（体重）を点滴静脈内注射する。投与間隔は 2 週間以上とする。

＜適応 6 ＞ベバシズマブとして 1 回 10mg/kg（体重）を 2 週間間隔又は 1 回 15mg/kg（体重）を 3 週間間隔で点滴静脈内注射する。患者の状態により投与間隔は適宜延長する。

副作用

重大な副作用：消化管穿孔，瘻孔，創傷治癒遅延，出血，血栓塞栓症，高血圧性脳症，高血圧性クリーゼ，可逆性後白質脳症症候群，ネフローゼ症候群，骨髄抑制，うっ血性心不全，間質性肺炎，血栓性微小血管症

主な副作用：骨髄抑制，高血圧，出血，脱毛症，神経毒性，疲労・倦怠感，食欲減退，悪心，口内炎，尿蛋白陽性，感染症など

備考

禁忌：喀血（2.5mL 以上の鮮血の喀出）の既往のある患者［肺出血（喀血）があらわれ，死亡に至るおそれがある］

アフリベルセプト ベータ

抗体薬（VEGF 阻害薬）

商品名 **ザルトラップ点滴静注 100mg／ザルトラップ点滴静注 200mg**

注意度分類 Ⅱ　**漏出時リスク分類** non-vesicant

適応

治癒切除不能な進行・再発の結腸・直腸癌

作用機序

本剤は，血管内皮増殖因子（VEGF)-A，VEGF-B，胎盤増殖因子（PlGF）に結合し，これらの因子と細胞表面に存在する VEGF 受容体との結合を阻害することで，腫瘍における血管新生を阻害し，腫瘍増殖抑制作用を示す。

体内動態 代謝：該当資料なし（小ペプチド及びアミノ酸への分解であると予測される） 排泄：該当資料なし（アフリベルセプト ベータの腎排泄はわずかであるとされている）

調製法・投与法

調製法：

1. 必要量を注射筒で抜き取り，生理食塩液又は5%ブドウ糖液で希釈し，0.6～8mg/mLの濃度になるように調製すること。
2. DEHP〔di-(2-ethylhexyl) phthalate：フタル酸ジ-(2-エチルヘキシル)〕を含むポリ塩化ビニル（PVC）製あるいはポリオレフィン（ポリエチレン，ポリプロピレン等）製の輸液バッグを使用すること。
3. 希釈後やむを得ず保存する場合は，2～8℃では24時間，25℃では8時間以内に使用すること。

投与法：

本剤は0.2ミクロンのポリエーテルスルホン製フィルターを用いて投与すること。ポリフッ化ビニリデン（PVDF）製又はナイロン製のフィルターは使用しないこと。

用法・用量：

イリノテカン塩酸塩水和物，レボホリナート及びフルオロウラシルとの併用において，2週間に1回，アフリベルセプト ベータ（遺伝子組換え）として1回4mg/kg（体重）を60分かけて点滴静注する。適宜減量。

副作用

重大な副作用：出血，消化管穿孔，瘻孔，高血圧，高血圧クリーゼ，ネフローゼ症候群，蛋白尿，好中球減少症，発熱性好中球減少症，重度の下痢，Infusion reaction，創傷治癒遅延，可逆性後白質脳症症候群，動脈血栓塞栓症，静脈血栓塞栓症，血栓性微小血管症

主な副作用：好中球減少症，食欲減退，下痢，疲労，悪心，口内炎など

備考

添付文書の警告欄にも記載されている消化管出血や消化管穿孔の重篤な副作用発現について，厚生労働省から注意喚起が行われている。

ラムシルマブ（RAM）

抗体薬（ヒト型抗VEGFR-2モノクローナル抗体）

商品名 **サイラムザ点滴静注液100mg／サイラムザ点滴静注液500mg**

注意度分類 Ⅰ **漏出時リスク分類** non-vesicant

適応

1. 治癒切除不能な進行・再発の胃癌
2. 治癒切除不能な進行・再発の結腸・直腸癌
3. 切除不能な進行・再発の非小細胞肺癌

作用機序

ヒトVEGFR-2に対する抗体であり，VEGF-A，VEGF-C及びVEGF-DのVEGFR-2への結合を阻害することにより，VEGFR-2の活性化を阻害する。VEGFR-2の活性化阻害により，内皮細胞の増殖，遊走及び生存を阻害し，腫瘍血管新生を阻害するとえられる。

体内動態 代謝： 排泄：

調製法・投与法

調製法：

1. 調製には日局生理食塩液のみを使用する。ブドウ糖溶液との配合を避ける。
2. やむを得ず保存を必要とする場合，室温保存（30℃以下）では4時間以内，冷蔵保存（2～8℃）では24時間以内に投与を開始する。

投与法：

1. 急速静注は行わない。本剤の投与速度は25mg/分を超えない。
2. 蛋白質透過型のフィルター（0.2又は0.22ミクロン）を使用し，他の薬剤と同じラインを使用しない。
3. 投与終了後は，使用したラインを日局生理食塩液にてフラッシュする。

用法・用量：

<適応1>2週間に1回，ラムシルマブ（遺伝子組換え）として1回8mg/kg（体重）をおよそ60分かけて点滴静注する。

<適応2>イリノテカン塩酸塩水和物，レボホリナート及びフルオロウラシルとの併用において，2週間に1回，ラムシルマブとして1回8mg/kg（体重）をおよそ60分かけて点滴静注する。

<適応3>ドセタキセルとの併用において，3週間に1回，ラムシルマブとして1回10mg/kg（体重）をおよそ60分かけて点滴静注する。

副作用

重大な副作用：動脈血栓塞栓症，静脈血栓塞栓症，Infusion reaction，消化管穿孔，出血，好中球減少症，白血球減少症，発熱性好中球減少症，うっ血性心不全，創傷治癒障害，瘻孔，可逆性後白質脳症症候群，ネフローゼ症候群，間質性肺炎

主な副作用：腹痛，高血圧，下痢，疲労・無力症，好中球減少症，白血球減少症，鼻出血，口内炎，末梢性浮腫，発熱性好中球減少症など

備考

セツキシマブ（Cmab）

抗体薬（抗ヒト EGFR モノクローナル抗体）

商品名 **アービタックス注射液 100mg**

注意度分類 Ⅲ　**漏出時リスク分類** non-vesicant

適応

EGFR 陽性の治癒切除不能な進行・再発の結腸・直腸癌
頭頸部癌

作用機序

セツキシマブはヒト IgG1 の定常領域とマウス抗体の可変領域からなるキメラ型モノクローナル抗体であり，EGFR 発現細胞の EGFR に対して高い親和性で結合する。

体内動態 代謝：　排泄：

調製法・投与法

調製法および投与法：

1. 必要量を抜き取り，日局生理食塩液で希釈してあるいは希釈せずに，10mg/ 分以下の投与速度で，初回投与時は 2 時間，2 回目以降は 1 時間かけて静脈内注射する。急速静注により投与しない。
2. 投与終了後は，本剤と同じ投与速度でラインを日局生理食塩液にてフラッシュする。

用法･用量：週 1 回，セツキシマブとして，初回は 400mg/m^2（体表面積）を 2 時間かけて，2 回目以降は 250mg/m^2（体表面積）を 1 時間かけて点滴静注する。

副作用

重大な副作用：重度の infusion reaction，重度の皮膚症状，間質性肺疾患，心不全，重度の下痢，血栓塞栓症，感染症

主な副作用：ざ瘡，発疹，食欲不振，皮膚乾燥，爪囲炎，下痢，口内炎，低マグネシウム血症，瘙痒症，悪心，疲労，リンパ球数減少，粘膜の炎症など

備考

- 頭頸部癌では，本剤は放射線療法又は他の抗悪性腫瘍剤と併用する。
- 投与時にあらわれることがある infusion reaction を軽減させるため，抗ヒスタミン剤の前投薬を行う。さらに副腎皮質ホルモン剤を前投与すると，infusion reaction が軽減されることがある。2 回目以降の本剤投与時に infusion reaction を発現することもあるので，投与中及び投与終了後少なくとも 1 時間は観察期間を設ける。

パニツムマブ（Pmab）

抗体薬（ヒト型抗 EGFR モノクローナル抗体）

商品名 **ベクティビックス点滴静注 100mg／ベクティビックス点滴静注 400mg**

注意度分類 Ⅲ　**漏出時リスク分類** non-vesicant

適応

KRAS 遺伝子野生型の治癒切除不能な進行・再発の結腸・直腸癌

作用機序

遺伝子組換え型ヒト型 IgG2 モノクローナル抗体である。ヒト EGFR 発現細胞の EGFR に対して特異的かつ高親和性に結合し，EGFR に対するリガンドの結合の阻害及び EGFR の内在化が誘導された。

体内動態 代謝：　排泄：尿

調製法・投与法

調製法：
1. 必要量を抜き取り，日局生理食塩液に添加して全量を約 100mL とする。希釈後の点滴溶液中の本剤の最終濃度は 10mg/mL を超えない。
2. 希釈後溶液は静かに混和し，急激な振盪は避ける。

投与法：
1. 60 分以上かけて点滴静注する。ただし，1 回投与量として 1,000mg を超える場合は，日局生理食塩液で希釈し約 150mL とし，90 分以上かけて点滴静注する。急速静注は行わない。
2. 投与前後には日局生理食塩液を用いて点滴ラインを洗浄し，本剤と他の注射剤又は輸液との混合を避ける。
3. インラインフィルター（0.2 又は 0.22 ミクロン）を使用する。

用法・用量：
2 週間に 1 回，パニツムマブとして 1 回 6mg/kg（体重）を 60 分以上かけて点滴静注する。

副作用

重大な副作用：重度の皮膚障害，間質性肺疾患，重度の infusion reaction，重度の下痢，低マグネシウム血症，中毒性表皮壊死融解症，皮膚粘膜眼症候群

主な副作用：ざ瘡様皮膚炎，皮膚乾燥，発疹，そう痒，爪囲炎，低マグネシウム血症，疲労，口内炎，食欲不振，紅斑など

備考

モガムリズマブ

抗体薬（ヒト化抗 CCR4 モノクローナル抗体）

商品名　**ポテリジオ点滴静注 20mg**

注意度分類　Ⅲ　　**漏出時リスク分類**　non-vesicant

適応
1. CCR4 陽性の成人 T 細胞白血病リンパ腫
2. 再発又は難治性の CCR4 陽性の末梢性 T 細胞リンパ腫
3. 再発又は難治性の皮膚 T 細胞性リンパ腫

作用機序

モガムリズマブは，主に抗体依存性細胞傷害（ADCC）活性を介して，CCR4 陽性細胞を傷害すると考えられる。

体内動態　代謝：　排泄：

調製法・投与法

調製法および投与法：
必要量を注射筒で抜き取り，200mL ～ 250mL の日局生理食塩液（日局生理食塩液以外は使用しない）に添加し，2 時間かけて点滴静注する。急速静注は行わない。添加後は静かに混和し，急激な振盪は避ける。

用法・用量：
<適応 1 >モガムリズマブとして，1 回量 1mg/kg を 1 週間間隔で 8 回点滴静注する。他の抗悪性腫瘍剤と併用する場合は，モガムリズマブとして，1 回量 1mg/kg を 2 週間間隔で 8 回点滴静注する。なお，化学療法未治療例に対しては他の抗悪性腫瘍剤と併用すること。
<適応 2 >モガムリズマブとして，1 回量 1mg/kg を 1 週間間隔で 8 回点滴静注する。
<適応 3 >モガムリズマブとして，1 回量 1mg/kg を 1 週間間隔で 5 回点滴静注し，その後は 2 週間間隔で点滴静注する。

副作用

重大な副作用：Infusion reaction，重度の皮膚障害，感染症，B 型肝炎ウイルスによる劇症肝炎，腫瘍崩壊症候群，重度の血液毒性，肝機能障害，間質性肺疾患，高血糖

主な副作用：骨髄抑制，Infusion reaction，発熱，悪寒，発疹，ALT・AST 上昇，LDH 上昇，頻脈，Al-P 上昇，低酸素血症，悪心，血圧上昇，低アルブミン血症，そう痒症，血中リン減少，鼻咽頭炎，薬疹，疲労，下痢など

備考

Infusion reaction（発熱，悪寒，頻脈等）を軽減させるために，投与 30 分前に抗ヒスタミン剤，解熱鎮痛剤，副腎皮質ホルモン剤等の前投与を行う。Infusion reaction を認めた場合は，直ちに投与の中断や投与速度の減速を考慮する。投与を再開する場合は，必要に応じて投与速度を減じて慎重に投与する。また，投与再開後に Infusion reaction が再度発現し投与を中止した場合には，再投与しない。

アレムツズマブ

抗体薬（ヒト化抗 CD52 モノクローナル抗体）

商品名 **マブキャンパス点滴静注 30mg**

注意度分類 Ⅱ　　**漏出時リスク分類** non-vesicant

適応

再発又は難治性の慢性リンパ性白血病

作用機序

CD52 抗原に結合するヒト化モノクローナル抗体である。CD52 抗原は B 細胞，T 細胞，単球，マクロファージ，ナチュラルキラー細胞及び慢性リンパ性白血病（CLL）細胞に発現している。
本剤は慢性リンパ性白血病細胞の表面の CD52 抗原に結合し，抗体依存性細胞傷害（ADCC）活性と補体依存性細胞傷害（CDC）活性を介した細胞溶解を起こすと考えられている。

体内動態 代謝： 排泄：

調製法・投与法

調製法：
必要量を注射筒で抜き取り，点滴バッグ等を用い生理食塩液又は 5%ブドウ糖注射液 100mL で希釈し，穏やかに転倒混和する。
投与法：
いずれの用量も 1 日量を 2 時間以上かけて点滴静注する。
用法・用量：
アレムツズマブとして 1 日 1 回 3mg の連日点滴静注から開始し，1 日 1 回 10mg を連日点滴静注した後，1 日 1 回 30mg を週 3 回隔日に点滴静注する。ただし，投与開始から 12 週間までの投与とする。
Grade3 以上の infusion reaction が認められない場合，1 段階ずつ増量することができる。

副作用

重大な副作用：顆粒球減少症，無顆粒球症，単球減少，汎血球減少，好中球減少，白血球減少，血小板減少，貧血，骨髄機能不全，Infusion reaction，感染症，免疫障害，腫瘍崩壊症候群，心障害，出血，進行性多巣性白質脳症（PML），B 型肝炎ウイルスによる劇症肝炎，肝炎の増悪
主な副作用：好中球減少症，貧血，血小板減少症，悪心，嘔吐，発熱，サイトメガロウイルス検査陽性，悪寒など

備考

- infusion reaction を軽減するため，投与前に抗ヒスタミン剤及び解熱鎮痛剤を投与する。
- さらに，副腎皮質ステロイド剤を投与すると infusion reaction が軽減されることがある。

オファツムマブ

抗体薬（ヒト型抗 CD20 モノクローナル抗体）

商品名 **アーゼラ点滴静注液 100mg／アーゼラ点滴静注液 1000mg**

注意度分類 Ⅲ　　**漏出時リスク分類** non-vesicant

適応

再発又は難治性の CD20 陽性の慢性リンパ性白血病

作用機序

CD20 の細胞外小ループ及び大ループに特異的に結合し，補体依存性細胞傷害（CDC）活性及び抗体依存性細胞傷害（ADCC）活性により B 細胞を溶解すると考えられる。

体内動態 代謝： 排泄：

調製法・投与法

調製法：
1. 生理食塩液を用い希釈後の総量として 1,000mL となるよう用時希釈調製して使用する。
   - 初回投与時：300mg/1,000mL
   - 2 回目以降の投与時：2,000mg/1,000mL
2. 希釈液として生理食塩液以外は使用しない。
3. 本剤はたん白製剤であるため，振盪しない。

投与法：
- 初回投与時：12mL/ 時の投与速度で点滴静注を開始し，患者の状態を十分に観察しながら，投与速度を 30 分毎に上げることができるが，投与速度の上限は 400mL/ 時とする（4.5 時間以上かけて投与する）。

- 2 回目以降の投与時：直近の投与時に重度の infusion reaction が発現しなかった場合には，25mL/ 時の投与速度で点滴静注を開始することができる。その後，患者の状態を十分に観察しながら，投与速度を 30 分毎に上げることができるが，投与速度の上限は 400mL/ 時とする（4 時間以上かけて投与する）。

用法・用量：
週 1 回，オファツムマブとして，初回は 300mg，2 回目以降は 2,000mg を点滴静注し，8 回目まで投与を繰り返す。8 回目の投与 4 ～ 5 週後から，4 週間に 1 回 2,000mg を点滴静注し，12 回目まで投与を繰り返す。

副作用

重大な副作用：Infusion reaction，腫瘍崩壊症候群，進行性多巣性白質脳症，B 型肝炎ウイルスによる劇症肝炎，肝炎の増悪，肝機能障害，黄疸，汎血球減少，白血球減少，好中球減少（発熱性好中球減少を含む），貧血，血小板減少，感染症，間質性肺炎，心障害，中毒性表皮壊死融解症，腸閉塞，重篤な腎障害，血圧下降

主な副作用：Infusion reaction，好中球減少，白血球減少，血中乳酸脱水素酵素増加，感染症など

備考

投与時に発現する infusion reaction（発熱，発疹，疼痛，咳嗽等）を軽減させるために，投与の 30 分から 2 時間前に，抗ヒスタミン剤，解熱鎮痛剤及び副腎皮質ホルモン剤の前投与を行う。なお，3 回目以降の投与において，副腎皮質ホルモン剤の前投与は患者の状態により適宜実施する。

オビヌツズマブ

抗体薬（ヒト化抗 CD20 モノクローナル抗体）

商品名 **ガザイバ点滴静注 1000mg**

注意度分類 Ⅳ　　**漏出時リスク分類** non-vesicant

適応

CD20 陽性の濾胞性リンパ腫

作用機序

ヒト CD20 に結合し，抗体依存性細胞傷害（ADCC）活性及び抗体依存性細胞貪食（ADCP）活性により，腫瘍の増殖を抑制する。

体内動態 代謝：該当資料なし（低分子ペプチドや各アミノ酸に分解されると考えられる） 排泄：該当資料なし

調製法・投与法

調製法：
希釈液として日局生理食塩液以外は使用しないこと。

投与法：
1. 本剤の投与時にはバイアルから 40mL を抜き取り，日局生理食塩液で希釈して計 250mL とし，50mg/ 時の投与速度で点滴静注を開始する。Infusion reaction が認められなかった場合には，患者の状態を観察しながら投与速度を変更することができる（本剤の投与速度表に従う）。
2. 0. 2 又は 0. 22μm のインラインフィルターを使用すること。
3. フローサイトメトリー法等により検査を行い，CD20 抗原が陽性であることが確認された患者に使用すること。

用法・用量：
オビヌツズマブとして 1 日 1 回 1,000mg を点滴静注する。導入療法は，以下のサイクル期間及び投与サイクル数とし，1 サイクル目は 1，8，15 日目，2 サイクル目以降は 1 日目に投与する。維持療法では，単独投与により 2 カ月に 1 回，最長 2 年間，投与を繰り返す。
1. シクロホスファミド水和物，ドキソルビシン塩酸塩，ビンクリスチン硫酸塩及びプレドニゾロン又はメチルプレドニゾロン併用の場合：3 週間を 1 サイクルとし，8 サイクル
2. シクロホスファミド水和物，ビンクリスチン硫酸塩及びプレドニゾロン又はメチルプレドニゾロン併用の場合：3 週間を 1 サイクルとし，8 サイクル
3. ベンダムスチン塩酸塩併用の場合：4 週間を 1 サイクルとし，6 サイクル

副作用

重大な副作用：infusion reaction，腫瘍崩壊症候群，好中球減少，白血球減少，血小板減少，感染症，B 型肝炎ウイルスによる劇症肝炎，肝炎の増悪，進行性多巣性白質脳症（PML），心障害，消化管穿孔，間質性肺疾患

主な副作用：infusion reaction，好中球減少，悪心，感染症，疲労，発熱など

備考

本剤投与による infusion reaction を軽減させるために，本剤投与の 30 分～ 1 時間前に，抗ヒスタミン剤，解熱鎮痛剤の前投与を行うこと。また，副腎皮質ホルモン剤と併用しない場合は，本剤の投与に際して，副腎皮質ホルモン剤の前投与を考慮すること。

ダラツムマブ

抗体薬（ヒト化抗 CD38 モノクローナル抗体）

商品名 **ダラザレックス点滴静注 100mg, 400mg**

注意度分類 Ⅳ　**漏出時リスク分類** non-vesicant

適応

再発又は難治性の多発性骨髄腫

作用機序

ヒト CD38 に結合し，補体依存性細胞傷害（CDC）活性，抗体依存性細胞傷害（ADCC）活性，抗体依存性細胞貪食（ADCP）活性等により，腫瘍の増殖を抑制する。

体内動態 代謝：該当資料なし（内因性 IgG と同様に生体内の非特異的な異化経路を介して小ペプチド，さらにはアミノ酸レベルへと分解されるものと考えられる） 排泄：該当資料なし（上記同様に小ペプチド及びアミノ酸に分解された後，排泄又は再利用されると考えられる）

調製法・投与法

調製法：

本剤は生理食塩液を用いて希釈後の総量を 1,000mL とする。

投与法：

1. 50mL/ 時の投与速度で点滴静注を開始する。Infusion reaction が認められなかった場合には，患者の状態を観察しながら希釈後の総量及び投与速度を変更することができる。ただし，投与速度の上限は 200mL/ 時とする。
2. 本剤は保存剤を含んでいないため，室内光下にて室温のもと，本剤の希釈液は投与時間も含め 15 時間以内に投与すること。
3. 希釈後直ちに投与しない場合は，遮光下にて 2℃～ 8℃で 24 時間保管することができる。冷凍しないこと。
4. 本剤の希釈液を投与する際は，パイロジェンフリー（エンドトキシンフリー）で蛋白結合性の低いポリエーテルスルホン，ポリスルホン製のインラインフィルター（ポアサイズ 0.22 μm 又は 0.2 μm）を用いて投与すること。また，ポリウレタン，ポリブタジエン，ポリ塩化ビニル，ポリプロピレン又はポリエチレン製で輸液ポンプを備えた投与セットを用いること。

用法・用量：

ダラツムマブとして，1 回 16mg/kg を以下の投与間隔で点滴静注する。

1. レナリドミド及びデキサメタゾン併用の場合：
   1 週間間隔（1 ～ 8 週目），2 週間間隔（9 ～ 24 週目）及び 4 週間間隔（25 週目以降）
2. ボルテゾミブ及びデキサメタゾン併用の場合：
   1 週間間隔（1 ～ 9 週目），3 週間間隔（10 ～ 24 週目）及び 4 週間間隔（25 週目以降）

副作用

重大な副作用：Infusion reaction，骨髄抑制，感染症，腫瘍崩壊症候群

主な副作用：Infusion reaction，好中球減少，血小板減少，呼吸困難，上気道感染，疲労，咳嗽

備考

本剤投与による infusion reaction を軽減させるために，本剤投与開始 1 ～ 3 時間前に副腎皮質ホルモン，解熱鎮痛剤及び抗ヒスタミン剤を投与すること。また，遅発性の infusion reaction を軽減させるために，必要に応じて本剤投与後に副腎皮質ホルモン等を投与すること。なお，慢性閉塞性肺疾患若しくは気管支喘息のある患者又はそれらの既往歴のある患者には，本剤の投与後処置として気管支拡張薬及び吸入ステロイド薬の投与を考慮すること。

エロツズマブ

抗体薬（ヒト化抗ヒト SLAMF7 モノクローナル抗体）

商品名 **エムプリシティ点滴静注用 300mg／エムプリシティ点滴静注用 400mg**

注意度分類 Ⅳ　**漏出時リスク分類** non-vesicant

適応

再発又は難治性の多発性骨髄腫

作用機序

エロツズマブは骨髄腫細胞膜上のヒト Signaling Lymphocyte Activation Molecule Family Member 7（SLAMF7）に結合し，Fc 受容体を介したナチュラルキラー（NK）細胞との相互作用により抗体依存性細胞傷害（ADCC）を誘導することにより，腫瘍増殖抑制作用を示す。また，エロツズマブは NK 細胞に発現する SLAMF7 との結合により NK 細胞を直接活性化する作用を有することが報告されている。

体内動態 代謝：該当資料なし（チトクローム P450（CYP）酵素に依存しない生化学的経路を介して小さなペプチド及び個々のアミノ酸へと分解されると考えられる） 排泄：該当資料なし（内因性蛋白質と同様にペプチドやアミノ酸に分解された後に排泄されると考えられる）

調製法・投与法

調製法：

1. 18G 以下の注射針を装着した注射筒を用いて，300mg 製剤の場合は 13mL，400mg 製剤の場合は 17mL の注射用水で溶解し，25mg/mL の濃度とすること。
2. バイアルを立てた状態でゆっくりと溶液を回転させて溶解し，穏やかに数回反転させる。バイアルは振とうせず，激しく撹拌しないこと。
3. 完全に溶解した後，5 ～ 10 分間静置する。溶解液は無色～微黄色の澄明～乳白光を呈する液である。溶解液に微粒子や変色がないか目視で確認すること。微粒子又は変色が認められた場合には使用しないこと。
4. 患者の体重から計算した必要量をバイアルから抜き取り，通常 230mL の生理食塩液又は 5%ブドウ糖注射液で希釈すること。

投与法：

1. 希釈液の全量を，輸液ポンプを用いて，0.22 ミクロン以下のメンブランフィルターを用いたインラインフィルターを通して投与すること。
2. 本剤は 0.5mL/ 分の投与速度で点滴静注を開始し，患者の忍容性が良好な場合は，患者の状態を観察しながら，投与速度を以下のように段階的に上げることができる。ただし，投与速度は 5mL/ 分を超えないこと。

用法・用量：

レナリドミド及びデキサメタゾンとの併用において，エロツズマブとして 1 回 10mg/kg を点滴静注する。28 日間を 1 サイクルとし，最初の 2 サイクルは 1 週間間隔で 4 回（1, 8, 15, 22 日目），3 サイクル以降は 2 週間間隔で 2 回（1, 15 日目）点滴静注する。

副作用

重大な副作用：Infusion reaction，感染症，リンパ球減少，間質性肺疾患

主な副作用：疲労，好中球減少，下痢，血小板減少，筋痙縮，不眠症，貧血，便秘，末梢性浮腫，高血糖，発熱，悪心，無力症など

備考

本剤投与時にあらわれることがある infusion reaction を軽減させるために，本剤の投与前に，抗ヒスタミン剤（ジフェンヒドラミン等），H_2 受容体拮抗剤（ラニチジン等）及び解熱鎮痛剤（アセトアミノフェン等）を投与すること。また，本剤と併用するデキサメタゾンは，経口投与（28mg を本剤投与の 3 ～ 24 時間前に投与）と静脈内投与（8mg を本剤投与の 45 分前までに投与完了）に分割して投与すること。

デノスマブ

抗体薬（ヒト型抗 RANKL モノクローナル抗体製剤）

商品名　**ランマーク皮下注 120mg**

注意度分類　Ⅱ　　**漏出時リスク分類**　—

適応

1. 多発性骨髄腫による骨病変及び固形癌骨転移による骨病変
2. 骨巨細胞腫

作用機序

RANKL は膜結合型あるいは可溶型として存在し，骨吸収を司る破骨細胞及びその前駆細胞の表面に発現する受容体である RANK を介して破骨細胞の形成，機能及び生存を調節する必須の蛋白質である。

多発性骨髄腫及び骨転移を有する固形癌の骨病変においては，RANKL によって活性化された破骨細胞が骨破壊の主要な因子である。デノスマブは RANK/RANKL 経路を阻害し，破骨細胞の活性化を抑制することで骨吸収を抑制し，がんによる骨病変の進展を抑制すると考えられる。

骨巨細胞腫においては，腫瘍中の間質細胞に RANKL が，破骨細胞様巨細胞に RANK が発現している。デノスマブは RANKL に結合し，破骨細胞様巨細胞による骨破壊を抑制し，骨巨細胞腫の進行を抑制すると考えられる。

体内動態　代謝：該当資料なし（他の免疫グロブリンと同様に生体内での異化により消失すると考えられる）

排泄：該当資料なし

調製法・投与法

用法・用量：

<適応 1 >通常，成人にはデノスマブ（遺伝子組換え）として 120mg を 4 週間に 1 回，皮下投与する。

<適応 2 >通常，デノスマブ（遺伝子組換え）として 120mg を第 1 日，第 8 日，第 15 日，第 29 日，その後は 4 週間に 1 回，皮下投与する。

〈用法・用量に関連する使用上の注意〉
本剤による重篤な低カルシウム血症の発現を軽減するため，血清補正カルシウム値が高値でない限り，毎日少なくともカルシウムとして500mg（骨巨細胞腫の場合は600mg）及び天然型ビタミンDとして400IUの投与を行うこと。ただし，腎機能障害患者では，ビタミンDの活性化が障害されているため，腎機能障害の程度に応じ，ビタミンDについては活性型ビタミンDを使用するとともに，カルシウムについては投与の必要性を判断し，投与量を適宜調整すること。

副作用

重大な副作用：低カルシウム血症，顎骨壊死・顎骨骨髄炎，アナフィラキシー，大腿骨転子下及び近位大腿骨骨幹部の非定型骨折，治療中止後の高カルシウム血症，治療中止後の多発性椎体骨折，重篤な皮膚感染症

主な副作用：低カルシウム血症，疲労，悪心・関節痛，顎骨壊死，無力症，下痢，頭痛，低リン酸血症など

備考

本剤の治療開始後数日から，重篤な低カルシウム血症があらわれることがあり，死亡に至った例が報告され，添付文書の警告欄にも記載注意喚起が行われている。

ゲムツズマブ　オゾガマイシン（GO）　抗体薬（抗腫瘍性抗生物質結合抗CD33モノクローナル抗体）

商品名　**マイロターグ点滴静注用5mg**

注意度分類　I　　**漏出時リスク分類**　possible irritant

適応

再発又は難治性のCD33陽性の急性骨髄性白血病

作用機序

ヒト化抗CD33抗体hP67.6と抗腫瘍性抗生物質であるカリケアマイシンの誘導体を結合した抗悪性腫瘍薬で，CD33抗原を発現した白血病細胞に結合し細胞内に取り込まれた後に，遊離したカリケアマイシン誘導体が殺細胞活性を発揮して抗腫瘍作用を示す。

体内動態　代謝：肝　排泄：胆汁

調製法・投与法

調製法：

1. 遮光下で1バイアルに日局注射用水5mLを加え，泡立てないように静かに回転させながら溶解し，1mg/mLとした後，必要量を日局生理食塩液100mLで希釈する。
2. 光による影響を受けやすいため，日光を避け，安全キャビネット内の蛍光灯を遮蔽する。
   希釈後，速やかに点滴バッグを遮光する。

投与法：

1. 急速投与は行わない。
2. 孔径1.2μm以下の蛋白結合性の低いメンブランフィルター（ポリエーテルスルフォン製等）を用いたインラインフィルターを使用する。

用法・用量：

ゲムツズマブ　オゾガマイシン1回量9mg/m^2（たん白質量として表記）を2時間かけて末梢静脈又は中心静脈より点滴静脈内投与する。投与回数は，少なくとも14日間の投与間隔をおいて，2回とする。（3回以上投与した場合の有効性・安全性は確立していない。）

副作用

重大な副作用：infusion reaction，骨髄抑制，感染症，出血，DIC，口内炎，肝障害，腎障害，腫瘍崩壊症候群，肺障害，間質性肺炎

主な副作用：発熱，骨髄抑制，悪心，肝機能異常，LDH上昇，倦怠感，ALT上昇，食欲不振，フィブリンDダイマー増加，嘔吐，悪寒，フィブリン分解物増加，AL-P増加，頭痛，血中フィブリノゲン増加，高血糖，血中アルブミン減少，鼻出血，体重減少，感染，APTT延長，頻脈，血中ビリルビン増加など

備考

- infusion reactionを軽減させるために，本剤投与の1時間前に抗ヒスタミン剤（ジフェンヒドラミン等）及び解熱鎮痛剤（アセトアミノフェン等）の前投与を行い，その後も必要に応じ解熱鎮痛剤の追加投与を考慮する。
- 高尿酸血症を予防するため，必ず適切な処置（水分補給又はアロプリノール投与等）を行う。

イノツズマブ　オゾガマイシン　抗体薬（抗腫瘍性抗生物質結合抗 CD22 モノクローナル抗体）

商品名　**ベスポンサ点滴静注用 1mg**

注意度分類　Ⅱ　**漏出時リスク分類**　non-vesicant

適応

再発又は難治性の CD22 陽性の急性リンパ性白血病

作用機序

CD22 抗原を発現した白血病細胞に結合し細胞内に取り込まれた後に，加水分解を受けて生じた N- アセチル -γ- カリケアマイシンジメチルヒドラジドのジスルフィド結合が還元的に開裂され活性体となり，DNA 二本鎖を切断することにより腫瘍増殖抑制作用を示す。

体内動態　代謝：代謝経路は，N- アセチル -γ- カリケアマイシン DMH を遊離するヒドラゾン部分の加水分解

排泄：タンパク質分解（異化作用）（ラットにおいては，消失経路は胆汁排泄を介した糞中排泄）

調製法・投与法

調製法：

<溶解方法>

1. 1 バイアルに日局注射用水 4mL を加え，ゆっくりと回転させながら混和する。振とうは避けること。
2. 溶解後の液（調製後溶液：濃度 0.25mg/mL）は無色澄明～わずかに濁っており，変色や異物が認められる場合は使用しないこと。
3. 速やかに使用できない場合は，凍結を避け，2 ～ 8℃で遮光保存し，4 時間以内に使用すること。

<希釈方法>

1. 溶解から希釈は 4 時間以内に行うこと。
2. 患者の体表面積より計算した必要量をバイアル（調製後溶液：濃度 0.25mg/mL）から抜きとり，総液量約 50mL となるように点滴容器（日局生理食塩液）に加える。
3. ゆっくりと転倒混和し，振とうは避けること。
4. 点滴容器は，ポリ塩化ビニル（PVC）製，ポリオレフィン製又はエチレン酢酸ビニル（EVA）製が望ましい。
5. 速やかに使用できない場合は，室温又は，凍結を避け，2 ～ 8℃で遮光保存すること。

<投与前>

1. 希釈液が 2 ～ 8℃で保存されている場合は，投与約 1 時間前に室温に戻しておくこと。
2. ろ過する場合は，ポリエーテルスルホン（PES）製，ポリフッ化ビニリデン（PVDF）製又は親水性ポリスルホン（HPS）製のフィルターが望ましい。ナイロン製又は合成繊維素エステル（MCE）製のフィルターは使用しないこと。

<投与時>

1. 室温で，50mL/ 時間の投与速度で 1 時間かけて点滴静注すること。
2. 点滴ラインは，ポリ塩化ビニル（PVC）製，ポリオレフィン製又はポリブタジエン製が望ましい。
3. 本剤は，光の影響を受けやすいため，調製時，投与時は光（紫外線）を避けること。溶解から投与終了迄は 8 時間以内とすること。

用法・用量：

- イノツズマブ　オゾガマイシン（遺伝子組換え）として 1 日目は 0.8mg/m^2（体表面積），8 及び 15 日目は 0.5mg/m^2（体表面積）を 1 日 1 回，1 時間以上かけて点滴静脈内投与した後，休薬する。1 サイクル目は 21 ～ 28 日間，2 サイクル目以降は 28 日間を 1 サイクルとし，投与を繰り返す。投与サイクル数は造血幹細胞移植の施行予定を考慮して決定する。適宜減量。
- 1 サイクル目の期間は原則 21 日間とするが，寛解が得られた場合は，28 日間まで延長できる。また，寛解が得られた場合，2 サイクル目以降の 1 日目の投与量は，イノツズマブ　オゾガマイシン（遺伝子組換え）として 0.5mg/m^2（体表面積）とすること。
- HSCT の施行を予定している場合は治療上やむを得ないと判断される場合を除き，3 サイクル終了までに投与を中止すること。HSCT の施行を予定していない場合は 6 サイクルまで投与を繰り返すことができる。
- フローサイトメトリー法等の検査によって，CD22 抗原が陽性であることが確認された患者に使用すること。

副作用

重大な副作用：静脈閉塞性肝疾患（VOD）/ 類洞閉塞症候群（SOS）を含む肝障害，骨髄抑制，感染症，出血，infusion reaction，腫瘍崩壊症候群，膵炎

主な副作用：好中球減少，血小板減少，白血球減少，貧血，infusion reaction，悪心，発熱性好中球減少症，疲労，リンパ球減少，γ-GTP 増加，AST（GOT）増加，高ビリルビン血症など

備考

添付文書の警告欄にも記載されている静脈閉塞性肝疾患（VOD）/ 類洞閉塞症候群（SOS）の重篤な副作用発現について，厚生労働省から注意喚起が行われている。

ブレンツキシマブ　ベドチン　　抗体薬（微小管阻害薬結合抗 CD30 モノクローナル抗体）

商品名　**アドセトリス点滴静注用 50mg**

注意度分類	Ⅱ	漏出時リスク分類	non-vesicant

適応

CD30 陽性の下記疾患：
　ホジキンリンパ腫，再発又は難治性の未分化大細胞リンパ腫

作用機序

細胞障害活性を有する MMAE と抗 CD30IgG1 型キメラ抗体をプロテアーゼで切断されるリンカーを介して結合させた抗体薬物複合体（ADC）である。本剤の腫瘍増殖抑制作用は，まず CD30 発現細胞に ADC が結合し，ADC-CD30 複合体として細胞内に取り込まれた後，蛋白質分解反応によって MMAE が遊離することによって発現する。遊離した MMAE がチューブリンに結合することにより，微小管形成が阻害され，細胞周期の停止とアポトーシスが誘導される。

体内動態　代謝：　排泄：糞（72%），尿

調製法・投与法

調製法：
1. 1 バイアルを日局注射用水 10.5mL で溶解した後（濃度 5mg/mL），必要量を 0.4 ～ 1.2mg/mL となるように日局生理食塩液又は 5%ブドウ糖注射液で希釈する。
2. 溶解後速やかに希釈しない場合は，2 ～ 8℃（凍結させないこと）で保存し，24 時間以内に投与する。

投与法：
30 分以上かけて点滴静脈内投与する。投与前後には，ラインを生理食塩液又は 5%ブドウ糖注射液でフラッシュする。

用法・用量：
1. 未治療の CD30 陽性のホジキンリンパ腫：ドキソルビシン塩酸塩，ビンブラスチン硫酸塩及びダカルバジンとの併用において，ブレンツキシマブベドチン（遺伝子組換え）として 2 週間に 1 回 1.2mg/kg（体重）を最大 12 回点滴静注する。
2. 再発又は難治性の CD30 陽性のホジキンリンパ腫及び未分化大細胞リンパ腫：ブレンツキシマブベドチン（遺伝子組換え）として 3 週間に 1 回 1.8mg/kg（体重）を点滴静注する。

副作用

重大な副作用：末梢神経障害，感染症，進行性多巣性白質脳症（PML），骨髄抑制，Infusion reaction，腫瘍崩壊症候群，皮膚粘膜眼症候群，急性膵炎，劇症肝炎，肝機能障害，肝障害

主な副作用：リンパ球減少症，好中球減少症，白血球減少症，末梢性感覚ニューロパチー，貧血，疲労，鼻咽頭炎，LDH 増加，発疹，食欲減退，悪心，ALT・AST 増加，下痢，上気道感染など

備考

併用禁忌：ブレオマイシン

ブリナツモマブ　　抗体薬（二重特異性抗体薬）

商品名　**ビーリンサイト点滴静注用 35μg**

注意度分類	Ⅳ	漏出時リスク分類	non-vesicant

適応

再発又は難治性の B 細胞性急性リンパ性白血病

作用機序

T 細胞の細胞膜上に発現する CD3 と B 細胞性腫瘍の細胞膜上に発現する CD19 に結合し，架橋することにより T 細胞を活性化し，CD19 陽性の腫瘍細胞を傷害する。

体内動態　代謝：該当資料なし（最終的に個々の構成アミノ酸への異化であると予測される）　排泄：該当資料なし

調製法・投与法

調製法：
1. 注射用水 3mL を本剤のバイアルの内壁に沿って無菌的に注入し，振らずに内容物を緩徐に撹拌し，溶解すること（溶解後の容量：3.1mL，最終濃度：12.5μg/mL）。
2. 輸液安定化液を本剤の溶解に用いないこと。輸液安定化液は本剤が輸液バッグや輸液チューブに吸着するのを防ぐものである。
3. 本剤の溶液は無色～淡黄色の液である。本剤の溶液が濁っている又は沈殿している場合は使用しないこと。

4. フタル酸ジ（2-エチルヘキシル）（DEHP）と接触すると粒子を形成する可能性があるため，DEHPを含有する輸液バッグ，輸液ポンプのカセット，及び輸液チューブの使用は避けること。また，インラインフィルターは無菌でパイロジェンフリーかつ低タンパク質結合性のものを用いること。
5. 輸液バッグに生理食塩液を全量として270mLとなるように調製する。
6. 5の輸液バッグに輸液安定化液5.5mLを無菌的に加え，溶液が泡立たないよう緩徐に撹拌する。
7. 注射薬の調製法の例示（表あり）を参考に1で本剤を溶解したバイアルから必要量を取り出し輸液バッグに無菌的に加え，溶液が泡立たないよう緩徐に撹拌する。
8. 本剤を注射用水で溶解後，すぐに使用しない場合は，溶液を冷蔵保存（2～8℃，遮光）し，凍結させないこと。冷蔵保存する場合は24時間を超えないこと。
9. 輸液バッグ中で調製後，室温では投与時間も含めて4日間を超えないこと。すぐに投与開始しない場合は，溶液を冷蔵保存（2～8℃，遮光）すること。冷蔵保存する場合は10日間を超えないこと。

投与法：
1. 過量投与等の原因となるため，輸液バッグ交換時や投与終了時に投与ラインや静脈カテーテルをフラッシュしないこと。
2. 輸液バッグから空気を抜き，無菌のフィルター（0.2μm）を接続した輸液ポンプを用いて，注入速度（表あり）に従い持続点滴静注する。調製した溶液のみで輸液チューブをプライミングすること（生理食塩液ではプライミングしないこと）。
3. 本剤投与によりサイトカイン放出症候群が発現する可能性があるため，本剤投与前及び増量前はデキサメタゾンを投与すること。

用法・用量：
ブリナツモマブとして以下の投与量を28日間持続点滴静注した後，14日間休薬する。これを1サイクルとし，最大5サイクル繰り返す。その後，ブリナツモマブとして以下の投与量を28日間持続点滴静注した後，56日間休薬する。これを1サイクルとし，最大4サイクル繰り返す。適宜減量。
体重が45kg以上の場合：1サイクル目の1～7日目は1日9μg，それ以降は1日28μgとする。
体重が45kg未満の場合：1サイクル目の1～7日目は1日5μg/m^2（体表面積），それ以降は1日15μg/m^2（体表面積）とする。
ただし，体重が45kg以上の場合の投与量を超えないこと。

副作用

重大な副作用：脳神経障害や脳症などの神経学的事象，サイトメガロウイルス感染や肺炎，敗血症などの感染症，サイトカイン放出症候群，腫瘍崩壊症候群，骨髄抑制，膵炎
主な副作用：サイトカイン放出症候群や発熱，好中球減少，血小板減少，肝酵素上昇，腰痛，頭痛，発熱性好中球減少症，貧血など

備考

アレクチニブ

小分子化合物（ALK阻害薬）

商品名 アレセンサカプセル150mg

注意度分類　　**漏出時リスク分類** —

適応

ALK融合遺伝子陽性の切除不能な進行・再発の非小細胞肺癌

作用機序

ALKチロシンキナーゼ活性を阻害することにより，ALK融合遺伝子陽性の腫瘍細胞の増殖を抑制する。

体内動態 代謝：肝（*vitro*）　排泄：糞（95.7%），尿（0.5%）

調製法・投与法

用法・用量：
アレクチニブとして1回300mgを1日2回経口投与する。

副作用

重大な副作用：間質性肺疾患，肝機能障害，好中球減少，白血球減少，消化管穿孔，血栓塞栓症
主な副作用：血中ビリルビン増加，便秘，味覚異常，発疹，AST増加，血中クレアチニン増加等

備考

クリゾチニブ

小分子化合物（ALK 阻害薬）

商品名 **ザーコリカプセル200mg／ザーコリカプセル250mg**

注意度分類 Ⅱ　**漏出時リスク分類** —

適応

ALK 融合遺伝子陽性の切除不能な進行・再発の非小細胞肺癌
ROS1 融合遺伝子陽性の切除不能な進行・再発の非小細胞肺癌

作用機序

ALK, 肝細胞増殖因子受容体（c-Met/HGFR), 及び Recepteur d' Origine Nantais（RON）に対するチロシンキナーゼ阻害剤である。ALK の発がん性変異体である ALK 融合蛋白質のチロシンキナーゼ活性を阻害することにより，腫瘍の増殖を抑制すると考えられている。

体内動態 代謝：肝　排泄：糞（63%），尿（22%）

調製法・投与法

用法・用量：
クリゾチニブとして 1 回 250mg を 1 日 2 回経口投与する。

副作用

重大な副作用：間質性肺疾患，劇症肝炎，肝不全，肝機能障害，QT 間隔延長，徐脈，血液障害，心不全
主な副作用：悪心，視力障害，下痢，嘔吐，浮腫など

備考

セリチニブ

小分子化合物（ALK 阻害薬）

商品名 **ジカディアカプセル150mg**

注意度分類 Ⅳ　**漏出時リスク分類** —

適応

ALK 融合遺伝子陽性の切除不能な進行・再発の非小細胞肺癌

作用機序

ALK 融合タンパクのチロシンキナーゼ活性を阻害することにより，腫瘍の増殖を抑制する。

体内動態 代謝：肝　排泄：糞（セリチニブは主に肝臓から代謝や胆汁排泄により消失）

調製法・投与法

投与法：
ALK 融合遺伝子陽性が確認された患者に投与すること。検査にあたっては，承認された体外診断薬を用いること。
用法・用量：セリチニブとして 450mg を 1 日 1 回，食後に経口投与する。適宜減量。

副作用

重大な副作用：間質性肺疾患，肝機能障害，QT 間隔延長，徐脈，重度の下痢，高血糖・糖尿病，膵炎
主な副作用：悪心，下痢，嘔吐，ALT（GPT）増加，AST（GOT）増加，食欲減退，γ-GTP 増加，腹痛，疲労など

備考

ロルラチニブ

小分子化合物（ALK 阻害薬）

商品名 **ローブレナ錠25mg, 100mg**

注意度分類 Ⅱ　**漏出時リスク分類** —

適応

ALK チロシンキナーゼ阻害剤に抵抗性又は不耐容の ALK 融合遺伝子陽性の切除不能な進行・再発の非小細胞肺癌

作用機序

ALK 融合タンパクのチロシンキナーゼ活性を阻害することにより，腫瘍の増殖を抑制する。
薬物動態上の特徴として，血液脳関門の通過性を持つように創薬されている。

体内動態 代謝：肝 排泄：尿，糞

調製法・投与法

用法・用量：
ロルラチニブとして1日1回100mgを経口投与する。適宜減量。

副作用

重大な副作用：間質性肺疾患，QT間隔延長，中枢神経系障害，膵炎，肝機能障害
主な副作用：高コレステロール血症，高トリグリセリド血症，浮腫，末梢性ニューロパチー，体重増加，疲労，下痢，関節痛など

備考

禁忌：リファンピシンを投与中の患者（機序は不明だが，ALT及びASTが上昇するおそれがある。）

イマチニブ

小分子化合物（BCR-ABL/c-kit阻害薬）

商品名 **グリベック錠100mg**

注意度分類 Ⅱ　**漏出時リスク分類** —

適応

1. 慢性骨髄性白血病
2. KIT（CD117）陽性消化管間質腫瘍
3. フィラデルフィア染色体陽性急性リンパ性白血病
4. FIP1L1-PDGFRα陽性の下記疾患
   好酸球増多症候群，慢性好酸球性白血病

作用機序

1. チロシンキナーゼ活性阻害剤であり，*in vitro*試験において，Bcr-Abl，v-Abl，c-Ablチロシンキナーゼ活性を阻害する。更に，血小板由来成長因子（PDGF）受容体及びSCF受容体であるKITのチロシンキナーゼ活性を阻害し，PDGFやSCFが介する細胞内シグナル伝達を阻害する。
2. SCF刺激によるKITチロシンキナーゼの活性化及びGIST患者由来細胞において亢進されたKITチロシンキナーゼ活性をそれぞれ阻害した。

体内動態 代謝：肝 排泄：糞(67%)，尿(13%)

調製法・投与法

投与法：
消化管刺激作用を最低限に抑えるため，食後に多めの水で服用する。
用法・用量：
<適応1>①慢性期:イマチニブとして1日1回400mgを食後に経口投与する。適宜増減（1日1回600mgまで）。
②移行期又は急性期:イマチニブとして1日1回600mgを食後に経口投与する。適宜増減（1日800mg（400mgを1日2回）まで）。
<適応2>イマチニブとして1日1回400mgを食後に経口投与する。適宜減量。
<適応3>イマチニブとして1日1回600mgを食後に経口投与する。適宜減量。
<適応4>イマチニブとして1日1回100mgを食後に経口投与する。適宜増減（1日1回400mgまで）。

副作用

重大な副作用：骨髄抑制，出血，消化管出血，GAVE，消化管穿孔，腫瘍出血，肝機能障害，黄疸，肝不全，重篤な体液貯留，感染症，重篤な腎障害，間質性肺炎，肺線維症，重篤な皮膚症状，心膜炎，脳浮腫，頭蓋内圧上昇，麻痺性イレウス，血栓症，塞栓症，横紋筋融解症，腫瘍崩壊症候群，肺高血圧症
主な副作用：嘔気，骨髄抑制，発疹，貧血，嘔吐，眼瞼浮腫，筋痙直，下痢，皮膚炎，体重増加，疲労感，関節痛，腹痛，消化不良，筋骨格痛，筋肉痛，頭痛，出血，体液貯留など

備考

禁忌：ロミタピドを投与中の患者（本剤のCYP3A4阻害作用により，ロミタピドの代謝が阻害され，ロミタピドの血中濃度が著しく上昇するおそれがあるため。）

ダサチニブ

小分子化合物（BCR-ABL 阻害薬）

商品名 **スプリセル錠20mg／スプリセル錠50mg**

注意度分類 Ⅱ　**漏出時リスク分類** —

適応

1. 慢性骨髄性白血病
2. 再発又は難治性のフィラデルフィア染色体陽性急性リンパ性白血病

作用機序

特定の蛋白チロシンキナーゼのキナーゼドメインにある ATP 結合部位において ATP と競合する。
BCR-ABL のみならず SRC ファミリーキナーゼ（SRC，LCK，YES，FYN），c-KIT，EPH（エフリン）A2 受容体及び PDGF（血小板由来増殖因子）β受容体を阻害する（IC50 = 0.2 ～ 28nM）。

体内動態 代謝：肝　排泄：糞

調製法・投与法

投与法：
かまずにそのまま服用するように注意する。
用法・用量：
＜適応 1 ＞
①慢性期：ダサチニブとして 1 日 1 回 100mg を経口投与する。適宜増減（1 日 1 回 140mg まで）。
②移行期又は急性期：ダサチニブとして 1 回 70mg を 1 日 2 回経口投与する。適宜増減（1 回 90mg を 1 日 2 回まで）。
＜適応 2 ＞ダサチニブとして 1 回 70mg を 1 日 2 回経口投与する。適宜増減（1 回 90mg を 1 日 2 回まで）。

副作用

重大な副作用：骨髄抑制，出血，体液貯留，感染症，間質性肺疾患，腫瘍崩壊症候群，心電図 QT 延長，心不全，心筋梗塞，急性腎障害，肺動脈性肺高血圧症
主な副作用：下痢，頭痛，胸水，骨髄抑制，肝機能異常，発疹，発熱，倦怠感，咳嗽，尿中蛋白陽性，血中アルブミン減少，鼻咽頭炎，浮腫，便秘，悪心，ALP 増加，体重増加，筋痛など

備考

ニロチニブ

小分子化合物（BCR-ABL 阻害薬）

商品名 **タシグナカプセル50mg／タシグナカプセル150mg／タシグナカプセル200mg**

注意度分類 Ⅱ　**漏出時リスク分類** —

適応

慢性期又は移行期の慢性骨髄性白血病

作用機序

アデノシン三リン酸（ATP）と競合的に拮抗し，Bcr-Abl チロシンキナーゼを阻害することによって，Bcr-Abl 発現細胞に細胞死を誘導する。Bcr-Abl だけでなく，幹細胞因子（SCF）受容体の c-kit 及び血小板由来成長因子（PDGF）受容体チロシンキナーゼを阻害するが，イマチニブよりも Bcr-Abl に対し選択的に作用する。また，疎水性相互作用によってイマチニブ抵抗性 Bcr-Abl 変異体にも結合することが可能であり，多くのイマチニブ抵抗性 Bcr-Abl 変異体も阻害する。

体内動態 代謝：肝　排泄：糞

調製法・投与法

投与法：
食後に投与した場合，本剤の血中濃度が増加するとの報告がある。食事の影響を避けるため食事の 1 時間前から食後 2 時間までの間の服用は避ける。
用法・用量：
通常，成人にはニロチニブとして 1 回 400mg を食事の 1 時間以上前又は食後 2 時間以降に 1 日 2 回，12 時間毎を目安に経口投与する。ただし，初発の慢性期の慢性骨髄性白血病の場合には，1 回投与量は 300mg とする。適宜減量。
通常，小児には体表面積に合わせて添付文書記載の投与量（ニロチニブとして 1 回約 230mg/m^2）を食事の 1 時間以上前又は食後 2 時間以降に 1 日 2 回，12 時間毎を目安に経口投与する。適宜減量。

副作用

重大な副作用：骨髄抑制，心筋梗塞，狭心症，心不全，QT 間隔延長，心膜炎，出血，感染症，肝炎，肝機能障害，黄疸，膵炎，体液貯留，間質性肺疾患，脳浮腫，消化管穿孔，腫瘍崩壊症候群，末梢動脈閉塞性疾患，脳梗塞，一過性脳虚血発作，高血糖

主な副作用：発疹，骨髄抑制，悪心，肝機能障害，そう痒症，脱毛症，頭痛，嘔吐，高血糖，発熱など

備考

ボスチニブ

小分子化合物（BCR-ABL 阻害薬）

商品名 **ボシュリフ錠 100mg**

注意度分類 Ⅱ　**漏出時リスク分類** —

適応

前治療薬に抵抗性又は不耐容の慢性骨髄性白血病

作用機序

Abl 及び Src チロシンキナーゼ活性を阻害することにより，*BCR-ABL* 融合遺伝子陽性の腫瘍の増殖を抑制すると考えられる。

体内動態 代謝：肝　排泄：糞

調製法・投与法

用法・用量：

ボスチニブとして 1 日 1 回 500mg を食後経口投与する。適宜増減（1 日 1 回 600mg まで）。

副作用

重大な副作用：肝炎，肝機能障害，重度の下痢，骨髄抑制，体液貯留，心障害，感染症，出血，膵炎，間質性肺疾患，腎不全，肺高血圧症，腫瘍崩壊症候群，中毒性表皮壊死融解症，皮膚粘膜眼症候群，多形紅斑

主な副作用：下痢，発疹，ALT 上昇，悪心，嘔吐など

備考

ポナチニブ

小分子化合物（BCR-ABL 阻害薬）

商品名 **アイクルシグ錠 15mg**

注意度分類 Ⅱ　**漏出時リスク分類** —

適応

1. 前治療薬に抵抗性又は不耐容の慢性骨髄性白血病
2. 再発又は難治性のフィラデルフィア染色体陽性急性リンパ性白血病

作用機序

野生型および T315I 変異などの変異型を含む BCR-ABL のチロシンキナーゼ活性を阻害し，下流のシグナル伝達を抑制することで腫瘍増殖抑制作用を示す。

BCR-ABL のチロシンキナーゼにアミノ酸 1 残基の変異が存在しても活性部位への阻害活性が生じにくいように設計されており，既存のチロシンキナーゼ阻害薬で効果不十分な場合への有効性が期待される。

体内動態 代謝：肝及び消化管　排泄：糞（86.6%），尿（5.4%）

調製法・投与法

投与法：

染色体検査又は遺伝子検査により慢性骨髄性白血病又はフィラデルフィア染色体陽性急性リンパ性白血病と診断された患者に使用すること。

用法・用量：

ポナチニブとして 45mg を 1 日 1 回経口投与する。適宜減量。

副作用

重大な副作用：冠動脈疾患，脳血管障害，末梢動脈閉塞性疾患，静脈血栓塞栓症，骨髄抑制，高血圧，肝機能障害，膵炎，体液貯留，感染症，重度の皮膚障害，出血，心不全，不整脈，腫瘍崩壊症候群，ニューロパチー，肺高血圧症
主な副作用：発熱，骨髄抑制，高血圧，リパーゼ増加，発疹，皮膚乾燥，ALT/AST 増加，γ-GTP 増加，薬疹，筋肉痛，ALP 増加，末梢性浮腫，発熱性好中球減少症，腹痛，頭痛，便秘，関節痛，悪心など

備考

添付文書の警告欄にも記載されている心筋梗塞などの血管閉塞性事象，肝毒性の重篤な副作用発現について，厚生労働省から注意喚起が行われている。

ベムラフェニブ

小分子化合物（BRAF 阻害薬）

商品名　**ゼルボラフ錠240mg**

注意度分類　　**漏出時リスク分類**　—

適応

BRAF 遺伝子変異を有する根治切除不能な悪性黒色腫

作用機序

BRAF V600 変異（V600E，V600D，V600R，V600K，V600G，V600M）を含む活性化変異型の BRAF キナーゼ活性を阻害することにより，BRAF 活性化による MEK 及び ERK のリン酸化を阻害し，BRAF V600 変異を有する腫瘍の増殖を抑制する。

体内動態　代謝：　排泄：糞（94%）

調製法・投与法

投与法：
1. BRAF 遺伝子変異が確認された患者に投与すること。検査にあたっては，承認された体外診断薬を用いること。
2. 食後に本剤を投与した場合，C_{max} 及び AUC が増加するとの報告がある。食事の影響を避けるため，食事の 1 時間前から食後 2 時間までの間の服用は避けることが望ましい。

用法・用量：
ベムラフェニブとして 1 回 960mg を 1 日 2 回経口投与する。

副作用

重大な副作用：有棘細胞癌，悪性腫瘍（二次発癌），過敏症，皮膚粘膜眼症候群，中毒性表皮壊死融解症，多形紅斑，紅皮症，薬剤性過敏症症候群，QT 間隔延長，肝不全，肝機能障害，黄疸，急性腎障害
主な副作用：関節痛，発疹，筋骨格痛，脱毛症，疲労，光線過敏症など

備考

光線過敏症があらわれることがあるので，外出時には帽子や衣類等による遮光や日焼け止め効果の高いサンスクリーンの使用により，日光や UV 光線の照射を避けるよう患者を指導する。

ダブラフェニブ

小分子化合物（BRAF 阻害薬）

商品名　**タフィンラーカプセル50mg，75mg**

注意度分類　Ⅰ　**漏出時リスク分類**　—

適応

1. BRAF 遺伝子変異を有する悪性黒色腫
2. BRAF 遺伝子変異を有する切除不能な進行・再発の非小細胞肺癌

作用機序

ダブラフェニブは，BRAF 変異型（V600E，V600K 及び V600D）のキナーゼ活性を阻害した。28）また，ダブラフェニブは，A375P F11 細胞株を移植したマウスの腫瘍組織において，RAF シグナル経路下流の ERK のリン酸化を阻害した。

体内動態　代謝：肝　排泄：糞（71.1%），尿（22.7%）

調製法・投与法

投与法：

1. 十分な経験を有する病理医又は検査施設における検査により，BRAF 遺伝子変異が確認された患者に投与すること。検査にあたっては，承認された体外診断薬等を用いること。
2. 食後に本剤を投与した場合，C_{max} 及び AUC が低下するとの報告がある。食事の影響を避けるため，食事の 1 時間前から食後 2 時間までの間の服用は避けること。

用法・用量：

<悪性黒色腫の場合>

ダブラフェニブとして 1 回 150mg を 1 日 2 回，空腹時に経口投与する。ただし，術後補助療法の場合には，トラメチニブと併用し，投与期間は 12 ヵ月間までとする。適宜減量。

<非小細胞肺癌の場合>

トラメチニブとの併用において，ダブラフェニブとして 1 回 150mg を 1 日 2 回，空腹時に経口投与する。適宜減量。

副作用

重大な副作用：有棘細胞癌，悪性腫瘍（二次発癌），心障害，肝機能障害，深部静脈血栓症，肺塞栓症，脳血管障害

主な副作用：発熱，疲労，悪寒，悪心，嘔吐，皮膚乾燥など

備考

エンコラフェニブ

小分子化合物（BRAF 阻害薬）

商品名 **ビラフトビカプセル 50mg**

注意度分類 Ⅱ　　**漏出時リスク分類** —

適応

BRAF 遺伝子変異を有する根治切除不能な悪性黒色腫

作用機序

ヒト BRAF V600E のキナーゼ活性を阻害する。また，BRAF V600E 変異を有するヒト悪性黒色腫由来 A375 細胞株において，MAPK 経路のシグナル伝達分子（MEK 及び ERK）のリン酸化を阻害する。

体内動態 代謝：肝　排泄：糞（47.2%），尿（47.2%）

調製法・投与法

投与法：

十分な経験を有する病理医又は検査施設における検査により，BRAF 遺伝子変異が確認された患者に投与すること。検査にあたっては，承認された体外診断薬を用いること。

用法・用量：

ビニメチニブとの併用において，450mg を 1 日 1 回経口投与する。適宜減量。

副作用

重大な副作用：皮膚悪性腫瘍，眼障害，心機能障害，肝機能障害，横紋筋融解症，高血圧，高血圧クリーゼ，出血，手掌・足底発赤知覚不全症候群

主な副作用：悪心，下痢，疲労，血中 CK（CPK）増加など

備考

イブルチニブ

小分子化合物（BTK 阻害薬）

商品名 **イムブルビカカプセル 140mg**

注意度分類 Ⅱ　　**漏出時リスク分類** —

適応

1. 慢性リンパ性白血病（小リンパ球性リンパ腫を含む）
2. 再発又は難治性のマントル細胞リンパ腫

作用機序
ブルトン型チロシンキナーゼ（BTK）は，B 細胞性腫瘍の発症，増殖等に関与する B 細胞受容体（BCR），及び B 細胞の遊走，接着等に関与するケモカイン受容体の下流に位置するシグナル分子である。イブルチニブは，BTK の活性部位にあるシステイン残基（Cys-481）と共有結合し，BTK のキナーゼ活性を阻害する。

体内動態 代謝：肝，消化管 排泄：糞（80%），尿（10%以下）

調製法・投与法
用法・用量：
1. 慢性リンパ性白血病（小リンパ球性リンパ腫を含む）：イブルチニブとして 420mg を 1 日 1 回経口投与する。適宜減量。
2. 再発又は難治性のマントル細胞リンパ腫：イブルチニブとして 560mg を 1 日 1 回経口投与する。適宜減量。

副作用
重大な副作用：出血，白血球症，感染症，進行性多巣性白質脳症（PML），骨髄抑制，不整脈，腫瘍崩壊症候群，過敏症，皮膚粘膜眼症候群（Stevens-Johnson 症候群），肝不全，肝機能障害，間質性肺疾患
主な副作用：好中球減少症，貧血，発疹・血中ビリルビン増加，白血球減少，下痢，口内炎，悪心，関節痛，リンパ球数増加，肺炎，食欲減退，疲労，筋攣縮など

備考
禁忌：ケトコナゾール，イトラコナゾール，クラリスロマイシンを投与中の患者（これらの薬剤の CYP3A 阻害作用により，本剤の代謝が阻害される。）

アベマシクリブ
小分子化合物（CDK4/6 阻害薬）

商品名 **ベージニオ錠 50mg／ベージニオ錠 100mg／ベージニオ錠 150mg**

注意度分類 Ⅱ **漏出時リスク分類** —

適応
ホルモン受容体陽性かつ HER2 陰性の手術不能又は再発乳癌

作用機序
CDK4/6 とサイクリン D の複合体の活性を阻害し，retinoblastoma（Rb）タンパクのリン酸化を阻害することにより，G1 期から S 期への細胞周期の進行を停止し，腫瘍の増殖を抑制する。

体内動態 代謝：肝 排泄：糞（81%），尿（3.4%）（アベマシクリブは主に肝代謝により消失）

調製法・投与法
用法・用量：
内分泌療法剤との併用において，アベマシクリブとして 1 回 150mg を 1 日 2 回経口投与。適宜減量。

副作用
重大な副作用：肝機能障害，重度の下痢，骨髄抑制，間質性肺疾患
主な副作用：下痢，悪心，嘔吐，食欲減退，腹痛，脱毛症，疲労，好中球減少，感染症，貧血など

備考
<併用内分泌療法>
国際共同試験（MONARCH 2 試験）：内分泌療法歴のある手術不能又は再発乳癌患者対象。フルベストラント 500mg 併用。
国際共同試験（MONARCH 3 試験）：内分泌治療歴のない手術不能又は再発閉経後乳癌患者対象。非ステロイド性アロマターゼ阻害剤（レトロゾール 2.5mg 又はアナストロゾール 1mg 併用）

パルボシクリブ
小分子化合物（CDK4/6 阻害薬）

商品名 **イブランスカプセル 25mg／イブランスカプセル 125mg**

注意度分類 Ⅱ **漏出時リスク分類** —

適応
手術不能又は再発乳癌

作用機序
サイクリン依存性キナーゼ（CDK）4及び6とサイクリンDの複合体の活性を阻害し，網膜芽細胞腫（Rb）タンパクのリン酸化を阻害することにより，細胞周期の進行を停止し，腫瘍の増殖を抑制する。

体内動態　代謝：肝　排泄：糞（74.1%），尿（17.5%）

調製法・投与法
投与法：
本剤の投与を行う場合には，ホルモン受容体陽性，HER2陰性の患者を対象とすること。
用法・用量：
内分泌療法剤との併用において，パルボシクリブとして1日1回125mgを3週間連続して食後に経口投与し，その後1週間休薬する。適宜減量。

副作用
重大な副作用：骨髄抑制，間質性肺疾患
主な副作用：骨髄抑制，脱毛症，疲労，口内炎，悪心，関節痛，貧血，感染症，ほてり，下痢，無力症，発疹

備考

ラパチニブ
小分子化合物（EGFR/HER2阻害薬）

商品名　**タイケルブ錠250mg**

注意度分類　Ⅱ　　**漏出時リスク分類**　—

適応
HER2過剰発現が確認された手術不能又は再発乳癌

作用機序
EGFR及びHER2チロシン自己リン酸化を選択的かつ可逆的に阻害することにより，その結果としてアポトーシスを誘導し，腫瘍細胞の増殖を抑制する。

体内動態　代謝：肝　排泄：糞

調製法・投与法
用法・用量：
ラパチニブとして以下の用量を1日1回，食事の1時間以上前又は食後1時間以降に経口投与する。
1. カペシタビンとの併用：ラパチニブは1日1回1,250mgを朝食の前後1時間以内を避けて連日経口投与し，カペシタビンは1,000mg/m^{2}を1日2回14日間投与し7日間休薬する
2. アロマターゼ阻害剤との併用：ラパチニブ1,500mgを朝食の前後1時間を避けて連日経口投与し，レトロゾール2.5mgと併用

副作用
重大な副作用：肝機能障害，間質性肺疾患，心障害，下痢，QT間隔延長，重度の皮膚障害
主な副作用：疲労，下痢，発疹，掻痒，手掌・足底発赤知覚不全症候群，悪心，ざ瘡様皮膚炎，口内炎など

備考
1回の投与量を1日2回に分割投与した場合，AUCが上昇するとの報告があるので，分割投与しない。食後に本剤を投与した場合，C_{max}及びAUCが上昇するとの報告がある。

アファチニブ
小分子化合物（EGFR阻害薬）

商品名　**ジオトリフ錠20mg／ジオトリフ錠30mg／ジオトリフ錠40mg／ジオトリフ錠50mg**

注意度分類　Ⅱ　　**漏出時リスク分類**　—

適応
EGFR遺伝子変異陽性の手術不能又は再発非小細胞肺癌

作用機序
EGFR及びEGFR変異だけではなく，ErbB受容体ファミリーに属する他の受容体HER2(ErbB2)及びErbB4(HER4)のチロシンキナーゼ活性を不可逆的に阻害し，ErbB受容体ファミリー（EGFR，HER2，ErbB3（HER3）並びにErbB4）が形成するホモ及びヘテロダイマーの活性を阻害することにより，異常シグナルを遮断し，腫瘍細胞の増殖を抑制する。

体内動態　代謝：マイケル付加反応　排泄：糞（85.4%），尿（4.3%）

調製法・投与法

投与法：

食後に投与した場合，C_{max} 及び AUC が低下するとの報告がある。食事の影響を避けるため食事の 1 時間前から食後 3 時間までの間の服用は避ける。

用法・用量：

アファチニブとして 1 日 1 回 40mg を空腹時に経口投与する。適宜増減（1 日 1 回 50mg まで）。

副作用

重大な副作用：間質性肺疾患，重度の下痢，重度の皮膚障害，肝不全，肝機能障害，心障害，中毒性表皮壊死融解症，皮膚粘膜眼症候群，多形紅斑，消化管潰瘍，消化管出血，急性膵炎

主な副作用：下痢，発疹，爪囲炎，口内炎など

備考

エルロチニブ

小分子化合物（EGFR 阻害薬）

商品名　タルセバ錠 25mg／タルセバ錠 100mg／タルセバ錠 150mg

注意度分類　Ⅲ　　**漏出時リスク分類**　—

適応

< 25mg・100mg 錠のみ >

- 切除不能な再発・進行性で，がん化学療法施行後に増悪した非小細胞肺癌
- EGFR 遺伝子変異陽性の切除不能な再発・進行性で，がん化学療法未治療の非小細胞肺癌
- 治癒切除不能な膵癌

< 150mg 錠 >

- 切除不能な再発・進行性で，がん化学療法施行後に増悪した非小細胞肺癌
- EGFR 遺伝子変異陽性の切除不能な再発・進行性で，がん化学療法未治療の非小細胞肺癌

作用機序

上皮増殖因子受容体チロシンキナーゼ（EGFR-TK）を選択的に阻害した。IC50 は精製全長型 EGFR-TK に対し 2nM であり，組換え型 EGFR 細胞内ドメインのチロシンキナーゼに対し 1nM であった。一方，他のチロシンキナーゼ，c-src 及び v-abl に対する阻害活性は全長型 EGFR-TK の 1/1,000 以下であり，ヒトインスリン受容体及びⅠ型インスリン様増殖因子受容体の細胞内ドメインのキナーゼに対する阻害活性は細胞内 EGFR-TK の 1/10,000 以下であった。また，細胞周期の G1 期停止及びアポトーシス誘導作用が確認された。EGFR チロシンリン酸化の阻害を介し，細胞増殖の抑制及びアポトーシスの誘導に基づき腫瘍増殖を抑制すると推察される。

体内動態　代謝：肝　排泄：糞（83%），尿（8%）

調製法・投与法

投与法：

高脂肪，高カロリーの食後に投与した場合，AUC が増加するとの報告がある。食事の影響を避けるため食事の 1 時間前から食後 2 時間までの間の服用は避ける。

用法・用量：

1. 非小細胞肺癌：エルロチニブとして 150mg を食事の 1 時間以上前又は食後 2 時間以降に 1 日 1 回経口投与する。
2. 治癒切除不能な膵癌：ゲムシタビンとの併用において，エルロチニブとして 100mg を食事の 1 時間以上前又は食後 2 時間以降に 1 日 1 回経口投与する。

副作用

重大な副作用：間質性肺疾患，肝炎，肝不全，肝機能障害，重度の下痢，急性腎不全，皮膚粘膜眼症候群，中毒性表皮壊死融解症，多形紅斑，消化管穿孔，消化管潰瘍，消化管出血，角膜穿孔，角膜潰瘍

主な副作用：ざ瘡様皮疹等の発疹，下痢，皮膚乾燥・皮膚亀裂，そう痒症，間質性肺疾患，貧血など

備考

オシメルチニブ

小分子化合物（EGFR 阻害薬）

商品名　**タグリッソ錠40mg, 80mg**

注意度分類　Ⅱ　　**漏出時リスク分類**　—

適応

EGFR 遺伝子変異陽性の手術不能又は再発非小細胞肺癌

作用機序

活性型変異（L858R 等）を有する EGFR チロシンキナーゼ並びに活性型変異及び T790M 変異を有する EGFR チロシンキナーゼに対して阻害作用を示すことにより，EGFR 遺伝子変異を有する腫瘍の増殖を抑制する。

体内動態　代謝：主要な消失経路は，CYP3A4/5 を介した酸化及び脱アルキル化　排泄：糞（67.8%）

調製法・投与法

投与法：

1. EGFR 遺伝子変異検査の実施には，十分な経験を有する病理医又は検査施設において，承認された体外診断薬を用い，EGFR 遺伝子変異が確認された患者に投与すること。
2. 他の EGFR チロシンキナーゼ阻害薬による治療歴を有し，病勢進行が確認されている患者では，EGFR T790M 変異が確認された患者に投与すること。

用法・用量：

オシメルチニブとして 80mg を 1 日 1 回経口投与する。適宜減量。

副作用

重大な副作用：間質性肺疾患，QT 間隔延長，血小板減少，好中球減少，白血球減少，貧血，肝機能障害

主な副作用：発疹・ざ瘡，下痢，爪の障害（爪囲炎を含む），皮膚乾燥・湿疹，間質性肺疾患など

備考

添付文書の警告欄にも記載されている間質性肺疾患の重篤な副作用発現について，厚生労働省から注意喚起が行われている。

ゲフィチニブ

小分子化合物（EGFR 阻害薬）

商品名　**イレッサ錠250**

注意度分類　Ⅲ　　**漏出時リスク分類**　—

適応

EGFR 遺伝子変異陽性の手術不能又は再発非小細胞肺癌

作用機序

EGFR チロシンキナーゼを選択的に阻害し（EGFR チロシンキナーゼに対する IC50 は 0.027μmol/L であり，ErbB2，KDR，Flt-1，Raf，MEK-1 及び ERK-2 に対する阻害作用はその 100 分の 1 以下），腫瘍細胞の増殖能を低下させる。また，DNA 断片化及び組織形態学的観察に基づき，アポトーシスを誘導するとの報告がある。さらに，血管内皮増殖因子（VEGF）の産生抑制を介して腫瘍内の血管新生を阻害することも報告されている。さらに野生型 EGFR よりも変異型 EGFR に対してより低濃度で阻害作用を示し，アポトーシスを誘導することにより，悪性腫瘍の増殖抑制あるいは退縮を引き起こすことが報告されている。

体内動態　代謝：肝　排泄：糞

調製法・投与法

用法・用量：

ゲフィチニブとして 250mg を 1 日 1 回，経口投与する。日本人高齢者において無酸症が多いことが報告されているので，食後投与が望ましい。

副作用

重大な副作用：急性肺障害，間質性肺炎，重度の下痢，脱水，中毒性表皮壊死融解症，皮膚粘膜眼症候群，多形紅斑，肝炎，肝機能障害，黄疸，肝不全，血尿，出血性膀胱炎，急性膵炎，消化管穿孔，消化管潰瘍，消化管出血

主な副作用：発疹，肝機能異常，下痢，急性肺障害・間質性肺炎，皮膚乾燥，ざ瘡など

備考

ギルテリチニブ

小分子化合物（FLT3 阻害薬）

商品名 **ゾスパタ錠 40mg**

注意度分類 Ⅱ　　**漏出時リスク分類** —

適応

再発又は難治性の FLT3 遺伝子変異陽性の急性骨髄性白血病

作用機序

FLT3 等のチロシンキナーゼに対する阻害作用を示し，FLT3 を介したシグナル伝達を阻害することにより，FLT3 遺伝子変異（FLT3-ITD 及び FLT3-TKD（D835Y））を有する腫瘍の増殖を抑制する。

体内動態　代謝：肝　排泄：糞（64.5%），尿（16.4%）

調製法・投与法

投与法：

FLT3 遺伝子変異陽性が確認された患者に投与すること。検査にあたっては，承認された体外診断薬を用いること。

用法・用量：

ギルテリチニブとして 120mg を 1 日 1 回経口投与する。適宜増減（1 日 1 回 200mg まで）。

副作用

重大な副作用：骨髄抑制，感染症，出血，QT 間隔延長，心膜炎，心不全，心嚢液貯留，肝機能障害，腎障害，消化管穿孔，間質性肺疾患，可逆性後白質脳症症候群

主な副作用：ALT（GPT）増加，AST（GOT）増加，貧血，発熱性好中球減少症など

備考

パノビノスタット

小分子化合物〔ヒストン脱アセチル化酵素（HDAC）阻害薬〕

商品名 **ファリーダックカプセル 10mg／ファリーダックカプセル 15mg**

注意度分類 　　**漏出時リスク分類** —

適応

再発又は難治性の多発性骨髄腫

作用機序

脱アセチル化酵素（DAC）の活性を阻害する。DAC 活性阻害によりヒストン及び非ヒストンタンパクのアセチル化が促進され，細胞周期停止及びアポトーシス誘導が生じることにより，腫瘍増殖が抑制されると推測されている。

体内動態　代謝：　排泄：尿，糞

調製法・投与法

用法・用量：

ボルテゾミブ及びデキサメタゾンとの併用において，パノビノスタットとして 1 日 1 回 20mg を週 3 回，2 週間（1，3，5，8，10 及び 12 日目）経口投与した後，9 日間休薬（13 ～ 21 日目）する。

副作用

重大な副作用：重度の下痢，脱水症状，骨髄抑制，出血，感染症，QT 間隔延長，心障害，肝機能障害，腎不全，静脈血栓塞栓症，低血圧，起立性低血圧，失神，意識消失

主な副作用：血小板減少症，下痢，疲労，貧血，好中球減少症など

備考

ボリノスタット

小分子化合物（HDAC 阻害薬）

商品名 **ゾリンザカプセル 100mg**

注意度分類 Ⅰ　　**漏出時リスク分類** —

適応

皮膚 T 細胞性リンパ腫

作用機序
ヒストン脱アセチル化酵素（HDAC）であるHDAC1, HDAC2及びHDAC3（クラスⅠ）, 並びにHDAC6（クラスⅡb）の酵素活性を阻害する。HDACの阻害によりヒストン等のアセチル化が増加すると, クロマチン構造の弛緩等を介して, がん抑制遺伝子を含む遺伝子発現が増加し, 分化やアポトーシスが誘導され, 腫瘍増殖が抑制されると推測されている。しかし, 詳細な作用機序は解明されていない。

体内動態 代謝： 排泄：尿

調製法・投与法
用法・用量：
ボリノスタットとして1日1回400mgを食後経口投与する。

副作用
重大な副作用：肺塞栓症, 深部静脈血栓症, 血小板減少症, 貧血, 脱水症状, 高血糖, 腎不全
主な副作用：下痢, 疲労, 悪心, 食欲減退, 血小板減少症, 味覚異常, 貧血, 血中クレアチニン増加, 腎臓障害, 白血球減少など

備考

ロミデプシン

小分子化合物（HDAC阻害薬）

商品名 **イストダックス点滴静注用10mg**

注意度分類 Ⅱ　**漏出時リスク分類** non-vesicant

適応
再発又は難治性の末梢性T細胞リンパ腫

作用機序
ヒストン脱アセチル化酵素（HDAC）の活性を阻害することにより, ヒストン等の脱アセチル化が阻害される。これにより, がん抑制遺伝子やアポトーシス誘導遺伝子などの転写を活性化することで, 細胞周期停止及びアポトーシス誘導が生じ, 腫瘍増殖が抑制される。

体内動態 代謝：肝 排泄：糞

調製法・投与法
調製法：
1. 本剤は専用溶解用液に溶解して使用すること。
2. 本剤は専用溶解用液2.2mLで溶解したときに5mg/mLとなる。専用溶解用液はシリンジを用いて無菌的に必ず2.2mL抜き取り, その全量をゆっくりとバイアル内に注入する。
3. 専用溶解用液を注入した後, 直ちにバイアルを澄明で均一になるまで, ゆっくりと泡立てないように静かに円を描くように回して十分に溶解させる（振り混ぜないこと）。
4. 専用溶解用液で溶解後, 8時間以内に使用すること。
5. 本剤投与時には投与量に合わせ, 無菌的に必要量をシリンジで抜き取り, 日局生理食塩液500mLで希釈し, 希釈後は速やかに使用すること。なお, やむを得ず保存を必要とする場合でも, 24時間以内に使用すること。

用法・用量：
ロミデプシンとして14mg/m^2（体表面積）を1, 8, 15日目に4時間かけて点滴静注した後, 休薬（16～28日目）する。この28日間を1サイクルとして投与を繰り返す。適宜減量。

副作用
重大な副作用：骨髄抑制, 感染症, QT間隔延長, 腫瘍崩壊症候群, 過敏症
主な副作用：骨髄抑制, 味覚異常, 悪心, 食欲減退, 発熱, 嘔吐, 貧血, 疲労など

備考

ルキソリチニブ

小分子化合物（JAK 阻害薬）

商品名　**ジャカビ錠5mg／ジャカビ錠10mg**

注意度分類　Ⅱ　　**漏出時リスク分類**　—

適応

骨髄線維症，真性多血症（既存治療が効果不十分又は不適当な場合に限る）

作用機序

骨髄線維症，及び真性多血症の患者では多くの場合，*JAK2* 遺伝子の変異等による JAK2 キナーゼの恒常的な活性化が認められている。*in vitro* で野生型及び変異型（V617F）の JAK2 活性を阻害し，そのシグナル伝達を抑制した。また，骨髄線維症における臨床症状の原因の一つと考えられている IL-6 の細胞内シグナル伝達に関わる JAK1 の活性を阻害した。変異型 JAK2（V617F）を発現させたマウス腫瘍細胞株を移植したマウスにおいて，脾臓重量を減少させ，炎症性サイトカインである IL-6 及び TNF-αの血中濃度の上昇を抑制した。変異型 JAK2（V617F）を発現するマウス由来骨髄細胞を移植し，赤血球数増加等の真性多血症様の症状を呈したマウスにおいて，ルキソリチニブは赤血球数，白血球数及び脾臓重量を減少させた。

体内動態　代謝：肝　排泄：尿（74%），糞（22%）

調製法・投与法

用法・用量：

1. 骨髄線維症の場合：本剤を 1 日 2 回，12 時間毎を目安に経口投与する。用量は，ルキソリチニブとして 1 回 5mg ～ 25mg の範囲とし，患者の状態により適宜増減する。
2. 真性多血症の場合：ルキソリチニブとして 1 回 10mg を開始用量とし，1 日 2 回，12 時間毎を目安に経口投与する。適宜増減（1 回 25mg1 日 2 回を超えないこと）。

十分な効果が認められず，血球数から増量可能と判断できる場合は，1 回の投与量を 5mg ずつ 2 週間以上の間隔をあけて増量することができる。ただし，本剤の初回投与後，4 週間は増量しないこと。

副作用

重大な副作用：骨髄抑制，感染症，進行性単巣性白質脳症，出血，間質性肺疾患，肝機能障害，心不全
主な副作用：血小板減少症，貧血，下痢，疲労，体重増加，浮動性めまい，頭痛など

備考

トラメチニブ

小分子化合物（MEK 阻害薬）

商品名　**メキニスト錠0.5mg／メキニスト錠2mg**

注意度分類　Ⅱ　　**漏出時リスク分類**　—

適応

1. BRAF 遺伝子変異を有する悪性黒色腫
2. BRAF 遺伝子変異を有する切除不能な進行・再発の非小細胞肺癌

作用機序

MEK1 及び MEK2 の活性化並びにそのキナーゼ活性を阻害し，MEK の基質である ERK のリン酸化を阻害することで，BRAF V600 遺伝子変異陽性の腫瘍細胞の増殖を抑制する。

体内動態　代謝：肝　排泄：糞

調製法・投与法

投与法：

1. BRAF 遺伝子変異が確認された患者に投与すること。検査にあたっては，承認された体外診断薬等を用いること。
2. 食後に本剤を投与した場合，C_{max} 及び AUC が低下するとの報告がある。食事の影響を避けるため，食事の 1 時間前から食後 2 時間までの間の服用は避けること。
3. 0.5mg 錠と 2mg 錠の生物学的同等性は示されていないため，2mg を投与する際には 0.5mg 錠を使用しないこと。

用法・用量：

ダブラフェニブとの併用において，トラメチニブとして 2mg を 1 日 1 回，空腹時に経口投与する。ただし，術後補助療法の場合には，投与期間は 12 ヵ月間までとする。適宜減量。

副作用

重大な副作用：心障害，肝機能障害，間質性肺疾患，横紋筋融解症，深部静脈血栓症，肺塞栓症，脳血管障害
主な副作用：発熱，疲労，悪寒，嘔吐，皮膚乾燥，発疹，下痢など

備考

ビニメチニブ　小分子化合物（MEK 阻害薬）

商品名　**メクトビ錠15mg**

注意度分類	Ⅱ	漏出時リスク分類	—

適応
BRAF 遺伝子変異を有する根治切除不能な悪性黒色腫

作用機序
ヒト MEK1 及び MEK2 の活性化及びキナーゼ活性を阻害する。また，BRAFV600E 変異を有するヒト悪性黒色腫由来細胞株（A375，COLO 800 等）において，MAPK 経路のシグナル伝達分子（ERK）のリン酸化を阻害する。

体内動態　代謝：肝　排泄：糞（62.3%），尿（31.4%）

調製法・投与法
投与法：
十分な経験を有する病理医又は検査施設における検査により，BRAF 遺伝子変異が確認された患者に投与すること。検査にあたっては，承認された体外診断薬を用いること。
用法・用量：
エンコラフェニブとの併用において，1 回 45mg を 1 日 2 回経口投与する。適宜減量。

副作用
重大な副作用：眼障害，心機能障害，肝機能障害，横紋筋融解症，高血圧，高血圧クリーゼ，出血
主な副作用：悪心，下痢，疲労，血中 CK（CPK）増加など

備考

エベロリムス　小分子化合物（mTOR 阻害薬）

商品名　**アフィニトール錠2.5mg／アフィニトール錠5mg／アフィニトール分散錠 2mg ／アフィニトール分散錠 3mg**

注意度分類	Ⅱ	漏出時リスク分類	—

適応
< 2.5 錠，5mg 錠>
1. 根治切除不能又は転移性の腎細胞癌
2. 神経内分泌腫瘍
3. 手術不能又は再発乳癌
4. 結節性硬化症に伴う腎血管筋脂肪腫
5. 結節性硬化症に伴う上衣下巨細胞性星細胞腫

<分散錠 2mg，3mg >
結節性硬化症に伴う上衣下巨細胞性星細胞腫

作用機序
細胞内イムノフィリンである FKBP（FK506 binding protein）12 とエベロリムスとの複合体がセリン・スレオニンキナーゼである mTOR を選択的に阻害すると考えられている。mTOR は，p70S6 キナーゼ及び 4E-BP1 をリン酸化することによって蛋白質合成を調節し，細胞の成長，増殖及び生存に関与する。投与された担癌マウス及び担癌ラットの腫瘍において p70S6 キナーゼが阻害され，投与された担癌ラットの腫瘍において 4E-BP1 のリン酸化が阻害された。

体内動態　代謝：肝　排泄：糞（80%），尿（5%）

調製法・投与法
投与法：
食後に投与した場合，C_{max} 及び AUC が低下するとの報告がある。食後又は空腹時のいずれか一定の条件で投与する。
用法・用量：
<適応 1，2，4 >エベロリムスとして 1 日 1 回 10mg を経口投与する。
<適応 3 >内分泌療法剤との併用において，エベロリムスとして 1 日 1 回 10mg を経口投与する。（エキセメスタン以外の内分泌療法剤との併用について，有効性及び安全性は確立していない。）
<適応 5 >エベロリムスとして 3.0mg/m^2 を 1 日 1 回経口投与する。

副作用

重大な副作用：間質性肺疾患，感染症，腎不全，高血糖，糖尿病の発症又は増悪，骨髄抑制，口内炎，急性呼吸窮迫症候群，肺塞栓症，深部静脈血栓症，悪性腫瘍，創傷治癒不良，進行性多巣性白質脳症，BK ウイルス腎症，血栓性微小血管障害，肺胞蛋白症，心嚢液貯留

主な副作用：口内炎，発疹，貧血，疲労，下痢，無力症，食欲減退，高コレステロール血症，悪心，粘膜の炎症，嘔吐，末梢性浮腫，高トリグリセリド血症，咳嗽，掻痒症，感染症，皮膚乾燥，鼻出血，呼吸困難，味覚異常，頭痛，体重減少，高血糖，血小板減少症，爪の障害，肺臓炎，発熱，ざ瘡，白血球減少症など

備考

併用禁忌：生ワクチン

結節性硬化症に伴う上衣下巨細胞性星細胞腫の場合，アフィニトール分散錠は，原則として，アフィニトール錠の服用ができない場合とする。それぞれの生物学的同等性は示されていないので，切り替えに際しては，血中濃度を測定する。アフィニトール分散錠はトラフ濃度が 5 ～ 15ng/mL となるように投与量を調節する（投与開始又は用量変更から 2 週間後を目安に測定する）。

シロリムス

小分子化合物（mTOR 阻害薬）

商品名 **ラパリムス錠 1mg／ラパリムスゲル 0.2%**

注意度分類 Ⅱ　**漏出時リスク分類** —

適応

＜錠剤＞リンパ脈管筋腫症
＜ゲル＞結節性硬化症に伴う皮膚病変

作用機序

リンパ脈管筋腫症（LAM）でみられる mTOR の恒常的な活性化を阻害することによって，LAM 平滑筋様細胞増殖シグナル伝達を阻害し，細胞周期の G0/G1 から S 期への進行を抑制することで細胞増殖を抑制すると考えられている。

体内動態　**代謝**：　**排泄**：糞（91.0%），尿（2.2%）

調製法・投与法

投与法：

高脂肪食の摂取後に投与した場合，血中濃度が増加するとの報告がある。安定した血中濃度を維持できるよう，投与時期は，食後又は空腹時のいずれか一定とする。

用法・用量：

＜錠剤＞シロリムスとして 2mg を 1 日 1 回経口投与する。適宜増減（1 日 1 回 4mg を超えない）。
＜ゲル＞ 1 日 2 回，患部に適量を塗布する。

副作用

＜錠剤＞

重大な副作用：間質性肺疾患，感染症，消化管障害，アナフィラキシー，進行性単巣性白質脳症，BK ウイルス腎症，体液貯留，脂質異常症，創傷治癒不良，腎障害，皮膚障害

主な副作用：口内炎，鼻咽頭炎，上気道の炎症，頭痛，下痢，ざ瘡様皮膚炎，発疹，不規則月経，血中コレステロール増加，高コレステロール血症，高トリグリセリド血症，脂質異常症，高脂血症，気管支炎，ざ瘡，口唇炎，悪心，白血球数減少，疼痛，感染，呼吸障害，皮膚障害，咳嗽，臨床検査異常，筋骨格障害，末梢性浮腫，疲労，胃腸障害，浮動性めまい，呼吸困難，AST 増加など

＜ゲル＞

皮膚乾燥，適用部位刺激感，ざ瘡，そう痒症，ざ瘡様皮膚炎，眼刺激

備考

併用禁忌：生ワクチン（乾燥弱毒生麻しんワクチン，乾燥弱毒生風しんワクチン，経口生ポリオワクチン，乾燥 BCG 等）

厚生労働省難治性疾患克服研究事業呼吸不全に関する調査研究班のリンパ脈管筋腫症〔lymphangioleiomyomatosis（LAM）〕診断基準等を参考に確定診断された患者を対象とする。

テムシロリムス
小分子化合物（mTOR 阻害薬）

商品名 **トーリセル点滴静注液 25mg**

注意度分類 Ⅱ　**漏出時リスク分類** non-vesicant

適応

根治切除不能又は転移性の腎細胞癌

作用機序

mTOR の活性化を阻害し，その結果，細胞周期の G1 から S 期への移行を抑制すること，さらに，腫瘍微小環境における血管新生に重要な低酸素誘導性転写因子（HIF）及び血管内皮増殖因子（VEGF）の発現を抑制することにより，腫瘍細胞の増殖を抑制すると考えられている。

体内動態 代謝：肝　排泄：糞（78%），尿（4.6%）

調製法・投与法

調製法：

無菌的に，二段階の希釈調製を行う。

1. 1 バイアルに添付希釈用液 1.8mL を加え，バイアルをよく振り混和する（直接日局生理食塩液で希釈しない）。気泡がおさまるまで待ち，微粒子がないことを目視により確認する。
2. 1. で希釈した液から 2.5mL を抜き取り，日局生理食塩液 250mL に速やかに混和する。本剤を混和する際は激しく振とうしない。

投与法：

調製後 6 時間以内に投与を終了する。孔径 5μm 以下のインラインフィルターを使用し，可塑剤として DEHP〔di-(2-ethylhexyl) phthalate：フタル酸ジ -(2- エチルヘキシル)〕を含む輸液セット等を使用しない。

用法・用量：

テムシロリムスとして 25mg を 1 週間に 1 回，30 ～ 60 分間かけて点滴静脈内投与する。

副作用

重大な副作用：間質性肺疾患，重度の Infusion reaction，静脈血栓塞栓症，血栓性静脈炎，腎不全，消化管穿孔，心嚢液貯留，胸水，痙攣，脳出血，高血糖，感染症，皮膚粘膜眼症候群，横紋筋融解症，口内炎，貧血，血小板減少，白血球減少，好中球減少，リンパ球減少

主な副作用：無力症，発疹，貧血，悪心，高脂血症，食欲不振，高コレステロール血症，口内炎，粘膜炎，高トリグリセリド血症，肝機能障害，高血糖，間質性肺疾患，骨髄抑制，そう痒症，爪の障害，皮膚乾燥，鼻出血，咳嗽，呼吸困難。下痢，嘔吐，腹痛，低 P・K 血症，クレアチニン上昇，上気道感染，浮腫，発熱，疲労，悪寒，疼痛など

備考

併用禁忌：生ワクチン

infusion reaction を予防するため，本剤の投与前に，抗ヒスタミン薬（d- クロルフェニラミンマレイン酸塩，ジフェンヒドラミン塩酸塩等）を投与する。

併用注意（食べ物）：グレープフルーツとの併用でテムシロリムス及びその代謝物であるシロリムスの血中濃度が上昇する可能性がある。

オラパリブ
小分子化合物（PARP 阻害薬）

商品名 **リムパーザ錠 100mg／リムパーザ錠 150mg**

注意度分類 Ⅱ　**漏出時リスク分類** —

適応

1. 白金系抗悪性腫瘍剤感受性の再発卵巣癌における維持療法
2. がん化学療法歴のある BRCA 遺伝子変異陽性かつ HER2 陰性の手術不能又は再発乳癌

作用機序

DNA の修復機構

1. DNA の修復機構には DNA の損傷のタイプにより複数存在している。
   一本鎖切断（DNA の二重らせん構造のうち一本が切断した場合）→修復因子は主に PARP 二本鎖切断（一本鎖切断が修復されないと二本鎖切断に至る）→修復因子は主に BRCA や ATM, RAD51 など
2. 二本鎖切断修復ができない場合細胞死に至る。
3. プラチナ製剤は DNA の二本鎖切断を増加させる。しかし，卵巣癌患者の約 50%では，BRCA や ATM，RAD5 などが関わる修復経路に異常があり，二本鎖切断の修復を十分に行えず，プラチナ感受性を示す。

PARP 阻害剤の薬理作用
1. 本剤は PARP を阻害する作用により一本鎖切断の修復を阻害することで，DNA 複製の過程で二本鎖切断へと至らせる。
2. 白金製剤感受性の卵巣がん患者においては，二本鎖切断の修復機構が破たんしていることが想定されることから，細胞死が誘導され，抗腫瘍効果を示すものと考えられる。

PARP：ポリアデノシン 5′二リン酸リボースポリメラーゼ
BRCA：breast cancer susceptibility

体内動態 代謝：CYP3A4により代謝 排泄：尿（44%），糞（42%）

調製法・投与法
調製法：特に注意する事項なし
投与法：
<適応 1 >
再発時の白金系抗悪性腫瘍剤を含む化学療法で奏功が維持されている患者を対象とすること。
<適応 2 >
1. 本剤の投与を行う場合には，アントラサイクリン系抗悪性腫瘍剤及びタキサン系抗悪性腫瘍剤を含む化学療法歴のある患者を対象とすること。
2. 承認された体外診断薬等を用いた検査により，生殖細胞系列の BRCA 遺伝子変異（病的変異又は病的変異疑い）を有することが確認された患者に投与すること。

用法・用量：
オラパリブとして 300mg を 1 日 2 回，経口投与する。適宜減量。

副作用
重大な副作用：骨髄抑制（貧血，好中球減少，白血球減少，血小板減少，リンパ球減少など），間質性肺疾患
主な副作用：悪心，貧血，疲労，嘔吐，無力症，味覚異常など

備考
1. パートナーが妊娠する可能性がある男性に対しては，本剤投与期間中及び最終投与後一定期間は適切な避妊法を用いるよう指導すること。[本剤の遺伝毒性試験において染色体異常誘発性が認められている。]

併用注意（食品）：本剤投与時はグレープフルーツ含有食品を摂取しないよう注意する。
CYP3A 阻害作用により，本剤の代謝が阻害され，血中濃度が上昇する可能性がある。

アキシチニブ

小分子化合物（VEGFR 阻害薬）

商品名 **インライタ錠 1mg／インライタ錠 5mg**

注意度分類 Ⅱ　**漏出時リスク分類** —

適応
根治切除不能又は転移性の腎細胞癌

作用機序
1. 血管内皮増殖因子受容体（VEGFR-1，VEGFR-2 及び VEGFR-3）のリン酸化を阻害し，その下流のシグナル伝達を阻害した。
2. ヒト腫瘍細胞株を移植したマウスにおいて，腫瘍の血管内皮細胞数の減少及び総血流量の減少が認められた。また，膵島細胞腫瘍が自然発生する RIP-Tag2 トランスジェニックマウスにおいて，腫瘍中の血管新生の抑制が認められた。

体内動態 代謝：肝 排泄：肝胆

調製法・投与法
用法・用量：
アキシチニブとして 1 回 5mg を 1 日 2 回経口投与する。適宜増減（1 回 10mg1 日 2 回まで）。

副作用
重大な副作用：高血圧，高血圧クリーゼ，動脈血栓塞栓症，静脈血栓塞栓症，出血，消化管穿孔，瘻孔形成，甲状腺機能障害，創傷治癒遅延，可逆性後白質脳症症候群，肝機能障害，心不全，間質性肺疾患
主な副作用：下痢，高血圧，疲労，悪心，食欲減退，発声障害，手足症候群，甲状腺機能低下症，無力症，嘔吐，体重減少，粘膜の炎症，口内炎，発疹，便秘，頭痛，蛋白尿，皮膚乾燥，味覚異常など

備考

イキサゾミブ

小分子化合物（プロテアソーム阻害薬）

商品名 **ニンラーロカプセル2.3mg，3mg，4mg**

注意度分類 I　**漏出時リスク分類** —

適応

再発又は難治性の多発性骨髄腫

作用機序

20S プロテアソームのβ5 サブユニットに結合し，キモトリプシン様活性を阻害することにより，腫瘍細胞のアポトーシスを誘導し，腫瘍増殖を抑制する。

体内動態 代謝：代謝：70%が未変化体（代謝経路は，脱ホウ素化，酸化，N-脱アルキル化及び脱水素反応） 排泄：尿（62%），糞（22%）

調製法・投与法

投与法：

本剤の C_{max} 及び AUC が低下するとの報告がある。食事の影響を避けるため，食事の 1 時間前から食後 2 時間までの間の服用は避けること。

用量・用法：

レナリドミド及びデキサメタゾンとの併用において，イキサゾミブとして 1 日 1 回 4mg を空腹時に週 1 回，3 週間（1，8 及び 15 日目）経口投与した後，13 日間休薬（16 ～ 28 日目）する。この 4 週間を 1 サイクルとし，投与を繰り返す。適宜減量。

副作用

重大な副作用：血小板減少症，重度の下痢，皮膚粘膜眼症候群（Stevens-Johnson 症候群），末梢神経障害，可逆性後白質脳症症候群

主な副作用：下痢，好中球減少症，血小板減少症，末梢神経障害，疲労

備考

カルフィルゾミブ

小分子化合物（プロテアソーム阻害薬）

商品名 **カイプロリス点滴静注10mg / カイプロリス点滴静注40mg**

注意度分類 I　**漏出時リスク分類** irritant

適応

再発又は難治性の多発性骨髄腫

〈効能・効果に関連する使用上の注意〉

本剤による治療は，少なくとも 1 つの標準的な治療が無効又は治療後に再発した患者を対象とすること。

作用機序

プロテアソームのキモトリプシン様活性を阻害することにより，腫瘍細胞のアポトーシスを誘導し，腫瘍の増殖を抑制する。

体内動態 代謝：主要代謝経路はエポキシド及びペプチド結合の加水分解　排泄：尿

調製法・投与法

調製法：

1. 溶解時は泡立つため，注射用水をバイアルの内壁に当てながら緩徐に注入し，10mg 製剤の場合は 5mL，40mg 製剤の場合は 20mL の注射用水で 2mg/mL の濃度にて溶解すること。
2. バイアルを緩やかに転倒混和し，泡立ちが生じた場合には，泡が消えるまで約 2 ～ 5 分間バイアルを静置すること。
3. 体表面積から計算した必要量を 5%ブドウ糖液にて希釈すること。

投与法：

投与時，本剤はレナリドミド及びデキサメタゾン併用（20/27mg/m^2 投与）時には 10 分かけて，デキサメタゾン併用（20/56mg/m^2 投与）時には 30 分かけて点滴静注する。

用法・用量：

＜レナリドミド及びデキサメタゾン併用の場合＞

1 日 1 回，本剤を 1，2，8，9，15 及び 16 日目に点滴静注し，12 日間休薬する。この 28 日間を 1 サイクルとし，12 サイクルまで投与を繰り返す。13 サイクル以降は，1 日 1 回，1，2，15 及び 16 日目に本剤を点滴静注し，12 日間休薬する。本剤の投与量はカルフィルゾミブとして，1 サイクル目の 1 及び 2 日目のみ 20mg/m^2（体表面積），それ以降は 27mg/m^2（体表面積）とし，10 分かけて点滴静注する。適宜減量。

<デキサメタゾン併用の場合>
1日1回，本剤を1，2，8，9，15及び16日目に点滴静注し，12日間休薬する。この28日間を1サイクルとし，投与を繰り返す。本剤の投与量はカルフィルゾミブとして，1サイクル目の1及び2日目のみ20mg/m^2（体表面積），それ以降は56mg/m^2（体表面積）とし，30分かけて点滴静注する。適宜減量。
〈用法・用量に関連する使用上の注意〉
1. 体表面積が2.2m^{2}を超える患者では，体表面積2.2m^{2}として投与量を算出すること。
2. レナリドミド及びデキサメタゾン併用の場合，本剤を18サイクルを超えて投与した場合の有効性及び安全性は確立していない。
3. クレアチニンクリアランス（Ccr）が15mL/分未満となった場合には，本剤を休薬すること。Ccrが15mL/分以上まで回復した場合には，投与の再開を検討すること。透析を要する場合には，再開時の用量として20mg/m^{2}を超えないこととし，また透析後に投与すること。

副作用
重大な副作用：心障害，間質性肺疾患，肺高血圧症，肝不全，肝機能障害，急性腎不全，腫瘍崩壊症候群，骨髄抑制，Infusion reaction，血栓性微小血管症，可逆性後白質脳症症候群，脳症，高血圧，高血圧クリーゼ，静脈血栓塞栓症，出血，感染症，消化管穿孔
主な副作用：好中球減少，貧血，血小板減少，疲労など

備考

ボルテゾミブ（BOR）

小分子化合物（プロテアソーム阻害薬）

商品名 **ベルケイド注射用3mg**

注意度分類 Ⅰ　**漏出時リスク分類** irritant

適応
多発性骨髄腫，マントル細胞リンパ腫原発性マクログロブリン血症及びリンパ形質細胞リンパ腫

作用機序
1. 骨髄腫細胞等のがん細胞のプロテアソームを阻害することにより，その増殖を抑制しアポトーシスを誘導する。
2. 細胞の増殖やアポトーシスを制御する転写因子NF-κBの活性化を阻害する。
3. NF-κBの活性化を阻害することにより，骨髄腫細胞と骨髄ストローマ細胞の接着を阻害し，IL-6等のサイトカインの分泌を抑制し，骨髄腫細胞の増殖を抑制する。

体内動態 代謝：肝　排泄：

調製法・投与法
調製法：
1. 静脈内投与：1バイアルを日局生理食塩液3.0mLで溶解して使用する（1.0mg/mL）。
2. 皮下投与：1バイアルを日局生理食塩液1.2mLで溶解して使用する（2.5mg/mL）。

用法・用量：添付文書参照

副作用
重大な副作用：肺障害，心障害，末梢神経障害，骨髄抑制，イレウス，肝機能障害，低血圧，腫瘍崩壊症候群，皮膚粘膜眼症候群，中毒性表皮壊死症，発熱，可逆性後白質脳症症候群，進行性多巣性白質脳症
主な副作用：骨髄抑制，食欲不振，下痢，発疹，便秘，悪心，LDH増加，CRP増加，発熱，体重減少，末梢性ニューロパシー，低ナトリウム血症，ALP増加，倦怠感，嘔吐，肝機能異常，高血糖，高カリウム血症，感覚減退，帯状疱疹，神経痛など

備考

スニチニブ

小分子化合物（マルチキナーゼ阻害薬）

商品名 **スーテントカプセル12.5mg**

注意度分類 Ⅱ　**漏出時リスク分類** —

適応
1. イマチニブ抵抗性の消化管間質腫瘍
2. 根治切除不能又は転移性の腎細胞癌
3. 膵神経内分泌腫瘍

作用機序
In vitro の試験において，血小板由来増殖因子受容体（PDGFR-α及びPDGFR-β），血管内皮増殖因子受容体（VEGFR-1，VEGFR-2及びVEGFR-3），幹細胞因子受容体（KIT），fms様チロシンキナーゼ3（FLT3），コロニー刺激因子-1受容体（CSF-1R）及びグリア細胞由来神経栄養因子受容体（RET）の受容体チロシンキナーゼ活性を阻害した。また，*in vivo* の腫瘍においてもPDGFR-β，VEGFR-2，KIT及びFLT3のリン酸化を阻害した。

体内動態 代謝：肝 排泄：糞（61%），尿（16%）

調製法・投与法
用法・用量：
<適応1，2>スニチニブとして1日1回50mgを4週間連日経口投与し，その後2週間休薬する。
<適応3>スニチニブとして1日1回37.5mgを経口投与する。適宜増減（1日1回50mgまで）。

副作用
重大な副作用：骨髄抑制，感染症，高血圧，出血，消化管穿孔，QT間隔延長，心室性不整脈，心不全，左室駆出率低下，肺塞栓症，深部静脈血栓症，血栓性微小血管症，一過性脳虚血発作，脳梗塞，播種性血管内凝固症候群，てんかん様発作，可逆性後白質脳症症候群，急性膵炎，甲状腺機能障害，肝不全，肝機能障害，黄疸，急性胆嚢炎，間質性肺炎，急性腎不全，ネフローゼ症候群，横紋筋融解症，ミオパシー，副腎機能不全，腫瘍崩壊症候群，皮膚粘膜眼症候群，多形紅斑
主な副作用：骨髄抑制，皮膚変色，手足症候群，食欲不振，疲労，下痢，高血圧，肝機能障害，甲状腺機能低下症，口内炎，発熱，倦怠感，悪心，リパーゼ増加など

備考

ソラフェニブ

小分子化合物（マルチキナーゼ阻害薬）

商品名 **ネクサバール錠200mg**

注意度分類 Ⅰ　**漏出時リスク分類** —

適応
根治切除不能又は転移性の腎細胞癌，切除不能な肝細胞癌，根治切除不能な甲状腺癌

作用機序
In vitro 試験において，腫瘍進行に関与するC-Raf，正常型及び変異型B-Rafキナーゼ活性，並びにFLT-3，c-KITなどの受容体チロシンキナーゼ活性を阻害した。さらに，腫瘍血管新生に関与する血管内皮増殖因子（VEGF）受容体，血小板由来成長因子（PDGF）受容体などのチロシンキナーゼ活性を阻害した。*In vivo* 試験では，腎細胞癌及び肝細胞癌細胞株を用いた担癌マウスにおいて，腫瘍組織中の血管新生を抑制した。また，肝細胞癌細胞株を用いた担癌マウスでは，腫瘍細胞のERKリン酸化を抑制し，アポトーシスを誘導した。

体内動態 代謝：肝 排泄：糞（77%），尿（19%）

調製法・投与法
投与法：
高脂肪食の食後に投与した場合，血漿中濃度が低下するとの報告がある。高脂肪食摂取時には食事の1時間前から食後2時間までの間を避けて服用する。
用法・用量：
ソラフェニブとして1回400mgを1日2回経口投与する。

副作用
重大な副作用：手足症候群，剥脱性皮膚炎，中毒性表皮壊死融解症，皮膚粘膜眼症候群，多形紅斑，ケラトアカントーマ，皮膚有刺細胞癌，出血，劇症肝炎，肝機能障害・黄疸，肝不全，肝性脳症，急性肺障害，間質性肺炎，高血圧クリーゼ，可逆性後白質脳症症候群，心筋虚血・心筋梗塞，うっ血性心不全，消化管穿孔，消化管潰瘍，出血性腸炎，虚血性腸炎，骨髄抑制，膵炎，腎不全，ネフローゼ症候群，蛋白尿，低ナトリウム血症，横紋筋融解症，低カルシウム血症
主な副作用：リパーゼ上昇，手足症候群，アミラーゼ上昇，発疹，皮膚落屑，疼痛，脱毛，下痢，高血圧，疲労，食欲不振，瘙痒，体重減少，嗄声，口内炎，悪心，皮膚乾燥，ALT上昇など

備考

パゾパニブ
小分子化合物（マルチキナーゼ阻害薬）

商品名 **ヴォトリエント錠200mg**

注意度分類 Ⅱ　**漏出時リスク分類** —

適応

悪性軟部腫瘍
根治切除不能又は転移性の腎細胞癌

作用機序

1. 血管内皮細胞増殖因子受容体（VEGFR-1，VEGFR-2 及び VEGFR-3），血小板由来増殖因子受容体（PDGFR-α及び PDGFR-β），並びに幹細胞因子受容体（c-Kit）のリン酸化を阻害した。また，マウスに投与した時に肺の VEGFR-2 のリン酸化を阻害した。
2. マウス脈絡膜にレーザー照射で誘発した血管新生，並びにウサギ脈絡膜に血管内皮細胞増殖因子及び塩基性線維芽細胞増殖因子で誘発した血管新生に対して，阻害作用を示した。

体内動態 代謝：　排泄：糞（82.2%），尿（2.6%）

調製法・投与法

投与法：
食後に投与した場合，C_{max} 及び AUC が上昇するとの報告がある。食事の影響を避けるため，用法・用量を遵守して服用する。
用法・用量：
パゾパニブとして 1 日 1 回 800mg を食事の 1 時間以上前又は食後 2 時間以降に経口投与する。

副作用

重大な副作用：肝不全，肝機能障害，高血圧，高血圧クリーゼ，心機能障害，QT 間隔延長，心室性不整脈，動脈血栓性事象，静脈血栓性事象，出血，消化管穿孔，消化管瘻，甲状腺機能障害，ネフローゼ症候群，蛋白尿，感染症，創傷治癒遅延，間質性肺炎，血栓性微小血管症，可逆性後白質脳症症候群，膵炎，網膜剥離
主な副作用：下痢，疲労，悪心，高血圧，毛髪変色，食欲減退，体重減少，味覚異常，嘔吐，手掌・足底発赤知覚不全症候群，肝機能障害など

備考

バンデタニブ
小分子化合物（マルチキナーゼ阻害薬）

商品名 **カプレルサ錠100mg**

注意度分類 Ⅱ　**漏出時リスク分類** —

適応

根治切除不能な甲状腺髄様癌

作用機序

- バンデタニブは，ヒト甲状腺髄様癌由来細胞株の VEGFR-2，EGFR，RET 等のチロシンキナーゼのリン酸化を阻害することにより，細胞増殖を抑制した。
- バンデタニブは，ヒト臍帯血管内皮細胞（HUVEC）の VEGFR-2 及び EGFR のチロシンキナーゼのリン酸化を阻害し，VEGF 又は EGF 刺激による HUVEC の増殖を抑制した。
- ヒト肺癌由来 Calu-6 又は A549 細胞株を皮下移植したヌードマウスにおいて，バンデタニブによる血管内皮細胞数減少，腫瘍血管数減少等が認められた。

体内動態 代謝：肝　排泄：糞，尿

調製法・投与法

用法・用量：
バンデタニブとして 1 回 300mg を 1 日 1 回，経口投与する。適宜減量。

副作用

重大な副作用：間質性肺疾患，QT 間隔延長，心室性不整脈，心障害，重度の下痢，中毒性表皮壊死融解症，皮膚粘膜眼症候群，多形紅斑，重度の皮膚障害，高血圧，可逆性後白質脳症症候群，腎障害，低カルシウム血症，肝障害，出血，消化管穿孔
主な副作用：皮膚症状（発疹，ざ瘡，皮膚乾燥，皮膚炎，そう痒症等），下痢，高血圧，角膜混濁，疲労，悪心など

備考

レゴラフェニブ　小分子化合物（マルチキナーゼ阻害薬）

商品名　**スチバーガ錠40mg**

注意度分類　Ⅱ　**漏出時リスク分類**　—

適応

治癒切除不能な進行・再発の結腸・直腸癌，がん化学療法後に増悪した消化管間質腫瘍
がん化学療法後に増悪した切除不能な肝細胞癌

作用機序

腫瘍血管新生（VEGFR1～3，TIE2），腫瘍微小環境（PDGFR，FGFR）及び腫瘍形成（KIT，RET，RAF-1，BRAF）に関わるキナーゼを阻害する（*in vitro*）。また，変異型KIT（V560G，V654A，D816H，D820Y及びN822K変異）の活性を阻害する（*in vitro*）。腫瘍を移植したマウス又はラットにおいて，腫瘍血管新生を抑制し，腫瘍細胞増殖のシグナル伝達経路を阻害した。

体内動態　代謝：　排泄：糞（71%），尿（19%）

調製法・投与法

投与法：

空腹時に投与した場合，食後投与と比較して未変化体のC_{max}及びAUCの低下が認められることから，空腹時投与を避ける。また，高脂肪食摂取後に投与した場合，低脂肪食摂取後の投与と比較して活性代謝物のC_{max}及びAUCの低下が認められることから，高脂肪食後の投与を避けることが望ましい。

用法・用量：

レゴラフェニブとして1日1回160mgを食後に3週間連日経口投与し，その後1週間休薬する。
減量して投与を継続する場合には，40mg（1錠）ずつ減量する（1日1回80mgを下限とする）。

副作用

重大な副作用：手足症候群，中毒性表皮壊死融解症，皮膚粘膜眼症候群，多形紅斑，劇症肝炎，肝不全，肝機能障害，黄疸，出血，間質性肺疾患，血栓塞栓症，高血圧，高血圧クリーゼ，可逆性後白質脳症，消化管穿孔，消化管瘻，血小板減少

主な副作用：手足症候群，下痢，食欲減退，疲労，発声障害，高血圧，発疹，脱毛，口内炎，疼痛など

備考

レンバチニブ　小分子化合物（マルチキナーゼ阻害薬）

商品名　**レンビマカプセル4mg／レンビマカプセル10mg**

注意度分類　Ⅱ　**漏出時リスク分類**　—

適応

根治切除不能な甲状腺癌（10mgカプセルのみ適応），切除不能な肝細胞癌

作用機序

腫瘍血管新生等に関与する血管内皮増殖因子（VEGF）受容体（VEGFR1-3），線維芽細胞増殖因子受容体（FGFR1-4），血小板由来増殖因子受容体（PDGFR）α，幹細胞因子受容体（KIT），Rearranged During Transfectionがん原遺伝子（RET）等の受容体チロシンキナーゼを阻害した。また，VEGFによって誘導される血管内皮細胞のVEGFR2自己リン酸化，増殖及び血管様管腔構造の形成を阻害した。

体内動態　代謝：広範囲で代謝　排泄：糞，尿

調製法・投与法

用法・用量：

1. 根治切除不能な甲状腺癌：レンバチニブとして1日1回24mgを経口投与する。
2. 切除不能な肝細胞癌：体重にあわせてレンバチニブとして体重60kg以上の場合は12mg，体重60kg未満の場合は8mgを1日1回，経口投与する。適宜減量。

副作用

重大な副作用：高血圧，出血，動脈血栓塞栓症，静脈血栓塞栓症，肝障害，腎障害，消化管穿孔，瘻孔形成，気胸，可逆性後白質脳症症候群，心障害，手足症候群，感染症，骨髄抑制，低カルシウム血症，創傷治癒遅延

主な副作用：高血圧，下痢，食欲減退，体重減少，悪心，疲労，口内炎，蛋白尿，手掌・足底発赤知覚不全症候群，発声障害など

備考

ニボルマブ　免疫チェックポイント阻害薬（ヒト型抗ヒト PD-1 モノクローナル抗体）

商品名　**オプジーボ点滴静注 20mg／オプジーボ点滴静注 100mg／オプジーボ点滴静注 240mg**

注意度分類　Ⅱ　**漏出時リスク分類**　non-vesicant

適応

1. 悪性黒色腫
2. 切除不能な進行・再発の非小細胞肺癌
3. 根治切除不能又は転移性の腎細胞癌
4. 再発又は難治性の古典的ホジキンリンパ腫
5. 再発又は遠隔転移を有する頭頸部癌
6. がん化学療法後に増悪した治癒切除不能な進行・再発の胃癌
7. がん化学療法後に増悪した切除不能な進行・再発の悪性胸膜中皮腫

作用機序

ヒト PD-1 に対する抗体であり，PD-1 とそのリガンドである PD-L1 及び PD-L2 との結合を阻害し，がん抗原特異的な T 細胞の増殖，活性化及び細胞傷害活性の増強等により，腫瘍増殖を抑制する。

体内動態　代謝：　排泄：

調製法・投与法

調製法：

1. 本剤は日局生理食塩液又は 5%ブドウ糖注射液に希釈し，総液量は 60mL 以上を目安とする。
2. 希釈する場合，1 回 240mg 投与時の総液量は体重 30kg 以上の患者には 150mL 以下，体重 30kg 未満の患者には 100mL 以下とする。
3. 希釈後の最終濃度 0.35mg/mL 未満では，本剤の点滴溶液中の安定性が確認されていない。

投与法：

1. 30 分以上かけて点滴静注する。
2. インラインフィルター（0.2 又は 0.22 μm）を使用する。

用法・用量：

＜適応 1 ＞ニボルマブとして，1 回 240mg を 2 週間間隔で点滴静注する。ただし，術後補助療法の場合は，投与期間は 12 カ月間までとする。根治切除不能な悪性黒色腫に対してイピリムマブと併用する場合は，ニボルマブとして，1 回 80mg を 3 週間間隔で 4 回点滴静注する。その後，ニボルマブとして，1 回 240mg を 2 週間間隔で点滴静注する。

＜適応 3 ＞ボルマブとして，1 回 240mg を 2 週間間隔で点滴静注する。化学療法未治療の根治切除不能又は転移性の腎細胞癌に対してイピリムマブと併用する場合は，ニボルマブとして，1 回 240mg を 3 週間間隔で 4 回点滴静注する。その後，ニボルマブとして，1 回 240mg を 2 週間間隔で点滴静注する。

＜適応 2，4，5，6，7 ＞ニボルマブとして，1 回 240mg を 2 週間間隔で点滴静注する。

副作用

重大な副作用：間質性肺疾患，重症筋無力症，心筋炎，筋炎，横紋筋融解症，大腸炎，重度の下痢，1 型糖尿病，重篤な血液障害，肝機能障害，肝炎，硬化性胆管炎，神経障害，腎障害，甲状腺機能障害，Infusion reaction，副腎障害，脳炎，重度の皮膚障害，静脈血栓塞栓症，血球貪食症候群

主な副作用：疲労，そう痒症，下痢，発疹，悪心，食欲減退，甲状腺機能低下症，関節痛，無力症，発熱，高リパーゼ血症，甲状腺機能低下症など

備考

ペムブロリズマブ　免疫チェックポイント阻害薬（ヒト化抗ヒト PD-1 モノクローナル抗体）

商品名　**キイトルーダ点滴静注 20mg／キイトルーダ点滴静注 100mg**

注意度分類　Ⅰ　**漏出時リスク分類**　non-vesicant

適応

1. 悪性黒色腫
2. 切除不能な進行・再発の非小細胞肺癌
3. 再発又は難治性の古典的ホジキンリンパ腫
4. がん化学療法後に増悪した根治切除不能な尿路上皮癌
5. がん化学療法後に増悪した進行・再発の高頻度マイクロサテライト不安定性（MSI-High）を有する固形癌（標準的な治療が困難な場合に限る）

作用機序

ヒトPD-1に対する抗体であり，PD-1とそのリガンド（PD-L1及びPD-L2）との結合を阻害することにより，腫瘍特異的な細胞傷害性T細胞を活性化させ，腫瘍増殖を抑制する。

体内動態 代謝：該当資料なし　排泄：該当資料なし

調製法・投与法

調製法：

1. 凍結を避け，バイアルを振盪しないこと。
2. 投与前に，粒子状物質や変色の有無を目視により確認すること。
3. 必要量（20mgバイアルの場合は0.8mL以内，100mgバイアルの場合は4mL以内）をバイアルから抜き取り，日局生理食塩液又は日局5%ブドウ糖注射液の点滴バッグに注入し，最終濃度を1～10mg/mLとする。点滴バッグをゆっくり反転させて混和すること。バイアル中の残液は廃棄すること。
4. 希釈液をすぐに使用せず保管する場合には，25℃以下で6時間以内又は2～8℃で合計24時間以内に使用すること。

投与法：

本剤は，インラインフィルター（0.2～5μm）を使用して，30分間かけて静脈内投与する。

用法・用量：

<適応1>ペムブロリズマブとして，1回200mgを3週間間隔で30分間かけて点滴静注する。ただし，術後補助療法の場合は，投与期間は12ヵ月間までとする。

<適応2，3，4，5>ペムブロリズマブとして，1回200mgを3週間間隔で30分間かけて点滴静注する。

副作用

重大な副作用：間質性肺疾患，大腸炎，重度の下痢，皮膚粘膜眼症候群（Stevens-Johnson症候群），類天疱瘡，神経障害，肝機能障害，肝炎，硬化性胆管炎，甲状腺機能障害，下垂体機能障害，副腎機能障害，1型糖尿病，腎障害，膵炎，筋炎，横紋筋融解症，重症筋無力症，心筋炎，脳炎，髄膜炎，重篤な血液障害，血球貪食症候群，Infusion reaction

主な副作用：そう痒感・斑状丘疹状皮疹，倦怠感，疲労，発疹，下痢，無力症，関節痛，尋常性白斑，甲状腺機能低下症など

備考

添付文書の警告欄にも記載されている間質性肺疾患の重篤な副作用発現について，厚生労働省から注意喚起が行われている。

アテゾリズマブ

免疫チェックポイント阻害薬（抗PD-L1ヒト化モノクローナル抗体）

商品名 **テセントリク点滴静注1200mg**

注意度分類	Ⅳ	漏出時リスク分類	non-vesicant

適応

切除不能な進行・再発の非小細胞肺癌

作用機序

PD-L1とその受容体であるPD-1との結合を阻害すること等により，がん抗原特異的なT細胞の細胞傷害活性を増強し，腫瘍の増殖を抑制する。

体内動態 代謝・排泄：該当資料なし（ただし，内因性IgGと同じであると考えられる。）

調製法・投与法

調製法：

投与時には本剤20mLを注射筒で抜き取り，日局生理食塩液約250mLに添加し，点滴静注する。

投与法：

0.2又は0. 22μmのインラインフィルターを使用すること。

用法・用量：

<化学療法未治療の扁平上皮癌を除く切除不能な進行・再発の非小細胞肺癌患者の場合>

カルボプラチン，パクリタキセル及びベバシズマブとの併用において，アテゾリズマブとして1回1,200mgを60分かけて3週間間隔で点滴静注する。なお，初回投与の忍容性が良好であれば，2回目以降の投与時間は30分間まで短縮できる。

<化学療法既治療の切除不能な進行・再発の非小細胞肺癌患者の場合>

アテゾリズマブとして1回1,200mgを60分かけて3週間間隔で点滴静注する。なお，初回投与の忍容性が良好であれば，2回目以降の投与時間は30分間まで短縮できる。

副作用

重大な副作用：間質性肺疾患，肝機能障害，肝炎，大腸炎，重度の下痢，膵炎，1 型糖尿病，甲状腺機能障害，副腎機能障害，下垂体機能障害，脳炎，髄膜炎，神経障害（末梢性ニューロパチーなど），重症筋無力症，重度の皮膚障害（中毒性表皮壊死融解症など），腎機能障害，筋炎，横紋筋融解症，Infusion reaction，発熱性好中球減少症

主な副作用：疲労，悪心，食欲減退，無力症，発熱，下痢，発疹，そう痒症，関節痛，甲状腺機能低下症，発熱性好中球減少症など

備考

添付文書の警告欄にも記載されている間質性肺疾患の重篤な副作用発現について，厚生労働省から注意喚起が行われている。

アベルマブ

免疫チェックポイント阻害薬（ヒト型抗ヒト PD-L1 モノクローナル抗体）

商品名 **バベンチオ点滴静注200mg**

注意度分類 不明　**漏出時リスク分類** non-vesicant

適応

根治切除不能なメルケル細胞癌

作用機序

PD-L1 とその受容体である PD-1 との結合を阻害し，腫瘍抗原特異的な T 細胞の細胞傷害活性を増強すること等により，腫瘍の増殖を抑制する。

体内動態 代謝：・排泄：タンパク質分解（異化作用）

調製法・投与法

調製法：

1. 希釈液として日局生理食塩液を使用すること。
2. 本剤の必要量を注射筒で抜き取り，通常 250mL の日局生理食塩液に添加して希釈すること。
3. 本剤は保存剤を含まないため，希釈後，速やかに使用すること。希釈後すぐに使用せず保存する場合には，25℃以下で 4 時間又は 2 ～ 8℃で 24 時間以内に投与を完了すること。

投与法：

本剤は，0.2μm のインラインフィルターを通して投与すること。

用法・用量：

アベルマブ（遺伝子組換え）として，1 回 10mg/kg（体重）を 2 週間間隔で 1 時間以上かけて点滴静注する。

副作用

重大な副作用：間質性肺疾患，肝不全，肝機能障害，肝炎，大腸炎，重度の下痢，甲状腺機能障害，副腎機能障害，1 型糖尿病，心筋炎，神経障害，腎障害，筋炎，横紋筋融解症，infusion reaction

主な副作用：疲労，infusion reaction，下痢，悪心，発疹，無力症，そう痒症，食欲減退，斑状丘疹状皮疹など

備考

1. 本剤の投与時に発現することがある infusion reaction を軽減させるため，本剤投与前に抗ヒスタミン剤，解熱鎮痛剤等の投与を行うこと。
2. 添付文書の警告欄にも記載されている間質性肺疾患の重篤な副作用発現について，厚生労働省から注意喚起が行われている。

デュルバルマブ

免疫チェックポイント阻害薬（ヒト型抗ヒト PD-L1 モノクローナル抗体）

商品名 **イミフィンジ点滴静注 120mg，500mg**

注意度分類 Ⅱ　**漏出時リスク分類** non-vesicant

適応

切除不能な局所進行の非小細胞肺癌における根治的化学放射線療法後の維持療法

作用機序

PD-L1 とその受容体である PD-1 との結合を阻害すること等により，抗腫瘍免疫応答を増強し，腫瘍増殖を抑制する。

体内動態 代謝：該当資料なし（生体内では小さなペプチド及びアミノ酸へ分解されると考えられる。） 排泄：該当資料なし（生体内では小さなペプチド及びアミノ酸へ分解された後に排泄されるか，タンパク質やペプチドに再利用され取り込まれる。）

調製法・投与法

調製法：
1. 必要量をバイアルから抜き取り，生理食塩液又は5%ブドウ糖注射液の点滴バッグに注入し，最終濃度を1～15mg/mLとする。点滴バッグをゆっくり反転させて混和すること。希釈液を凍結又は振盪させないこと。
2. 希釈液をすぐに使用せず保存する場合，2～8℃では24時間以内，室温保存では4時間以内に投与を開始すること。

投与法：
本剤は，無菌の蛋白結合性の低い0.2又は0.22μmインラインフィルター（ポリエーテルスルホン製等）を使用すること。

用法・用量：
デュルバルマブとして，1回10mg/kg（体重）を2週間間隔で60分間以上かけて点滴静注する。ただし，投与期間は12カ月間までとする。

副作用

重大な副作用：間質性肺疾患（放射線性肺臓炎を含む），大腸炎，重度の下痢，甲状腺機能障害，副腎機能障害，下垂体機能障害，1型糖尿病，肝機能障害，肝炎，腎障害，筋炎，横紋筋融解症，Infusion reaction

主な副作用：発疹，甲状腺機能低下症，下痢，間質性肺疾患など

備考

添付文書の警告欄にも記載されている間質性肺疾患の重篤な副作用発現について，厚生労働省から注意喚起が行われている。

イピリムマブ

免疫チェックポイント阻害薬（ヒト型抗ヒトCTLA-4モノクローナル抗体）

商品名 **ヤーボイ点滴静注液50mg**

注意度分類 Ⅱ　**漏出時リスク分類** non-vesicant

適応

根治切除不能な悪性黒色腫，根治切除不能又は転移性の腎細胞癌

作用機序

細胞傷害性Tリンパ球抗原-4（CTLA-4）に対する抗体であり，CTLA-4とそのリガンドである抗原提示細胞上のB7.1（CD80）及びB7.2（CD86）分子との結合を阻害することにより，活性化T細胞における抑制的調節を遮断し，腫瘍抗原特異的なT細胞の増殖，活性化及び細胞傷害活性の増強により腫瘍増殖を抑制する。また，本薬は，制御性T細胞（Treg）の機能低下及び腫瘍組織におけるTreg数の減少により腫瘍免疫反応を亢進させ，抗腫瘍効果を示す。

体内動態 代謝：　排泄：

調製法・投与法

調製法：
そのまま，もしくは生理食塩液又は5%ブドウ糖注射液を用いて1～4mg/mLの濃度に希釈し，投与する。

投与法：
1. 0.2～1.2ミクロンのメンブランフィルターを用いたインラインフィルターを通して投与する。
2. 独立したラインにより投与する。
3. 根治切除不能な悪性黒色腫の場合は90分，根治切除不能又は転移性の腎細胞癌の場合は30分かけて点滴静注すること。

用法・用量：
1. 根治切除不能な悪性黒色腫：イピリムマブとして1回3mg/kg（体重）を3週間間隔で4回点滴静注する。なお，他の抗悪性腫瘍剤と併用する場合は，ニボルマブと併用すること。
2. 根治切除不能又は転移性の腎細胞癌：ニボルマブとの併用において，イピリムマブとして1回1mg/kg（体重）を3週間間隔で4回点滴静注する。

副作用

重大な副作用：大腸炎，消化管穿孔，重度の下痢，肝不全，肝機能障害，重度の皮膚障害，下垂体炎，下垂体機能低下症，甲状腺機能低下症，副腎機能不全，末梢神経障害，腎障害，間質性肺疾患，筋炎，Infusion reaction

主な副作用：発疹，発熱，AST･ALT上昇，そう痒症，食欲減退，下痢，疲労，悪心，嘔吐，高リパーゼ血症，肝機能異常，甲状腺機能低下症，甲状腺機能亢進症，倦怠感，便秘，関節痛，頭痛，口内炎，斑状丘疹状皮疹，低Na血症，アミラーゼ増加など

備考

ゴセレリン

ホルモン治療薬（LH-RH アゴニスト）

商品名　**ゾラデックス3.6mgデポ／ゾラデックスLA10.8mgデポ**

注意度分類　Ⅱ　　**漏出時リスク分類**　—

適応

前立腺癌
閉経前乳癌

作用機序

LH-RH アゴニストとして下垂体 LH-RH 受容体に作用する。初期刺激時にはゴナドトロピン分泌能を増大させるが，継続的刺激により受容体のダウン・レギュレーションを引き起こし，ゴナドトロピン分泌能を低下させ，その結果，精巣からのテストステロン分泌あるいは卵巣からのエストラジオール分泌を抑制する。この下垂体ー性腺系機能抑制作用により，前立腺癌あるいは乳癌に対する抗腫瘍効果を発揮する。

体内動態　代謝：　排泄：尿

調製法・投与法

用法・用量：
< 3.6mg デポ>
本剤 1 筒（ゴセレリンとして 3.6mg 含有）を前腹部に 4 週（28 日）ごとに 1 回皮下投与する。
< LA10.8mg デポ>
本剤 1 筒（ゴセレリンとして 10.8mg 含有）を前腹部に 12 ～ 13 週ごとに 1 回皮下投与する。

副作用

重大な副作用：前立腺癌随伴症状の増悪，間質性肺炎，肝機能障害，黄疸，糖尿病に発症又は増悪，心不全，血栓塞栓症，高カルシウム血症
主な副作用：肝臓・胆管系障害，代謝・栄養障害，頭重感，体のほてりなど

備考

必要に応じて投与部位にあらかじめ局所麻酔を施行する。

リュープロレリン（LEU）

ホルモン治療薬（LH-RH アゴニスト）

商品名　**リュープリン注射用3.75mg／リュープリン注射用キット3.75mg／リュープリン SR 注射用キット 11.25mg ／リュープリン PRO 注射用キット 22.5mg**

注意度分類　Ⅱ　　**漏出時リスク分類**　—

適応　（がん関連のみ）

閉経前乳癌
前立腺癌

作用機序

高用量の LH-RH 又は高活性 LH-RH 誘導体であるリュープロレリン酢酸塩を反復投与すると，初回投与直後一過性に下垂体ー性腺系刺激作用（急性作用）がみられた後，下垂体においては性腺刺激ホルモンの産生・放出が低下する。更に，卵巣及び精巣の性腺刺激ホルモンに対する反応性が低下し，エストラジオール及びテストステロン産生能が低下する（慢性作用）。リュープロレリン酢酸塩の LH 放出活性は LH-RH の約 100 倍であり，その下垂体ー性腺機能抑制作用は LH-RH より強い。リュープロレリン酢酸塩が高活性 LH-RH 誘導体であり，下垂体ー性腺機能抑制作用が強い理由は，リュープロレリン酢酸塩が，LH-RH と比較して蛋白分解酵素に対する抵抗性が高いこと，LH-RH リセプターに対する親和性が高いことなどによる。更に，本剤は徐放性製剤であるので，常時血中にリュープロレリン酢酸塩を放出して効果的に卵巣及び精巣の反応性低下をもたらし，下垂体ー性腺機能抑制作用を示す。

体内動態　代謝：腎をはじめ各組織　排泄：尿 (48.8%)，糞 (21.6%)，呼気 (16.1%)

調製法・投与法

調製法：
バイアル品の投与に際しては，1 バイアル当たり，添付の懸濁用液 1mL で泡立てないように注意しながら，十分に懸濁して用いる。キット品の投与に際しては，注射針を上にしてプランジャーロッドを押して，懸濁用液全量を粉末部に移動させ，泡立てないように注意しながら，十分に懸濁して用いる。
投与法：
皮下注射のみに使用する。注射針は 25 ゲージ又はそれよりも太いものを用いる（キット品には 25 ゲージの注射針が装着されている）。注射部位は上腕部，腹部，臀部の皮下とする。

用法・用量：
<注 3.75mg，キット 3.75mg >
4 週に 1 回リュープロレリン酢酸塩として 3.75mg を皮下に投与する。
< SR 注射用キット 11.25mg >
12 週に 1 回リュープロレリン酢酸塩として 11.25mg を皮下に投与する。
< PRO 注射用キット 22.5mg >
24 週に 1 回リュープロレリン酢酸塩として 22.5mg を皮下に投与する。

副作用

重大な副作用：発熱，咳嗽，呼吸困難，胸部 X 線異常を伴う間質性肺炎，肝機能障害，黄疸，糖尿病の発症・増悪，下垂体卒中，血栓塞栓症

主な副作用：ほてり，糖尿病，注射部位障害，体重増加，頭痛，関節痛，倦怠感，動悸，白血球減少，骨格筋硬直，多汗症，脂肪肝，心電図 QT 延長，骨粗鬆症，不眠症，閉経期症状，高血圧など

備考

デガレリクス

ホルモン治療薬（GnRH アンタゴニスト）

商品名 **ゴナックス皮下注用80mg／ゴナックス皮下注用120mg／ゴナックス皮下注用240mg**

注意度分類 Ⅱ　**漏出時リスク分類** —

適応

前立腺癌

作用機序

GnRH（性腺刺激ホルモン放出ホルモン）アンタゴニストである。下垂体 GnRH レセプターと可逆的に結合することにより，下垂体からの黄体形成ホルモン（LH）の放出を抑制する結果，精巣からのテストステロン分泌を抑制する。この下垂体性腺系機能抑制により，前立腺癌の増殖を抑制すると考えられる。

体内動態 代謝：　排泄：尿

調製法・投与法

調製法：

1. 初回投与:本剤 120mg バイアルに日本薬局方注射用水 3.0mL を注入し，溶解後速やかに 3.0mL を皮下投与する。（3.0mL で溶解することにより，40mg/mL となる。）
2. 維持用量を 4 週間間隔で投与する場合：本剤 80mg バイアルに日本薬局方注射用水 4.2mL を注入し，溶解後速やかに 4.0mL を皮下投与する。（4.2mL で溶解することにより，20mg/mL となる。）
3. 維持用量を 12 週間間隔で投与する場合：本剤 240mg バイアルに日本薬局方注射用水 4.2mL を注入し，溶解後速やかに 4.0mL を皮下投与する。（4.2mL で溶解することにより，60mg/mL となる。）

投与法および用法・用量：

デガレリクスとして，初回は 240mg を 1 カ所あたり 120mg ずつ腹部 2 カ所に皮下投与する。2 回目以降は，初回投与 4 週間後より，維持用量を投与する。4 週間間隔で投与を繰り返す場合は，デガレリクスとして 80mg を維持用量とし，腹部 1 カ所に皮下投与する。12 週間間隔で投与を繰り返す場合は，デガレリクスとして 480mg を維持用量とし，1 カ所あたり 240mg ずつ腹部 2 カ所に皮下投与する。

初回投与時は 120mg バイアル 2 本，2 回目以降の投与時は 80mg バイアル 1 本または 240mg バイアル 2 本を使用する。

副作用

重大な副作用：間質性肺疾患，肝機能障害，糖尿病増悪，心不全，血栓塞栓症

主な副作用：注射部位（疼痛，硬結，紅斑，腫脹，熱感），ほてり，体重増加，発熱，高血圧，倦怠感，便秘など

備考

タモキシフェン（TAM）

ホルモン治療薬（抗エストロゲン薬）

商品名　**ノルバデックス錠10mg／ノルバデックス錠20mg**

注意度分類　I　　**漏出時リスク分類**　—

適応
乳癌

作用機序
乳癌組織等のエストロゲンレセプターに対しエストロゲンと競合的に結合し，抗エストロゲン作用を示すことによって抗乳癌作用を発揮するものと考えられる。なお，男性ホルモン作用はない。

体内動態　代謝：肝　排泄：糞（52%），尿（13%）

調製法・投与法
用法・用量：
<ノルバデックス錠10mgの場合>
タモキシフェンとして1日20mgを1～2回に分割経口投与する。適宜増量（1日最高量は40mgまで）。
<ノルバデックス錠20mgの場合>
1錠（タモキシフェンとして20mg）を1日1回経口投与する。適宜増量（1日最高量は40mgまで）。

副作用
重大な副作用：骨髄抑制，視力異常，視覚障害，血栓塞栓症，静脈炎，劇症肝炎，肝炎，胆汁うっ帯，肝不全，高カルシウム血症，子宮筋腫，子宮内膜ポリープ，子宮内膜増殖症，子宮内膜症，間質性肺炎，血管浮腫，皮膚粘膜眼症候群，水疱性類天疱瘡，膵炎
主な副作用：無月経，月経異常，悪心・嘔吐，食欲不振など

備考

トレミフェン（TOR）

ホルモン治療薬（抗エストロゲン薬）

商品名　**フェアストン錠40／フェアストン錠60**

注意度分類　I　　**漏出時リスク分類**　—

適応
閉経後乳癌

作用機序
1. 抗エストロゲン作用
   トレミフェン及び主代謝物であるN-デスメチルトレミフェンは，*in vitro*においてエストラジオールにより増殖促進されたヒト乳癌細胞（T-47D）の増殖を阻害した。さらに，*in vivo*において未成熟ラットのエストラジオールによる子宮重量の増加を抑制した。
2. 抗IGF-1作用
   トレミフェン及び主代謝物であるN-デスメチルトレミフェンは，インシュリン様成長因子-1（IGF-1）により増殖促進されたエストロゲンレセプター（＋）及び（－）乳癌細胞の増殖を阻害した。したがって，この抗IGF-1作用は，エストロゲンレセプターを介さない作用と考えられる。

体内動態　代謝：肝　排泄：糞

調製法・投与法
用法・用量：
トレミフェンとして40mgを1日1回経口投与する。また，既治療例（薬物療法及び放射線療法などに無効例）に対しては，トレミフェンとして120mgを1日1回経口投与する。

副作用
重大な副作用：血栓塞栓症，静脈炎，肝機能障害，黄疸，子宮筋腫
主な副作用：ALT・AST上昇，トリグリセライド上昇，LDH上昇，コレステロール上昇，γGTP上昇，白血球減少など

備考
併用禁忌：クラスIA抗不整脈薬（キニジン，プロカインアミド等），クラスⅢ抗不整脈薬（アミオダロン，ソタロール等）

フルベストラント

ホルモン治療薬（抗エストロゲン薬）

商品名 **フェソロデックス筋注250mg**

注意度分類 Ⅱ　**漏出時リスク分類** —

適応
乳癌

作用機序
主にエストロゲン受容体（ER）の分解を促進することにより，ERへのエストラジオールの結合を競合的に阻害する。

体内動態 代謝：肝　排泄：糞（91%），尿（0.6%）

調製法・投与法
投与法：
1.　1回の投与でシリンジ内の全量を投与する。
2.　注射は，1～2分かけて緩徐に行うことが望ましい。
用法・用量：
本剤2筒（フルベストラントとして500mg含有）を，初回，2週後，4週後，その後4週ごとに1回，左右の臀部に1筒ずつ筋肉内投与する。なお，閉経前乳癌に対しては，LH-RHアゴニスト投与下でCDK4/6阻害剤と併用すること。

副作用
重大な副作用：肝機能障害，血栓塞栓症
主な副作用：注射部位疼痛，注射部位硬結，注射部位そう痒感，ほてり，関節痛，悪心，疲労等

備考

メドロキシプロゲステロン（MPA）

ホルモン治療薬（プロゲステロン）

商品名 **ヒスロンH錠200mg**

注意度分類 Ⅰ　**漏出時リスク分類** —

適応
1.　乳癌
2.　子宮体癌（内膜癌）

作用機序
DNA合成抑制作用，下垂体・副腎・性腺系への抑制作用及び抗エストロゲン作用などにより抗腫瘍効果を発現すると考えられている。

体内動態 代謝：肝　排泄：尿

調製法・投与法
用法・用量：
<適応1>メドロキシプロゲステロン酢酸エステルとして1日600～1,200mgを3回に分けて経口投与する。
<適応2>ドロキシプロゲステロン酢酸エステルとして1日400～600mgを2～3回に分けて経口投与する。

副作用
重大な副作用：血栓症，うっ血性心不全，乳頭水腫
主な副作用：体重増加，満月様顔貌，子宮出血，浮腫，血栓症，月経異常など

備考
併用禁忌：ホルモン剤（黄体ホルモン，卵胞ホルモン，副腎皮質ホルモン等）

エキセメスタン（EXE）

ホルモン治療薬（アロマターゼ阻害薬／ステロイド型）

商品名 **アロマシン錠25mg**

注意度分類 Ⅱ　**漏出時リスク分類** —

適応
閉経後乳癌

作用機序
アンドロゲンをエストロゲンに変換する酵素であるアロマターゼを非可逆的に阻害することにより，血中エストロゲン濃度を抑制し，エストロゲン依存性の乳癌の増殖を阻害する。

体内動態　代謝：肝　排泄：尿（42%），糞（42%）

調製法・投与法
用法・用量：
エキセメスタンとして1日1回25mgを食後に経口投与する。

副作用
重大な副作用：肝炎，肝機能障害，黄疸
主な副作用：ほてり，多汗，悪心，高血圧，疲労，めまいなど

備考

アナストロゾール（ANA）　ホルモン治療薬（アロマターゼ阻害薬／非ステロイド型）

商品名　**アリミデックス錠1mg**

注意度分類　Ⅲ　　**漏出時リスク分類**　—

適応
閉経後乳癌

作用機序
アロマターゼの活性を阻害することにより，アンドロゲンからのエストロゲン生成を阻害し，乳癌の増殖を抑制する。

体内動態　代謝：肝　排泄：尿（70%以上）

調製法・投与法
用法・用量：
通常，成人にはアナストロゾールとして1mgを1日1回，経口投与する。

副作用
重大な副作用：皮膚粘膜眼症候群，アナフィラキシー様症状，血管浮腫，蕁麻疹，肝機能障害，黄疸，間質性肺炎，血栓塞栓症
主な副作用：関節痛，肝機能異常，ほてり，発疹など

備考

レトロゾール（LET）　ホルモン治療薬（アロマターゼ阻害薬／非ステロイド型）

商品名　**フェマーラ錠2.5mg**

注意度分類　Ⅰ　　**漏出時リスク分類**　—

適応
閉経後乳癌

作用機序
アロマターゼの活性を競合的に阻害することにより，アンドロゲンからのエストロゲン生成を阻害し，乳癌の増殖を抑制する。

体内動態　代謝：肝　排泄：腎

調製法・投与法
用法・用量：
レトロゾールとして1日1回2.5mgを経口投与する。

副作用
重大な副作用：血栓症，塞栓症，心不全，狭心症，肝機能障害，黄疸，中毒性表皮壊死症，多形紅斑
主な副作用：ほてり，頭痛，関節痛，悪心，発疹，そう痒症，浮動性めまい，血中コレステロール増加，肝機能障害など

備考

アビラテロン

ホルモン治療薬（抗アンドロゲン薬）

商品名 **ザイティガ錠250mg**

注意度分類 Ⅳ　**漏出時リスク分類** —

適応

去勢抵抗性前立腺癌，内分泌療法未治療のハイリスクの予後因子を有する前立腺癌

作用機序

生体内で速やかにアビラテロンへ加水分解され，アンドロゲン合成酵素である17α-hydroxylase/C17,20-lyase（CYP17）活性を阻害する。*In vitro* において，ヒト副腎皮質由来腫瘍細胞株（NCI-H295R）におけるテストステロンの合成を阻害した。マウス及びラットにおいては反復腹腔内又は経口投与で血漿中テストステロン濃度を低下させた。

体内動態 代謝：肝　排泄：糞（87.9%），尿（5.3%）

調製法・投与法

投与法：

食事の影響により C_{max} 及び AUC が上昇するため，食事の1時間前から食後2時間までの間の服用は避ける。

用法・用量：

プレドニゾロンとの併用において，アビラテロン酢酸エステルとして1日1回1,000mgを空腹時に経口投与する。

副作用

重大な副作用：心障害，劇症肝炎，肝不全，肝機能障害，低カリウム血症，血小板減少，横紋筋融解症

主な副作用：AST・ALT増加，低カリウム血症，高脂血症，高血圧，疲労，ほてり，悪心，末梢性浮腫，便秘，下痢，嘔吐，浮動性めまいなど

備考

エンザルタミド

ホルモン治療薬（抗アンドロゲン薬）

商品名 **イクスタンジカプセル40mg／イクスタンジ錠40mg／イクスタンジ錠80mg**

注意度分類 Ⅱ　**漏出時リスク分類** —

適応

去勢抵抗性前立腺癌

作用機序

アンドロゲン受容体（AR）シグナル伝達阻害薬である。ARへのアンドロゲンの結合を競合的に阻害し，また，ARの核内移行及びARとDNA上の転写因子結合領域との結合を阻害する。

体内動態 代謝：　排泄：尿（71.0%），糞（13.6%）

調製法・投与法

用法・用量：

エンザルタミドとして160mgを1日1回経口投与する。

副作用

重大な副作用：痙攣発作，血小板減少

主な副作用：高血圧，便秘，疲労，食欲減退，体重減少，心電図QT延長，悪心，ほてり，無力症など

備考

クロルマジノン（CMA）

ホルモン治療薬（抗アンドロゲン薬／ステロイド型）

商品名　プロスタール錠25

注意度分類　Ⅱ　　**漏出時リスク分類**　―

適応

1.　前立腺肥大症
2.　前立腺癌
　（ただし転移のある前立腺癌症例に対しては，他療法による治療の困難な場合に使用する）

作用機序

アンチアンドロゲン作用（直接的抗前立腺作用）を有し，前立腺の肥大抑制作用，萎縮作用及びアンドロゲン依存性腫瘍の増殖抑制作用を示す。また直接作用（テストステロン作用発現に対する阻害作用）や間接作用（血中テストステロン低下作用）―補足的作用―により抗前立腺腫瘍効果を発現する。

体内動態　代謝：肝　排泄：糞尿

調製法・投与法

用法・用量：
<適応1>クロルマジノン酢酸エステルとして，1回25mg（1錠）を1日2回食後に経口投与する。
<適応2>クロルマジノン酢酸エステルとして，1回50mg（2錠）を1日2回食後に経口投与する。

副作用

重大な副作用：うっ血性心不全，血栓症，劇症肝炎，肝機能障害，黄疸，糖尿病，糖尿病悪化，高血糖
主な副作用：ポテンツ低下，消化管障害，肝臓・胆管系障害，女性化乳房，浮腫など

備考

ビカルタミド（BCT）

ホルモン治療薬（抗アンドロゲン薬／非ステロイド型）

商品名　カソデックス錠80mg／カソデックスOD錠80mg

注意度分類　Ⅱ　　**漏出時リスク分類**　―

適応

前立腺癌

作用機序

前立腺腫瘍組織のアンドロゲン受容体に対するアンドロゲンの結合を阻害し，抗腫瘍効果を発揮する。抗アンドロゲン活性は実質的にR体によるものであった。

体内動態　代謝：肝　排泄：糞（43%），尿（36%）

調製法・投与法

用法・用量：
ビカルタミドとして1回80mgを1日1回，経口投与する。

副作用

重大な副作用：劇症肝炎，肝機能障害，黄疸，白血球減少，血小板減少，間質性肺炎，心不全，心筋梗塞
主な副作用：乳房腫脹，乳房圧痛，AST・ALT上昇，γ-GTP上昇，AL-P上昇，LDH上昇，ほてり，総コレステロール上昇，勃起力低下など

備考

本剤投与12週後を抗腫瘍効果観察のめどとする。

フルタミド（FLU）

ホルモン治療薬（抗アンドロゲン薬／非ステロイド型）

商品名　オダイン錠125mg

注意度分類　Ⅲ　　**漏出時リスク分類**　―

適応

前立腺癌

作用機序
OH- フルタミドが前立腺癌組織のアンドロゲンレセプターに対するアンドロゲンの結合を阻害することにより，抗腫瘍効果を発揮するものと考えられる。

体内動態 代謝：肝　排泄：尿

調製法・投与法
用法・用量：
フルタミドとして 1 回 125mg（本剤 1 錠）を 1 日 3 回，食後に経口投与する。

副作用
重大な副作用：重篤な肝障害，間質性肺炎，心不全，心筋梗塞
主な副作用：女性化乳房，食欲不振，下痢，悪心・嘔吐，AST・ALT 上昇，γ-GTP 上昇，貧血，LDH 上昇，AL-P 上昇など

備考
本剤の投与により尿が琥珀色又は黄緑色を呈することがある。

エストラムスチン（EP，EMP）

ホルモン治療薬（卵胞ホルモン・アルキル化薬）

商品名 **エストラサイトカプセル 156.7mg**

注意度分類 Ⅰ　**漏出時リスク分類** —

適応
前立腺癌

作用機序
卵胞ホルモン剤のエストラジオールとアルキル化剤のナイトロジェンマスタードを化学的に結合させた化合物である。前立腺癌組織に特異的に存在する estramustine binding protein（EMBP）により癌組織に集積され，マイクロチューブルの重合を阻害することにより殺細胞作用を示す。

体内動態 代謝：腸管壁，血漿　排泄：糞尿

調製法・投与法
用法・用量：
1 回 2 カプセルを 1 日 2 回経口投与する。

副作用
重大な副作用：血栓塞栓症，心筋梗塞，狭心症，心不全，血管浮腫，胸水，肝機能障害，黄疸
主な副作用：女性化乳房，食欲不振，浮腫，貧血，肝機能異常，悪心・嘔吐，消化不良，腹痛，下痢など

備考

タミバロテン（Am-80）

その他（レチノイド）

商品名 **アムノレイク錠 2mg**

注意度分類 Ⅱ　**漏出時リスク分類** —

適応
再発又は難治性の急性前骨髄球性白血病

作用機序
APL に特異的な染色体異常［t（15；17）転座］の結果生じる PML-RARα キメラ遺伝子は，PML あるいは RARα の機能を阻害することでアポトーシスの抑制及び骨髄系細胞の分化を阻害し，APL の発症に関与していると考えられている。ここに作用すると APL 細胞の PML-RARα キメラ遺伝子の抑制機構が解離され，前骨髄球の分化が誘導されると考えられる。

体内動態 代謝：肝　排泄：

調製法・投与法

投与法：
染色体検査［t（15；17）転座］又は遺伝子検査（PMLRAR 遺伝子）により APL と診断された患者に使用する。
用法・用量：
寛解導入療法：1 日 6mg/m^2 を 2 回にわけて朝，夕食後経口投与し，骨髄寛解が得られるまで投与する。投与期間は本剤の投与開始日から 8 週間を越えないこと。

副作用

重大な副作用：レチノイン酸症候群，感染症，白血球増多症，間質性肺疾患，縦隔炎，横紋筋融解症
主な副作用：血中トリグリセリド増加，発疹，血中コレステロール増加，LDH 増加，骨痛，AST･ALT･ALP 増加，発熱，ヘモグロビン減少，白血球増加，皮膚乾燥など

備考

併用禁忌：ビタミン A 製剤
本剤はヒトにおいて催奇形性が確認されており，妊娠期間中の投与は重篤な胎児奇形又は流産・死産を起こす可能性があるため，妊婦又は妊娠している可能性のある婦人には決して投与しないこと。また，妊娠する可能性のある婦人に投与する際は，投与開始前に妊娠検査を行い，陰性であることを確認したうえで投与を開始することなど添付文書の警告欄に注意喚起が行われている。

トレチノイン（ATRA）

その他（レチノイド）

商品名 **ベサノイドカプセル 10mg**

注意度分類 Ⅱ　　**漏出時リスク分類** —

適応

急性前骨髄球性白血病

作用機序

第 17 染色体上のレチノイン酸受容体（retinoic acid receptor-α：RAR-α）遺伝子と第 15 染色体上の PML 遺伝子はともに，好中球系細胞を前骨髄球から分葉好中球へと分化させる機能を持つと推定されているが，急性前骨髄球性白血病においては染色体相互転座により形成された PML-RAR-α キメラ遺伝子が両者の持つ分化誘導作用をブロックすることにより，APL 細胞が前骨髄球以降に分化するのを阻止しているものと推定される。ここに，大量のトレチノインが作用すると，キメラ遺伝子の抑制機構が崩れ，前骨髄球からの分化がおこるものと考えられる。

体内動態　代謝：肝　排泄：糞尿

調製法・投与法

用法・用量：
寛解導入療法としてトレチノイン 1 日 60 ～ 80mg（45mg/m^2）を 3 回に分けて食後経口投与する。

副作用

重大な副作用：レチノイン酸症候群，白血球増多症，血栓症，血管炎，感染症，錯乱
主な副作用：トリグリセライド上昇，レチノイン酸症候群，ALT・AST 上昇，発熱など

備考

併用禁忌：ビタミン A 製剤
本剤はヒトにおいて催奇形性が確認されており，妊娠期間中の投与は重篤な胎児奇形又は流産・死産を起こす可能性があるため，妊婦又は妊娠している可能性のある婦人には決して投与しないこと。また，妊娠する可能性のある婦人に投与する際は，投与開始前に妊娠検査を行い，陰性であることを確認したうえで投与を開始することなど添付文書の警告欄に注意喚起が行われている。

ベキサロテン

その他（レチノイド）

商品名 **タルグレチンカプセル 75mg**

注意度分類 Ⅰ　　**漏出時リスク分類** —

適応

皮膚 T 細胞性リンパ腫

作用機序
レチノイドX受容体（RXRα，RXRβ及びRXRγ）に結合し，転写を活性化することにより，アポトーシス誘導及び細胞周期停止作用を示し，腫瘍増殖を抑制する。

体内動態 代謝：肝　排泄：腎（本剤の消失における腎排泄の寄与は小さく，主な代謝経路は肝代謝）

調製法・投与法
用法・用量：
ベキサロテンとして1日1回300mg/m^2（体表面積）を食後経口投与する。適宜減量。

副作用
重篤な副作用：脂質異常症，膵炎，下垂体性甲状腺機能低下症，低血糖，白血球減少症，好中球減少症，貧血，肝不全，肝機能障害，感染症，間質性肺疾患，血栓塞栓症，横紋筋融解症
主な副作用：甲状腺機能低下症，高コレステロール血症，高トリグリセリド血症，骨髄抑制，頭痛，悪心，嘔吐，肝機能異常，倦怠感，AST（GOT）増加，ALT（GPT）増加及び血小板数増加

備考
禁忌：ビタミンA製剤を投与中の患者
「本剤には催奇形性があるので，妊婦又は妊娠している可能性のある婦人には投与しないこと。また，妊娠する可能性のある婦人には投与しないことを原則とするが，やむを得ず投与する場合には使用上の注意を厳守する」ことが，添付文書の警告欄にも記載注意喚起が行われている。

サリドマイド（THAL）

その他（サリドマイド関連薬）

商品名　**サレドカプセル25／サレドカプセル50／サレドカプセル100**

注意度分類　Ｉ　　**漏出時リスク分類**　—

適応
1. 再発又は難治性の多発性骨髄腫
2. らい性結節性紅斑

作用機序
多発性骨髄腫に関する作用
1. ウサギ角膜においてbFGFにより誘導される血管新生を抑制した。
2. LPS刺激したヒト単球からのTNF-α産生を抑制し，ヒト骨髄腫細胞等の腫瘍細胞とヒト骨髄ストローマ細胞との共培養により亢進するIL-6産生を抑制した。
3. 多発性骨髄腫患者の末梢血中のナチュラルキラー細胞数を増加させた。また，T細胞受容体刺激後のIL-2およびIFN-γ産生を亢進させ，IL-2依存的にT細胞（特に細胞障害性T細胞）の増殖を促進させた。
4. ヒト骨髄腫細胞等の腫瘍細胞に対してアポトーシス誘導と細胞増殖抑制を示した。

体内動態 代謝：非酵素的加水分解　排泄：尿（非腎臓）

調製法・投与法
用法・用量：
＜適応1＞サリドマイドとして1日1回100mgを就寝前に経口投与する。適宜増減（1日400mgを超えない）。
＜適応2＞1日1回就寝前に経口投与する。用量は，サリドマイドとして50～100mgより投与を開始し，症状が緩和するまで必要に応じて漸増する（1日400mgを超えない）。症状の改善に伴い漸減し，より低い維持用量で症状をコントロールする。

副作用
重大な副作用：催奇形性，深部静脈血栓症，肺塞栓症，脳梗塞，末梢神経障害，骨髄機能抑制，感染症，間質性肺炎，消化管穿孔，虚血性心疾患，皮膚粘膜眼症候群，中毒性表皮壊死症，嗜眠状態，傾眠，鎮静，痙攣，起立性低血圧，心不全，不整脈，甲状腺機能低下症，腫瘍崩壊症候群，肝機能障害
主な副作用：眠気，便秘，口内乾燥など

備考
本剤はヒトにおいて催奇形性が確認されており，妊娠期間中の投与は重篤な胎児奇形又は流産・死産を起こす可能性があるため，妊婦又は妊娠している可能性のある婦人には決して投与しないこと。また，妊娠する可能性のある婦人に投与する際は，投与開始前に妊娠検査を行い，陰性であることを確認したうえで投与を開始することなど添付文書の警告欄に注意喚起が行われている。

ポマリドミド（POM）

その他（サリドマイド関連薬）

商品名 **ポマリストカプセル1mg／ポマリストカプセル2mg／ポマリストカプセル3mg／ポマリストカプセル4mg**

注意度分類 Ⅰ　**漏出時リスク分類** —

適応

再発又は難治性の多発性骨髄腫

作用機序

サイトカイン産生調節作用，造血器腫瘍細胞に対する増殖抑制作用，血管新生阻害作用等を有すると考えられているが，詳細な作用機序は解明されていない。

体内動態 代謝：肝　排泄：尿（73%），糞（15%）

調製法・投与法

用法・用量：

デキサメタゾンとの併用において，ポマリドミドとして1日1回4mgを21日間連日経口投与した後，7日間休薬する。これを1サイクルとして投与を繰り返す（デキサメタゾン40mgを1日1回，4日間経口投与する。なお，投与量及び投与日数は，患者の状態及び併用する他の抗悪性腫瘍剤により適宜減する）。

副作用

重大な副作用：深部静脈血栓症，肺塞栓症，脳梗塞，骨髄抑制，感染症，腫瘍崩壊症候群，心不全，不整脈，急性腎不全，過敏症，末梢神経障害，間質性肺疾患，肝機能障害，黄疸

主な副作用：好中球減少症，血小板減少症，発疹，白血球減少症，発熱，貧血，リンパ球減少症，便秘，疲労など

備考

本剤はヒトにおいて催奇形性が確認されており，妊娠期間中の投与は重篤な胎児奇形又は流産・死産を起こす可能性があるため，妊婦又は妊娠している可能性のある婦人には決して投与しないこと。また，妊娠する可能性のある婦人に投与する際は，投与開始前に妊娠検査を行い，陰性であることを確認したうえで投与を開始することなど添付文書の警告欄に注意喚起が行われている。

レナリドミド（Len，LEN，REV）

その他（サリドマイド関連薬）

商品名 **レブラミドカプセル2.5mg／レブラミドカプセル5mg**

注意度分類 Ⅰ　**漏出時リスク分類** —

適応

1. 多発性骨髄腫
2. 5番染色体長腕部欠失を伴う骨髄異形成症候群
3. 再発又は難治性の成人T細胞白血病リンパ腫

作用機序

サイトカイン産生調節作用，造血器腫瘍細胞に対する増殖抑制作用，血管新生阻害作用を持つと考えられる。しかし，詳細な作用機序は解明されていない。

体内動態 代謝：大部分が未変化　排泄：尿

調製法・投与法

投与法：

高脂肪食摂取後の投与によってAUC及びC_{max}の低下が認められることから，高脂肪食摂取前後を避けて投与することが望ましい。

用法・用量：

<適応1>デキサメタゾンとの併用においてレナリドミドとして1日1回25mgを21日間連日経口投与した後，7日間休薬する。これを1サイクルとして投与を繰り返す。適宜減量。

<適応2>レナリドミドとして1日1回10mgを21日間連日経口投与した後，7日間休薬する。これを1サイクルとして投与を繰り返す。適宜減量。

<適応3>レナリドミドとして1日1回25mgを連日経口投与する。適宜減量。

副作用

重大な副作用：深部静脈血栓症，肺塞栓症，脳梗塞，一過性脳虚血発作，骨髄抑制，感染症，進行性多巣性白質脳症，皮膚粘膜眼症候群，中毒性表皮壊死症，腫瘍崩壊症候群，間質性肺疾患，心筋梗塞，心不全，不整脈，末梢神経障害，甲状腺機能低下症，消化管穿孔，起立性低血圧，痙攣，肝機能障害，黄疸，重篤な腎障害

主な副作用：好中球減少症，白血球減少，リンパ球減少症，疲労，便秘，筋痙攣，不眠症，好酸球増加症，血小板減少症，無力症，貧血，下痢，末梢性ニューロパシー，悪心，筋脱力，振戦，発疹，末梢性浮腫，浮腫性めまい，そう痒症，便秘，肺炎，倦怠感など

備考

本剤はヒトにおいて催奇形性が確認されており，妊娠期間中の投与は重篤な胎児奇形又は流産・死産を起こす可能性があるため，妊婦又は妊娠している可能性のある婦人には決して投与しないこと。また，妊娠する可能性のある婦人に投与する際は，投与開始前に妊娠検査を行い，陰性であることを確認したうえで投与を開始することなど添付文書の警告欄に注意喚起が行われている。

L-アスパラギナーゼ（L-ASP）

その他（酵素製剤）

商品名 **ロイナーゼ注用5000／ロイナーゼ注用10000**

注意度分類 Ⅱ　**漏出時リスク分類** non-vesicant

適応

急性白血病（慢性白血病の急性転化例を含む）
悪性リンパ腫

作用機序

G1 期特異的
血中の L- アスパラギンを分解し，アスパラギン要求性腫瘍細胞を栄養欠乏状態にすることにより抗腫瘍効果を発揮する。

体内動態 代謝：　排泄：網内系に取り込まれて排泄

調製法・投与法

調製法：

1. 静脈内投与時は，最初に 2 ～ 5mL の日局注射用水により溶解し，その溶液を更に補液で 200 ～ 500mL に希釈して使用する。
2. 筋肉内投与時は，本剤 5,000K.U. あたり日局注射用水又は 5%ブドウ糖液 0.5 ～ 1.0mL に溶解する。
3. 日局生理食塩液で直接溶解すると塩析のため白濁することがあるので，日局生理食塩液での溶解は避ける。

投与法：

1. 皮内反応試験（ショックがあらわれるおそれがあるので，本剤投与に先立って実施することが望ましい。）
2. 本剤 5000K.U. を日局注射用水 2mL で溶解後，日局生理食塩液にて全量 5mL とする。このうち 0.1mL を注射筒で分取し，日局生理食塩液で全量 1mL とした後，この 0.1mL を皮内注射する（投与量：10K.U.）。皮内注射後 15 ～ 30 分間異常がないことを確認する。

用法・用量：

（静脈内投与）1 日量体重 1kg あたり 50 ～ 200K.U. を連日または隔日に点滴で静脈内に注入する。
（筋肉内投与）1 日 1 回体表面積 1m^2 あたり 10,000K.U. を週 3 回，または 1 日 1 回体表面積 1m^2 あたり 25,000K.U. を週 1 回，筋肉内に注入する。

副作用

重大な副作用：凝固異常，重篤な急性膵炎，膵内分泌機能障害による糖尿病，意識障害を伴う高アンモニア血症，脳症，昏睡，意識障害，見当識障害，重篤な肝障害，骨髄抑制，重度の感染症
主な副作用：嘔気，嘔吐，食欲不振，発熱，高アンモニア血症など

備考

三酸化ヒ素（ATO）

その他（その他）

商品名 **トリセノックス注 10mg**

注意度分類 Ⅰ　**漏出時リスク分類** irritant

適応

再発又は難治性の急性前骨髄球性白血病

作用機序

作用メカニズムは完全には解明されていない。*in vitro* でヒト前骨髄球性白血病細胞 NB4 の形態学的変化，アポトーシスに特徴的な DNA 断片化を引き起こす。また，融合蛋白 PML-RARα の分解を引き起こす。

体内動態 代謝：肝 排泄：腎

調製法・投与法

調製法：

通常，三酸化ヒ素として，0.15mg/kg を 5%ブドウ糖液あるいは生理食塩液に混合して 100 ～ 250mL とし，1 ～ 2 時間かけて投与する。

投与法：

染色体検査〔t（15；17）転座〕又は遺伝子検査（PML-RARα遺伝子）により急性前骨髄球性白血病と診断された患者に使用する。

1. 寛解導入療法骨髄寛解が得られるまで 1 日 1 回静脈内投与する。合計の投与回数は 60 回を超えない。
2. 寛解後療法寛解が得られた場合には，寛解導入終了後 3 ～ 6 週間後に開始する。5 週間の間に 1 日 1 回，計 25 回静脈内投与する。

副作用

重大な副作用：心電図 QT 延長，APL 分化症候群，白血球増加症，汎血球減少，無顆粒球症，白血球減少，血小板減少

主な副作用：心電図 QT 延長，ALT・AST 増加，肝機能異常，白血球減少，白血球増加症，LDH 増加，CRP 増加，APL 分化症候群，ALP 増加など

備考

チサゲンレクルユーセル

その他（再生医療等製品）

商品名 **キムリア点滴静注**

注意度分類 不明 **漏出時リスク分類** —

適応

効能，効果又は性能：

1. 再発又は難治性の CD19 陽性の B 細胞性急性リンパ芽球性白血病。ただし，以下のいずれかの場合に限る。
   - 初発の患者では標準的な化学療法を 2 回以上施行したが寛解が得られない場合
   - 再発の患者では化学療法を 1 回以上施行したが寛解が得られない場合
   - 同種造血幹細胞移植の適応とならない又は同種造血幹細胞移植後に再発した場合
2. 再発又は難治性の CD19 陽性のびまん性大細胞型 B 細胞リンパ腫。ただし，以下のいずれかの場合であって，自家造血幹細胞移植の適応とならない又は自家造血幹細胞移植後に再発した患者に限る。
   - 初発の患者では化学療法を 2 回以上，再発の患者では再発後に化学療法を 1 回以上施行し，化学療法により完全奏効が得られなかった又は完全奏効が得られたが再発した場合
   - 濾胞性リンパ腫が形質転換した患者では通算 2 回以上の化学療法を施行し，形質転換後には化学療法を 1 回以上施行したが，形質転換後の化学療法により完全奏効が得られなかった又は完全奏効が得られたが再発した場合

作用機序

CD19 キメラ抗原受容体（CAR）をコードする遺伝子を患者自身の T 細胞に導入した CAR 発現生 T 細胞を構成細胞とする。本品に遺伝子導入される CAR は，CD19 を発現した細胞を認識すること，導入 T 細胞に対して増殖，活性化，標的細胞に対する攻撃及び細胞の持続・残存に関する信号を伝達する。本品のこれらの作用により，B 細胞性急性リンパ芽球性白血病及びびまん性大細胞型 B 細胞リンパ腫といった B 細胞性腫瘍に対し抗腫瘍効果を示すと考えられる。

体内動態 省略

調製法・投与法

用法・用量又は使用方法は，添付文書を参照

副作用

重大な副作用：サイトカイン放出症候群，神経系事象，感染症，低γグロブリン血症，血球減少，腫瘍崩壊症候群

主な副作用：サイトカイン放出症候群，低γグロブリン血症，発熱性好中球減少症，発熱，低血圧，頻脈，脳症，食欲減退など

備考

キメラ抗原受容体発現 T（CAR-T）細胞療法は，患者から採取した T 細胞に遺伝子改変を加え，がん細胞表面の抗原を特異的に認識するキメラ抗原受容体（CAR）を発現させた後に，体内に戻す自家 T 細胞治療。T 細胞のがんに対する攻撃力を高めるのが狙いで，免疫チェックポイント阻害薬に続くがん免疫療法として期待されている。

索　引

【カ行】

【サ行】

【タ行】

【ナ行】

【ハ行】

【マ行】

がん専門・認定薬剤師のための
がん必須ポイント 第4版

定価　本体4,200円（税別）

2007年10月20日　初版発行
2009年 9 月20日　第 2 版発行
2016年 1 月10日　第 3 版発行
2019年 9 月25日　第 4 版発行

監　修　金岡 祐次　吉村 知哲

編　著　吉村 知哲

発行人　武田 正一郎

発行所　株式会社　じほう

101-8421　東京都千代田区神田猿楽町1-5-15（猿楽町SSビル）
電話　編集　03-3233-6361　販売　03-3233-6333
振替　00190-0-900481
<大阪支局>
541-0044　大阪市中央区伏見町2-1-1（三井住友銀行高麗橋ビル）
電話　06-6231-7061

©2019　　組版　レトラス　　印刷　シナノ印刷(株)
Printed in Japan

ISBN 978-4-8407-5222-0

第4版

ISBN978-4-8407-5222-0